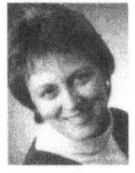

C. Berting-Hüneke

Christa Berting-Hüneke, Ergotherapeutin, Seminarleiterin und Fachredakteurin. Nach ersten Erfahrungen in einem Alten- und Pflegeheim und in einer psychiatrischen Fachklinik seit über 20 Jahren im Geriatrischen Zentrum Hagenhof des Klinikums Hannover tätig, aktuell in der Tagesklinik; therapeutisch-pädagogische Leiterin eines Fortbildungsinstituts.

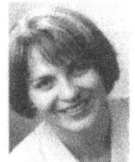

D. Langner

Dr. med. Daniela Langner, Internistin, Rettungsmedizin, Fachärztin für Physikalische und Rehabilitative Medizin. Nach erster beruflicher Tätigkeit in der Orthopädie Assistenzärztin im Geriatrischen Zentrum Hagenhof des Klinikums Hannover, nach Abschluss der Weiterbildung zur Internistin dort seit 1998 als Oberärztin tätig.

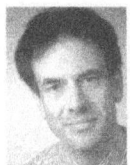

D. Lüttje

Dr. med. Dieter Lüttje, Internist, Pneumologie, Rettungsmedizin, Facharzt für Physikalische und Rehabilitative Medizin, 1990 – 1994 Oberarzt am Geriatrischen Zentrum Hagenhof des Klinikums Hannover, seit 1995 Chefarzt der Klinik für Geriatrie, Klinikum Osnabrück; Lehrauftrag im Bereich Klinische Psychologie, Universität Osnabrück.

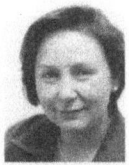

E. Postina

Elisabeth Postina, Diplom-Pädagogin (Diplomstudiengang Erziehungswissenschaft an der Universität Osnabrück). Ausbildung in Gesprächstherapie, systemtherapeutische Beratungstätigkeit in einer Trennungs- und Scheidungsberatungsstelle. Seit 11 Jahren im Krankenhaussozialdienst, die letzten 6 Jahre in der Klinik für Geriatrie im Klinikum Osnabrück.

1 Alterungsvorgänge und Krankheit im Alter **1**

2 Rehabilitationsbehandlung und höheres Lebensalter – passt das zusammen? **11**

3 Ältere Patienten und ihre Pfleger **19**

4 Berufsgruppen in Vorsorge, Therapie und Rehabilitation **23**

5 Chronische Erkrankungen und Behinderungen **33**

6 Wohnen im Alter **155**

7 Soziale Hilfen zur Erhaltung der Selbständigkeit im Alter **171**

8 Therapeutisches Glossar **203**

9 Literatur **211**

10 Wichtige Adressen **217**

11 Sachverzeichnis **221**

Rehabilitation und Prävention

Springer-Verlag Berlin Heidelberg GmbH

Christa Berting-Hüneke
Daniela Langner
Dieter Lüttje
Elisabeth Postina

Selbständigkeit im Alter erhalten

Eine Einführung
in die geriatrische Rehabilitation

2. vollständig überarbeitete Auflage

Mit 133 Abbildungen und 7 Tabellen

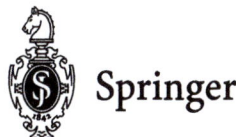

CHRISTA BERTING-HÜNEKE
Ergotherapeutin, Klinikum Hannover
Geriatrisches Zentrum Hagenhof
Rohdehof 3, 30853 Langenhagen

DR. MED. DANIELA LANGNER
Internistin, Rettungsmedizin,
Fachärztin für Physikalische und Rehabilitative Medizin
Klinikum Hannover
Geriatrisches Zentrum Hagenhof
Rohdehof 3, 30853 Langenhagen

DR. MED. DIETER LÜTTJE
Internist, Pneumologe, Rettungsmedizin,
Facharzt für Physikalische und Rehabilitative Medizin
Chefarzt der Klinik für Geriatrie
Klinikum Osnabrück
Krankenhaus Natruper Holz
Sedanstraße 115, 49090 Osnabrück

ELISABETH POSTINA
Dipl. Sozialarbeiterin/-pädagogin, Klinik für Geriatrie
Klinikum Osnabrück
Krankenhaus Natruper Holz
Sedanstraße 115, 49090 Osnabrück

Die Vorauflage (1997) erschien unter dem Titel:
Selbständigkeit im Alter – trotz chronischer Erkrankungen und Behinderungen
Christa Berting-Hüneke, Daniela Krause, Dieter Lüttje, Katrin Tjarks (Autoren)
unter Mitarbeit von D. Hoop und U. Sell

ISSN 0172-6412

ISBN 978-3-540-41868-9   ISBN 978-3-642-56273-0 (eBook)
DOI 10.1007/978-3-642-56273-0

Die Deutsche Bibliothek – CIP-Einheitsaufnahme
Selbständigkeit im Alter erhalten : eine Einführung in die geriatrische Rehabilitation / von Christa Berting-Hüneke ... -
Berlin ; Heidelberg ; New York ; Barcelona ; Hongkong ; London ; Mailand ; Paris ; Tokio : Springer, 2002
   (Rehabilitation und Prävention)

Dieses Werk ist urheberrechtlich geschützt. Die dadurch begründeten Rechte, insbesondere die der Übersetzung, des Nachdrucks, des Vortrags, der Entnahme von Abbildungen und Tabellen, der Funksendung, der Mikroverfilmung oder der Vervielfältigung auf anderen Wegen und der Speicherung in Datenverarbeitungsanlagen, bleiben, auch bei nur auszugsweiser Verwertung, vorbehalten. Eine Vervielfältigung dieses Werkes oder von Teilen dieses Werkes ist auch im Einzelfall nur in den Grenzen der gesetzlichen Bestimmungen des Urheberrechtsgesetzes der Bundesrepublik Deutschland vom 9. September 1965 in der jeweils geltenden Fassung zulässig. Sie ist grundsätzlich vergütungspflichtig. Zuwiderhandlungen unterliegen den Strafbestimmungen des Urheberrechtsgesetzes.

Springer-Verlag Berlin Heidelberg New York
ein Unternehmen der BertelsmannSpringer Science+Business Media GmbH

http://www.springer.de/medic-de/buecher/index.html

© Springer-Verlag Berlin Heidelberg 1997, 2002
Ursprünglich erschienen bei Springer-Verlag Berlin Heidelberg New York 2002

Die Wiedergabe von Gebrauchsnamen, Warenbezeichnungen usw. in diesem Werk berechtigt auch ohne besondere Kennzeichnung nicht zu der Annahme, daß solche Namen im Sinne der Warenzeichen- und Markenschutzgesetz-gebung als frei zu betrachten wären und daher von jedermann benutzt werden dürften.

Produkthaftung: Für Angaben über Dosierungsanweisungen und Applikationsformen kann vom Verlag keine Gewähr übernommen werden. Derartige Angaben müssen vom jeweiligen Anwender im Einzelfall anhand anderer Literaturstellen auf ihre Richtigkeit überprüft werden.

Fotos: Dr. Klaus Tschirner, Christa Berting-Hüneke
Umschlaggestaltung: design & production GmbH, Heidelberg
Layout: de'blik, Berlin
Satz: medio Technologies AG, Berlin
Gedruckt auf säurefreiem Papier   SPIN: 10755631   22/3130/is – 5 4 3 2 1 0

Vorwort

Die gestiegene Lebenserwartung schenkt uns neue und zusätzliche Möglichkeiten der Lebensgestaltung, birgt jedoch auch das erhöhte Risiko in sich, an einem im Alter häufigen Leiden zu erkranken. Einige dieser Erkrankungen können nicht geheilt werden, manche haben fortschreitenden Charakter. Aber sogar eine Knochenfraktur, die letztlich komplikationslos verheilt, kann bei Älteren die Selbständigkeit bedrohen und Zukunftsängste auslösen. In gemeinsamer Anstrengung des Rehabilitanden und seiner professionellen Helfer können drohende Abhängigkeit und Pflegebedürftigkeit abgewendet und weitere aktive Jahre gewonnen werden.

Das Autorenteam setzt sich ausschließlich mit den Charakteristika und Besonderheiten der Altersmedizin und den rehabilitativen Möglichkeiten auseinander. Dem Kapitel Alterungsvorgänge und Krankheit im Alter schließen sich die für die Rehabilitation relevanten chronischen Erkrankungen und Behinderungen an. Es folgen Überlegungen zum Wohnen im Alter und dem Einsatz von Hilfsmitteln und Pflegehilfsmitteln.

Krankheit und Behinderung haben jedoch nicht nur eine körperliche Seite – bewusst wurde daher deren psychosozialen Auswirkungen im Alter ausreichend Raum gewidmet. Überlegungen dazu sind in jedem Kapitel zu finden; sie bilden sozusagen den Hintergrund für die ärztlichen, therapeutischen und pflegerischen Maßnahmen. In dem Kapitel Soziale Hilfen zur Erhaltung der Selbständigkeit im Alter werden die vom Gesetzgeber vorgesehenen Hilfen zur Unterstützung der häuslichen Betreuung und Pflege ausführlich beschrieben und zusammenfassend vorgestellt.

Wir wünschen uns, dass auch die Helfer und Wegbegleiter aus den nichtmedizinischen Berufen – Sozialarbeiterinnen/Sozialpädagoginnen, Dipl.-PsychologInnen, GerontologInnen, SeelsorgerInnen, MitarbeiterInnen in Altenbegegnungsstätten und Seniorenenberatungsstellen, Wohnberatungsstellen und anderen hier ebenfalls eine Möglichkeit finden, sich mit relativ geringem Zeitaufwand zu informieren, um so die medizinischen und therapeutischen Bemühungen mitzutragen und die Betroffenen und ihre Angehörigen im aktiven Tun unterstützen zu können.

Marga Botsch vom Springer Verlag, Fachlektorat Medizin, hat mit großer Geduld, Diplomatie und Zuversicht erreicht, dass wir uns an die Arbeit machten (und sie letztlich auch beendeten); Dr. Gaby Seelmann-Eggebert nahm sich einfühlend und akribisch unseres Manuskripts an; bei ihnen beiden bedanken wir uns für ihre Ausdauer und den dosiert ausgeübten »Druck« ganz herzlich.

Wir danken den vielen Patienten, von denen wir während unserer Tätigkeit lernen durften. Unser besonderer Dank gilt den Patienten und den Kolleginnen und Kollegen, die sich für Fotoaufnahmen zu diesem Buch zur Verfügung gestellt haben.

Hannover, im Februar 2002

Christa Berting-Hüneke
Daniela Langner
Dieter Lüttje
Elisabeth Postina

Aufgrund ständiger Veränderungen im Sozial-, Steuer- und Behindertenrecht wird empfohlen, die aktuellen Veröffentlichungen zu diesen Themen in den Medien zu verfolgen. Landesspezifische gesetzliche Regelungen und Verwaltungsanweisungen können im Einzelnen Abweichungen von den dargestellten Regelungen beinhalten. Der Inhalt des Kap. 7, Soziale Hilfen zur Erhaltung der Selbständigkeit im Alter, wurde sorgfältig zusammengestellt; eine Gewähr für die Richtigkeit aller Details kann hier jedoch nicht übernommen werden.

Die mit ▪ gekennzeichneten medizinisch-therapeutischen Fachbegriffe werden in Kap. 8, Therapeutisches Glossar, allgemeinverständlich erläutert.

Inhalt

1	**Alterungsvorgänge und Krankheit im Alter**	1
1.1	Was ist »Altern« – lässt es sich verhindern?	3
1.2	Ist »Altern« eine Krankheit und bedeutet »Alter« an sich eine Bedrohung der Selbständigkeit?..........................	4
1.2.1	Alterstypische Veränderungen	4
1.3	Beiträge der Wissenschaft zum Erhalt der Selbständigkeit im Alter .	6
1.3.1	Gerontologie	6
1.3.2	Geriatrie..	7
	Multimorbidität: Ein Fallbeispiel................................	7
1.3.3	Resümee...	8
1.4	Notwendige Maßnahmen, um Alter und Krankheit im Alter nicht zu einer Behinderung werden zu lassen....................	8
1.4.1	Zurückhaltung bei Medikamenten	9
1.4.2	Richtige Ernährung	9
1.4.3	Krankenhausbehandlung	9
1.4.4	Resümee...	10
2	**Rehabilitationsbehandlung und höheres Lebensalter – passt das zusammen?**	11
2.1	Wiedererlangung von körperlichen Fähigkeiten und Mobilität	12
2.2	Wiedererlangung geistiger Fähigkeiten.........................	12
2.3	Geriatrische Klinik	13
	Wie findet man einen Platz in einer geriatrischen Rehabilitationsklinik?...	13
	Aufgaben des Patienten während der Rehabilitationsbehandlung....	13
	Aufgaben der Angehörigen	14
	Übergang aus der Krankenhausbehandlung nach Hause	14
	Wenn das Ziel der Rehabilitationsbehandlung nicht erreicht wurde .	15
	Kosten der Rehabilitationsbehandlung	16
2.4	Geriatrische Tagesklinik	16
3	**Ältere Patienten und ihre Helfer**	19
3.1	Alte Menschen waren auch einmal jung	20
3.2	...ihre jüngeren Ärzte, Therapeuten, Schwestern und Pfleger waren jedoch noch nie alt	20
3.3	Engagement und Abgrenzung..................................	20

3.4	Als Rehabilitand oder Rekonvaleszent Verantwortung für das eigene Befinden übernehmen	21

4 Berufsgruppen in Vorsorge, Therapie und Rehabilitation ... 23

4.1	Ärztin, Arzt	24
	Klinische Geriatrie	24
4.2	Krankenschwester, Krankenpfleger, Altenpflegerin	25
4.3	Physiotherapeutin (Krankengymnastin)	25
4.4	Masseur und medizinischer Bademeister	26
4.5	Ergotherapeutin	27
4.6	Logopädin, Sprachtherapeutin, Neurolinguistin	28
4.7	Diplom-Sozialpädagogin/Diplom-Sozialarbeiterin	29
4.8	Psychologin, Psychologe	30
4.9	Diätassistentin	30
4.10	Medizinische Fußpflegerin (Podologin)	31

5 Chronische Erkrankungen und Behinderungen ... 33

5.1	Seh- und Hörbeeinträchtigungen	34
5.1.1	Verschiedene Ursachen	34
	Alterungsbedingte Veränderungen	34
	Erkrankungen der Augen	34
	Erkrankungen des Ohrs	34
5.1.2	Erste Anzeichen	34
	Unscharfes Sehen, verschwommenes Sehen, Lichtblitze, »Vorhang«	34
	Presbyakusis: soziale Probleme	35
5.1.3	Vollbild der Krankheiten	35
	Augenerkrankungen	35
	Schwerhörigkeit	35
5.1.4	Behandlungsmöglichkeiten	35
	Katarakt, Glaukom, diabetische Retinopathie	35
	Schwerhörigkeit	36
5.1.5	Verschlechterungen und Folgeschäden entgegenwirken	36
	Regelmäßige Kontrolluntersuchungen	36
	Lebensweise	37
5.2	Bewegungsstörungen, Stand- und Gangunsicherheit	37
5.2.1	Normale Bewegungsfunktionen	37
5.2.2	Mangelnder Gebrauch	39
5.2.3	Gesundbleiben durch einen aktiven Lebensstil	39
5.2.4	Alterungsbedingte Veränderungen am Bewegungssystem und an den Organsystemen	39
5.2.5	Auswirkungen von Inaktivität und Fehlbelastung (im Alter)	40
5.2.6	Wichtige Aktivitäten	41
5.3	Stürze im Alter	41
5.3.1	Verschiedene Ursachen	41
	Altersbedingte Veränderungen	41

		Seh- und Hörstörungen	41
		Schwindel, »drop attack«	41
		Herzerkrankungen	41
		Blutdruckschwankungen	42
		Erkrankungen des Bewegungssystems: Arthrose	42
		Neurologische Erkrankungen	42
		Medikamente	42
		Umgebungsfaktoren	43
	5.3.2	Erste Hinweise auf eine mögliche Sturzgefährdung	43
	5.3.3	»Sturzkrankheit«	43
	5.3.4	Behandlungsmöglichkeiten	43
		Altersbedingte Veränderungen, Umgebungsfaktoren	44
		Seh- und Hörstörungen	44
		Schwindel	44
		Herzerkrankungen	44
		Blutdruckschwankungen	44
		Erkrankungen des Bewegungssystems: Arthrose	44
		Neurologische Erkrankungen	44
	5.3.5	Sturzrisiken verringern	45
		Sicherheit in der Wohnung	45
		Sicherheit als Fußgänger im Straßenverkehr	45
		Sicherheit bei der Benutzung öffentlicher Verkehrsmittel	46
5.4		Osteoporose (Knochenschwund)	46
		Einteilung der Altersosteoporose	47
	5.4.1	Verschiedene Ursachen	48
	5.4.2	Erste Anzeichen	48
	5.4.3	Vollbild der Krankheit	49
		Diagnostik	50
	5.4.4	Behandlungsmöglichkeiten	51
		Medikamentöse Therapie	51
5.5		Arthrose (Gelenkverschleiß)	52
	5.5.1	Verschiedene Ursachen	52
		Primäre und sekundäre Arthrose	52
		Überlastung	52
	5.5.2	Erste Anzeichen	52
		Unspezifische Schmerzen	52
		Belastungsschmerzen	52
	5.5.3	Vollbild der Krankheit	53
		Einlaufschmerz – Intervall – Belastungsschmerz	53
		Bewegungseinschränkung (Kontrakturen), Muskelverkürzung, Muskelschwäche (Muskelatrophie), Ruheschmerz	53
	5.5.4	Behandlungsmöglichkeiten	53
		Physikalische Therapie	53
		Physiotherapie	54
		Ergotherapie	54

		Medikamente	54
		Operation	55
	5.5.5	Verschlechterungen und Folgeschäden entgegenwirken	55
		Regelmäßige Befundkontrollen	55
		Häusliches Übungsprogramm	55
		Behandlung nach einer Operation	55
5.6		Frakturen	56
5.6.1		Verschiedene Ursachen	56
		Osteoporose (Knochenschwund)	56
		Vermehrte Sturzgefährdung	56
		Tumorleiden	57
5.6.2		Warnsignale beachten	57
5.6.3		Sichere und unsichere Zeichen einer Fraktur	57
5.6.4		Behandlungsmöglichkeiten	57
		Konservative Therapie	57
		Operative Therapie	57
		Nachbehandlung	58
5.6.5		Verschlechterungen und Folgeschäden entgegenwirken	58
5.7		Notfälle im Alter	58
5.7.1		Symptome	59
5.7.2		Vorgehen	59
5.8		Erkrankungen des Herzens und der Lunge	59
5.8.1		Herzerkrankungen im Alter	59
		Veränderungen am Herzen	60
		Arteriosklerose	60
		Angina pectoris	61
		Stummer Herzinfarkt	61
		Herzinsuffizienz	62
5.8.2		Bluthochdruck	63
		Bedeutung und Ursachen des Bluthochdrucks; Werte im Alter	63
		Einstellung des Blutdrucks	63
		Behandlungsmöglichkeiten	63
5.8.3		Lungenerkrankungen im Alter	64
		Chronische Bronchitis (chronisch-obstruktive Lungenerkrankung)	65
		Asthma bronchiale	66
		Pneumonie (Lungenentzündung)	66
		Lungentuberkulose	67
		Lungentumoren	68
		Lungenembolie	68
5.9		Durchblutungsstörungen in den Schlagadern der Beine (arterielle Verschlusskrankheit)	69
5.9.1		Normale und krankhafte Veränderungen in den Schlagadern	69
5.9.2		Ursachen der Arteriosklerose	70
		Körpereigene Ursachen	70

		Krankmachende Schadstoffe	70
		Vererbbare Risikofaktoren	71
		Sind Frauen und Männer gleichermaßen betroffen?	71
	5.9.3	Periphere arterielle Verschlusskrankheit (PAVK)	71
		Normale Durchblutung der Beine	71
		Zeichen der arteriellen Durchblutungsstörung	71
		Wie können die Durchblutungsstörungen festgestellt werden?	71
		Stadieneinteilung	73
		Behandlungsmöglichkeiten	74
		Probleme und Gefahren im Alltag	78
		Sehbehinderungen	78
		Sensibilitätsstörungen in den Füßen und Unterschenkeln	78
		Begrenzte Gehstrecke	78
		(Elektro-)Rollstuhl für draußen	78
	5.9.4	Verschlechterungen entgegenwirken	79
		Bewegungstraining	79
		Günstige Sitzhaltung	79
5.10		Amputation der unteren Gliedmaße	80
5.10.1		Entscheidung für oder gegen eine Prothese	81
		Günstige Voraussetzungen für eine prothetische Versorgung	81
		Ungünstige Voraussetzungen für eine prothetische Versorgung	81
		Überlegungen	82
5.10.2		Behandlungsmöglichkeiten in der Geriatrischen Klinik	84
		Allgemeine therapeutische Maßnahmen	84
		Therapeutische Maßnahmen, wenn eine prothetische Versorgung nicht geplant ist	86
		Wesentliche Maßnahmen nach der prothetischen Versorgung (Prothesentraining)	86
5.10.3		Verschlechterungen und Folgeschäden entgegenwirken	89
		Grunderkrankung	89
		Bewegung	90
		Pflege des Stumpfes	91
		Probleme im Stumpfbereich	91
		Probleme mit der Prothese	92
5.10.4		Sicherheit und Selbständigkeit im Alltag	92
		Bedarf an Hilfsmitteln	93
		Rollstuhl	93
		Gehhilfen	95
		Hilfsmittel rund um das WC	97
		Hilfsmittel für Badewanne und Dusche	97
5.10.5		Hilfen für die Helfer	98
5.11		Schlaganfall	98
5.11.1		Verschiedene Ursachen	98
		Ischämische Insulte	99
		Hirnblutung	99

	Verwechslungsmöglichkeiten	99
5.11.2	Erste Anzeichen	99
5.11.3	Vollbild der Krankheit	99
5.11.4	Folgen des Schlaganfalls	100
	Körperliche Probleme	100
	Hirnleistungsstörungen und neuropsychologische Störungen	102
5.11.5	Behandlungsmöglichkeiten	104
	Grundsätzliche Überlegungen	104
	Minderung der Risikofaktoren	104
	Operative Maßnahmen	104
	Medikamentöse Therapien	105
	Bewegungstherapien	106
	Behandlung von Hirnleistungsstörungen und neuropsychologischen Störungen	110
	Sprachtherapie	111
	Behandlung von Sprech-, Ess- und Schluckstörungen	112
	Therapie bei Sehstörungen	113
	Urininkontinenz	113
	Stuhlinkontinenz	113
	Wiedererlangung der Kontrolle über Blase und Darm	113
5.11.6	Verschlechterung und Folgeschäden entgegenwirken	114
	Individuelles Eigenprogramm	114
	Probleme und Gefahren bzw. Sicherheit und Selbständigkeit im Alltag	114
5.11.7	Hilfen für die Helfer	117
5.12	Parkinson-Krankheit	119
5.12.1	Häufigkeit	120
5.12.2	Verschiedene Ursachen	120
	Idiopathische Form	120
	Medikamente	120
	Durchblutungsstörungen	120
5.12.3	Erste Anzeichen	121
5.12.4	Vollbild der Krankheit	122
	Hypokinesie, Akinesie (Bewegungsarmut)	122
	Rigor, Zahnradphänomen (erhöhte Muskelspannung)	122
	Tremor (Zittern)	123
	Weitere Symptome	124
5.12.5	Behandlungsmöglichkeiten	124
	Grundzüge der medikamentösen Therapie	124
	Stereotaktische operative Verfahren	126
	Erhaltung der körperlichen Leistungsfähigkeit	126
	Erhaltung der geistigen Leistungsfähigkeit	128
5.12.6	Verschlechterungen und Folgeschäden entgegenwirken	128
	Erhalten der Beweglichkeit	128
	Probleme im Alltag bewältigen	129

5.12.7	Probleme und Gefahren bzw. Sicherheit und Selbständigkeit im Alltag	129
5.12.8	Hilfen für die Helfer	130
5.13	Depression	131
5.13.1	Ursachen und Häufigkeit	131
5.13.2	Formen von Depression	132
	Psychogene Depression	132
	Endogene Depression	132
	Somatogene Depression	133
5.13.3	Erkennen einer Depression	133
5.13.4	Behandlungsmöglichkeiten	134
	Allgemein wirksame Maßnahmen	134
	Medikamente	134
5.14	Geistige Leistungsfähigkeit im Alter	135
5.15	Demenz	136
5.15.1	Diagnose	136
5.15.2	Verschiedene Ursachen	137
	Alzheimer Demenz (primär degenerative Demenz)	137
	Vaskuläre Demenz (Multi-Infarkt-Demenz)	137
	Komplikation internistischer Grunderkrankungen	137
	Komplikation neurologischer Grunderkrankungen	137
5.15.3	Erste Anzeichen	138
5.15.4	Vollbild der Krankheit	138
5.15.5	Behandlungsmöglichkeiten	138
	Medikamentöse Therapie	138
	Pflege	138
	Physiotherapie	139
	Ergotherapie	139
	Angehörigenberatung	139
5.15.6	Verschlechterungen und Folgeschäden entgegenwirken	139
5.16	Delir	139
5.16.1	Verschiedene Ursachen	140
	Körperliche Erkrankungen	140
	Umgebungseinflüsse	140
	Medikamente	140
5.16.2	Erste Anzeichen	140
5.16.3	Vollbild der Krankheit	141
5.16.4	Behandlungsmöglichkeiten	141
	Medikamentöse Therapie	141
	Pflege	141
	Physiotherapie	142
	Ergotherapie	142
5.16.5	Verschlechterungen und Folgeschäden entgegenwirken	142
5.17	Urininkontinenz (gestörte Blasenkontrolle) und Stuhlinkontinenz	142
5.17.1	Harninkontinenz	143

	Stressinkontinenz	143
	Dranginkontinenz (Urgeinkontinenz)	144
	Überlaufinkontinenz (Urgeinkontinenz)	145
5.17.2	Stuhlinkontinenz	146
5.17.3	Unterstützende Maßnahmen, um wieder kontinent zu werden	148
	Kontinenztraining	148
	Harnableitende und -aufsaugende Systeme	149
5.18	Dekubiti (Druckgeschwüre)	150
5.18.1	Verschiedene Ursachen	150
	Bettlägerigkeit	150
	Anhaltend ungünstige Sitzposition	150
	Sensibilitätsstörungen	150
	Unzureichende Nahrungs- und Flüssigkeitszufuhr	150
	Lähmungen	150
	Depression	151
	Unkenntnis	151
5.18.2	Erste Anzeichen: Schmerz und Hautrötung	151
5.18.3	Vollbild der Erkrankung	151
	Stadieneinteilung bei der Entstehung von Druckgeschwüren	151
5.18.4	Möglichkeiten der Behandlung und Vorbeugung	152
	Druckentlastung	152
	Durchblutungsförderung	153
	Hautpflege	153
	Allgemeine Maßnahmen	153
	Chirurgische Maßnahmen, Infektionsprophylaxe	153
5.18.5	Verschlechterungen und Folgeschäden entgegenwirken	154
	Lagerungstechniken beibehalten, Infektionen vorbeugen	154
6	**Wohnen im Alter**	155
6.1	Lebensmittelpunkt »Wohnung«	156
6.1.1	Veränderte Bedürfnisse im Alter	156
6.1.2	Seniorengerechtes Wohnen	156
	Wohnstandard in Deutschland	156
	Wünschenswerte Veränderungen, damit aus einer Wohnung eine seniorengerechte Wohnung wird	157
6.1.3	Betreutes Wohnen	158
6.1.4	Rollstuhlgerechtes Wohnen	159
6.1.5	Finanzierungsmöglichkeiten	159
	Beratungsstellen für seniorengerechtes Wohnen und Wohnungsanpassung	160
6.1.6	Vereinfachte Haushaltsführung	160
	Allgemeine Ratschläge zur Vereinfachung	160
	Fremde Hilfe	161
6.2	Einsatz von Hilfsmitteln und Pflegehilfsmitteln	161
6.2.1	Hilfsmittel	161

6.2.2	Pflegehilfsmittel.	164
6.3	Hilfsmittelversorgung	164
6.3.1	Bedarfsermittlung.	164
6.3.2	Beschaffung	164
	Rezeptierung	164
	Therapeutischer Hausbesuch	165
	Beratung, Auswahl und Gebrauchsschulung	165
	Wenn die Krankenkasse die Kosten für ein rezeptiertes Hilfsmittel nicht übernimmt.	165
6.4	Passender Rollstuhl	165
6.4.1	Anforderungen an einen Rollstuhl	166
6.4.2	Serviceleistungen des Fachhandels	167
6.4.3	Bewährte Ausstattungsdetails.	168
6.4.4	Fehlversorgungen erkennen	168
6.4.5	»Pflegerollstuhl«	169
7	**Soziale Hilfen zur Erhaltung der Selbständigkeit im Alter**	**171**
7.1	Vernetzungssysteme in der Altenhilfe.	172
7.2	Soziale Integration und Erhaltung der Kompetenz im Alter	173
7.2.1	Soziale Integration	173
	Besuchsdienste	173
	Seniorenbüros	173
7.2.2	Erhaltung der Kompetenz	174
7.3	Professionelle soziale Dienste und Einrichtungen zur Bewältigung des Alltags	175
7.3.1	Hilfen bei der Grundversorgung	175
	Mobile und stationäre Mahlzeitendienste	175
	Hausnotrufsystem.	175
	Behindertenfahrdienste	176
	Mobile Soziale Hilfsdienste (MSH)	176
7.3.2	Hilfen bei Krankheit und Pflegebedürftigkeit.	177
	Sozialdienst im geriatrischen Krankenhaus	177
	Ambulante Versorgung durch Familie, Sozialstationen und Pflegedienste	178
	Stationäre Versorgung: Heime	180
7.4	Persönliche und finanzielle Hilfen durch den Gesetzgeber zur Grundversorgung bei Hilfsbedürftigkeit	181
7.4.1	Die Pflegeversicherung (SGB XI).	181
	Verfahren	182
	Ambulante Pflege	184
	Kurzzeitpflege	186
	Tages- und Nachtpflege (teilstationäre Pflege)	186
	Soziale Sicherung der Pflegeperson.	186
	Pflegehilfsmittel.	187
	Verbesserung des Wohnumfelds.	188

	Pflegekurse für Angehörige und ehrenamtliche Pflegepersonen	188
	Vollstationäre Pflege	188
	Zahlen	189
7.4.2	Das Bundessozialhilfegesetz (BSHG)	189
	Hilfe zum Lebensunterhalt	190
	Hilfe in besonderen Lebenslagen	191
	Hilfe zur Pflege	191
	Altenhilfe nach dem BSHG	192
	Sozialhilfe und Pflegeversicherung	192
7.4.3	Das Betreuungsgesetz (BtG)	192
	Betreuung mit Einwilligungsvorbehalt	194
	Verfahrenspflege	194
	Vorsorgevollmacht	194
	Betreuungsverfügung	195
	Patiententestament (Patientenverfügung)	195
7.4.4	Das Schwerbehindertenrecht (SchwG)	195
	Bedeutung der Merkzeichen	197
7.4.5	Das Wohngeldgesetz (WoGG)	199
7.5	Aspekte zur Altenhilfepolitik	200

8	**Therapeutisches Glossar**	203

9	**Literatur**	211
9.1	Quellen	212
9.2	Weiterführende Literatur	212
	Geriatrie, Gerontologie	212
	Krankheitsbilder, Behandlungskonzepte	213
	Mündiger Patient	213
	Pflege	213
	Soziale Aspekte von Krankheit und Behinderung	214

10	**Wichtige Adressen**	217

11	**Sachverzeichnis**	221

Alterungsvorgänge und Krankheit im Alter

1.1 Was ist »Altern« – lässt es sich verhindern? 3

1.2 Ist »Altern« eine Krankheit und bedeutet »Alter« an sich eine Bedrohung der Selbständigkeit? 4

1.3 Beiträge der Wissenschaft zum Erhalt der Selbständigkeit im Alter 6

1.4 Notwendige Maßnahmen, um Alter und Krankheit im Alter nicht zu einer Behinderung werden zu lassen 8

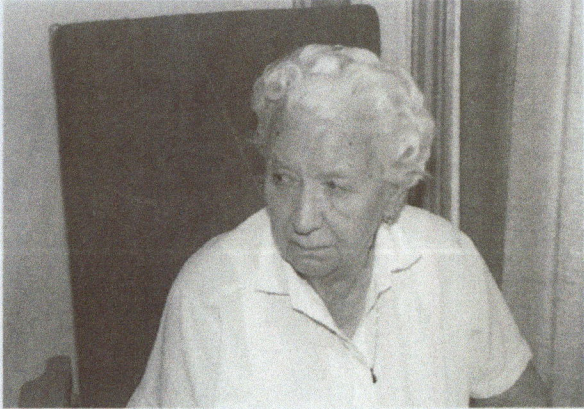

Abb. 1.1. »Anfangs war ich sehr skeptisch und konnte mir nicht vorstellen, dass mir alleine Bewegungsübungen helfen würden. Mittlerweile fühle ich mich wirklich besser, und ich komme morgens auch wieder ohne Hilfe aus dem Bett«

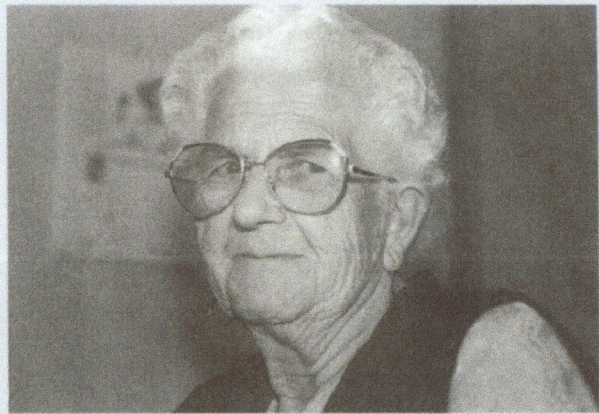

Abb. 1.2. »Meine Kinder sind alle berufstätig und haben auch in ihren Familien genug um die Ohren. Da ist es mir schon wichtig, so lange wie möglich selbständig zu bleiben«

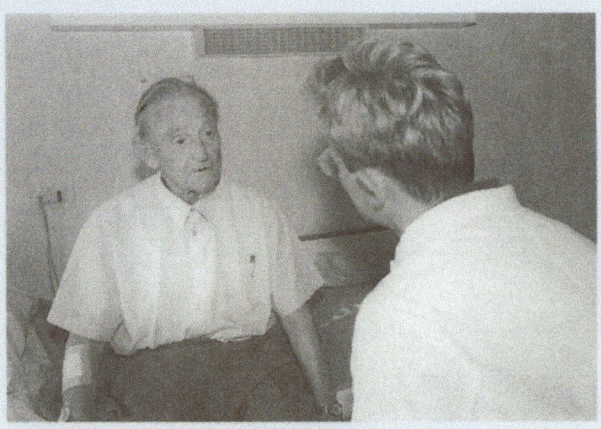

Abb. 1.3. »Wann kann ich aus dem Krankenhaus entlassen werden? Allzu große Pläne habe ich nicht mehr. Aber ich möchte doch bald wieder mit meiner Frau zusammensein und unser schönes Zuhause genießen«

»Alter« war zu allen Zeiten ein relativer Begriff, abhängig von der jeweils durchschnittlichen Lebenserwartung der Bevölkerung. Nach einer Definition der Weltgesundheitsorganisation gilt heutzutage als alt, wer das 65. Lebensjahr vollendet hat. Wissenschaftlich gesehen wird heute ein Mensch ab dem 70. Lebensjahr als »älterer Mensch« betrachtet, als »hochbetagt« gelten Menschen über 85 Jahre.

Diese Zeiteinteilungen sind jedoch stets relativ zu sehen: Ein jüngerer Mensch kann vorzeitig »altern«, ein hochbetagter Mensch ausgesprochen jung sein. Ein häufig geäußerter Wunsch von hochbetagten Menschen geht neben der Hoffnung auf Gesundheit insbesondere dahin, auch im hohen Alter selbständig, d.h. weitestgehend unabhängig von fremder Unterstützung zu bleiben (Abb. 1.1–1.3). Bei chronischer Erkrankung bzw. Behinderung kommt es jedoch, wie auch die Zahlen von pflegebedürftigen älteren Menschen in der Bundesrepublik zeigen, häufig zu einer erheblichen Einschränkung dieser Selbständigkeit. Dies bedeutet nicht nur für Betroffene und Angehörige eine starke Belastung, sondern ist in Anbetracht der steigenden Zahl hochbetagter Menschen auch volkswirtschaftlich ein bedeutender Faktor (Abb. 1.4). Die Beschäftigung mit dem Erhalt der Selbständigkeit ist daher nicht nur aus ethisch-moralischen Gründen geboten, sondern darüber hinaus volkswirtschaftlich gesehen außerordentlich sinnvoll, da bei steigender Lebenserwartung Pflege immer teurer sein wird als eine weitgehend

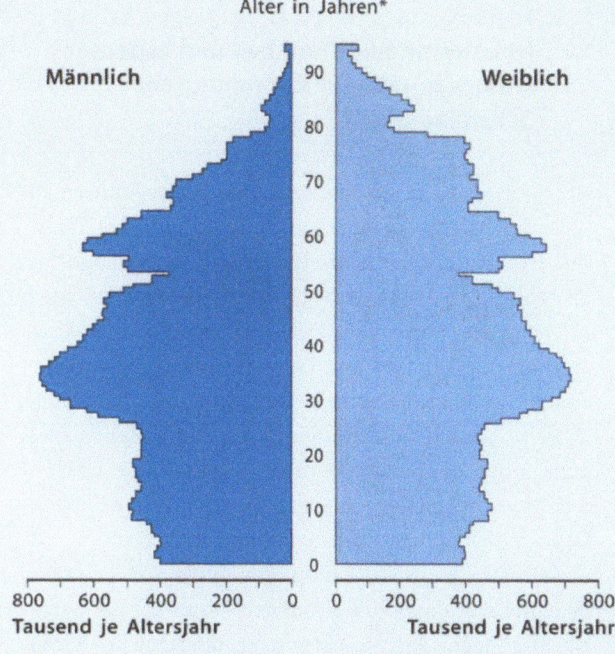

Abb. 1.4. Altersaufbau der Bevölkerung Deutschlands. (Quelle: Statistisches Bundesamt 1998)

selbständige Lebensführung. Vor der Beschreibung bestimmter, im Alter häufig vorkommender Problemstellungen, welche die Selbständigkeit bedrohen können, ergeben sich jedoch einige grundsätzliche Fragen.

1.1 Was ist »Altern« – lässt es sich verhindern?

Eine sichere Erklärung, warum der Mensch – d.h. jede einzelne Zelle – »altert«, gibt es bis heute nicht. Verschiedene Theorien sprechen von einer Schädigung der Weitergabe von Erbinformationen bei der Zellteilung durch »innere« oder »äußere« Einflüsse im Sinne einer Verschleißerscheinung oder längerer Einwirkung von Schadstoffen. Einvernehmen besteht jedoch darin, dass ein unbegrenztes Leben auch unter idealen Lebensdingungen nicht möglich ist; als biologisch maximale Lebenserwartung wird beim Menschen ein Alter von 125 Jahren angenommen. Ein erheblicher Anstieg des Lebensalters erscheint daher für die nächsten Jahrzehnte unwahrscheinlich, wohl aber ist mit einer deutlich größeren Zahl immer älterer Menschen zu rechnen.

Da Altern offensichtlich in Zusammenhang mit der Zellteilung als einem regelmäßig stattfindenden Vorgang im menschlichen Körper steht, ist Altern an sich nicht zu verhindern. Medikamente gegen »das Altern« kann es also nicht geben. Möglicherweise kann allenfalls die Geschwindigkeit des Alterns durch individuelle Erbanlagen und auch durch äußere Faktoren beeinflusst werden – durch letztere besteht demnach eine gewisse Möglichkeit der Beeinflussung, speziell durch eine »gesunde« Lebensführung im Sinne von körperlicher und geistiger Aktivität und ausgewogener Ernährung sowie der konsequenten Reduktion von Risikofaktoren, z. B. für Arteriosklerose, Osteoporose u.a.

Wichtig ▼
Altern ist eine zwar individuell unterschiedlich ablaufende und z.T. beeinflussbare, jedoch prinzipiell nicht zu verhindernde Tatsache.

1.2 Ist »Altern« eine Krankheit und bedeutet »Alter« an sich eine Bedrohung der Selbständigkeit?

Alterungsvorgänge im menschlichen Körper führen zu Veränderungen an praktisch allen Organen. Viele Organe verlieren an Gewicht oder erleben Umbauvorgänge des Gewebes. Diese Vorgänge beginnen zu unterschiedlichen Zeitpunkten während des menschlichen Lebens und setzen sich bis zum Tod fort. Da aber nahezu alle Organe eine Sicherheitsreserve an Zellen vorhalten, d.h. normalerweise nie alle zur Verfügung stehenden Zellen und Funktionen ausgenutzt werden, bedeutet eine größen- oder gewichtsmäßige Änderung des Organs keine Krankheit, oft nicht einmal einen Funktionsverlust.

Selbst eine gewisse Leistungseinbuße von Organen bedeutet erst dann eine Krankheit, wenn daraus Beeinträchtigungen, Beschwerden oder tatsächliche Behinderungen entstehen, die das subjektive Wohlbefinden betreffen (Abb. 1.5).

Ein Beispiel dafür sind die Wechseljahre der Frau: Diese Zeitphase erheblicher körperlicher Veränderungen ist keine Krankheit, kann jedoch den Ausbruch von Erkrankungen begünstigen.

Auch Untersuchungsergebnisse medizinisch-technischer Art sagen nichts über Krankheit oder Gesundheit aus; die Festlegung »krank« oder »gesund« muss stets in Zusammenhang mit dem subjektiven Befinden des Betroffenen gesehen werden.

Dies gilt besonders auch bei älteren und hochbetagten Menschen. Fachleute unterstellen älteren Menschen des öfteren, sie würden Beschwerden eher herunterspielen, aber der ältere Mensch mit seiner Lebenserfahrung hat das Recht, selbst zu bestimmen, ob er sich krank fühlt. Und wenn er sich einmal krank fühlt, müssen Außenstehende dies akzeptieren, auch wenn alle »objektiven« Befunde unauffällig sind: Nicht alle Beschwerden lassen sich messen, wiegen oder zählen. Eine Diskrepanz zwischen objektiven Befunden und geschilderten Beschwerden sollte jedoch zum Nachdenken darüber veranlassen, ob zusätzliche Erkrankungen vorliegen, die diese Form der Beschwerdeschilderung hervorrufen (z.B. Depression).

1.2.1 Alterstypische Veränderungen

Probleme aus einer Krankheit ergeben sich gerade für den Älteren und Hochbetagten oft erst zu dem Zeitpunkt, wenn sie zu einer ernsthaften Beeinträchtigung führen oder eine zeitweilige oder dauernde Behinderung droht. Manche alterstypischen Veränderungen an Organen bzw. Organfunktionen und Substanzen bedeuten ein erhöhtes Krankheitsrisiko (Abb. 1.6). Beispielsweise sind ältere Menschen wegen einer allgemein sinkenden Abwehrkraft und wegen Umbauvorgängen in der Haut (Elastizitätsverlust/Rissigkeit) besonders gefährdet, sich eine entzündliche Erkrankung zuzuziehen.

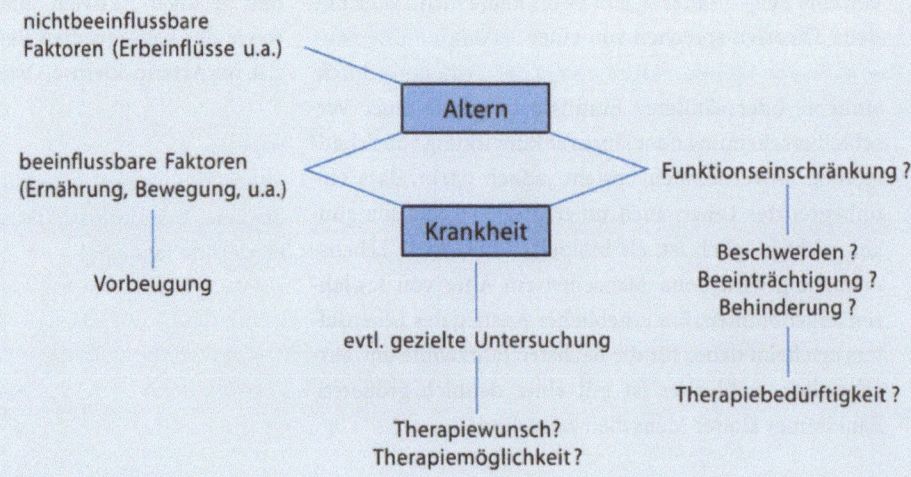

Abb. 1.5. Altern und Krankheit, Übersicht. (Modifiziert nach Kruse u. Nikolaus 1992)

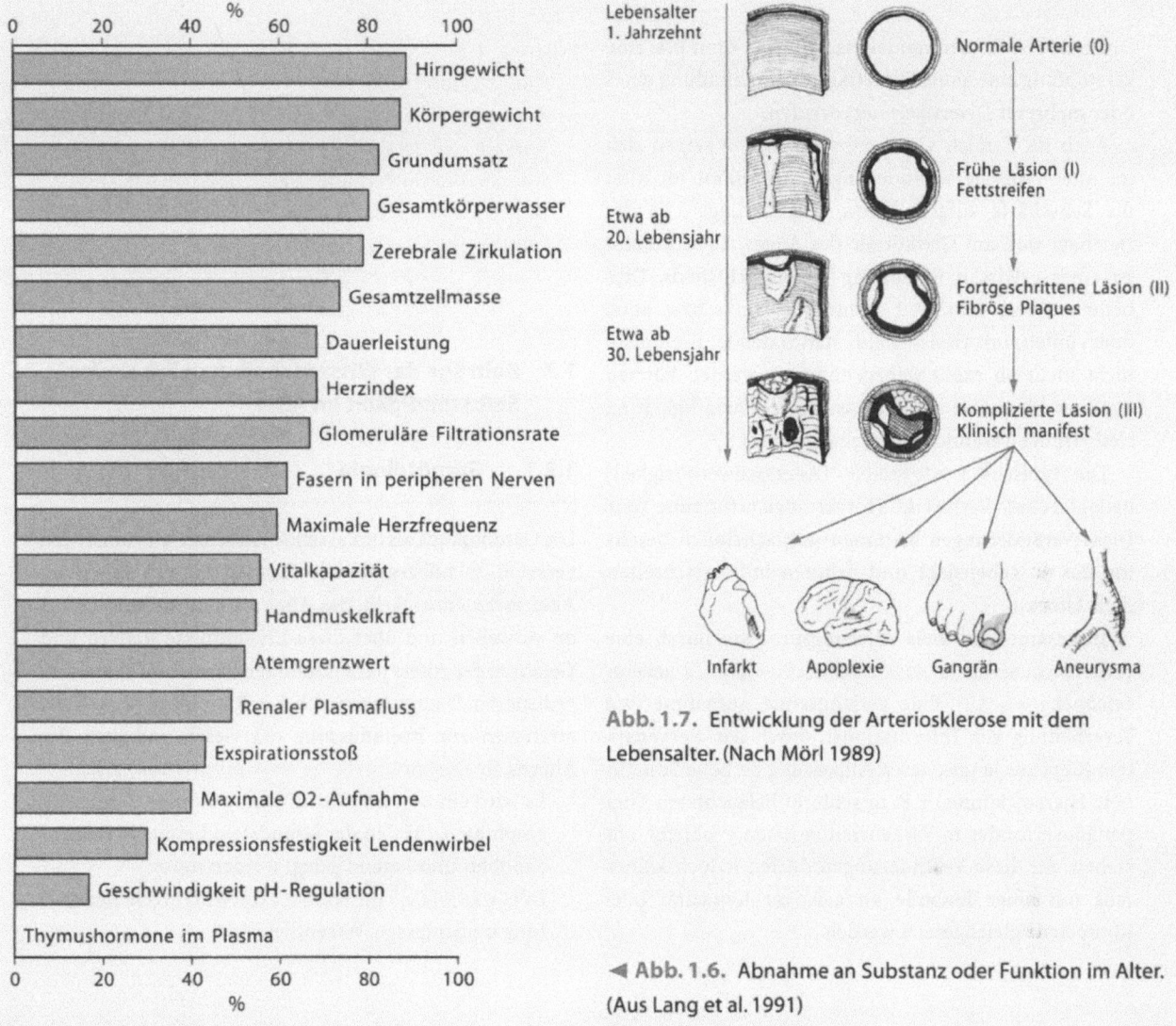

Abb. 1.7. Entwicklung der Arteriosklerose mit dem Lebensalter. (Nach Mörl 1989)

◀ Abb. 1.6. Abnahme an Substanz oder Funktion im Alter. (Aus Lang et al. 1991)

Ein besonderes Risiko scheinen die Umbauvorgänge an der Innenhaut der Blutgefäße darzustellen. Durch Elastizitätsverlust, beginnend etwa ab dem 4. Lebensjahrzehnt, entstehen die Grundlagen für Ablagerungen an den Gefäßwänden. Diese können im Verlauf vieler Jahre zu Verkalkungen führen und bilden so ein besonderes Risiko für Herz-Kreislauf-Erkrankungen. Beim Hinzutreten von Stoffwechselstörungen (Fettstoffwechsel/Zuckerstoffwechsel) oder Bluthochdruck kann die Physiosklerose (normale Altersveränderung) zur Arteriosklerose (Gefäßverkalkung) werden, dies aber oft erst in einem jahrzehntelangen Prozess, abhängig von verschiedenen Faktoren (Art der Stoffwechselstörungen, Begleiterkrankungen usw.) (Abb. 1.7). Eine weitere alterstypische Veränderung findet sich im Verdauungssystem. Durch den Zahnverlust und die damit verbundene Rückbildung des Gaumens verschlechtert sich die Kaufunktion. Die Funktion von Drüsen im Verdauungstrakt (Speicheldrüse, Drüsen und Zellen, Bauchspeicheldrüse) nimmt ab, möglicherweise auch die Produktion von Gallenflüssigkeit. Insgesamt verlangsamt sich die Passage des Speisebreis im Magen-Darm-Trakt, eine Veränderung der Darmflora kann darüber hinaus eine Tendenz zur Verstopfung begünstigen. Bei der im Alter häufigen

Divertikulose (Darmwandaussackungen) kann u. a. eine Verstopfung eine akute Divertikulitis (Entzündung eines oder mehrerer Divertikel) hervorrufen.

Auch im Bereich von Sehen und Hören zeigen sich im Alter typische Veränderungen. So nimmt im Alter die Sehschärfe aufgrund von Veränderungen an der Netzhaut und am Glaskörper des Auges ab, es kommt zu einer gewissen Einengung des Gesichtsfelds. Dies bedeutet, dass sehr weit rechts oder links bzw. oben oder unten im Gesichtsfeld stattfindende Ereignisse nicht mehr so exakt wahrgenommen werden können. Darüber hinaus ist die Anpassungsgeschwindigkeit an Hell-/Dunkelveränderungen eingeschränkt.

Die typische Presbyakusis (Altersschwerhörigkeit) bedeutet einen Verlust des Hörvermögens für hohe Töne. Diese Veränderungen beginnen wahrscheinlich bereits um das 30. Lebensjahr und nehmen mit fortschreitendem Alter zu.

Insgesamt sind viele Alterungsprozesse durch eine relative Abnahme der Reaktionsgeschwindigkeit gekennzeichnet (Abb. 1.8). Eine verlangsamte Aufnahme und Verarbeitung von Informationen durch das Nervensystem führt zur langsameren Anpassung an neue Situationen. Hieraus können z. B. in schlecht beleuchteten Treppenhäusern oder in Verkehrssituationen Probleme entstehen. All diese Veränderungen dürfen jedoch keinesfalls mit einer Einbuße an geistiger Kapazität oder Kompetenz gleichgesetzt werden.

Wichtig ▼
- Alter ist keine Krankheit.
- Alter an sich bedeutet keine wesentliche Einschränkung der Selbständigkeit.
- Altersbedingte Veränderungen des menschlichen Körpers können das Auftreten von Krankheiten begünstigen.

1.3 Beiträge der Wissenschaft zum Erhalt der Selbständigkeit im Alter

1.3.1 Gerontologie

Die Gerontologie als umfassende Wissenschaft vom Altern versucht, fachübergreifende Formen für ein Leben im Alter fortzuentwickeln, das Alter als natürlichen Prozess zu verstehen und über diese Erkenntnisse Risiken und Gefahren des Alters herauszufinden bzw. sie im Vorfeld zu reduzieren. Daraus leiten sich u. a. Ratschläge für Lebensstrategien zur Beeinflussung der Geschwindigkeit des Alterns ab (Geroprophylaxe, Primärprophylaxe), z. B.:
- Es wird ein körperlich und geistig aktiver Lebensstil empfohlen, für den der Grundstein bereits in früher Kindheit und Jugend gelegt werden muss.
- Der Prophylaxe von Krankheiten wird große Bedeutung beigemessen. Wesentlich sind:

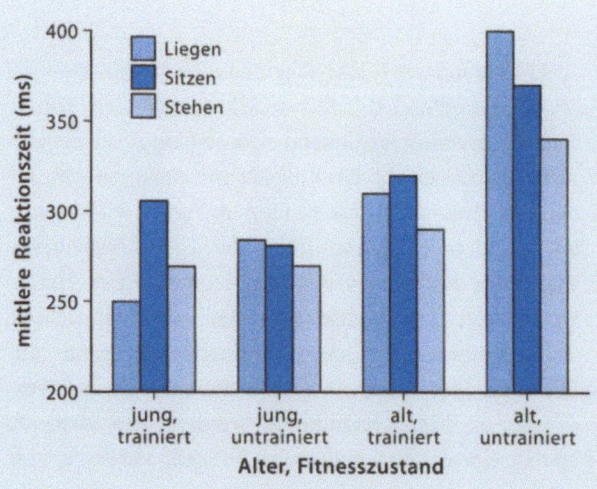

Abb. 1.8. Mittlere Reaktionszeit bei unterschiedlichen Altersgruppen und Trainingszustand sowie Körperhaltung. Im Sitzen und Stehen ist die Reaktionszeit alter, untrainierter Personen kürzer als im Liegen. Im Stehen ist bei allen Gruppen die Reaktionszeit signifikant kürzer. (Nach Woods 1981)

- gesunde Ernährung,
- auf Nikotin und Alkohol verzichten,
- Hygiene beachten,
- Vorsorgeuntersuchungen in Anspruch nehmen.
- Es werden z.B. Wohn- und Lebensformen entwickelt, die typische Altersveränderungen berücksichtigen und so das Gefühl der Einschränkung und Behinderung reduzieren.

1.3.2 Geriatrie

Die Geriatrie als medizinische Wissenschaft von der Altersheilkunde, befasst sich mit den Besonderheiten der Medizin alter und hochbetagter Menschen. Hier sind spezielle Wirkungsweisen und Gefahren der medikamentösen Behandlung sowie spezielle Ausprägungen, Bedeutung und Verläufe von Krankheiten im Alter besonders wichtig.

Eine herausragende Rolle spielt dabei das häufig bei Hochbetagten auftretende Phänomen der Multimorbidität (Mehrfacherkrankung). Bei Multimorbidität führt das Zusammentreffen mehrerer Krankheiten in Kombination mit alterstypischen Veränderungen zu einer drohenden, ohne gezielte Behandlung auch häufig zur tatsächlich eintretenden Behinderung.

Multimorbidität: Ein Fallbeispiel

Das Problem der Multimorbidität wird hier an der Situation eines älteren Menschen mit einer Beinfraktur erklärt, der zusätzlich an einer Herzerkrankung mit einer gewissen Einschränkung der Belastbarkeit leidet:

Als Folge der Fraktur resultiert eine Bettlägerigkeit, und die fehlende Beweglichkeit kann zu Dekubiti (Liegegeschwüren) führen. Zusätzlich kann durch die im Alter typischerweise verminderte Abwehrkraft bereits innerhalb weniger Tage eine Lungenentzündung entstehen.

Die verlangsamte Reaktions- und Anpassungsgeschwindigkeit des älteren Menschen kann aufgrund einer mehrfachen und schnell aufeinanderfolgenden Umgebungsveränderung bzw. zahlreicher schnell aufeinandertreffender Probleme (Sturz, Schmerz, Krankenhaus, Narkose, Operation, Intensivstation, Normalstation, wechselnde Bezugspersonen) zu Orientierungsstörungen führen. Diese können dann oft tagelang anhalten und letztlich wie eine ausgeprägte Altersverwirrtheit erscheinen. Bei bis zu 20 % älterer Patienten, die sich einer Narkose unterziehen müssen, ist eine vorübergehende Orientierungsstörung zu erwarten.

In dieser Situation müssen die Behandlungen der Einzelerkrankungen an das Gesamtziel angepasst werden:
- Die Verwirrtheit darf nicht unkritisch mit Beruhigungsmitteln behandelt werden; dies könnte dazu führen, dass der Patient an therapeutischen Übungen nicht teilnehmen kann, stürzt oder durch Medikamentenwirkung zusätzliche Probleme entstehen (z.B. Harninkontinenz, Harnverhalten).
- Die Medikamente zur Behandlung von Herzerkrankungen dürfen den Blutdruck des Patienten nicht zu stark senken, auch dies würde die Möglichkeiten der Übungstherapie durch eine einsetzende Schwindelsymptomatik beeinträchtigen oder eine Sturzgefahr verstärken.
- Andererseits muss sich die Übungstherapie an der Herzleistung des Patienten orientieren, aber dennoch so intensiv sein, dass die erhoffte Wirkung erzielt wird und der Patient zusätzlich ausreichend müde ist, um nachts zu schlafen.
- Die notwendigen Gehhilfsmittel müssen der momentanen geistigen und körperlichen Leistungsfähigkeit angepasst werden und dürfen nicht ihrerseits eine Sturzgefährdung sein.
- Besonders wichtig ist es, die zunehmende Selbständigkeit des Patienten in den Aktivitäten des täglichen Lebens (Essen, Waschen, Anziehen, Treppensteigen usw.) zu fördern.

Alltägliche Verrichtungen sind oft der beste Ansatz zur Behandlung von Orientierungsproblemen.

An diesem Beispiel zeigt sich, dass die Behandlung des älteren Menschen mit Mehrfacherkrankung stets an der Gesamtheit seiner Beeinträchtigung ausgerichtet sein muss. Diese Aufgabe kann am besten von vielen Spezialisten gemeinsam bewältigt werden. Die Geriatrie stellt daher das »Team« als geriatrische Behandlungsform in den Vordergrund (Abb. 1.9). Dies bedeutet eine besonders enge und vertrauensvolle Abstimmung aller an der Behandlung Beteiligten, nach Möglichkeit unter Einbeziehung der Angehörigen, des Hausarztes und

Abb. 1.9. Das Geriatrische Team

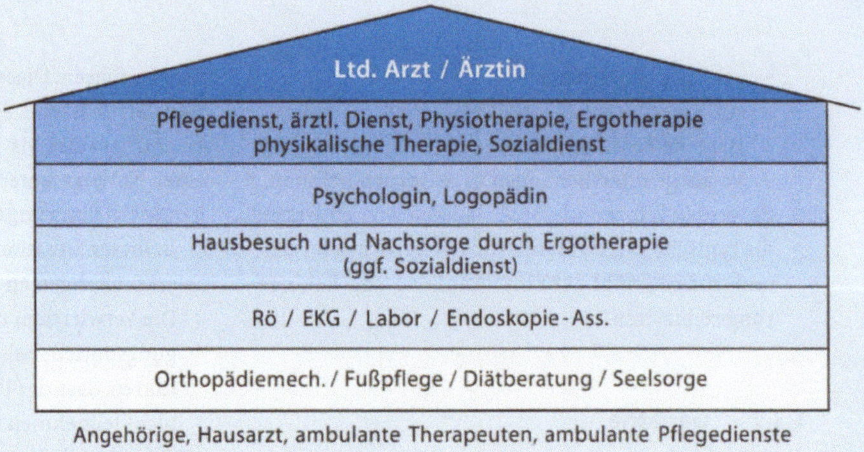

- Ltd. Arzt / Ärztin
- Pflegedienst, ärztl. Dienst, Physiotherapie, Ergotherapie physikalische Therapie, Sozialdienst
- Psychologin, Logopädin
- Hausbesuch und Nachsorge durch Ergotherapie (ggf. Sozialdienst)
- Rö / EKG / Labor / Endoskopie-Ass.
- Orthopädiemech. / Fußpflege / Diätberatung / Seelsorge

Angehörige, Hausarzt, ambulante Therapeuten, ambulante Pflegedienste

selbstverständlich des Patienten mit seinem Können, seinen Wünschen und Zielen.

Noch einmal zurück zu dem Beispiel eines älteren Menschen mit Beinfraktur und Begleiterkrankungen. Da die entscheidende Frage der Behandlung stets sein muss: »Was hindert den Betroffenen daran, in seine bisherige Wohnung zurückzukehren?«, müssen Fragen des sozialen Umfelds und der Wohnsituation berücksichtigt werden. Auf diese Wohnsituation hin müssen ▸ Hilfsmittel unter Berücksichtigung der Restbehinderung und des vermuteten weiteren Krankheitsverlaufs angepasst werden. Darüber hinaus ergibt sich die Notwendigkeit, mit den Betroffenen gezielt und intensiv über mögliche weitere Unterstützungsmaßnahmen praktischer und finanzieller Art zu sprechen.

Von besonderer Bedeutung sind daher in der Geriatrie Informationen über die Wünsche des Patienten, über sein soziales Umfeld und Kenntnisse in verschiedenen Behandlungsmethoden. Zu berücksichtigen ist die Sorge des Patienten vor drohender Abhängigkeit und Pflegebedürftigkeit sowie vor Krankheitsrückschlägen und zukünftigem Erkranken bzw. Unfällen. In den letzten Jahren wurden Assessment-Verfahren speziell für die Geriatrie entwickelt (▸ Geriatrisches Assessment), damit bei der Befunderhebung und Behandlungsplanung keine wesentlichen Faktoren übersehen werden.

1.3.3 Resümee

▸ Ein Ziel von Gerontologie und Geriatrie ist es, das Bewusstsein dafür zu schaffen, Alter als einen eigenständigen Lebensabschnitt mit eigenen Bedürfnissen und Erfordernissen zu betrachten.

▸ Geriatrie und Gerontologie haben die Aufgabe, über die medizinischen Maßnahmen hinaus auch das gesamte soziale Umfeld älterer Menschen im Hinblick auf dessen Einflüsse für die Betroffenen zu erfassen. Dabei müssen sowohl die Lebenserfahrung des Betroffenen als auch typische körperliche Veränderungen im Alter berücksichtigt werden.

▸ Die Behandlung sollte in der Geriatrie stets als Teamleistung erbracht werden. Im günstigsten Fall stehen dem Betroffenen als Teammitglieder betreuende Angehörige und der Hausarzt, evtl. Therapeuten und Pflegekräfte der Sozialstation, ggf. auch Sozialarbeiter oder Mitarbeiter der offenen Altenhilfe zur Seite. Bei religiöser Bindung kann die Einbeziehung des Seelsorgers eine enorme Hilfe für den Betroffenen bedeuten.

1.4 Notwendige Maßnahmen, um Alter und Krankheit im Alter nicht zu einer Behinderung werden zu lassen

Um Alter nicht zu einer Behinderung werden zu lassen, ist in erster Linie eine Anpassung der Umwelt an den hochbetagten Menschen erforderlich. Aber auch der älter werdende Mensch muss sich Veränderungen gegenüber offen zeigen und lernen, mit ihnen umzugehen, ohne alles einfach zu akzeptieren. Regelmäßige geistige und körperliche Betätigung helfen dem älteren Menschen, den Alterungsprozess zu verlangsamen.

1.4.1 Zurückhaltung bei Medikamenten

Die auf dem pharmazeutischen Markt angebotenen Mittel »gegen das Altern« sind alle wissenschaftlich umstritten. Fraglos mögen einige Medikamente einigen Menschen helfen, aber eine solche Medikamenteneinnahme darf nicht dazu führen, dass wirklich sinnvolle Maßnahmen wie regelmäßige körperliche Betätigung, gezielte Übungsmaßnahmen, Reduktion aller Medikamente auf das zwingend Erforderliche und Verordnung geeigneter Hilfsmittel unterbleiben. Die wichtigsten Inhaltsstoffe dieser sog. »Geriatrika« (der Name sollte verboten werden, denn sie haben mit Geriatrie nichts zu tun) sind Knoblauch und Ginkgoextrakte: Für beide Stoffe gibt es ebenso optimistische wie unbefriedigende Erfahrungen, aber keine allgemein gültigen Empfehlungen. Zu warnen ist vor zahlreichen »Säften« und »Herzstärkungsmitteln«; sie enthalten oft einen hohen Anteil Alkohol – und Alkohol kann auch im Alter zu einem Suchtproblem werden.

1.4.2 Richtige Ernährung

Besonders wichtig ist im Alter regelmäßiges Trinken und Essen. Der alte Mensch ist besonders gefährdet, durch Wassermangel an Exsikkose (Austrocknung) zu erkranken. Der Wassermangel entsteht zum einen durch eine Veränderung des Flüssigkeitshaushalts im Körper des älteren Menschen, und zum anderen ist das Durstgefühl im Alter häufig vermindert. Unzureichendes Würzen von Speisen trägt dazu bei; besonders die unkritische Verordnung kochsalzarmer Diäten, z.B. zur Behandlung einer Bluthochdruckkrankheit, kann im Alter oft mehr schaden als nutzen.

Neben dem unzureichenden Trinken bedeutet aber auch ein Zuwenig an Nahrungsaufnahme bzw. eine falsche Zusammensetzung der Nahrung bzw. eine Fehlernährung ein im Alter oft unterschätztes Problem. Größere Studien haben gezeigt, dass auch in Deutschland die Zahl fehlernährter Menschen im Alter sehr hoch ist. Hierbei spielt die Mangelernährung (insbesondere Vitamin- und Ballaststoffmangel) eine mindestens ebenso große Rolle wie die Überernährung. Eine Fehlernährung im Alter, besonders die Mangelernährung, kann häufig Krankheitswert erreichen. Dabei ist zu berücksichtigen, dass es für höchstbetagte Menschen wenig Hinweise für den Nutzen »strenger« Diäten gibt, insbesondere zur Senkung erhöhter Blutfettspiegel.

Eine Ernährungsberatung kann zwar auch im hohen Alter sinnvoll sein, muss sich jedoch an den bisherigen Ernährungsgewohnheiten der älteren Menschen orientieren und sollte auf dieser Basis kleine Änderungen vorsehen. Radikale Änderungen sind in aller Regel nicht erforderlich und meist auch nicht erfolgreich.

1.4.3 Krankenhausbehandlung

Wenn es im Alter zu einem ernsthaften »Knick« in der Lebenslinie, d.h. zu einer schweren Erkrankung oder Verletzung kommt, sollte auch die Krankenhausbehandlung so früh wie möglich im »geriatrischen Team« erfolgen. Es sind daher mehr Kliniken für Geriatrie zu fordern; nur so wird man bei der steigenden Zahl älterer Menschen dem im Vordergrund stehenden Problem, Selbständigkeit zu erhalten bzw. wiederzugewinnen, gerecht werden. Die in manchen Ländern etablierte Trennung in akutgeriatrische Abteilungen bzw. geriatrische Rehabilitationsabteilungen ist inhaltlich nicht sinnvoll. Jede geriatrische Akutbehandlung muss rehabilitative Aspekte berücksichtigen bzw. während einer rehabilitativ orientierten Behandlung treten häufig Akutkomplikationen auf (Multimorbidität).

Die Krankenhausbehandlung hochbetagter Menschen muss von Anfang an als zeitlich begrenzte Maßnahme gesehen werden. Hier steht der Wunsch des Patienten nach Lebensqualität durch ein bestmögliches Behandlungsergebnis oft in Konkurrenz zu seinem Wunsch nach schneller Entlassung aus dem Krankenhaus. Dieses Problem muss von allen Beteiligten gemeinsam gelöst werden. Dafür ist es erforderlich, immer wieder gemeinsam realistische Therapieziele zu erarbeiten. Bei einem Vorgehen in kleinen Schritten kann das Erreichen eines Zwischenziels die Motivation für die nächsten Schritte sein. Ausgangspunkt hierfür ist jedoch immer der Wunsch des Patienten, z.B. eine größere Selbständigkeit zu erreichen.

Als wichtige Vorbereitung auf die Entlassung nach einem Krankenhausaufenthalt in den häuslichen

Bereich haben sich der sog. therapeutische Hausbesuch und das »Probewohnen« in den eigenen vier Wänden erwiesen. Oft ist dieser Hausbesuch ein Ansporn für den Patienten, weitere Therapieziele zu erreichen, bzw. eine Bestätigung der erreichten Selbständigkeit. Der Hausbesuch kann jedoch auch eine schwere Enttäuschung hervorrufen, wenn der Patient erkennen muss, wie sehr er in seiner Selbständigkeit eingeschränkt ist; daher sollten Hausbesuche nicht in einem zu frühen Krankheitsstadium durchgeführt werden. Andererseits kann diese Enttäuschung auch die Chance der Auseinandersetzung mit zukünftigen Grenzen bedeuten. Diese Auseinandersetzung sollte unter Begleitung der behandelnden Therapeuten im geschützten Rahmen des Krankenhauses aufgearbeitet werden.

Infolge akuter Erkrankungen kommt es bei Älteren und Hochbetagten oft zu verständlichen Gefühlen von Angst und Hoffnungslosigkeit. Dies darf nicht mit einer fehlenden Motivation zur Mitarbeit gleichgesetzt werden. Es ist vielmehr Ausdruck einer typischen situationsbedingten Stimmung, die der intensiven Zuwendung ohne Überforderung bedarf. Gespräche zur Krankheitsverarbeitung und Zukunftsplanung sind dabei besonders wichtig. Themen dieser Gespräche können unterschiedliche Vorstellungen von Lebensqualität und die daraus resultierenden Ziele der Betroffenen sein.

Gerade aus einer schweren Erkrankung oder Verletzung ergibt sich im Alter oft eine dauerhafte Behinderung. Diese Behinderung muss durch Hilfsmittel, finanzielle und soziale Hilfen, vor allem aber durch persönliche Gespräche mit dem Betroffenen für ihn erträglich und »lebenswert« gemacht werden (Abb. 1.10).

1.4.4 Resümee

- Um Alterungsvorgänge zu verlangsamen, ist Eigeninitiative notwendig; Medikamente können hier nur unterstützend wirken.
- Ältere Menschen sollten auf eine ausgewogene Ernährung und ausreichende Trinkmenge achten.
- Krankheiten führen im Alter oft zu bleibenden Behinderungen; hier ist das »geriatrische Team« besonders gefordert.

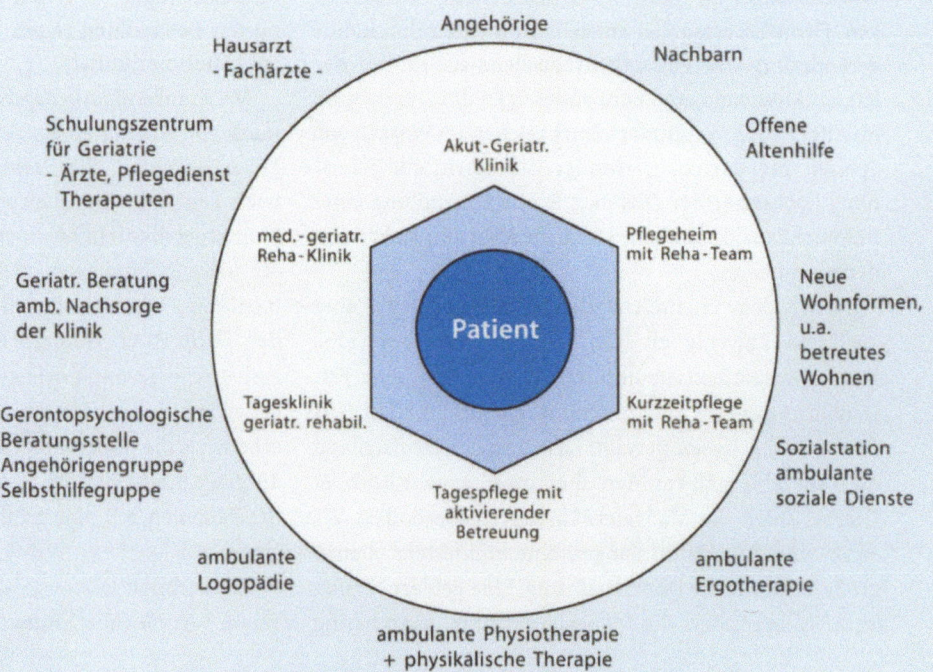

Abb. 1.10. Vernetzung von Hilfsangeboten

Rehabilitationsbehandlung und höheres Lebensalter – passt das zusammen?

2.1 Wiedererlangung von körperlichen Fähigkeiten und Mobilität 12

2.2 Wiedererlangung geistiger Fähigkeiten 12

2.3 Geriatrische Klinik 13

2.4 Geriatrische Tagesklinik 16

Krankheit und Behinderung im Alter sind in der Regel die Ursache für wesentliche Einbußen in der Selbständigkeit. Je nach Schwere einer Erkrankung oder Behinderung kommt der alte Mensch immer schlechter oder gar nicht mehr alleine zurecht. Hinzu kommt, dass die Genesung im höheren Alter aller Regel nach länger dauert als in jüngeren Jahren und oft gesundheitliche Einschränkungen auch nach Abklingen der akuten Beschwerden bestehen bleiben. Für manche Betroffene wird dann das Thema Pflegeheim von Ärzten im Krankenhaus oder von Angehörigen ins Gespräch gebracht. Dies vor allem dann, wenn die betroffene Person intensiver Pflege bedarf und sich wenig Besserung des Zustands abzeichnet. Der Umzug in ein Heim wird vor allem dann diskutiert, wenn gewisse »Basisfähigkeiten« nicht mehr vorhanden sind und eine häusliche Versorgung durch ambulante Dienste oder Angehörige nicht ausreichend gewährleistet werden kann.

Auch wenn die Angebote an ambulanter Pflege und Hilfe stetig anwachsen und sich viele Angehörige in der Pflege und Betreuung engagieren, ist Folgendes zu bedenken:

Wichtig ▼
Trotz umfangreicher Fremdversorgung ist es für jeden Menschen wichtig, sich stundenweise alleine in der Wohnung aufzuhalten und auch die Nacht ggf. alleine verbringen zu können.

Welche Basisfähigkeiten hierzu nötig sind, lässt sich in wenigen Worten beschreiben:
- selbständige Fortbewegung zu Fuß oder im Rollstuhl, selbständige Benutzung der Toilette oder einer Urinflasche/einer Bettpfanne,
- sicherer Umgang mit Wasserhahn, Herd (sofern Mobilität für deren Benutzung vorhanden) und das Erkennen von Gefahren allgemein,
- sichere Bedienung eines Telefons oder eines Notrufsystems.

Eine geriatrische ◨ Rehabilitationsbehandlung ist grundsätzlich darauf ausgerichtet, ältere Menschen nach einer akuten Erkrankung oder Verschlechterung ihres Zustands so zu fördern, dass sie zumindest die beschriebenen Fähigkeiten wiedergewinnen.

2.1 Wiedererlangung von körperlichen Fähigkeiten und Mobilität

Jeder Kranke oder Behinderte möchte sich im Grunde selbständig fortbewegen und gewünschten Aktivitäten nachgehen können. Der Erfolg einer Rehabilitationsbehandlung darf jedoch nicht alleine daran gemessen werden.

Wichtig ▼
Neben der körperlichen Aktivität an sich beinhalten die Ziele einer Rehabilitationsbehandlung immer auch Schmerzfreiheit bzw. Schmerzlinderung, Reduzierung der Bewegungsanstrengung, Sicherheit und Vermeidung von Folgeschäden.

Mobilität ist neben einer optimalen medizinischen Behandlung vor allem durch Bewegung und Aktivität wiederzuerlangen oder zu steigern. Durch eine gezielte Therapie, die auf das jeweilige Krankheitsbild und die persönlichen Fähigkeiten abgestimmt ist, kann die körperliche Beweglichkeit wieder aufgebaut und ein Mindestmaß an Selbständigkeit auch im fortgeschrittenen Alter wieder erreicht werden. Das Lernen und Trainieren körperlicher Fähigkeiten ist grundsätzlich ein Leben lang möglich.

2.2 Wiedererlangung geistiger Fähigkeiten

Ein deutliches Nachlassen aller geistigen Fähigkeiten mit erheblichen Einbußen in der Orientierung, dem Gedächtnis und dem Denken über einen längeren Zeitraum hinweg deutet auf eine dementielle Erkrankung hin. Diese Erkrankung ist an sich fortschreitend, kann jedoch in ihrem Verlauf und in ihren Auswirkungen noch für eine längere Zeit nach ihrem Auftreten therapeutisch günstig beeinflusst werden. Wird die dementielle Erkrankung angemessen berücksichtigt, können sich die Betroffenen durchaus wieder »fangen« und beispielsweise lernen, sich nach einer Fraktur mit einer Gehhilfe fortzubewegen oder einen Rollstuhl zu benutzen. Meist kommen sie nach einer gewissen Übungszeit wieder ganz gut zurecht – in der vertrauten Umgebung zu Hause besser als in einem Krankenhaus.

Tritt eine Verschlechterung der geistigen Fähigkeiten jedoch plötzlich auf, ist dies in aller Regel durch eine Beseitigung der Ursache oder durch eine gezielte Therapie wieder rückgängig zu machen. Typische Auslöser für eine vorübergehende Verwirrtheit im Alter sind z. B.:
- mehrere rasche Ortswechsel (Krankenhaus, verschiedene Stationen),
- Informationsmangel durch Fehlsichtigkeit und Schwerhörigkeit,
- ungenügende Flüssigkeitsaufnahme,
- falsch dosierte oder unverträgliche Medikamente,
- Unterzuckerung,
- eine bislang nicht erkannte Erkrankung wie z. B. eine Schilddrüsenfehlfunktion oder Depression,
- Schlaganfall, der zu kognitiven und neuropsychologischen Beeinträchtigungen führen kann.

2.3 Geriatrische Klinik

In einer geriatrischen Klinik werden in der Regel ältere Menschen ab 60 Jahren medizinisch und therapeutisch behandelt.

Die enge Zusammenarbeit verschiedener medizinisch-therapeutischer Fachrichtungen im geriatrischen Team wurde bereits im Einführungskapitel erwähnt. Nach einer sorgfältigen Befragung und Untersuchung des Patienten durch alle Fachbereiche der Klinik entwickelt das Personal zusammen mit dem Patienten eine gemeinsame Vorstellung darüber, wie das Behandlungsziel aussehen könnte. Für dieses Ziel sind zum einen Art und Schwere der Erkrankung maßgeblich, zum anderen jedoch auch die häuslichen Gegebenheiten. Ist jemand ganz auf sich allein gestellt, so wird er in aller Regel das Behandlungsziel etwas höher stecken als jemand, der nach der Entlassung mit Hilfe durch Familienangehörige rechnen kann. Das vom Betroffenen selbst angestrebte Maß an Selbständigkeit in den alltäglichen Verrichtungen und in der Ausübung von Freizeitaktivitäten ist daher immer auch vor dem familiären Hintergrund zu sehen.

Wie findet man einen Platz in einer geriatrischen Rehabilitationsklinik?

Leider gibt es Kliniken mit speziell geschultem geriatrischem Fachpersonal noch nicht flächendeckend in ganz Deutschland. Wenn in der Nähe des Wohnorts des Betroffenen eine solche Klinik existiert, kann die Klinikeinweisung sowohl durch den Krankenhausarzt als auch durch den Hausarzt erfolgen. Das heißt, eine Überweisung direkt von zu Hause oder aus dem Alten- und Pflegeheim ist ebenfalls möglich. Meist kommen die Patienten der Rehabilitationsklinik jedoch direkt aus dem Akutkrankenhaus; die Akutbehandlung ist dann abgeschlossen, und es besteht eine gewisse körperliche und geistige Belastbarkeit, die zur Teilnahme an einer aktiven Übungsbehandlung vorausgesetzt werden muss (Abb. 2.1 und 2.2).

Die häufigsten Gründe für eine Nachbehandlung in der geriatrischen Klinik sind:
- Schlaganfallfolgen,
- Frakturen (Oberschenkelhals, Unterschenkel, Oberarm),
- Gelenkersatz wegen Arthrose (Hüftgelenk, Kniegelenk),
- Beinamputation wegen peripherer arterieller Verschlusskrankheit,
- Parkinson-Syndrom.

Typischerweise haben alte Menschen in den meisten Fällen nicht nur diese eine Krankheit, die eine akute Krankenhausbehandlung erforderte. Sie leiden vielleicht zusätzlich unter:
- Diabetes-Spätfolgen,
- einer ausgeprägten Herzinsuffizienz oder
- einer stark veränderten Wirbelsäule durch Osteoporose.

Das geriatrische Behandlungsteam ist besonders darin erfahren, all dies zu berücksichtigen und die Anwendungen und Übungen individuell zusammenzustellen, gut zu dosieren und sehr wachsam die Verträglichkeit für den Einzelnen zu beobachten (Abb. 2.3).

Aufgaben des Patienten während der Rehabilitationsbehandlung

Der Patient hat die Pflicht, nach bestem Vermögen und aktiv an seiner Genesung und an der Wiedererlangung

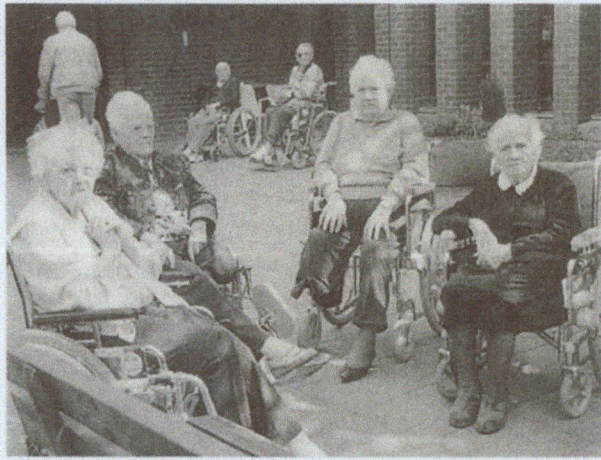

Abb. 2.1. Der Rollstuhl ist häufig nur vorübergehend nötig

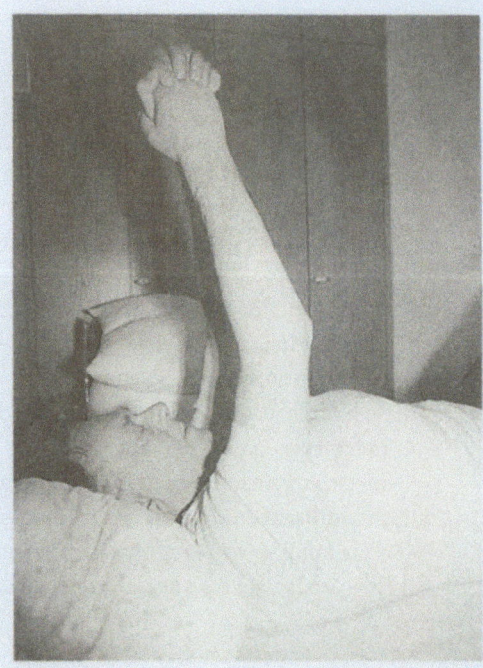

▶ **Abb. 2.2.** Eine Rehabilitationsbehandlung erfordert die Bereitschaft des Betroffenen zur Mitarbeit

der Selbständigkeit mitzuwirken. Dies erfordert oft ein Umdenken von ihm, denn vielleicht ist er es von früher her noch gewöhnt, dass therapeutische Maßnahmen vor allem passiver Art waren: Medikamente, Ruhe, Massagen u. ä. Diese Anwendungen spielen zwar nach wie vor ihre Rolle in der Rehabilitationsbehandlung; sie machen jedoch den kleineren Teil aus. Ganz im Vordergrund stehen die aktiven Übungsbehandlungen und die Anleitung zum selbständigen Üben.

Aufgaben der Angehörigen

Sofern grundsätzlich die Möglichkeit und Bereitschaft zur Unterstützung des älteren Kranken besteht, können sich die Angehörigen in die Pflege- und Betreuungstätigkeiten einweisen lassen. Das Klinikpersonal strebt in der Anleitung der Angehörigen vor allem Folgendes an:

- Vermittlung der Fähigkeiten des Betroffenen, damit diese zu Hause gezielt gefördert und womöglich weiter ausgebaut werden können.
- Reduzierung der eigenen körperlichen Belastung durch gezielte Anleitung (Hilfe beim Umsetzen, Gehbegleitung), Einsatz von Hilfsmittel, z. B. Hebehilfen.
- Sicherung der körperlichen Pflege durch Informationen zur Hautpflege, Lagerung, dem Umgang mit einem Dauerkatheter, der Nahrungsaufnahme.
- Zusätzlich von großer Bedeutung ist ein therapeutischer Hausbesuch mit Vorschlägen zur Wohnungsanpassung. Fast alle Menschen möchten so lange wie irgend möglich in den eigenen vier Wänden leben. Rehabilitationskliniken sollten daher auch schwerst pflegebedürftigen alten Menschen offenstehen, wenn es gilt, ihnen und den Angehörigen durch fachkundige Anleitung die häusliche Betreuung und Pflege zu ermöglichen und zu erleichtern (Abb. 2.4).

Übergang aus der Krankenhausbehandlung nach Hause

Damit der ältere Patient nach der Entlassung zu Hause – alleine oder mit Unterstützung – gut zurechtkommt, muss dieser Übergang sorgfältig vorbereitet werden. Ein ergotherapeutischer Hausbesuch, die frühzeitige Einbeziehung der Angehörigen und zukunftsbezogene Gespräche des Patienten vor allem mit Arzt und Sozialarbeiter verhindern, dass er unvorbereitet und vorschnell in eine ungewisse Situation entlassen wird.

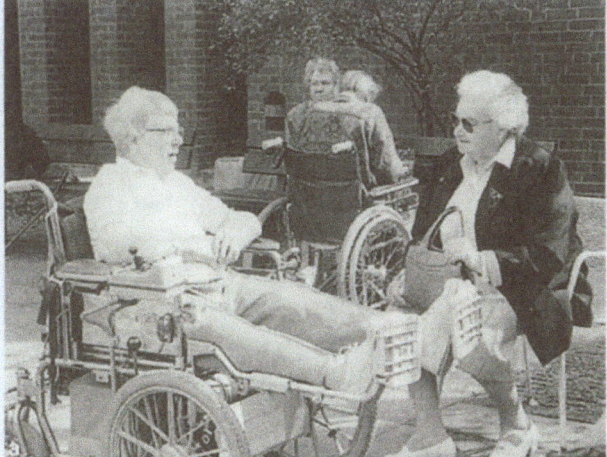
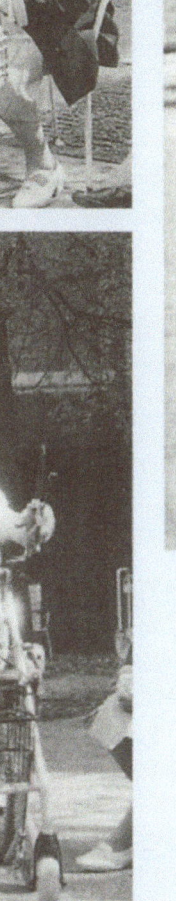
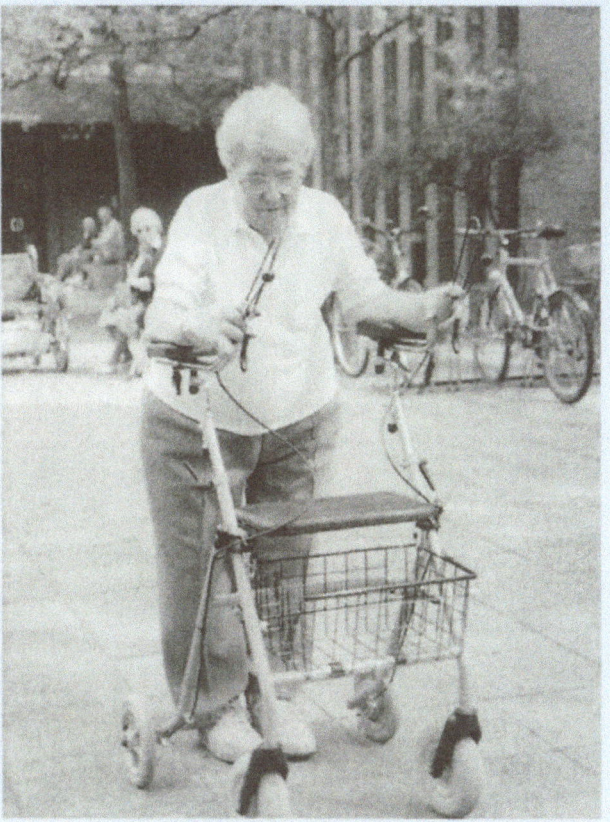

Abb. 2.3 a–c. a Auch wenn der Rollstuhl unentbehrlich ist –, **b** jeder aktive Schritt hilft, die vorhandene Beweglichkeit zu erhalten. **c** Die Wegstrecke lässt sich sogar häufig steigern

Wenn das Ziel der Rehabilitationsbehandlung nicht erreicht wurde

Geriatrische Rehabilitationskliniken werden vor allem mit dem Ziel geführt, älteren Menschen nach Krankheit oder eingetretener Behinderung den Umzug in ein Heim zu ersparen.

Jedoch: Nicht immer ist die Rückkehr in die eigene Wohnung die beste Lösung. Die erstrebte oder auch von anderen erwartete Selbständigkeit wird evtl. nicht erreicht oder nur unter sehr großen Belastungen. Oder der Betroffene wünscht sich zukünftig mehr Kontaktmöglichkeiten und Ansprache, als ihm alleine in seiner

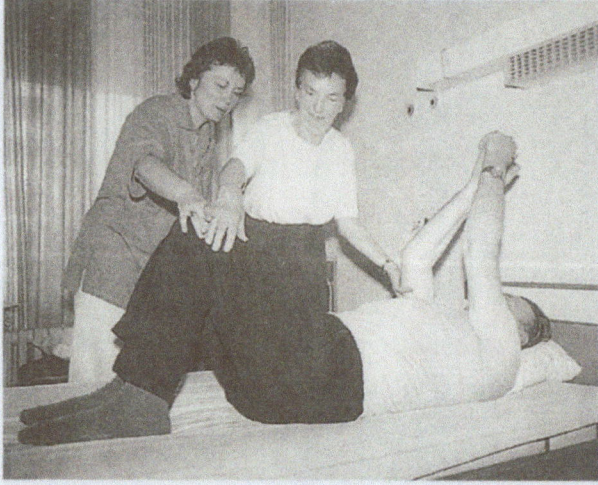

Abb. 2.4. Die Anleitung und Beratung der Angehörigen ist ein wesentlicher Teil der Rehabilitationsbehandlung

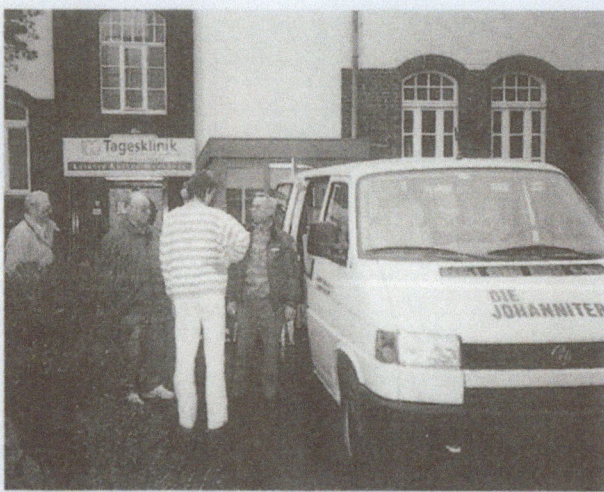

Abb. 2.5. Heimfahrt nach getaner Arbeit

Wohnung und bei eingeschränkter Mobilität möglich sind. Manchmal ist es daher auch besonders entlastend und geradezu eine Steigerung der Lebensqualität, wenn sich jemand für das Alten- oder Pflegeheim entscheidet. Die Rehabilitationsbehandlung war dann sicher nicht vergeblich, hat der Betroffene doch in dieser Zeit gelernt, sich selbständig in einem Rollstuhl fortzubewegen, wieder alleine zu essen oder zu kommunizieren.

Kosten der Rehabilitationsbehandlung

Früher wurde der Begriff der ▸ Rehabilitation, der Wiedereingliederung, bevorzugt auf die berufliche Rehabilitation angewandt. Mittlerweile ist jedoch auch das Recht auf Wiedereingliederung für Menschen, die nicht mehr im Berufsleben stehen, gesetzlich verankert und allgemein anerkannt; Ziel der Maßnahmen ist die Rehabilitation in den Alltag. Die Kosten für eine geriatrische Rehabilitationsmaßnahme werden daher in der Regel von den Krankenkassen übernommen, bei Beamten evtl. z. T. von der Beihilfestelle.

2.4 Geriatrische Tagesklinik

Die Behandlung in einer geriatrischen Tagesklinik ist – im Gegensatz zu der oben beschriebenen Rehabilitationsklinik – teilstationär; d.h. die Patienten befinden sich nur tagsüber, genauer an Werktagen, in der Klinik, und verbringen die therapiefreie Zeit zu Hause (Abb. 2.5).

Die Teilnahme an einer teilstationären Behandlung dieser Art setzt voraus:

- Die Erkrankung des Patienten ist nicht (mehr) so schwer, dass er einer Krankenhausbehandlung »rund um die Uhr« bedürfte.
- Er muss in der therapiefreien Zeit zu Hause ausreichend versorgt sein oder sich selbst versorgen können.
- Er muss im Umkreis von ca. 15 km der Tagesklinik wohnen.
- Er muss die Wohnungstür öffnen und (mit einer Begleitperson) in der Regel Stufen im Haus oder vor dem Haus bewältigen können, auch wenn er sich ansonsten in einem Rollstuhl fortbewegt.

Die zwei zuletzt angeführten Voraussetzungen hängen mit dem zu organisierenden Fahrdienst zusammen und liegen daher mehr in den Umständen als im Patienten selbst begründet. Wenn die tägliche An- und Abfahrt über eine Entfernung von 15 km hinausgeht, gleichzeitig aber aus Kostengründen jeweils einige Patienten zusammen gefahren werden müssen, ergäben sich für den Einzelnen zu lange Fahrt- und Wartezeiten im Pkw. Und da die Fahrdienste in der Regel nur mit einer Person, dem Fahrer, besetzt sind, kann aufwendige Hilfe bei der Überwindung von Stufen in der Regel nicht geleistet werden.

Die Patienten einer Tagesklinik werden meist gegen 7.30 Uhr abgeholt und gegen 16.00 Uhr in ihre Wohnungen zurückgebracht. Tagsüber werden sie ärztlich und pflegerisch betreut und nehmen Angebote der Einzel- und Gruppentherapie in verschiedenen therapeutischen Fachbereichen wahr – ganz so wie in einer vollstationären Behandlung.

Die von den Krankenkassen bewilligten Therapietage können sich auf einen unterschiedlich langen Zeitraum verteilen, je nachdem, wieviele Therapietage pro Woche vorgesehen sind.

Wichtig ▼
Der Vorteil der Behandlung in einer Tagesklinik liegt auf der Hand: Der Patient ist in der therapiefreien Zeit zu Hause, gleichzeitig wird er viel intensiver behandelt, als dies per Rezept des Hausarztes in einer Praxis oder in Form einer Hausbehandlung möglich wäre.

Obwohl es in Deutschland geriatrische Tageskliniken noch nicht flächendeckend gibt, lässt sich doch mit Sicherheit sagen, dass sich diese Form der Behandlung sehr bewährt hat und auch vom älteren Patienten ausdrücklich begrüßt wird.

Ältere Patienten und ihre Helfer

3.1 Alte Menschen waren auch einmal jung… 20

3.2 …ihre jüngeren Ärzte, Therapeuten, Schwestern und Pfleger waren jedoch noch nie alt 20

3.3 Engagement und Abgrenzung 20

3.4 Als Rehabilitand oder Rekonvaleszent Verantwortung für das eigene Befinden übernehmen 21

Um älteren Patienten oder Klienten differenziert zu begegnen, bedarf es der Reflexion eigener Einstellungen und Überzeugungen. Alte Menschen sind keinesfalls »alle gleich«, im Gegenteil: Es bestehen größere individuelle Unterschiede als bei Jüngeren; Persönlichkeitsmerkmale haben sich über Jahrzehnte ausgebildet und stabilisiert. In der Anerkennung und Achtung der Individualität – auch innerhalb institutioneller Rahmenbedingungen – erfährt der ältere Patient die Wertschätzung, die seine für den Rehabilitationserfolg nötigen eigenen Kräfte mobilisiert.

3.1 Alte Menschen waren auch einmal jung...

Die Erinnerung an die eigene Jugend nimmt bei vielen alten Menschen großen Raum ein; und dies vermutlich umso mehr, je mehr die zeitliche Perspektive zusammenschrumpft. In ihrer Jugendzeit herrschten jedoch andere gesellschaftliche und ökonomische Verhältnisse, es galten z.T. andere Normen und Werte. Nicht jede Veränderung in neuerer Zeit konnte nachvollzogen oder gut geheißen werden. So müssen ältere Menschen an ihren jüngeren Helfern manches hinnehmen, was sie eigentlich ablehnen und dem sie, bei freier Entscheidungsmöglichkeit, aus dem Weg gehen würden wie beispielsweise:

- extreme Frisuren,
- Körperschmuck,
- sprachliche Wendungen junger Erwachsener,
- Lebensstil.

In viele – für die Kommunikation wichtigere – Situationen und Lebensäußerungen ihrer Helfer können sie sich jedoch gut hineinversetzen, weil sie dies alles selbst erlebt haben. So erinnern sie sich noch gut an Gefühle wie:

- Verliebtsein,
- Freude auf ein arbeitsfreies Wochenende,
- Freude auf den Urlaub,
- Sorge um die Kinder,
- Angst vor einer Prüfung.

3.2 ...ihre jüngeren Ärzte, Therapeuten, Schwestern und Pfleger waren jedoch noch nie alt

Helfer können grundsätzlich nicht auf die Erfahrung des Altseins zurückgreifen, auch wenn sie in ihrer eigenen Sozialisation als Urenkel und Enkel Umgang mit alten Menschen hatten. Der Prozess des eigenen Alterns ist – vor allem in den ersten 10-15 Berufsjahren – ebenfalls wenig hilfreich für das Verständnis, da dessen Auswirkungen noch sehr dezent sind.

Diejenigen älteren Menschen, mit denen professionelle Helfer in Kontakt treten, bedürfen der Behandlung, Beratung oder Unterstützung. Diese spezielle Sicht auf »das Alter« birgt die Gefahr in sich, Altern grundsätzlich mit Krankheit und Behinderung zu assoziieren. Zudem kann die Wahrnehmung von Leistungseinbußen körperlicher oder geistiger Art dazu führen, diese für eine Person zu generalisieren und ihr – oft in bester Absicht – jegliche Kompetenz abzusprechen. Da sich im Verlauf des Lebens das physische und psychische »Tempo« verlangsamt (Bewegung, Essen, Denken, Freude an Veränderungen), ruft es bei jüngeren Helfern oft Gefühle der Ungeduld hervor, wenn sie Ältere bei Handlungen beobachten, begleiten oder unterstützen.

Es erhält die psychophysische Gesundheit der Helfer, wenn sie ihre Einstellungen und ihr Erleben reflektieren und im Sinne einer dauerhaften Korrektur an Einzelaspekten arbeiten. Gleichzeitig trägt es zur Professionalisierung ihres beruflichen Handelns bei.

3.3 Engagement und Abgrenzung

Angehörige der im nächsten Kapitel vorgestellten Berufsgruppen stehen Betroffenen im Prozess der Bewältigung von Krankheit und Behinderung im Alter hilfreich zur Seite. Hierfür benötigen sie Einfühlungsvermögen und Fachkenntnisse, jedoch auch die Fähigkeit zur Abgrenzung, denn: Die Hauptaufgabe kann der Kranke oder Behinderte nur selbst bewältigen. Erfolgreicher Umgang mit Krankheit (und auch mit den Erscheinungen normalen Alterns) ist ein Stück Lebensleistung. Auch bei größtem Engagement können die Helfer den Partner oder die

Kinder nicht ersetzen, sie können einem anderen Menschen keinen Sinn für sein weiteres Leben geben.

Die Helfer müssen neben den Möglichkeiten auch die Grenzen ihres Tuns erkennen und akzeptieren, um sich selbst nicht überhöhten, krank machenden Anforderungen auszusetzen (Burn-out-Syndrom, körperliche Überforderung). Ansprüche von Betroffenen oder Angehörigen an die Helfer wie »ständige Verfügbarkeit«, »unerschöpfliche Geduld« oder »allumfassendes Wissen« müssen letztlich in einer Enttäuschung münden, werden sie nicht frühzeitig – durch aktives Zutun der Helfer – modifiziert.

Ältere Rehabilitanden dürfen ebenso wie jüngere volles Engagement und exzellentes Fachwissen erwarten, dabei jedoch nicht die Verantwortung für sich abgeben.

3.4 Als Rehabilitand oder Rekonvaleszent Verantwortung für das eigene Befinden übernehmen

Der Gesetzgeber bzw. die Kostenträger verpflichten auch ältere Kranke und Behinderte, an ihrer Genesung und Wiedererlangung der Selbständigkeit nach Kräften mitzuwirken. Der Erfolg einer Rehabilitationsbehandlung wird daher u.a. daran gemessen, dass der Rehabilitand nach und nach wieder Verantwortung für das eigene Befinden (und ggf. weitere Fortschritte) übernehmen konnte.

Manchmal gebietet die Mitwirkungspflicht geradezu, eine vorgeschlagene Therapiemaßnahme abzulehnen, beispielsweise dann, wenn der Patient aus Erfahrung weiß, dass ihm eine bestimmte Anwendung nicht bekommen wird. Nicht selten kollidiert diese Verpflichtung zur aktiven Mitarbeit in der Praxis auch in anderer Hinsicht mit dem Recht auf Selbstbestimmung und Wahrung der Individualität. Patienten haben manchmal andere Therapieziele als ihre – jüngeren – Helfer. Und sie sollten auch nicht unkritisch alles annehmen, was ihnen als vermeintliche Unterstützung angeboten wird. Selbstverständlich haben sie das Recht (und sich selbst gegenüber die Pflicht), ihre Wünsche deutlich und bestimmt mitzuteilen. Auch dies ist Ausdruck der Verantwortung, die jeder Mensch mit Krankheit oder Behinderung sich selbst gegenüber hat.

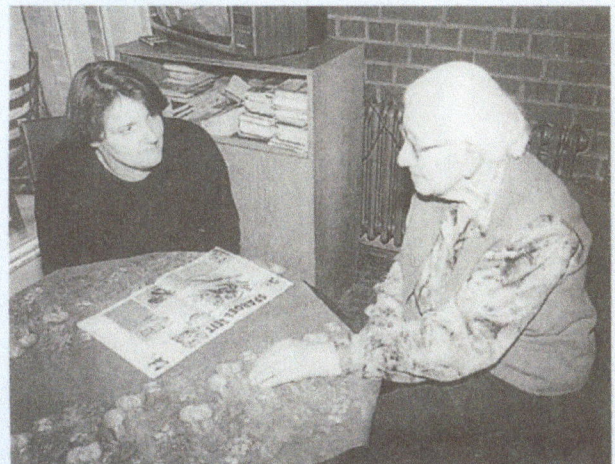

Abb. 3.1. Sich Zeit nehmen und zuhören

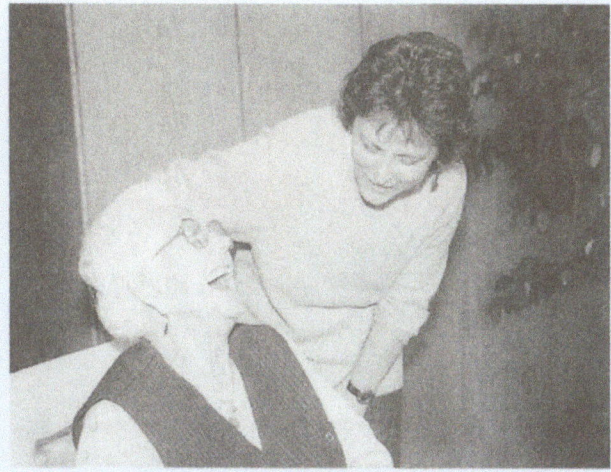

Abb. 3.2. ...und sich auch gemeinsam freuen

4

Berufsgruppen in Vorsorge, Therapie und Rehabilitation

4.1 Ärztin, Arzt 24

4.2 Krankenschwester, Krankenpfleger, Altenpflegerin 25

4.3 Physiotherapeutin (Krankengymnastin) 25

4.4 Masseur und medizinischer Bademeister 26

4.5 Ergotherapeutin 27

4.6 Logopädin, Sprachtherapeutin, Neurolinguistin 28

4.7 Diplom-Sozialpädagogin/Diplom-Sozialarbeiterin 29

4.8 Psychologin, Psychologe 30

4.9 Diätassistentin 30

4.10 Medizinische Fußpflegerin (Podologin) 31

4.1 Ärztin, Arzt

Die Mindeststudiendauer für Ärztinnen und Ärzte an einer wissenschaftlichen Hochschule beträgt 12 Semester. Das letzte Jahr des Studiums besteht aus einer praktischen Ausbildung, nach der Ärztlichen Prüfung muss eine 18monatige Tätigkeit als Arzt im Praktikum (AiP) absolviert werden, danach erfolgt die Approbation.

Nach der Approbation sind Ärzte überwiegend tätig:
- in Praxen,
- in Krankenhäusern und ❷ Rehabilitationskrankenhäusern,

jedoch auch:
- in Kurbetrieben,
- bei ❷ Medizinischen und Sozialmedizinischen Diensten der Krankenkassen,
- bei Rentenversicherungen,
- bei Unfallversicherungen,
- bei Arbeitsämtern,
- bei Gesundheitsämtern,
- in Forschung und Lehre,
- in der Pharmaindustrie.

Die grundlegenden ärztlichen Aufgaben in Praxen und Krankenhäusern sind:
- die Feststellung der Anamnese (Krankengeschichte),
- Untersuchungen,
- Diagnosestellung und Überwachung sowohl des Gesundheitszustands als auch der gesundheitlichen Entwicklung und
- die fortlaufende medizinische Behandlung.

Die erforderlichen Kenntnisse und die Behandlungsmöglichkeiten sind jedoch in allen Bereichen der Medizin derartig angewachsen, dass die Reichweite und Verantwortung jeder einzelnen Fachrichtung für sich diesen Anforderungen nicht mehr gerecht werden kann. Dies gilt vielleicht im besonderen Maße für die Behandlung und ❷ Rehabilitation von Menschen mit Alterskrankheiten. Dem Arzt kommt hier neben den eingangs beschriebenen Aufgaben zusätzlich die der Koordination der Tätigkeit der verschiedenen Spezialisten zu, er ist »behandlungsbegleitend« tätig.

Klinische Geriatrie

Zunehmend besteht für Ärzte die Möglichkeit, sich im Bereich der Versorgung älterer Menschen und ihrer speziellen gesundheitlichen Probleme zu engagieren. Traditionell sind es Internisten, die sich mit der Geriatrie beschäftigen; auch Orthopäden, Unfallchirurgen und Allgemeinmediziner sind in geringerem Ausmaß beteiligt. Als spezifische Weiterbildung existiert seit einigen Jahren eine fakultative Weiterbildung »Klinische Geriatrie«, die im Anschluss an das Bestehen der Facharztprüfung nach Absolvieren einer zusätzlichen 2jährigen Weiterbildungszeit an einer geriatrischen Klinik durch eine weitere Prüfung erworben werden kann und spezielle Kenntnisse belegt. Es ist wünschenswert, dass möglichst viele Ärzte vor einer geplanten Niederlassung entsprechende Spezialkenntnisse erwerben, um ihren geriatrischen Patienten die bestmögliche Versorgungsqualität zukommen lassen zu können. Für den rein rehabilitativen Bereich wurde eine neue Facharztbezeichnung geschaffen, die des Facharztes für Physikalische und Rehabilitative Medizin. Dieser findet einen Schwerpunkt in der Koordination rehabilitativer Bemühungen bei Patienten mit internistischen Erkrankungen und postoperativen Zuständen, ohne auf die Behandlung alter und sehr alter Menschen spezialisiert zu sein.

Wichtig ▼

Erhöhte Anforderungen auch an nahezu alle im Folgenden vorgestellten Berufsgruppen machen es erforderlich, etablierte Ausbildungsformen zu überdenken und zu modifizieren. Dies hat dazu geführt, dass für viele Berufsgruppen Aufbaustudiengänge und auch vereinzelt Grundstudiengänge entwickelt wurden. Diese verschiedenen Neuerungen, noch dazu stark »im Fluss« und von Bundesland zu Bundesland unterschiedlich, können hier nicht aufgeführt werden. Für jede Berufsgruppe wird daher ihre bislang vorherrschende Ausbildungsform genannt.

4.2 Krankenschwester, Krankenpfleger, Altenpflegerin

Die Unterschiede in der Ausbildung und in den Aufgaben von Alten- und Krankenpflegern sind für Patienten sowie für die Angehörigen anderer Gesundheitsberufe nicht in allen Aspekten offenkundig. So sind die Tätigkeitsbereiche Grundpflege, Dokumentation und Berichterstattung, Ermitteln von Patientendaten, Durchführung therapeutischer Maßnahmen und Organisation und Verwaltungsaufgaben im Wesentlichen identisch. Auch hinsichtlich der Einsatzmöglichkeiten nach abgeschlossener Berufsausbildung gibt es viele Überschneidungen, denn sowohl Altenpfleger als auch Krankenschwestern und -pfleger sind tätig in:

- geriatrischen Akut- und Rehabilitationskliniken,
- in Alten- und Pflegeheimen und
- in der ambulanten Pflege.

Die inhaltlichen Unterschiede in Ausbildung und Tätigkeitsbereich liegen schwerpunktmäßig in Art und Umfang der diagnostischen Maßnahmen, der Auslassung bzw. Hinzufügung von Erkrankungen des Kindes- und Jugendalters sowie der Bedienung aufwendiger medizinisch-technischer Geräte und in Art und Ausmaß der Arztassistenz.

Die Altenpflegeausbildung findet an Berufsfachschulen oder Altenpflegefachschulen statt. Sie dauert je nach Bundesland 2–3 Jahre, ist ganz auf die Altersmedizin ausgerichtet und bereitet neben den medizin-pflegerischen auch auf die sozial-pflegerischen Tätigkeiten vor.

Die Krankenpflegeausbildung erfolgt an Krankenpflegeschulen, ist 3jährig und beinhaltet medizinische und pflegerische Fächer aus allen medizinischen Fachbereichen.

Für beide Fachrichtungen gibt es verkürzte Ausbildungen mit dem Abschluss »Altenpflegehelfer/in« bzw. »Krankenpflegehelfer/in« mit einer Ausbildungszeit von in der Regel 1 Jahr.

Ein großer Teil der pflegerischen Tätigkeiten ist allgemein bekannt:

- die Verabreichung von Medikamenten,
- die Behandlung und Pflege von Wunden,
- die Durchführung prophylaktischer (vorbeugender) Maßnahmen, beispielsweise gegen das Wundliegen oder die Hilfe bei der Körperpflege und bei Toilettengängen.

Weniger bekannt ist bisher noch, dass ein wesentlicher Teil der pflegerischen Tätigkeit in Krankenhäusern, Alten- und Pflegeheimen und in der häuslichen Pflege die »Hilfe zur Selbsthilfe« ist. Damit ist gemeint, dass pflegerische Verrichtungen die spätere Selbständigkeit des Patienten zum Ziel haben. Qualifizierte Altenpflegerinnen und Krankenschwestern/pfleger dosieren also ihre Hilfe so, dass die Patienten weder unter- noch überfordert werden, sondern vielmehr ihre momentanen Fähigkeiten unter Anleitung einsetzen und trainieren. Dies ist eine wesentliche Voraussetzung dafür, dass ältere Menschen durch Krankheit oder Behinderung ihre Selbständigkeit nicht verlieren bzw. sie wieder erlangen (Abb. 4.1). Dies gilt ganz besonders auch für die ambulante Pflege.

4.3 Physiotherapeutin (Krankengymnastin)

Die physiotherapeutische Ausbildung erfolgt an staatlich anerkannten Schulen und umfasst 3 Jahre. Als Heilmittelerbringer können Physiotherapeutinnen sowohl angestellt als auch freiberuflich (Praxen) tätig sein.

Nach eigener Befunderhebung und orientiert an der ärztlichen Verordnung erstellt die Physiotherapeutin den Behandlungsplan, der – individuell ausgewählt und dosiert – Folgendes beinhaltet:

- passive und aktive Therapiemaßnahmen,
- die Anleitung von Patienten zur selbständigen Durchführung von Therapie und
- die Anleitung von Angehörigen.

Die physiotherapeutischen Methoden und Techniken sind ausgesprochen vielfältig; manche erfordern schwerpunktmäßig das konzentrierte Hinspüren des Patienten (z.B. Manuelle Therapie), damit Therapeutin und Patient in ständiger Interaktion Veränderungen konstatieren und Anpassungen vornehmen können. Andere fördern die koordinierte, kraftvolle Eigenbeweglichkeit des Patienten, in dem z.B. gezielte Widerstände gegeben oder entsprechende Geräte eingesetzt werden. Ein weiterer großer Bereich sind die Behandlungsmöglichkeiten zur

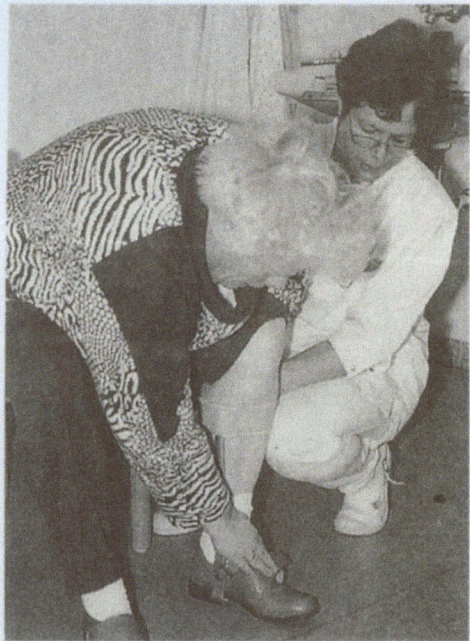

Abb. 4.1. Hilfe zur Selbsthilfe. Die Pflegedienstmitarbeiterin nimmt der Patientin das Anziehen nicht völlig ab, sondern hilft ganz gezielt nur da, wo es nötig ist

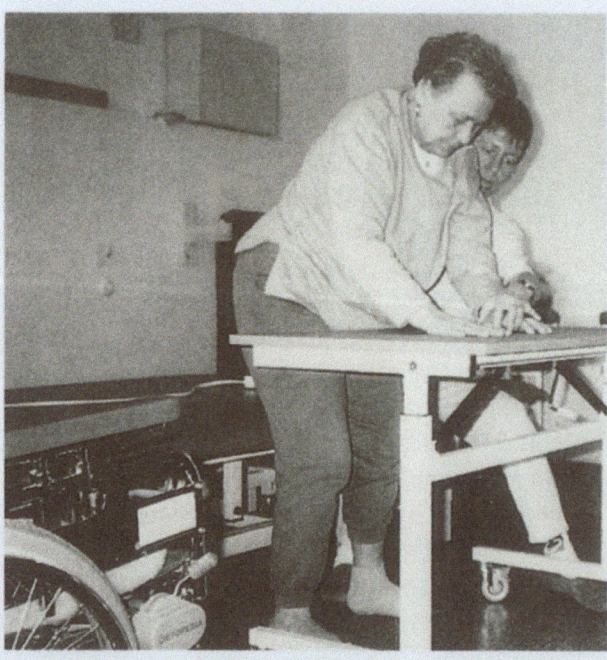

Abb. 4.2. Einzeltherapie

Bewegungsneubahnung bei zentralen oder peripheren Lähmungen. Je nach Krankheits- und Beschwerdebild wird die Therapie ergänzt durch ❯ Lagerungen, ❯ Dehnungen, Kälte-, Wärme- und Wasseranwendungen sowie Massagen. Alle Anwendungen und Übungen haben zum Ziel:

- die aktiven Bewegungsmöglichkeiten zu erweitern,
- Fehlhaltungen zu korrigieren,
- Steifheit und Schmerzen zu überwinden,
- gezielt die Muskulatur zu kräftigen,
- geeignete ❯ Hilfsmittel zur Erleichterung der Fortbewegung zu finden und
- die allgemeine Belastbarkeit und das Wohlbefinden zu steigern.

Die Behandlungen können einzeln oder in einer Gruppe durchgeführt werden: In der Einzeltherapie (Abb. 4.2) kann gezielter und individuell gearbeitet werden, in der Gruppe (Abb. 4.3) wird die anregende Wirkung des Miteinander genutzt. Der Einsatz von Musik und Übungsgeräten wirkt sich bewegungsfördernd und -anregend aus.

Bei vielen Erkrankungen und Behinderungen ist es auch eine wichtige physiotherapeutische Aufgabe, die Patienten zum selbständigen Üben anzuleiten und bei ihnen Verhaltensänderungen zu bewirken, die ein Therapieergebnis festigen und steigern oder eine Verschlechterung verhindern.

4.4 Masseur und medizinischer Bademeister

Die Ausbildung dauert zweieinhalb Jahre und ist unterteilt in einen 2jährigen Lehrgang an einer staatlich anerkannten Schule und ein halbjähriges Praktikum in einer medizinischen Einrichtung. Als Heilmittelbringer können Masseure und medizinische Bademeister angestellt wie auch freiberuflich (Praxen) tätig sein.

Gemäß ärztlicher Verordnung verabreichen Masseure und medizinische Bademeister verschiedene Massageformen, Wärme- und Kältepackungen, medizinische Bäder mit natürlichen oder chemischen Zusätzen oder

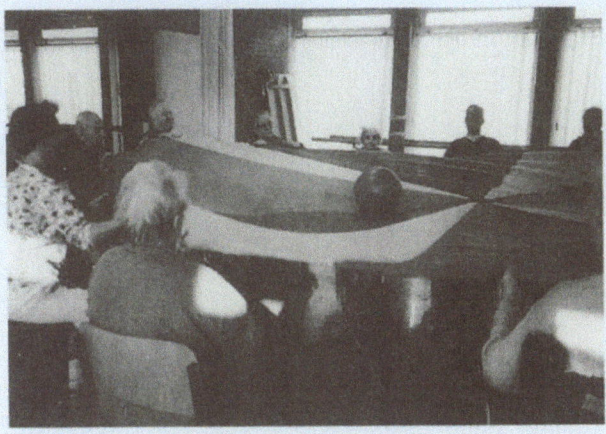

Abb. 4.3. Gruppentherapie

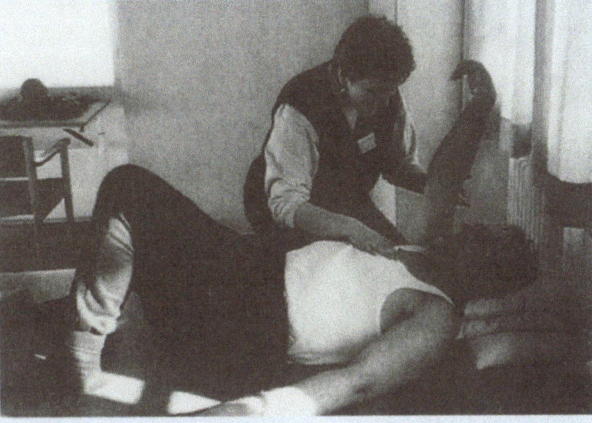

Abb. 4.4. Wiedererlernen von Arm- und Handbewegungen nach einem Schlaganfall

mit Wechselstrom und ❱ Elektrotherapie. Zusätzlich führen sie passive, dehnende und mobilisierende Bewegungsübungen durch. Diese physikalischen Maßnahmen haben zum Ziel, Schmerzen zu lindern, die Durchblutung zu verbessern, Schwellungen abzubauen und die ❱ Beweglichkeit zu fördern bzw. günstige Voraussetzungen für die ❱ Bewegungstherapie zu schaffen. Die Wirkung einiger physikalisch-therapeutischer Maßnahmen kann erheblich gesteigert werden, wenn sich Bewegungsübungen unmittelbar anschließen, wie es bei Rückenbeschwerden beispielsweise sinnvoll ist.

Viele ältere Menschen leiden unter chronischen Schmerzen. Sie erfahren in aller Regel durch physikalische Therapie eine deutliche Erleichterung und können ihren Verbrauch an Analgetika (Schmerzmittel) mit den z. T. gravierenden Nebenwirkungen reduzieren.

4.5 Ergotherapeutin

Die 3jährige staatlich anerkannte Ausbildung umfasst medizinische, sozialwissenschaftliche und fachspezifische theoretische Fächer, aber auch praktische Ausbildungsteile im ❱ psychosozialen, motorisch-funktionellen, neurophysiologischen und neuropsychologischen Bereich sowie in der Arbeitstherapie. Als Heilmittelerbringer können Ergotherapeutinnen angestellt oder freiberuflich (Praxen) tätig sein.

Der Kern von Ergotherapie ist mit der Übersetzung des griechischen Stammworts »ergon« treffend beschrieben: es bedeutet Handeln, Aktivität oder Leistung. Ergotherapie basiert auf der Grundannahme, dass sich durch gezielte therapeutische Aktivitäten mit berufsspezifischen Mitteln und Methoden körperliche und geistige Funktionen bessern. Indem der Patient oder Klient handelnd tätig wird, ist ihm eine selbständige Bewältigung des Alltags oder Berufs und ein erneutes Übernehmen bzw. Ausfüllen seiner sozialen Rollen teilweise oder ganz wieder möglich.

In der Geriatrie geht es in aller Regel nicht um die Wiederaufnahme einer beruflichen Tätigkeit, sondern – wie auch bei Jüngeren – um Alltagskompetenz und soziale Rollen.

Der Behandlungsplan, basierend auf eigener Befunderhebung und ärztlicher Verordnung, wird gemeinsam mit dem Betroffenen, wo erforderlich mit den Angehörigen, erarbeitet. Zur Erreichung des Ziels sind häufig therapeutische Maßnahmen notwendig, um Schmerzen zu lindern, die passive und aktive Beweglichkeit zu verbessern, das ❱ Körpergefühl und die Bewegungskontrolle zu verbessern. Ein besonderer Schwerpunkt kann hierbei die Entwicklung einer nutzbaren Arm- und Handbeweglichkeit sein (Abb. 4.4). Außerdem stehen

Abb. 4.5. Alltägliche Verrichtungen wieder selbst in die Hand nehmen

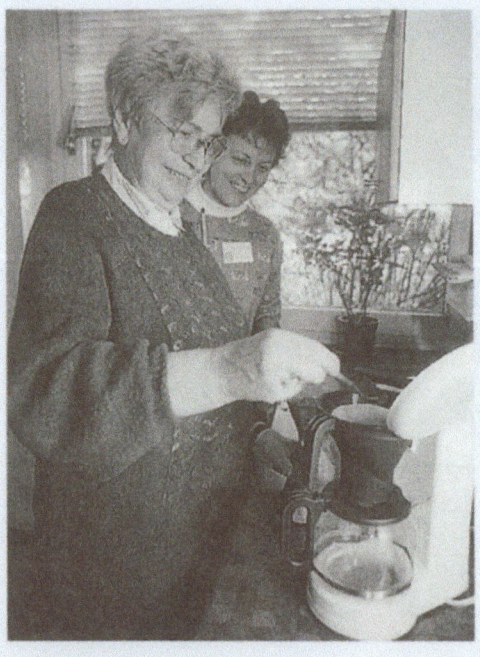

Ergotherapeutinnen spezielle Behandlungskonzepte zur Verfügung, die das Wahrnehmen, Denken, Planen und Handeln verbessern. Ergotherapeutinnen sind besonders dafür ausgebildet, mit ihren Patienten den Einsatz der wiedergewonnenen körperlichen und geistigen Fähigkeiten im Alltag zu erarbeiten, d.h. ihnen »Hilfe zur Selbsthilfe« ganz konkret beim Waschen, Anziehen, Hantieren in der Küche und in der Wohnung allgemein, beim Erledigen der persönlichen Post und beim Pflegen von Hobbys und Geselligkeit zu ermöglichen (Abb. 4.5). Wo dies alleine nicht ausreicht, setzen sie individuell ausgesuchte und angepasste ▸ Hilfsmittel (Rollstuhl, Badehilfe u.a.) mit ein und helfen bei deren Beschaffung. Sie erarbeiten Vorschläge zur Wohnraumanpassung und unterstützen die Angehörigen in der Übernahme der Betreuung durch Anleitung und Beratung. Erfahrungsgemäß benötigen die betreuenden und pflegenden Angehörigen besonders in den Bereichen Transfer (Lagewechsel, Umsetzen), ▸ Lagerung, Umgang mit ▸ Hilfsmitteln, Unterstützung beim An- und Ausziehen von Beinprothesen und Erhaltung der Selbständigkeit intensive Anleitung.

4.6 Logopädin, Sprachtherapeutin, Neurolinguistin

Für Außenstehende sind die unterschiedlichen Berufsbezeichnungen und Berufsbilder verwirrend. Alle angeführten Berufsgruppen arbeiten auch mit Erwachsenen, ihre Ausbildungs- bzw. Studiengänge und Schwerpunkte sind jedoch unterschiedlich. Als Heilmittelerbringer können die Angehörigen aller drei Berufsgruppen angestellt oder freiberuflich (Praxen) tätig sein.

Logopädinnen durchlaufen eine 3jährige Ausbildung, die medizinisch ausgerichtet ist. Aufgrund ihrer umfangreichen anatomischen und medizinischen Kenntnisse können sie auch Menschen mit organischen Erkrankungen der »Sprechwerkzeuge« Lippen, Zunge, Gaumensegel und Kehlkopf behandeln.

Sprachtherapeutinnen haben Sonderpädagogik mit dem Schwerpunkt »Sprachtherapie« studiert und setzen in ihrer Therapie verstärkt lerntheoretische und kommunikationstheoretische Behandlungskonzepte zur Verbesserung der sprachlichen und allgemein kommunikativen Fähigkeiten ein.

Neurolinguisten (Klinische Linguisten) absolvieren ein breitgefächertes Hochschulstudium, um danach in der Therapie von Sprach- und Sprechstörungen, deren Ursache in einer Erkrankung des zentralen Nervensystems liegt, oder in der Forschung und Lehre tätig zu sein.

Sprach- und sprechbehinderte Erwachsene benötigen die Hilfe von Logopädinnen, Sprachtherapeutinnen und Neurolinguistinnen vor allem bei folgenden Krankheiten und Problemen:

- ❯ Aphasie und ❯ Dysarthrophonie (Dysarthrie) nach Schlaganfall,
- Kehlkopfentfernung infolge einer Krebserkrankung,
- Luftröhrenschnitt mit anschließendem Tragen einer Sprechkanüle,
- Parkinson-Syndrom,
- Multiple Sklerose,
- bei Schluckstörungen verschiedener Ursachen.

Einer spezifischen und eingehenden Diagnostik folgt die gezielte Behandlung zur Verbesserung des ❯ Sprachverständnisses, der ❯ Sprachproduktion, des Lesens und des Schreibens; auch der Umgang mit Zahlen (Uhrzeit, Mengen, Geld) wird so weit wie möglich wieder erarbeitet. Außerdem gilt es, Körperhaltung, Atmung, Lautstärke, Schwung, Sprechmelodie und die Beweglichkeit von Lippen, Zunge und Gaumensegel sowie das Kauen und Schlucken zu verbessern.

Das Wohlbefinden von Betroffenen wird durch die Verbesserung kommunikativer Fähigkeiten sowie Trinken und Essen ohne Gefahr der Aspiration bzw. möglicher Verzicht auf die Ernährung mittels Sonde enorm gesteigert.

4.7 Diplom-Sozialpädagogin/ Diplom-Sozialarbeiterin

Dipl. Sozialarbeiterinnen/-pädagoginnen absolvieren ein Fachhochschulstudium, das in der Regel 4 Jahre dauert. Das Grundstudium umfasst die Vermittlung von gesetzlichen Grundkenntnissen sowie Kenntnisse und Fähigkeiten im pädagogischen und psychologischen Bereich. Diplom-Sozialarbeiterinnen übernehmen im Vergleich zu Diplom-Sozialpädagoginnen weniger erzieherische als vielmehr beratende, betreuerische und organisatorisch-verwaltende Aufgaben. In der Praxis überschneiden sich die Tätigkeitsfelder jedoch häufig.

In der Regel spezialisieren sich Sozialarbeiterinnen/-pädagoginnen auf einen Bereich und arbeiten beispielsweise:

- im Strafvollzug,
- in der behördlichen Sozialarbeit (Gesundheitsamt, Sozialamt),
- in der Arbeit mit Kindern, alten Menschen, Behinderten,
- in der Erwachsenenbildung und
- im Kulturbereich.

Arbeitet die Sozialarbeiterin/-pädagogin in einer (geriatrischen) Klinik, sind besonders fundierte Kenntnisse über das Sozialleistungsrecht und Kenntnisse darüber erforderlich, an wen man sich bei spezifisch altersbedingten ❯ psychosozialen und gesundheitlichen Schwierigkeiten wenden kann. Konkrete Hilfen einer Sozialarbeiterin sind in diesem Fall das beratende Gespräch mit dem alten Menschen und dessen Angehörigen, z. B. wenn es um Überlegungen geht, wie die Versorgung bei Hilfsbedürftigkeit aussehen kann. Vielfach finden auch im Vorfeld einer konkreten Beratung entlastende Gespräche statt, da sich oftmals viele Probleme und seelische Belastungen über eine lange Zeit angestaut haben und das Bedürfnis bei den Betroffenen groß ist, sich alles einmal von der Seele zu sprechen. Dies ist bei fremden, unbeteiligten Personen meist einfacher als bei Familienangehörigen.

Im beratenden Gespräch erfahren die Ratsuchenden, wer in ihrem speziellen Fall Alltagshilfe leisten kann. Seien es die Sozialstation oder private ambulante Hilfsdienste, der Entschluss, »Essen auf Rädern« zu wählen, die Einschaltung eines Putzdienstes oder die Vermittlung in eine Tagespflege- oder Kurzzeitpflegeeinrichtung – je nach Lage der Einzelsituation.

Die Sozialarbeiterin hat einen guten Überblick über die in der jeweiligen Region angebotenen Dienste, deren Kosten und Finanzierungshilfen. Sie stellt Anträge zur Kostenregelung für die Betroffenen. Sozialarbeiterinnen mit diesen speziellen Kenntnissen sind außer im Krankenhaussozialdienst auch bei den Sozialdiensten des Sozialamtes oder des Gesundheitsamtes tätig, ebenso bei einigen Wohlfahrtsverbänden. Teilweise bieten auch private Pflegedienste einen solchen Beratungsservice an.

Ein weiteres Arbeitsfeld in der Geriatrie ist der Einsatz im Pflegeheim, wo Sozialarbeiterinnen neben Verwaltungsaufgaben auch im Bereich der Freizeitgestaltung mit anderen Berufsgruppen zusammenarbeiten.

Darüber hinaus sind Sozialarbeiterinnen im Bereich der sog. Offenen Altenhilfe tätig, sie organisieren Altennachmittage, Seniorenreisen und andere gesellige Veranstaltungen.

4.8 Psychologin, Psychologe

Den Abschluss »Diplom-Psychologe« erreicht man durch ein – in der Regel 9semestriges – Hochschulstudium und zusätzliche berufliche Praktika. Danach ergeben sich Einsatzbereiche in der:
- Prophylaxe,
- Diagnostik,
- Beratung und Behandlung (»Klinische Psychologie«),
- Forschung und Lehre,
- Arbeits-, Betriebs- und Organisationspsychologie,
- Markt- und Kommunikationspsychologie,
- Schulpsychologie,
- Verkehrspsychologie und
- forensische und Kriminalpsychologie.

Psychologie ist die Wissenschaft vom Erleben und Verhalten des Menschen; der Klinische Psychologe beschäftigt sich mit krankheitsbedingten Problemen und Störungen und deren Vorbeugung, beispielsweise einer depressiven Verstimmung oder Verwirrtheit: Die Ursache des Problems kann sowohl die Krankheit selbst als auch die Reaktion auf eine Erkrankung sein. Um die Art der Störung festzustellen, evtl. auch die Ursache, bedarf es diagnostischer Verfahren wie Gespräch, Befragung und spezieller Testverfahren. Die Therapie umfasst einzelne stützende Gespräche, eine psychologische Einzel- oder Gruppentherapie, Entspannungstraining und Gespräche mit Angehörigen.

Ältere Menschen begegnen Psychologen meist ausschließlich in klinischen Einrichtungen und benötigen deren Hilfe, weil sie an einer der folgenden Erkrankungen leiden:

- Depression,
- Neurose,
- Psychose,
- Gedächtnis- und Konzentrationsstörungen,
- Verwirrtheit und neuropsychologische Störungen.

Es gibt aber noch weitere Gründe, die Unterstützung eines Psychologen in Anspruch zu nehmen:
- Unbewältigte Trauer nach dem Tod des Ehepartners,
- noch ungenügende Krankheitsverarbeitung (z.B. nach Amputation oder Schlaganfall),
- Hoffnungslosigkeit und
- Verzweiflung.

Manche Patienten schrecken davor zurück, mit einem Psychologen zusammenzuarbeiten, da sie meinen, dadurch in den Augen anderer »verrückt« zu sein. Manche Menschen schreckt die Vorstellung, dass ein Fremder in ihnen lesen könnte »wie in einem Buch«: Es liegt jedoch ganz in der Hand des Patienten, wie weit er sich dem Psychologen öffnet, welche Einblicke in seine Gefühls- und Gedankenwelt er ihm gestattet.

Patienten sollte daher immer geraten werden, diese wertvolle Hilfe in Anspruch zu nehmen.

4.9 Diätassistentin

Die Ausbildung erfolgt an staatlich anerkannten Schulen und dauert 3 Jahre. Diätassistentinnen sind beschäftigt in:
- Krankenhäusern,
- Rehabilitationszentren,
- Kurkliniken,
- Altenheimen,
- Gesundheitsämtern und
- Verbraucherberatungsstellen, eventuell auch
- Arztpraxen.

Ein weiterer Einsatzbereich sind die:
- Nahrungsmittelindustrie und
- Forschung.

Ihrer speziellen Ausbildung entsprechend können sie Rezepte, Speisepläne und Nährwertberechnungen erstellen und Großküchen bei der Planung, Organisation und Kontrolle von Diätkost beraten. Sie beraten und schulen Patienten und Angehörige und führen mit Patienten praktische Übungen in der Lernküche durch. Gerade auch älteren Menschen, denen eine besondere Diät vom Arzt empfohlen oder dringend geraten wurde, helfen sie bei der Umsetzung dieser Ernährungsempfehlungen in den Alltag. Inhalte und Methodik (Art der Informationsvermittlung) sind besonders geeignet, den Betroffenen die notwendige Diät nahezubringen und »schmackhaft« zu machen. Zur Methodik gehören Informations- und Beratungsgespräch, Vorstellung geeigneter Broschüren und Tabellen und Hinweise, ggf. auch praktische Übungen, zur Zubereitung diätetischer Gerichte.

Für den ambulanten Bereich kennt der Hausarzt Schulungsmöglichkeiten in der Nähe (Krankenkasse, Volkshochschule, Selbsthilfegruppe).

4.10 Medizinische Fußpflegerin (Podologin)

Nach einer 2jährigen staatlich anerkannten Berufsausbildung bieten medizinische Fußpflegerinnen und Podologinnen medizinische und kosmetische Fußpflege an, überwiegend in eigener Praxis. Es wird angestrebt, medizische Fußpflege bei Diabetikern mit Diabetes-Folgeschäden zu einem von den Krankenkassen zu bezahlenden Heilmittel zu machen; bei Drucklegung war hierüber noch nicht entschieden.

Im Bereich der medizischen Fußpflege geht es vor allem um:
- das Erkennen von Fußdeformitäten,
- die richtige Anpassung von Fußhilfsmitteln (Fußstützen, Bandagen usw.),
- die Korrektur deformierter oder eingewachsener Nägel,
- das Entfernen von Hühneraugen, Hornhaut und Warzen,
- das Anbringen von Druckentlastungen und Schutzverbänden,
- die vorbeugende Pflege von gesunden Füßen.

Ausgebildete Fußpflegerinnen sind somit bestens dafür gerüstet, »Problemfüße« zu behandeln – und fast jeder ältere Mensch hat im gewissen Sinne Problemfüße. Die Gründe dafür liegen in einer zunehmenden Verhärtung der Nägel mit fortschreitendem Alter und einer gleichzeitig abnehmenden Beweglichkeit, so dass die selbständige Nagelpflege immer schwerer fällt (und daher oft auch lange aufgeschoben wird). Die Fußpflegerin kennt sich mit all diesen Problemen bestens aus und wendet schonende Techniken zur Entfernung von Einwachsungen und schmerzhafter Hornhaut an. Sie weiß, dass auch kleinste Verletzungen am Fuß des älteren Menschen speziell mit arteriellen Durchblutungsstörungen (Durchblutungsstörungen der kleinen Schlagadern) schlecht heilen und somit eine große Gefahr darstellen – entsprechend vorsichtig wird sie vorgehen.

Bei bekannter arterieller Durchblutungsstörung (Diabetiker!) sollte unbedingt ein Arzt befragt werden, bevor ein eingewachsener Nagel oder Hornhaut entfernt werden müssen.

Chronische Erkrankungen und Behinderungen

5.1 Seh- und Hörbeeinträchtigungen 34
5.2 Bewegungsstörungen, Stand- und Gangunsicherheit 37
5.3 Stürze im Alter 41
5.4 Osteoporose (Knochenschwund) 46
5.5 Arthrose (Gelenkverschleiß) 52
5.6 Frakturen 56
5.7 Notfälle im Alter 58
5.8 Erkrankungen des Herzens und der Lunge 59
5.9 Durchblutungsstörungen in den Schlagadern der Beine (arterielle Verschlusskrankheit) 69
5.10 Amputation der unteren Gliedmaße 80
5.11 Schlaganfall 98
5.12 Parkinson-Krankheit 119
5.13 Depression 131
5.14 Geistige Leistungsfähigkeit im Alter 135
5.15 Demenz 136
5.16 Delir 139
5.17 Urininkontinenz (gestörte Blasenkontrolle) und Stuhlinkontinenz 142
5.18 Dekubiti (Druckgeschwüre) 150

5.1 Seh- und Hörbeeinträchtigungen

5.1.1 Verschiedene Ursachen

Als Ursache von Seh- und Hörbeeinträchtigungen kommen altersbedingte Veränderungen, eigenständige Erkrankungen des Auges und/oder Ohrs sowie Komplikationen anderer Grunderkrankungen in Frage.

Alterungsbedingte Veränderungen

Eine im Alter nachlassende Funktion der Sinnesorgane ist in einem bestimmten Ausmaß normal: so benötigen viele Menschen etwa ab dem 45. Lebensjahr infolge einer nachlassenden Verformbarkeit ihrer Augenlinse, die zum scharfen Sehen gebraucht wird (Akkomodationsfähigkeit), eine Lesebrille. Diese »Altersweitsichtigkeit« verstärkt sich mit zunehmendem Alter.

Auch die Sinneszellen des Gehörs arbeiten nicht mehr so gut wie in der Jugend: Eine Presbyakusis (Altersschwerhörigkeit) stellt sich ein. Dabei werden vor allem hohe Töne schlechter wahrgenommen.

Erkrankungen der Augen

Unter den im Alter häufigen Augenerkrankungen, die zu einer Beeinträchtigung der Sehfähigkeit führen können, sind zu nennen:
- Katarakt (grauer Star),
- Glaukom (grüner Star) und
- Folgeerscheinungen bei Stoffwechselerkrankungen, besonders des Diabetes mellitus (Zuckerkrankheit).

Beim grauen Star tritt eine zunehmende Trübung der Augenlinse auf. Beim grünen Star hingegen besteht ein zu hoher Augeninnendruck, so dass das Auge geschädigt wird. Bei der diabetische Retinopathie (Augenkomplikation der Zuckerkrankheit) kommt es durch Schäden an den kleinen Blutgefäßen der Netzhaut zu Einblutungen, die zu Sehstörungen bis hin zur Erblindung führen können.

Erkrankungen des Ohrs

Der Gehörgang alter Menschen sondert vermehrt Cerumen (Ohrenschmalz) ab. Besonders bei Versuchen, den Ohrenschmalz mit Wattestäbchen zu entfernen, kann er weiter in den Gerhörgang hineingedrückt werden und diesen verstopfen (Ceruminalpfropf). Eine solche Verlegung des Gehörgangs führt zu Schwerhörigkeit, Schmerzen und evtl. zu einem Schwindelgefühl.

Die Presbyakusis (Altersschwerhörigkeit) kann so stark fortschreiten, dass sie bis zur Taubheit führt. Hierbei nimmt zum einen die Empfindlichkeit der Sinneszellen des Innenohrs ab, zum anderen werden die Verbindungen der Gehörknöchelchen, welche die Schallwellen fortleiten, starrer und können daher nicht mehr so gut schwingen: Es kommen nur geschwächte Schallwellen bei den Sinneszellen an.

5.1.2 Erste Anzeichen

Die ersten Anzeichen von Seh- und Hörbeeinträchtigungen können sehr diskret sein, so dass sie den Betroffenen nicht oder kaum auffallen. Besonders bei Sehstörungen treten je nach Erkrankung aber auch dramatische Veränderungen auf.

Unscharfes Sehen, verschwommenes Sehen, Lichtblitze, »Vorhang«

Die Veränderungen beginnen unmerklich und schreiten oft so langsam fort, dass sie vom Betroffenen nicht oder kaum bemerkt werden.

Bei Altersweitsichtigkeit kann beim Lesen die Schrift nicht mehr scharf gesehen werden, was sich bessert, wenn der Abstand zwischen Auge und Schrift vergrößert wird (»die Arme scheinen zu kurz zu sein«).

Beim Katarakt (grauen Star) nimmt die Sehfähigkeit langsam und kontinuierlich ab, ohne dass es zu sonstigen Beschwerden kommt. Oft kommen die Menschen in ihrer vertrauten Umgebung gut zurecht, meiden aber unbekannte oder selten aufgesuchte Orte.

Beim Glaukom (grünen Star) können Kopfschmerzen oder starke Schmerzanfälle mit gerötetem, steinhartem Augapfel auftreten.

Als erste Anzeichen kurz vor ernst zu nehmenden Komplikationen, z.B. einer Einblutung bei Folgeschädigung des Auges durch die Zuckerkrankheit (diabetische Retinopathie), kann es zum Sehen von Lichtblitzen kommen, oder es entsteht der Eindruck, als senke sich ein Vorhang vor das Auge.

Presbyakusis: soziale Probleme

Einsetzende höhergradige Einschränkungen des Hörvermögens sind für die erkrankten Menschen selbst nur schwer festzustellen. Zunächst erscheint es so, als sprächen die anderen undeutlicher und leiser als sonst, was mitunter als Unhöflichkeit ausgelegt werden und zu Spannungen führen kann. Auch von der Umwelt werden die beginnenden Hörprobleme oft nicht erkannt, bedingt auch dadurch, dass die Betroffenen nur ungern mehrfach nachfragen, obwohl sie das Gesagte nicht verstanden haben. Nicht selten erweckt dies den Eindruck einer reduzierten kognitiven Leistungsfähigkeit.

gen bezüglich Beleuchtung, Sprechgeschwindigkeit und deutlicher Artikulation stellt. Aufgrund der Erkrankung sind wichtige Schutzmechanismen nicht mehr voll wirksam; so treten z. B. Gefährdungen im Straßenverkehr dadurch auf, dass herannahende Fahrzeuge nicht gehört werden und dadurch die Unfallgefahr steigt.

Dies gilt in besonderem Maße, wenn mehrere Sinnesorgane betroffen sind, also z. B. eine Kombination von Hör- und Sehbehinderung besteht. Solche vergesellschafteten Behinderungen nehmen den Erkrankten die Möglichkeit, einen Teil ihrer Einschränkungen durch eine höhere Leistung der verbliebenen Sinnesorgane auszugleichen.

5.1.3 Vollbild der Krankheiten

Je nach Grunderkrankung und Stadium der Krankheit können zunehmende Funktionseinschränkungen der Sinnesorgane bis hin zur Blindheit oder Taubheit auftreten.

Augenerkrankungen

Alle drei genannten Erkrankungen können bei starker Ausprägung zur Verschlechterung der Sehfähigkeit bis hin zur Blindheit führen.

Schwerhörigkeit

In einem fortgeschrittenen Stadium der Schwerhörigkeit kann der Kranke nur noch sehr eingeschränkten Kontakt zur Umwelt aufnehmen: Ohne Hörgerät ist ein Ablesen von den Lippen erforderlich, was einige Anforderun-

5.1.4 Behandlungsmöglichkeiten

Katarakt, Glaukom, diabetische Retinopathie

▶ Grauer Star, Katarakt (Trübung der Augenlinse). Er kann in fortgeschrittenen Stadien zur Blindheit des betroffenen Auges führen und ist gut durch eine Operation zu behandeln. Dabei wird die getrübte Linse entfernt und eine künstliche Linse in das Auge eingebracht. In aller Regel wird dadurch ein sehr gutes Ergebnis erreicht. Es handelt sich um einen Routineeingriff, der heutzutage in der Regel ambulant durchgeführt wird.

▶ Glaukom (Grüner Star). Der Augeninnendruck kann durch Medikamente (Augentropfen) meist so weit gesenkt werden, dass das Auge nicht weiter geschädigt wird (Abb. 5.1). Eine Wiederherstellung des bereits ver-

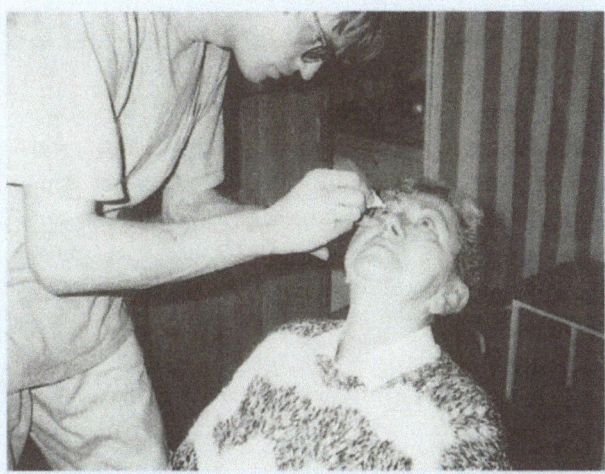

Abb. 5.1. Augentropfen sind nicht immer leicht zu nehmen

lorenen Sehvermögens kann allerdings nicht erwartet werden. Falls die Medikamente nicht ausreichend wirksam sind (dies kann der Arzt durch regelmäßige Messungen des Augeninnendrucks feststellen), kann eine Operation erfolgen, die zu einem besseren Abfließen der Wassers im Innenraum des Auges führt. Dies senkt ebenfalls den Augeninnendruck. Auch dabei kann einmal verlorene Sehkraft nicht zurückgewonnen werden.

▶ Diabetische Retinopathie. Die durch die Folgen einer Zuckerkrankheit aufgetretenen Augenkomplikationen müssen vorbeugend behandelt werden. Ist ein kleines Gefäß einmal gerissen und hat zu einer Blutung in einen Augenanteil geführt, so ist dieser Schaden nicht mehr reparabel. Es können jedoch weitere Blutungen vermieden werden, indem an kritischen Stellen Blutgefäße mit Laser behandelt werden (Laserkoagulation). Dabei werden suspekte Gefäße durch Hitzewirkung verschlossen (koaguliert) und die Blutungsgefahr minimiert. Dies verhindert weitere Schäden. Um das Fortschreiten der Gefäßveränderungen zu hemmen, ist auch eine gute Einstellung der Blutzuckerwerte notwendig. Die langfristige Blutzuckereinstellung kann anhand des HbA_{1c}-Werts kontrolliert werden: Die Menge an glykolisiertem Hämoglobin im Blut zeigt unabhängig von Tagesschwankungen an, ob eine Blutzuckereinstellung auf Dauer befriedigend ist.

Schwerhörigkeit

In Fällen, bei denen es durch mechanische Hindernisse zu einer Verstopfung des Gehörgangs gekommen ist (z. B. Ceruminalpfropf), ist die Behandlung einfach: Entfernung des Propfes durch den Arzt, und das Hörvermögen normalisiert sich. Dies sind jedoch die seltensten Fälle.

Wie bereits gesagt, schreitet die häufige Altersschwerhörigkeit meist langsam und kontinuierlich fort. Dabei kann der Prozess der zunehmenden Beweglichkeitseinschränkung der Gehörknöchelchen und der nachlassenden Funktion der Sinneszellen in der Regel nicht aufgehalten werden. Ein positiver Effekt kann durch Ruhe und ausgewogene Ernährung erreicht werden.

Oft wird im Verlauf der Erkrankung die Verschreibung eines Hörgeräts notwendig. Dieses wird nach einer genauen Untersuchung durch den Hals-Nasen-Ohren-Arzt verschrieben und durch einen Hörgeräteakustiker für jeden Patienten eigens angepasst. Dabei muss der Patient über Funktionsweise des Geräts, die Reinigung, die Bedienung und Abhilfe bei Problemen sowie die besten Hörstrategien gut aufgeklärt werden, um den Nutzen des Geräts voll ausschöpfen zu können. Noch für 5 Jahre nach dem Erwerb kann sich der Patient ohne Zusatzkosten mit Fragen an seinen Hörgeräteakustiker wenden. Alle an der Behandlung Beteiligten sollten den Patienten in diesem Sinne beraten können und erforderlichenfalls unterstützend wirken.

Wichtig ▼
Bei beginnender Altersschwerhörigkeit sollten die Betroffenen regelmäßig zu Kontrolluntersuchungen den Hals-Nasen-Ohren-Arzt aufsuchen und mit ihm den richtigen Zeitpunkt für eine Hörgeräteversorgung besprechen. Die Versorgung *beider* Ohren hat sich dabei als besonders günstig erwiesen.

5.1.5 Verschlechterungen und Folgeschäden entgegenwirken

Bei Schädigungen der Seh- oder Hörfähigkeit sind regelmäßige ärztliche Kontrollen wichtig, um durch der Krankheit angepasste Maßnahmen ein Fortschreiten der Erkrankung möglichst verhindern oder verlangsamen zu können. Auch die Funktionsfähigkeit evtl. verordneter Hilfsmittel sollte regelmäßig überprüft werden, Austauschbatterien sollten stets vorrätig sein.

Regelmäßige Kontrolluntersuchungen

Bei allen Erkrankungen der Augen sind engmaschige Kontrolluntersuchungen beim Augenarzt wichtig, um Veränderungen rechtzeitig erkennen und darauf reagieren zu können (Abb. 5.2). Beim grünen Star muss dabei der Therapieerfolg durch Messungen des Augeninnendrucks kontrolliert werden.

Wichtig ▼
Bei einer Schädigung des Auges durch eine Komplikation der Zuckerkrankheit sollte, wie überhaupt bei Diabetes mellitus, mindestens alle 6 Monate ein Augenarzt aufgesucht werden.

Abb. 5.2. Lesen gehört für viele Menschen zu den Grundbedürfnissen

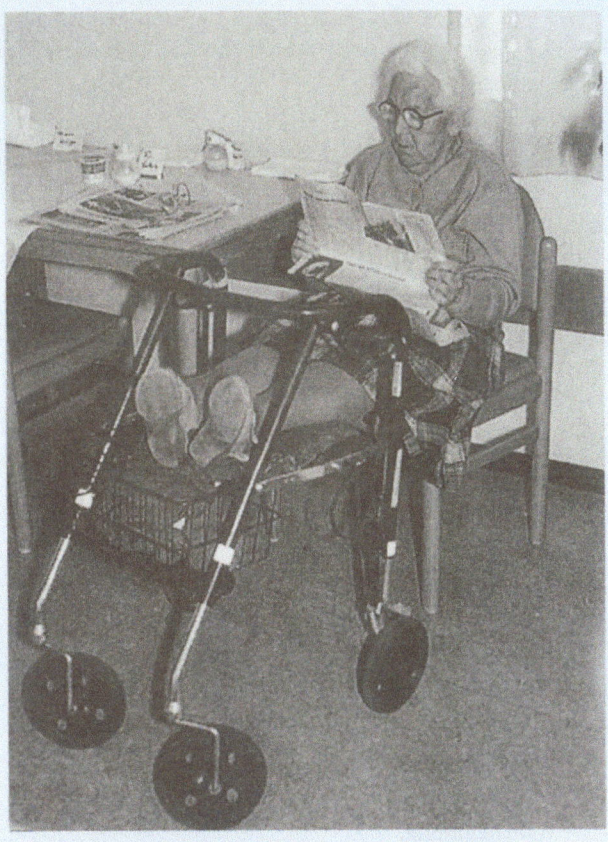

Nur dadurch kann der Stand der Gefäßveränderungen am Augenhintergrund beurteilt und über die Notwendigkeit einer Laserbehandlung entschieden werden. Parallel dazu ist ein sehr regelmäßiger Besuch beim Hausarzt oder beim Internisten nötig, um die Blutzuckerwerte so gut wie möglich einzustellen; dies hilft, weitere Schäden zu vermeiden.

Lebensweise

Schwerhörige Menschen sollten auf eine geregelte Lebensweise mit ausgewogener Ernährung achten und sich nicht extremen Lärmbelastungen aussetzen. Ein vorhandenes Hörgerät sollte so oft wie möglich getragen werden, damit das Gehirn schnell und gut lernt, die veränderten Lautwahrnehmungen umzusetzen, und damit die Teilnahme am sozialen Miteinander wieder ungestört möglich ist. Nicht zuletzt ist eine Anpassung der Umgebung nötig, damit der hörbehinderte Mensch so gut wie möglich unterstützt wird (ausreichende Beleuchtung, langsames und gut artikuliertes Sprechen).

5.2 Bewegungsstörungen, Stand- und Gangunsicherheit

5.2.1 Normale Bewegungsfunktionen

Das sog. Bewegungssystem ermöglicht sowohl Haltung (gegen die Schwerkraft) als auch Bewegung. Unter dem Begriff »Bewegungssystem« werden traditionell die durch Gelenke verbundenen Knochen des Skeletts und die sie bewegenden Muskeln und Sehnen zusammengefasst. Am Zustandekommen sinnvoller und koordinierter Bewegungen sind jedoch eine Vielzahl von Steuerungselementen beteiligt:

Abb. 5.3. Beim Schälen eines Apfels sind unendlich viele Gehirnzellen aktiv

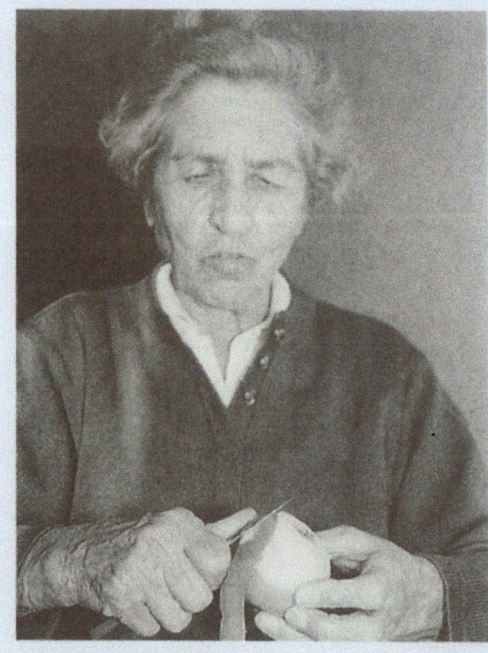

- Gleichgewichtssinn,
- Sensibilität,
- Wahrnehmung,
- Motivation,
- Entscheidungsfähigkeit u. a.

Genaugenommen ist der Mensch ein »informationsverarbeitendes System« (Schewe 1988). Alle Einzelteile dieses Systems arbeiten im Sinne von Regelkreisen und bekommen darüber hinaus besondere Qualität und Leistungsfähigkeit durch ihr Zusammenwirken.

Der Begriff »Bewegungsapparat« wird deshalb zunehmend durch »Bewegungssystem« ersetzt.

So ist z. B. auch die Steuerung der Muskelfunktionen (Erregbarkeit, Anspannung, Erschlaffung) keineswegs eine Einbahnstraße, bei der es genügt, wenn der Muskel von den Steuerzentren in Rückenmark und Gehirn (zentrales Nervensystem = ZNS) Befehle bekommt. Vielmehr benötigt auch das Gehirn laufend Rückmeldungen von außen, um seine Befehle bei Bedarf zu verändern. Die Ziele können sehr verschieden sein. Eine Anpassung/ Veränderung ist z. B. nötig, um das vorgegebene Ziel wirklich auch zu erreichen – unter Vermeidung von Verletzungen, Schmerzen und übermäßiger oder unnötiger Anstrengung.

Diese **Anpassungen** vollziehen sich bei jedem Menschen täglich tausendfach, und sie geschehen überwiegend automatisch. Wir können beispielsweise mit unseren Händen fein dosiert greifen und festhalten: Ein Apfel, den wir schälen und zerteilen möchten, muss wesentlich fester gehalten werden als das weich gekochte Frühstücksei, das gepellt werden soll (Abb. 5.3). Bei Glatteis gehen wir anders als auf einem sandigen Spazierweg. Und das Aufstehen aus einem weichen Wohnzimmersessel verlangt andere Planungs- und Anpassungsvorgänge als das Aufstehen von einem Küchenstuhl: Das Aufstehen aus dem Sessel erfordert eine größere Vorverlagerung des Rumpfes und mehr Kraft im Vergleich zum Aufstehen vom Stuhl.

Das Gehirn benötigt also ständig Rückmeldungen über die Ergebnisse der bisherigen Bewegung, um richtig reagieren zu können; es ist auf große Mengen von Information angewiesen, um momentan richtig zu reagieren und langfristig lebendig und leistungsfähig zu bleiben.

Praxis-Tipp ▶ Körperliche (und geistige) Aktivitäten, regelmäßig und in möglichst großer Vielfalt ausgeführt, erhalten nicht nur die Muskeln, Gelenke und Nerven fit, sondern auch die Steuerungsorgane Gehirn und Rückenmark.

5.2.2 Mangelnder Gebrauch

Die Auswirkungen eines mangelnden Gebrauchs unserer Körperfunktionen auf das Bewegungssystem sind negativ: Schaltstellen zwischen den Nervenfasern im Gehirn (Synapsen) verkümmern, Muskeln und Sehnen verkürzen sich und verlieren an funktionstüchtigem Gewebe, Knochenmasse und -struktur nehmen ab.

5.2.3 Gesundbleiben durch einen aktiven Lebensstil

Eine gute Beweglichkeit und regelmäßige Aktivitäten scheinen sich ganz allgemein positiv auf das Lebensgefühl auszuwirken. Dabei können so unterschiedliche Dinge wie das Gefühl müheloser Beweglichkeit während eines Spaziergangs oder die angenehme Erschöpfung nach einer anstrengenden Tätigkeit eine positive Stimmung bewirken. Manchen Menschen wird die gute Beweglichkeit von der Natur »in den Schoß gelegt«, andere müssen sie sich aktiv erwerben bzw. erhalten. Wichtig scheint jedoch generell zu sein, dass wir unseren Körper nicht als bloßes Werkzeug ansehen, das wie selbstverständlich zu funktionieren hat und im Falle einer »Funktionsstörung« durch die moderne Medizin repariert oder teilweise ausgewechselt wird. Indem wir unserem Körper (mehr) Respekt und Wertschätzung entgegenbringen, tragen wir ganz erheblich zum Gesundbleiben oder Gesundwerden bei.

Praxis-Tipp ▶ Aktiv bleiben bedeutet: Erhaltung der körperlichen Beweglichkeit und des Reaktionsvermögens sowie der Anpassungsfähigkeit an ständig wechselnde Anforderungen. Dies bietet einen gewissen Schutz vor Stürzen (Unfällen) und Verschleißkrankheiten. Darüber hinaus verbessert es die Heilungs- und Anpassungsreaktionen, wenn es zu Erkrankungen oder Verletzungen gekommen ist.

5.2.4 Alterungsbedingte Veränderungen am Bewegungssystem und an den Organsystemen

Folgende Veränderungen sind festzustellen:
- Abnahme der Schnelligkeit und Koordination, des Reaktionsvermögens und der ▶ Gleichgewichtsreaktionen. Die allgemeine Gewandtheit, Geschicklichkeit und das »Timing« bei Mehrfachhandlungen lassen nach; es fällt schwerer, einen gewissen Bewegungsrhythmus einzuhalten.
- Abnahme der Kraft, besonders der Schnellkraft. Dies macht sich beispielsweise beim Gehen bemerkbar, denn die Schrittlänge nimmt ab, der Gang wird langsamer und verliert an Elastizität.
- Abnahme der Beweglichkeit. Sie gilt als das Maß für den Alterungsprozess überhaupt und ist oft bereits ab dem 40. Lebensjahr eindeutig nachweisbar. Spüren können wir es jedoch meist schon sehr viel früher.
- Abnahme der Feinstmotorik. Besonders im hohen Lebensalter gelingt es oft nicht mehr ohne Schwierigkeiten, feinmotorische Leistungen zu erbringen. So können das Schließen einer Halskette bzw. kleiner Blusenknöpfe, das Entnehmen einer Tablette aus einer Folienpackung und feine Näharbeiten erhebliche Probleme bereiten (Abb. 5.4).
- Abnahme der Sensibilität (in sehr hohem Alter). Dieses Phänomen scheint mit der Abnahme der Feinstmotorik in Verbindung zu stehen bzw. kommt erschwerend hinzu. Bei sehr alten Menschen beobachtet man auch hin und wieder eine übersteigerte Sensibiliät, z. B. gegen Druck.

Die beschriebenen alterstypischen Veränderungen sollen jedoch nicht durch Inaktivität oder falsch verstandene Schonung zu ▶ funktionellen Störungen oder gar Krankheiten werden (und somit Sicherheit, Selbständigkeit und Unabhängigkeit gefährden).

Wichtig ▼
Wer mit zunehmendem Alter dazu übergeht, sich in falsch verstandener Weise zu schonen und zurückzuziehen, öffnet unangenehmen Alterserscheinungen Tür und Tor.

Abb. 5.4. Im höheren Alter kann eine feine Näharbeit vielleicht nur noch mit viel Mühe ausgeführt werden

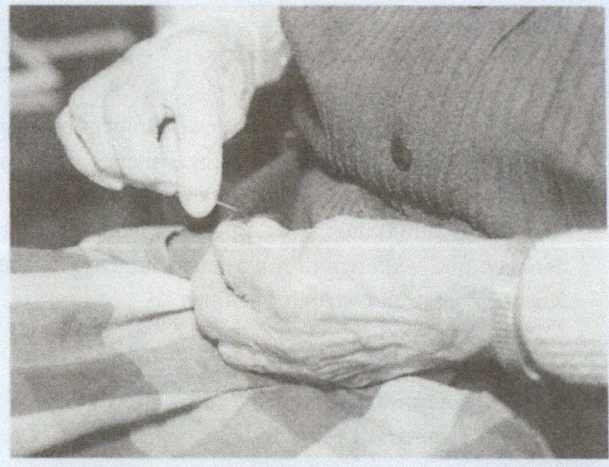

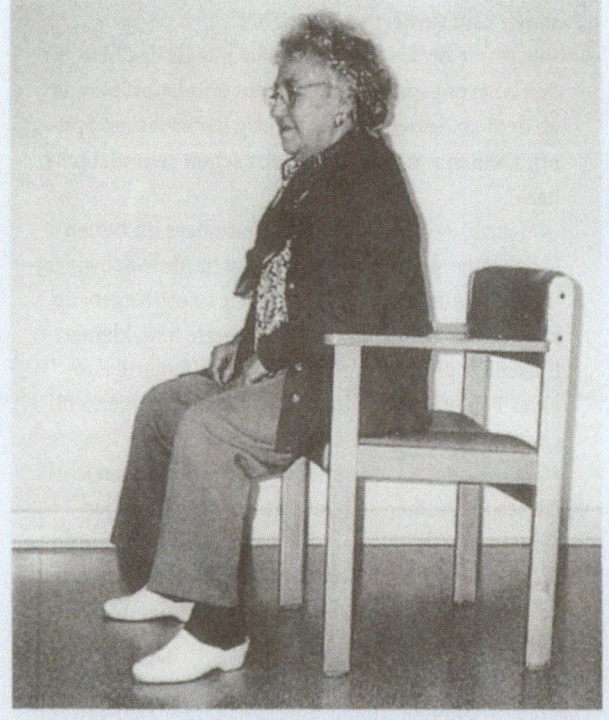
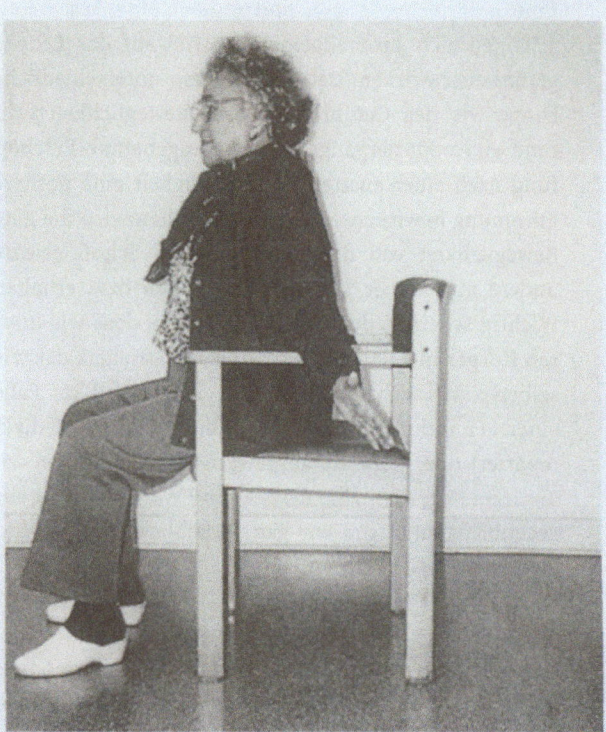

a

b

Abb. 5.5. a Bei längerem Sitzen öfters eine aktive Haltung einnehmen. **b** Zusätzlich Dehnübungen durchführen

5.2.5 Auswirkungen von Inaktivität und Fehlbelastung (im Alter)

Mit folgenden Auswirkungen muss gerechnet werden:
- Muskeln verlieren ihre Kraft.
- Muskeln verkürzen sich.
- Gelenkknorpel und Gelenkflüssigkeit vermindern sich, Gelenke versteifen.
- Innere Organe werden durch häufiges Sitzen (in »runder« Haltung) in ihrer Funktion behindert, die Atmung ist oberflächlich, es werden nicht mehr alle Teile der Lunge »belüftet«.

- Sogenannte funktionelle Schmerzen bei Bewegung (◘ funktionelle Störungen), Schmerzen auch in Ruhe.
- Depressive Stimmungslage.

5.2.6 Wichtige Aktivitäten

Aktivitäten und Hobbys sollten im Alter beibehalten werden. Älteren (Patienten) ist daher zu raten:

Praxis-Tipp ▼

- Gewohnte Aktivitäten wie Wandern, Radfahren, Tanzen, Spazierengehen, Schwimmen nicht aufgeben, nur anpassen.
- Neue Aktivitäten kennen lernen wie Boccia, Golf, Taijiquan (chinesisches »Schattenboxen«).
- Oft, d.h. mehrmals wöchentlich, eine Wegstrecke – ohne Tragearbeit – zügig gehen (d.h. keine Einkaufstasche, keine Handtasche).
- Rolltreppen und Aufzüge meiden.
- »Aktives Sitzen« einüben, ab und zu mit einer ◘ Dehnübung kombinieren (Abb. 5.5 a, b).
- Längeres Sitzen immer wieder unterbrechen durch Haushaltstätigkeiten u.ä.
- Optimal: Seniorengymnastikgruppe.

Wenn auch die größte körperliche Leistungsfähigkeit des Menschen zwischen dem 20. und 30. Lebensjahr liegt, so führt regelmäßige Bewegung doch auch im höheren Alter zu einer Steigerung der Leistungsfähigkeit. Bereits eingetretene Beschwerden des Bewegungssystems oder auch des Herz-Kreislauf-Systems vermindern sich oder verschwinden.

5.3 Stürze im Alter

5.3.1 Verschiedene Ursachen

Die Ursachen für Stürze bei älteren Menschen sind ausgesprochen vielfältig und werden im Folgenden aufgelistet:
- altersbedingte Veränderungen,
- Seh- und Hörstörungen,
- Schwindel, »drop attack«,
- Herzerkrankungen,
- Blutdruckschwankungen,
- Erkrankungen des Bewegungssystems: Arthrose,
- neurologische Erkrankungen,
- Medikamente,
- Umgebungsfaktoren.

Altersbedingte Veränderungen

Eine altersbedingte Abnahme an Muskelkraft, Balancefähigkeit, Reaktionsgeschwindigkeit und Koordination führt dazu, dass der Mensch auf Veränderungen in seiner Umwelt (z.B. im Straßenverkehr) nicht mehr so flexibel reagieren kann wie in jüngeren Jahren; dadurch steigt die Sturz- und Unfallgefahr.

Seh- und Hörstörungen

Abnehmende Leistungen der Sinnesorgane erschweren die Wahrnehmung vorhandener Gefahrenquellen in direkter Umgebung (z.B. herannahendes Fahrzeug, Hindernisse wie Stufen oder Bordsteinkanten) und können dadurch Stürze und Unfälle begünstigen.

Schwindel, »drop attack«

In schweren Fällen führen diese Schwindelgefühle zu Unsicherheiten bis hin zum Sturz. Meist handelt es sich um Durchblutungsstörungen des Innenohrs (mit entsprechender Beeinträchtigung des Gleichgewichtsorgans) oder des Kleinhirns, zuständig für die Koordination von Gleichgewichtsreaktionen. Mitunter findet man Einengungen der Blutgefäße, die zum Hirnstamm ziehen – oft durch abnutzungsbedingte Veränderungen der Halswirbelsäule, jedoch auch durch Arteriosklerose. Betroffene Menschen stürzen, ohne das Bewusstsein zu verlieren, und haben den Eindruck, dass »die Beine einfach nachgegeben haben« (»drop attack«).

Herzerkrankungen

Bestimmte Herzerkankungen können Stürze begünstigen. Besonders zu nennen sind hier die Herzrhythmusstörungen, die zu einem besonders langsamen oder besonders schnellen Herzschlag führen können (Bradykardie bzw. Tachykardie). Wenn das Herz extrem langsam oder schnell schlägt, gelingt es ihm nicht mehr, eine ausreichende Menge Blut durch den Körper (und damit auch zum Gehirn) zu befördern. Das Blut transportiert jedoch den dringend zum Leben benötigten Sauerstoff zum Gehirn. Dieses reagiert auf jede Form von Sauerstoffmangel sehr empfindlich: Der Mensch wird bewusstlos. So können auch kurzdauernde, schwere Herzrhythmusstörungen zur plötzlichen Bewusstlosigkeit (Synkope) und damit zum Sturz, oft mit erheblichen Verletzungen, führen.

Blutdruckschwankungen

In ähnlicher Weise können Blutdruckschwankungen (oft auch bei jungen Menschen) zu einer Synkope mit Sturz führen. Besonders bei zu schnellem Aufstehen aus dem Liegen oder Sitzen kommt es zu einem Abfall des Blutdrucks: Für kurze Zeit gelangt zu wenig Blut (und damit Sauerstoff) zum Gehirn, was zu Schwindel oder sogar zur Bewusstlosigkeit führen kann (Orthostasesyndrom). Dieses Phänomen ist im Prinzip harmlos und gut zu behandeln.

Auch bei Hypertonie (krankhaft erhöhter Blutdruck) können durch Anpassungsstörungen bei Blutdruckschwankungen Zustände von Bewusstlosigkeit auftreten.

Erkrankungen des Bewegungssystems: Arthrose

Häufig treten im Alter Verschleißerscheinungen der Gelenke auf, die ebenfalls Stürze begünstigen. So kann ein alter Mensch mit einer beidseitigen Coxarthrose nur noch in kleinen Schritten gehen, jeder unvorbereitete Schritt schmerzt, das Bewegungsausmaß der Gelenke ist stark vermindert. Dadurch lässt sich eine Störung des Gleichgewichts (z. B. durch Stolpern) nicht mehr so leicht abfangen. Gegenständen, z. B. einem Auto, kann der Erkrankte nicht mehr ohne weiteres ausweichen, da der kräftige »Schritt zur Seite« aufgrund der Abduktionseinschränkung mit erheblichen Schmerzen verbunden wäre und daher instinktiv vermieden wird.

Neurologische Erkrankungen

Vorbestehende neurologische Erkrankungen, die zu Lähmungen geführt haben, erhöhen das Sturzrisiko beträchtlich:

- Ein früher durchgemachter Apoplex (Schlaganfall) wirkt sich oft gefährdend aus, wenn z. B. die Fußspitze aufgrund einer Peronaeusparese nicht genügend angehoben werden kann und so am Untergrund hängen bleibt.
- Bei der Parkinson-Krankheit ist durch eine Bewegungsstarre der Muskulatur die Anpassungsfähigkeit der Kranken an die Umgebungssituation stark vermindert, so dass es häufig zu Stürzen kommt.

Medikamente

Bestimmte Arzneistoffe können Stürze begünstigen. Hier sind besonders Schlafmittel zu nennen, die durch den dämpfenden Effekt auf die Hirnfunktionen die Anpassungsfähigkeit des Organismus mindern (Abb. 5.6).

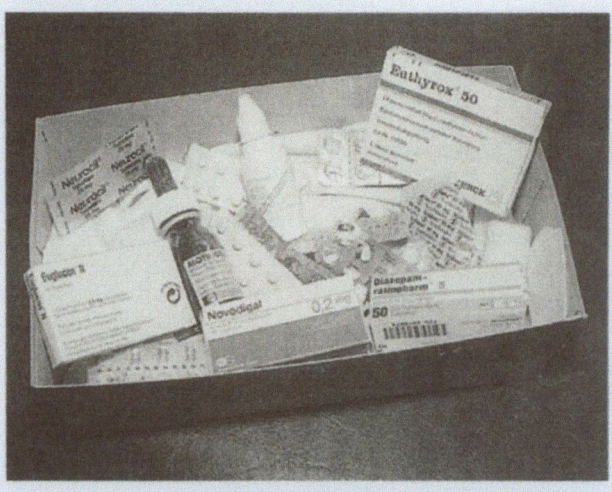

Abb. 5.6. Medikamente sollten mit Bedacht und nur in Absprache mit dem behandelnden Arzt eingenommen werden. Dies gilt auch für rezeptfreie Schlafmittel

!!! Vorsicht
    Bei der Einnahme von schlaffördernden Medikamenten ist große Vorsicht geboten.

Sinnvoller als die Einnahme von Schlafmitteln ist eine aktive Lebensführung, die zu einer natürlichen, ausreichenden Ermüdung führt und auf diesem Wege schlaffördernd wirkt. Alte Menschen müssen darüber aufgeklärt werden, dass eine Abnahme des Schlafbedürfnisses im Alter normal ist und es nicht sinnvoll ist, mit Hilfe von Tabletten eine »ordnungsgemäße« Schlafzeit hervorzurufen. Jedes Schlafmittel führt zu einer Reduktion der (besonders erholsamen) REM-Schlafphasen. Daher geht ein durch Schlafmittel verlängerter Schlaf eher mit einem verminderten Erholungseffekt einher.

Umgebungsfaktoren

Ungünstige Voraussetzungen in der Umgebung des Patienten wie schlechte Beleuchtung, glatte oder mit Teppichen belegte Fußböden, ausgetretene Stufen oder ungeeignete Möbel können für einen Sturz mitverantwortlich sein, insbesondere bei Betroffenen, die an einer der beschriebenen vorbestehenden Erkrankungen leiden.

5.3.2 Erste Hinweise auf eine mögliche Sturzgefährdung

Oft geschieht ein Sturz ohne vorherige Anzeichen, besonders wenn es zu einer plötzlichen Bewusstlosigkeit infolge einer inneren Erkrankung kommt.

Bei anderen Erkrankungen, vor allem des Bewegungssystems, und bei den allgemeinen altersbedingten Veränderungen stellen sich die körperlichen Einschränkungen nach und nach fast unmerklich ein, so dass sie vom Betroffenen selbst oft nicht oder nur eingeschränkt bemerkt werden. Besonders für ältere Männer, die immer auf ihre körperliche Leistungsfähigkeit stolz waren, ist es oft schwer, die zunehmenden Einschränkungen des Alters zu akzeptieren und sich bewusst zu machen.

Praxis-Tipp ▶ Erste Anzeichen drohender Stürze können sein:
- gehäuftes Stolpern,
- Schwindel,
- Unsicherheit beim raschen Überqueren der Straßen,
- zunehmende Hör- und Sehbeeinträchtigung.

Die Anzeichen sind so vielfältig wie die Ursachen!

5.3.3 »Sturzkrankheit«

Wenn die ersten Anzeichen (falls vorhanden) oder die ersten Stürze nicht zum Anlass genommen werden, die Ursache dafür genau abzuklären, muss mit immer wiederkehrenden Stürzen (»Sturzkrankheit«) gerechnet werden.

Dies hat weitreichende Folgen: Bei jedem Sturz eines alten Menschen kann es wegen der zunehmenden Osteoporose (Knochenentkalkung) zu Knochenbrüchen kommen, die einen Krankenhausaufenthalt erforderlich machen. Andererseits hat auch ein unverletzt überstandener Sturz beim Betroffenen oft vermehrte Ängstlichkeit zur Folge. Mitunter wird dann die zur Gesunderhaltung dringend notwendige Bewegung gemieden, um sich nicht einem erneuten Sturzrisiko auszusetzen. Ein solcher Bewegungsmangel wiederum kann zu vielen Komplikationen bis hin zu lebensgefährlichen Erkrankungen führen.

Praxis-Tipp ▶ Wegen der vielen möglichen Ursachen für Stürze sollte so früh wie möglich die Sturzursache abgeklärt werden, damit eine zielgerechte Behandlung erfolgen kann.

5.3.4 Behandlungsmöglichkeiten

Auch diese sind bezüglich Ansatz und Erfolgsrate sehr unterschiedlich und von der Art der sturzauslösenden Ursache abhängig:
- altersbedingte Veränderungen, Umgebungsfaktoren,
- Seh- und Hörstörungen,
- Schwindel,
- Herzerkrankungen,
- Blutdruckschwankungen,
- Erkrankungen des Bewegungssystems: Arthrose,
- neurologische Erkrankungen.

Altersbedingte Veränderungen, Umgebungsfaktoren

Für alterstypische Veränderungen, wie oben beschrieben, gibt es naturgemäß keine Behandlung. Hier ist eine Anpassung des alternden Menschen an die neue Situation notwendig. Auch ein gesellschaftliches Umdenken mit dem Ziel einer größeren Rücksichtnahme auf die Bedürfnisse alter Menschen ist zu fordern.

Seh- und Hörstörungen

Durch regelmäßige Kontrollen beim Augenarzt bzw. Hals-Nasen-Ohren-Arzt können bereits beginnende Einschränkungen rechtzeitig erkannt und behandelt werden (s. Kap. 5.1).

Schwindel

Bei Schwindelanfällen, die meist Durchblutungsstörungen zur Ursache haben, sind den ursächlichen Behandlungsmöglichkeiten enge Grenzen gesetzt: Die Blutgefäße liegen an einer Stelle, an der sie für eine gefäßersetzende Operation nicht zugänglich sind. Medikamente können je nach Krankheitslage eine gewisse Erleichterung bringen, in der Regel aber die Beschwerden nicht vollständig beseitigen.

In diesen Fällen muss das Sturzrisiko durch folgende Maßnahmen reduziert werden:
- erkennbare Risiken in der Wohnung vermindern,
- bei Wegen außerhalb der Wohnung ein Gehhilfsmittel einsetzen und Begleitung durch Dritte gewährleisten.

Herzerkrankungen

Bradykarde Herzrhythmusstörung können sehr erfolgversprechend behandelt werden. Der sehr langsame Herzschlag kann nicht nur zu Stürzen, sondern auch zum plötzlichen Herztod führen. Kommt der Patient nach einem Sturz zur Abklärung in ärztliche Behandlung, so lässt sich die Ursache des Sturzes problemlos erkennen und behandeln: Ein Herzschrittmacher wird in einem kleinen Eingriff eingesetzt, und die (altersentsprechend) volle Belastbarkeit des Patienten ist wiederhergestellt.

Blutdruckschwankungen

Der lageabhängige Blutdruckabfall beim Aufstehen, der vom Arzt durch einen unkomplizierten Test festgestellt werden kann, lässt sich durch einfache Maßnahmen beeinflussen:
- Langsames Aufstehen aus dem Liegen oder Sitzen.
- Überprüfung der eingenommenen Medikamente durch den Arzt auf evtl. blutdrucksenkende Eigenschaften, ggf. Medikamentenwechsel.

> **Vorsicht ▼**
> Bei zu hohem Blutdruck ist eine ganz konsequente Blutdruckeinstellung durch Medikamente notwendig.

Erkrankungen des Bewegungssystems: Arthrose

Bei Verschleißerscheinungen der großen Gelenke (Arthrose) ist eine verminderte Beweglichkeit in einem gewissen Ausmaß altersentsprechend normal und muss zu einer angepassten Lebensweise führen. Allerdings ist auch hier eine regelmäßige Kontrolle durch den Orthopäden notwendig, um den richtigen Zeitpunkt für eine gelenkersetzende Operation herauszufinden. Wenn nach einer Operation auch oft gewisse Einschränkungen zurückbleiben, so sind diese doch – gerade beim Gelenkersatz an der Hüfte – weit geringer als es bei einem weiteren Fortschreiten des Gelenkverschleißes der Fall wäre. Bei rechtzeitiger Operation kann durch intensive Trainingsmaßnahmen und Schulung von Alltagsaktivitäten in aller Regel eine gute muskuläre Kraft wieder hergestellt werden.

Neurologische Erkrankungen

Je nach Art der Erkrankung wird der betreuende Neurologe oder Internist geeignete Medikamente (z.B. bei der Parkinson-Krankheit) verschreiben können, die durch die Behandlung der Grunderkrankung die Sturzrisiken mindern. Es gibt jedoch gerade auf diesem Gebiet auch Erkrankungen, die einer Behandlung mit Medikamenten nur sehr eingeschränkt zugänglich sind. Dies betrifft z.B. Restbeeinträchtigungen nach einem Schlaganfall. Hier ist eine gute Rehabilitationsbehandlung mit der Verordnung von Hilfsmitteln notwendig, die die Häufigkeit von Stürzen mindern, wenn sie regelmäßig angewandt werden (z.B. Schienenversorgung bei Peonaeusparese).

Des Weiteren ist eine intensive physiotherapeutische und ergotherapeutische Behandlung notwendig, um möglichst viele zurückkehrende Fähigkeiten nutzen zu können.

5.3.5 Sturzrisiken verringern

Eine 100%ige Sicherheit vor Stürzen und Unfällen kann es naturgemäß nicht geben; wo dies vom älteren Menschen selbst oder von besorgten Angehörigen angestrebt wird, geht dieses ausgeprägte Sicherheitsbedürfnis auf Kosten von Aktivität und Unabhängigkeit – wiederum mit dem Risiko, dadurch krank zu werden. Das andere Extrem wäre, den Dingen einfach ihren Lauf zu lassen und vor eindeutig erkennbaren Risiken die Augen zu verschließen. Vielmehr kann durch eine aufmerksame und kritische Beurteilung der Wohnung und durch bestimmte vorbeugende Maßnahmen außerhalb der Wohnung das Sturzrisiko erheblich gemindert werden (Abb. 5.7).

Entsprechend dem Aktionsradius Älterer geht es vor allem um:
- Sicherheit in der Wohnung,
- Sicherheit als Fußgänger im Straßenverkehr,
- Sicherheit bei der Benutzung öffentlicher Verkehrsmittel.

Sicherheit in der Wohnung

Die meisten Stürze älterer Menschen ereignen sich in der Wohnung oder in deren unmittelbarer Nähe; oft sind äußere Faktoren auszumachen, die zusammen mit einer Stand- und Gangunsicherheit den Sturz herbeiführten. Folgende Maßnahmen tragen dazu bei, Stürze zu verhindern:

Praxis-Tipp ▼
- Haltegriffe in Bad und WC anbringen,
- Läufer und Brücken befestigen oder entfernen,
- Treppenhausbeleuchtung verbessern,
- therapeutische Beratung im Zusammenhang mit einem notwendigen Gehhilfsmittel,
- besondere Vorsicht bei Nässe und Glätte.

In Kap. 6 werden ausführliche Ratschläge gegeben, wie eine Wohnung seniorengerecht (um-)gestaltet werden kann.

Sicherheit als Fußgänger im Straßenverkehr

Die Teilnahme am Straßenverkehr ist für alle Menschen riskant, ob jung oder alt – zumal der Verkehr zunehmend dichter und »aggressiver« wird.

Ältere Menschen sind jedoch stärker unfallgefährdet als jüngere, da sie schlechter hören und sehen und für körperliche und geistige Reaktionen mehr Zeit benöti-

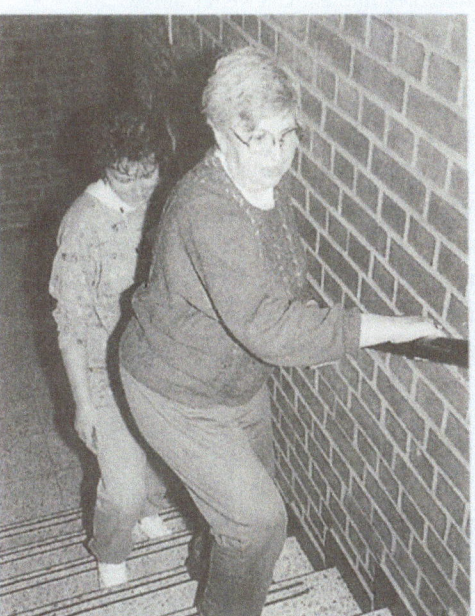 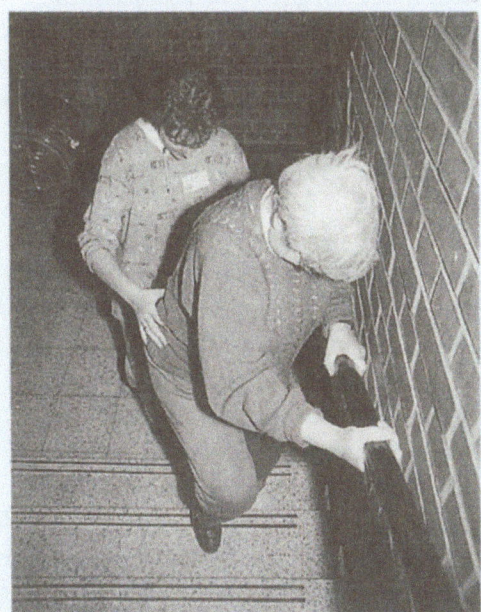

Abb. 5.7. **a** Nicht immer ist der Handlauf auf der richtigen Seite. **b** Für manche Menschen ist es sicherer, die Treppe rückwärts herunterzusteigen

gen als jüngere Menschen. Die Fehleinschätzung einer Verkehrssituation oder körperliche Beschwerden führen hin und wieder auch zu regelrechtem Fehlverhalten, das dann zu einer Gefahr für andere Verkehrsteilnehmer werden kann. Recht häufig sind folgende Verhaltensweisen zu beobachten:

Beispiel ▼
▶ Der kürzere, ungesicherte Weg über die Straße wird dem etwas längeren Weg zur Fußgängerampel vorgezogen (Abb. 5.8).
▶ Jemand geht »nach Gehör« über die Straße, anstatt sich gründlich umzuschauen.

(Jüngere) Autofahrer werfen älteren Fußgängern oft unschlüssiges, ängstliches Verhalten an einem gesicherten Überweg vor – dies führe, so sagen sie, dazu, dass andere Verkehrsteilnehmer nicht recht wüssten, wie sie sich verhalten sollen, und nur dadurch entstünde eine gefährliche Situation. Dieser Vorwurf ist sicher nicht gerechtfertigt: Ältere werden nicht ohne Grund ängstlich, und unter ethischen Gesichtspunkten ist zu fordern, dass sich der Verkehr grundsätzlich nach seinen schwächeren Teilnehmern richtet! Hier ist ein gesellschaftliches Umdenken erforderlich, für dessen Beginn es bisher nur schwache Anzeichen gibt. So sind beispielsweise nahezu alle Ampelphasen an Fußgängerüberwegen so kurz geschaltet, dass es vielen älteren Menschen nicht gelingt, die Straße bei »Grün« vollständig zu überqueren.

Praxis-Tipp ▶ Tipps zur Erhöhung der Sicherheit Älterer im Verkehr:
▶ Das Gehör vom Hals-Nasen-Ohren-Arzt überprüfen lassen; das empfohlene Hörgerät akzeptieren.
▶ Die Sehschärfe regelmäßig überprüfen lassen; vielleicht ist eine neue Brille erforderlich.
▶ Besonders in der dunklen Jahreszeit helle Kleidung tragen, damit man als Fußgänger in der Dämmerung oder bei Dunkelheit besser gesehen wird.
▶ Bequeme Schuhe mit rutschfester Sohle erhöhen die Gangsicherheit.
▶ Den vom Arzt oder der Therapeutin empfohlenen orthopädischen Schuh, Fußschiene, Handstock, Rollator auch wirklich benutzen; unangebrachte Eitelkeit kann hier schlimme Folgen haben.

▶ Passanten helfen gerne über schwierige Verkehrspunkte hinweg, wenn sie darum gebeten werden.
▶ Die Gewohnheiten im Tragen von Einkaufsgut und Gepäckstücken überprüfen und evtl. ändern: Einkaufsroller statt Tasche, Umhängetasche mit langem Riemen zum »Querhängen«, dadurch bleiben die Hände frei (Balance, Benutzung eines Gehhilfsmittels), sperriges oder schweres Einkaufsgut nach Hause liefern lassen (Abb. 5.9).

Sicherheit bei der Benutzung öffentlicher Verkehrsmittel

Die Benutzung öffentlicher Verkehrsmittel ist aus vielerlei Gründen der Benutzung des Pkws vorzuziehen, birgt für ältere Fahrgäste jedoch leider auch spezielle Schwierigkeiten und Gefahren. So sind die Einstiegsstufen häufig viel zu hoch, Türschließen, An- und Abfahren erfolgen zu rasch, die Sitze sind (wegen der Gefahr der mutwilligen Beschädigung) oft ungepolstert und so glatt, dass der Fahrgast bei mangelnden Gleichgewichtsreaktionen und Kraft in einer scharfen Kurve hinausrutschen kann; und nicht allen Mitfahrenden ist es selbstverständlich, auf ältere Menschen Rücksicht zu nehmen. Beim Aussteig aus Bus oder Straßenbahn kommt es immer wieder zu Beinaheunfällen, weil rücksichtslose Auto- oder Radfahrer sich verkehrswidrig verhalten und einfach weiterfahren.

Praxis-Tipp ▶ Folgende Hinweise zur Benutzung öffentlicher Verkehrsmittel sind für Ältere hilfreich:
▶ Wenn möglich, immer vorne beim Fahrer ein- und aussteigen; ein zu frühes Schließen der Tür beim Ein- und Aussteigen ist dadurch ausgeschlossen.
▶ Den nächst gelegenen freien Sitzplatz benutzen.
▶ Gegebenenfalls einen Schwerbehindertenausweis beantragen; er ist nicht nur eine Sitzplatzgarantie, sondern bietet darüber hinaus weitere wichtige Vorteile (s. Kap. 7.4.4).

5.4 Osteoporose (Knochenschwund)

Definition ▼
Bei der Osteoporose ist der Knochenstoffwechsel dahingehend verändert, dass durch eine Verminderung

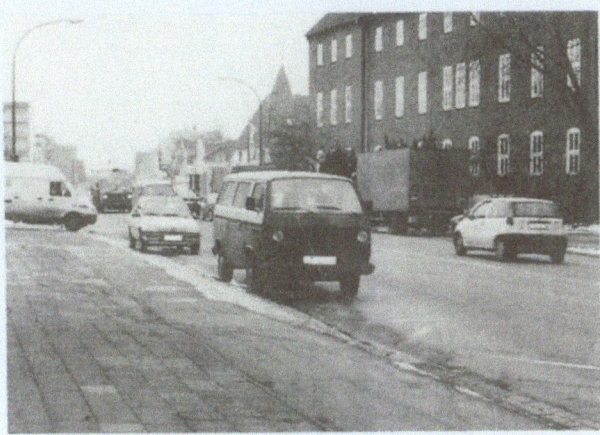

Abb. 5.8. Oft ist der nächste gesicherte Überweg weit entfernt

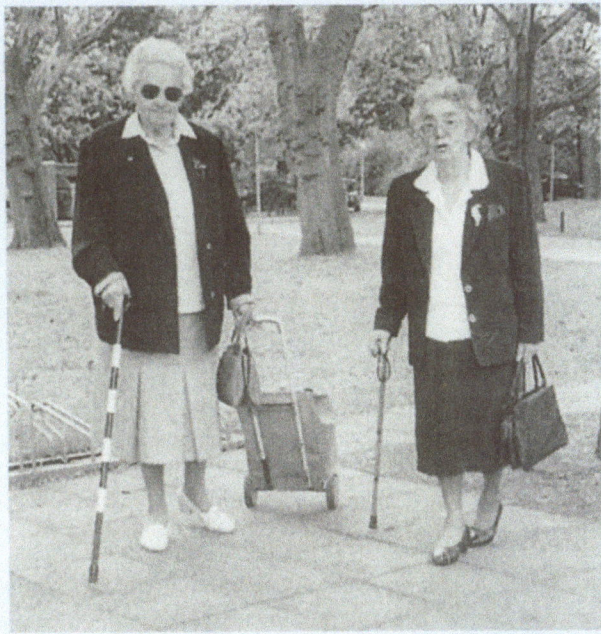

Abb. 5.9. Gemeinsam geht manches leichter und macht auch mehr Spaß

der Knochenmasse, der Knochenstruktur und der Knochenfunktion bereits bei einem geringfügigen Trauma eine Fraktur eintreten kann. Wenn es durch die Erkrankung bereits zu Knochenbrüchen gekommen ist, spricht man von einer manifesten Osteoporose. Wenn typische Veränderungen nachweisbar sind, aber noch keine Frakturen eingetreten sind, handelt es sich um eine präklinische Osteoporose.

Die Knochenmasse ist altersabhängig. Die höchste Knochenmasse wird in einem Lebensalter von etwa 30 Jahren erreicht (»peak bone mass«). Dieser Höchstwert wird zur Einschätzung des Grads eines Knochenabbaus herangezogen. Als normal gelten Werte für die »peak bone mass«, die innerhalb einer Standardabweichung um den Mittelwert streuen. Bei einer Abweichung von mehr als 2,5 Standardabweichungen unterhalb des Mittelwerts spricht man von einer Osteoporose, bei Werten zwischen –1 und 12,5 Standardabweichungen von einer Osteopenie (oder präklinischen Osteoporose).

Ab einem Alter von ca. 35 Jahren reduziert sich die Knochenmasse im Vergleich zur »peak bone mass« physiologischerweise um 0,5–1 % pro Jahr.

Einteilung der Altersosteoporose

Zwei Erscheinungsformen der Osteoporose werden differenziert:
- Typ-I-Osteoporose,
- Typ-II-Osteoporose.

▶ **Typ-I-Osteoporose.** Diese entspricht der nach den Wechseljahren der Frau einsetzenden (postmenopausalen) Osteoporose. Sie ist durch einen starken Verlust der schwammartigen (spongiösen) Knochenanteile gekennzeichnet und betrifft fast ausschließlich das weibliche Geschlecht.

▶ **Typ-II-Osteoporose.** Sie wird in späterem Lebensalter manifest und führt zu einem Verlust des Spongiosa wie auch der (festen) Kompakta – Anteile des Knochens. Sie entspricht der senilen Osteoporose, die beide Geschlechter betrifft.

Es kommen auch Kombinationen beider Osteoporose-Typen vor.

5.4.1 Verschiedene Ursachen

Die Osteoporose gehört in den Industrienationen zu den häufigsten metabolischen Knochenerkrankungen. Sie ist eine typische Erkrankung des höheren Lebensalters und tritt bei Frauen häufiger auf als bei Männern. Frakturen treten bei den Betroffenen bevorzugt an folgenden Stellen auf:

- Wirbelsäule (Übergang zwischen Brust- und Lendenwirbelsäule),
- Unterarm (distale Radiusfraktur) und
- hüftnaher Anteil der Oberschenkelknochen (Schenkelhalsfraktur).

Die Häufigkeit von Schenkelhalsfrakturen steigt jenseits des 75. Lebensjahres stark an. Dabei sind Frauen doppelt so häufig betroffen wie Männer. Insgesamt treten pro Jahr in Deutschland mehr als 100 000 Schenkelhalsfrakturen auf.

Häufigste Ursachen für die primäre Osteoporose älterer Menschen sind:

- genetische Faktoren (teilweise besteht eine familiäre Disposition),
- Kalziumdefizit in der Ernährung der Jugendjahre,
- gesteigerter Knochenabbau, z.B. Östrogenmangel nach der Menopause,
- Mangel an Kalzium (Tabelle 5.1 und 5.2) und Vitamin D in der Ernährung.
- Bewegungsmangel.

5.4.2 Erste Anzeichen

In der Frühphase der Erkrankung fehlen subjektive Beschwerden, da der zunehmende Knochenabbau sich erst dann schmerzhaft bemerkbar macht, wenn erste Knochenbrüche auftreten. Die vorhergehende Knochenentkalkung als solche ist nicht schmerzhaft, da der Knochen selbst nicht mit sensiblen Nerven versorgt ist. Erst wenn durch Frakturen das sehr schmerzempfindliche Periost, die Knochenhaut, gedehnt oder gezerrt wird, treten Beschwerden – dann schlagartig – auf. Dabei äußern sich die Schmerzen je nach Lokalisation der Fraktur unterschiedlich. Meist treten die ersten Brüche im Bereich der Wirbelsäule auf. Sie führen zum vielschichtigen Symptom des Rückenschmerzes, der im Alter auch auf viele andere Erkrankungen des Stütz- und Bindegewebes zurückgeführt werden kann, so dass die korrekte Diagnose nicht immer unmittelbar erfolgt.

Tabelle 5.1. Kalziumgehalt von Milchprodukten. (Nach Langenscheidt u. Watkin, 1994)

Menge	Milchprodukt	Kalziumgehalt (mg)
0,5 l	Buttermilch	ca. 550
0,5 l	Magermilch (1,5 % Fett)	ca. 550
10 g	Emmentaler (45 % Fett)	ca. 115
10 g	Tilsiter (45 % Fett)	ca. 85
10 g	Gouda (45 % Fett)	ca. 80
10 g	Edamer (30 % Fett)	ca. 70
10 g	Edamer (20 % Fett)	ca. 50
100 g	Joghurt (1,5 % Fett)	ca. 110
100 g	Magerquark (0 % Fett)	ca. 70
100 g	Frischkäse (45 % Fett)	ca. 65

Tabelle 5.2. Kalziumgehalt einiger üblicher Nahrungsmittel. (Nach Langenscheidt u. Watkin, 1994)

Menge	Nahrungsmittel	Kalziumgehalt (mg)
100 g	Vollkornbrot	ca. 50
1	Ei	ca. 30
100 g	Kiwi	ca. 40
100 g	Mandarinen	ca. 35
100 g	Himbeeren	ca. 30
100 g	Erdbeeren	ca. 23
100 g	Aprikosen	ca. 18
100 g	Kopfsalat	ca. 20
100 g	Endiviensalat	ca. 65
100 g	Chinakohl	ca. 40
100 g	Grünkohl	ca. 160
100 g	Lauch	ca. 120
100 g	Sellerie	ca. 55
100 g	Brunnenkresse	ca. 180
100 g	Tomaten	ca. 13
100 g	Radieschen	ca. 35
100 g	Haselnüsse	ca. 220
100 g	Kartoffeln	ca. 15
100 g	Fleisch	ca. 13

5.4.3 Vollbild der Krankheit

In fortgeschrittenen Stadien der Erkrankung ist das klinische Bild eindeutig.

Osteoporosebetroffene sind in der Regel schlank oder sogar untergewichtig. Bereits die Körperhaltung kann erste Hinweise geben, oft stehen Betroffene »zusammengesunken« mit hängenden Schultern, Hautfalten am Rücken zur Mitte aufsteigend (»Tannenbaumbild«) und hervortretendem Bäuchlein mit deutlichen Querfalten über dem Bauch. Daneben weisen sie oft einen Rundrücken auf.

Besonders auffällig sind scheinbar zu lange Arme (Abb. 5.10). Schon Leonardo da Vinci wusste, dass die Spannbreite der Arme der Körpergröße entspricht (Abb. 5.11). Bei einer deutlichen Veränderung dieses

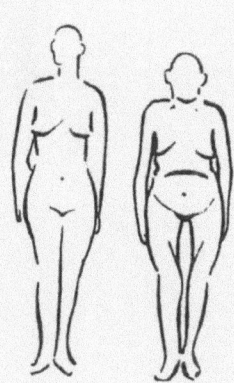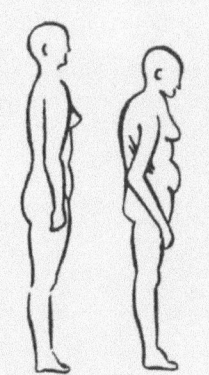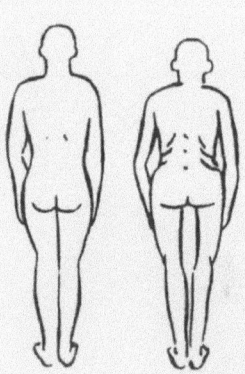

Abb. 5.10. Schematische Darstellung von Haltungsänderungen und Hautfalten bei Osteoporosen. (Aus Ringe 1995)

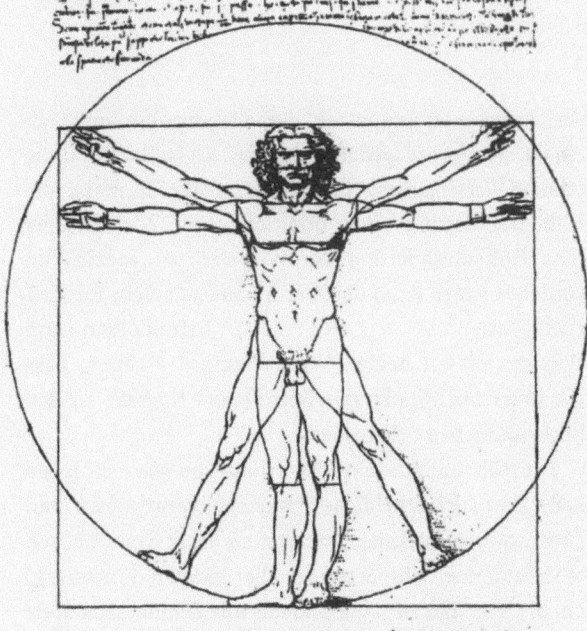

Abb. 5.11. Armspannweite und Körpergröße sind bei gesunden Erwachsenen identisch. (Klassische Darstellung von Leonardo da Vinci)

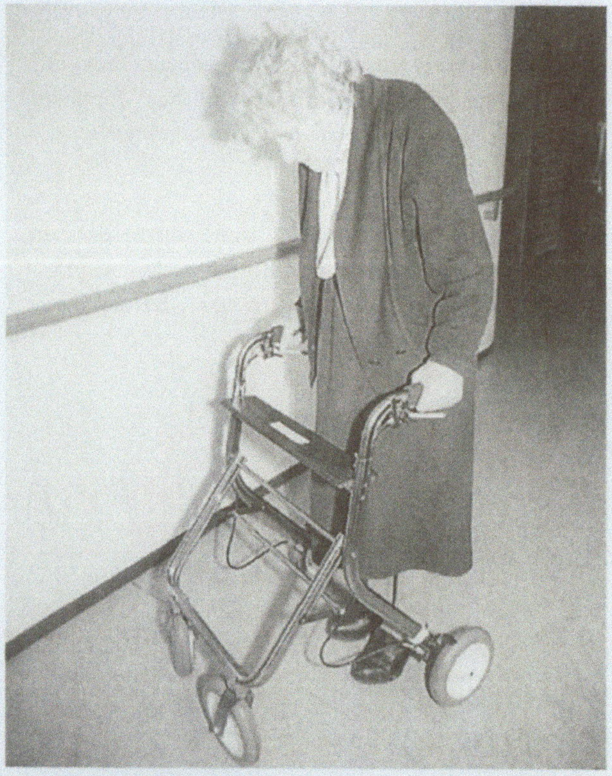

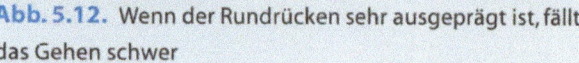

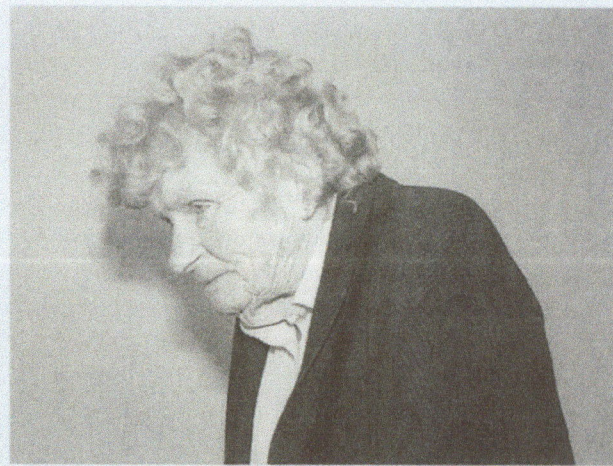

Abb. 5.13. Der Kopf kann nur unter Anstrengung gehoben werden

Abb. 5.12. Wenn der Rundrücken sehr ausgeprägt ist, fällt das Gehen schwer

Verhältnisses zuungunsten der Körpergröße sollte an eine Osteoporose gedacht werden. Ursache für diese relative Verringerung der Körpergröße ist meist die Höhenminderung eines oder mehrerer Wirbelkörper. Eine Höhenminderung der Wirbelkörper speziell im vorderen Anteil kann darüber hinaus zu einem Rundrücken führen (Abb. 5.12 und 5.13). In Extremfällen kann sich aus diesen beiden Veränderungen ergeben, dass die untersten Rippen der Betroffenen Kontakt zu den Beckenknochen bekommen.

Die Höhenminderung (Sinterung) von Wirbelkörpern kann aber auch erhebliche Schmerzen verursachen, und zwar sowohl Rückenschmerzen als auch vom Rücken ausstrahlende Schmerzen in alle anderen Körperregionen. Derartige, oft lang andauernde Schmerzzustände führen bei Betroffenen nicht selten zu psychischen Veränderungen, z. B. Depressionen. Dies wiederum kann sich im Gesichtsausdruck der Betroffenen darstellen.

Wichtig ▼

Akute und chronische Schmerzen, Verlust an Körpergröße und ein oder mehrere der genannten Risikofaktoren sollten immer an das Vorliegen einer Osteoporose denken lassen.

Diagnostik

Für Osteoporose stehen folgende diagnostische Verfahren zur Verfügung:
- Konventionelles Röntgen.
- Osteodensitometrie. Die Knochendichte lässt sich mit zwei verschieden Methoden bestimmen:
  – quantitative Computertomographie,
  – duale Absorptionsmessung mittels Röntgenröhre.
- Sonographie (Ultraschall). Das Verhalten der Schallwellen beim Auftreffen auf Knochen und Gewebe lässt Rückschlüsse auf die Knochenfestigkeit zu:
  – Schallgeschwindigkeit,
  – Schalldämpfung.
- Laboruntersuchungen.

Die üblichen Röntgenaufnahmen der Wirbelsäule zeigen erst im fortgeschrittenen Krankheitsstadium eindeutige Befunde (dann oft bereits Frakturen). Für einen frühzeitigen Behandlungsbeginn und damit eine Verbesserung der Prognose ist es aber wichtig, eine Diagnose bereits im präklinischen Stadium zu stellen. Zur Erfassung früher Knochenveränderungen eignet sich besonders die Osteodensitometrie (Knochendichtemessung). Bei dieser Untersuchung werden unterschiedliche Verfahrensweisen angewendet, bei denen noch strittig ist, welche Methode die besten diagnostischen Ergebnisse erbringt. Zur Verlaufsdokumentation sind jedoch alle Verfahren der Osteodensitometrie gut geeignet.

Neue sonographische Verfahren erscheinen für die Zukunft vielversprechend, sind jedoch für den klinischen Alltag noch nicht ausreichend evaluiert.

Laboruntersuchungen werden vorwiegend angewendet, um andere Erkrankungen auszuschließen.

5.4.4 Behandlungsmöglichkeiten

Die einfachste und wirkungsvollste Form der Behandlung ist sicher die Vorsorge, d. h. auf eine ausgewogene, kalziumreiche Ernährung achten und – soweit möglich – Risikofaktoren vermeiden. Auch bei bereits eingetretener Osteoporose können diese Maßnahmen das Fortschreiten der Erkrankung verzögern.

Wichtig ▼
Regelmäßige Bewegung ist für die Vorbeugung wie auch für die Behandlung der Osteoporose von entscheidender Bedeutung.

Gezielte Behandlungsmaßnahmen beinhalten:
- Dehn- und Kräftigungsübungen (❯ Dehnungen),
- Hinweise zu schmerzlindernder ❯ Lagerung und das
- Erlernen von schmerz- und risikoarmen Bewegungsabläufen.

Osteoporosebedingte Schmerzen führen häufig zur Einschränkung einer gezielten ❯ Bewegungstherapie; der Osteoporosebetroffene geht einer Bewegung aus dem Weg, um Schmerzen zu vermeiden. Dieses Problem muss durch gute psychische Betreuung, gezielte physikalische Therapiemaßnahmen (Kälte-/Wärmebehandlung, Packungen, Massagen, ❯ Elektrotherapie u. a.) und ggf. durch medikamentöse Schmerzlinderung angegangen werden.

Das Übungsprogramm muss individuell für jeden einzelnen Betroffenen angepasst werden; hierbei ist die enge Zusammenarbeit zwischen Betroffenen, Ärzten, Physiotherapeutinnen, Ergotherapeutinnen und Psychologen erforderlich. Auch die Wohnsituation des Betroffenen muss individuell an die Krankheit angepasst werden (z. B. Toilettensitzerhöhung u. ä.). Das heißt, dass eine Ergotherapeutin oder ein besonders geschulter Mitarbeiter eines Sanitätshauses in Anwesenheit und in Absprache mit dem Betroffenen die erforderlichen Veränderungen vorschlägt, vor Ort erprobt und danach – ggf. nach Rücksprache mit dem Hausarzt und der Krankenkasse – alles Nötige veranlasst.

Medikamentöse Therapie

Ein wichtiger Faktor bei der Entstehung einer Osteoporose ist das nach der Menopause der Frau entstehende Östrogendefizit. Daher ist die Hormonsubstitution bei Frauen nach den Wechseljahren ein anerkanntes Prinzip, einer Osteoporose vorzubeugen und sie zu behandeln. In den letzten Jahren hat sich gezeigt, dass mit einer Östrogenbehandlung bei hinreichender Behandlungszeit (über mehrere Jahre) die Häufigkeit von Wirbelkörper- und Schenkelhalsbrüchen um 60 bis über 80 % gesenkt werden kann. Unter diesem Aspekt wäre eine langfristige Behandlung von mindestens 10 und mehr Jahren wünschenswert. Neben diesen Studien, die für eine gleichzeitige Absenkung des Risikos für Karzinome im Genital- und Darmtrakt sprechen, gibt es aber auch Studien, die eine Risikosteigerung für das Auftreten von Brustkrebs bei einer Behandlungszeit von weit über 5 Jahren nahelegen. Deshalb gilt zur Zeit – zumindest bei einer positiven Familienanamnese für Brustkrebs – die Empfehlung, eine solche Hormonsubstitution nach Ablauf von 5 Jahren nur nach Abwägen des Nutzens und des damit verbundenen Risikos fortzuführen.

Bei Frauen, bei denen eine Hormonsubstitution nicht in Betracht kommt, und bei Männern ist die Gabe von Bisphosphonaten sinnvoll. Diese Präparate (z. B. Etidronat, Alendronat) sind in der Lage, den Knochenmineralgehalt anzuheben und bewirken eine eindrucksvolle

Senkung des Frakturrisikos. Sie gehören heute neben der begleitend dringend notwendigen Zufuhr von Kalzium (mit der Nahrung s. Tabelle 5.1 und 5.2 und/oder in medikamentöser Form) und Vitamin D zu den effektivsten Behandlungsprinzipien der Osteoporose. Bereits nach einigen Monaten der Einnahme bewirken sie eine Besserung der in fortgeschrittenen Stadien der Erkrankung auftretenden Schmerzsymptomatik. Bei Beachtung der Einnahmehinweise eignen sie sich gut zur Dauertherapie.

Zur Linderung der Schmerzen nach frischen Wirbelkörperfrakturen eignet sich Calcitonin besonders gut. Früher musste es subkutan injiziert werden, inzwischen ist es jedoch auch als Nasenspray (mit geringeren Nebenwirkungen) erhältlich.

Seit Jahren ist es umstritten, ob bei Osteoporose die Gabe von Fluoriden einen Einfluss auf den Krankheitsverlauf hat.

Neben medikamentösen Therapiemaßnahmen stehen für Osteoporosepatienten grundsätzlich alle Maßnahmen zur Sturzvermeidung im Vordergrund (s. Kap. 5.3).

5.5 Arthrose (Gelenkverschleiß)

Definition ▼
Unter einer Arthrose (Gelenkverschleiß) versteht man Abnutzungserscheinungen (Degeneration) des Knorpelgewebes, denen bei weiterem Fortschreiten eine Knorpelschädigung und eine entzündliche Schrumpfung der Gelenkkapsel folgen.

Zeichen der Arthrose sind im Röntgenbild bei praktisch jedem alten Menschen zu finden. Krankheitswert besitzen diese jedoch nur dann, wenn sie zu Beschwerden führen.

5.5.1 Verschiedene Ursachen

Es gibt verschiedene Ursachen, die durch angeborene oder erworbene Minderung der Belastungsfähigkeit eines Gelenks zur Arthrose führen. Hier sind zu nennen:
- angeborene Knorpelminderwertigkeit,
- angeborene Fehlstellungen des Gelenks,
- erworbene Fehlstellungen des Gelenks (z. B. posttraumatisch),
- Überlastung des Gelenks.

Primäre und sekundäre Arthrose

In den meisten Fällen liegt der Arthrose eine angeborene Knorpelminderwertigkeit zugrunde, die oft familiär auftritt und deren Ursache unbekannt ist (primäre Arthrose). In nur wenigen Fällen wird die Gelenkabnutzung durch eine Fehlstellung der Knochen zueinander (angeboren oder nach einem Unfall mit Knochenbruch) hervorgerufen, wenn die einzelnen Knorpelanteile zu stark belastet werden (sekundäre Arthrose).

Überlastung

Unabhängig von der Form der Arthrose wird die Erkrankung durch starke Belastung der Gelenke, z. B. bei Übergewicht oder durch ungleichmäßig verteilte Belastung bei bestimmten Erkrankungen und Behinderungen (Gehen mit Beinprothese), verschlimmert.

5.5.2 Erste Anzeichen

Unspezifische Schmerzen

Die ersten Anzeichen der Erkrankung erscheinen oft unspezifisch und können leicht fehlgedeutet oder nicht beachtet werden wie beispielsweise:
- »Muskelkater« durch Fehlbelastung,
- milder Anlaufschmerz,
- endgradige Bewegungseinschränkung.

Belastungsschmerzen

Zu Beginn der Erkrankung treten Schmerzen im betroffenen Gelenk auf – oft nach einer ungewöhnlich hohen Belastung des Gelenks –, ohne dass Bewegungseinschränkungen vorhanden sind. Bei der häufigsten Arthrose der großen Gelenke, der Coxarthrose, fallen in diesem Stadium oft ziehende Schmerzen an der Außenseite des Oberschenkels auf, die bis zum Knie reichen können (»Generalsstreifen«). Die Diagnose kann dadurch erschwert werden, dass die Schmerzen in Rücken und Knie ausstrahlen und somit eine Erkrankung in diesem Bereich vortäuschen.

5.5.3 Vollbild der Krankheit

Bei voll ausgeprägtem Krankheitsbild findet sich ein charakteristisches Beschwerdebild, das durch Schmerzen im Verlauf einer körperlichen Belastung gekennzeichnet ist. Weiterhin treten nun Bewegungseinschränkungen und Muskelveränderungen auf.

Einlaufschmerz – Intervall – Belastungsschmerz

Der Gelenkverschleiß schreitet in seinem natürlichen Verlauf langsam fort. Während zu Beginn der Erkrankung Schmerzen ohne Bewegungseinschränkung besonders nach Belastung auftreten, kommt es nach einiger Zeit zu Muskelverspannungen. Sie werden vom Körper hervorgerufen mit dem Ziel, das erkrankte Gelenk ruhig zu stellen und damit Schmerzen zu vermeiden. Dies setzt einen unglücklichen Kreislauf in Gang, da Schmerz und Muskelverspannung sich gegenseitig begünstigen und zur Versteifung des Gelenks beitragen.

In einem späteren Stadium der Erkrankung tritt bereits zu Beginn der Belastung des Gelenks (z.B. beim Hüftgelenk: Aufstehen und Losgehen) ein charakteristischer Schmerz auf, der nach einer kurzen Zeit des »Einlaufens« zurückgeht (»Einlaufschmerz«). Nach einem unterschiedlich langen (mit der Zeit kürzer werdenden) Intervall, in dem fast beschwerdefrei gegangen werden kann, folgt dann wieder ein Schmerz durch Überanstrengung des Gelenks (»Belastungsschmerz«).

Bewegungseinschränkung (Kontrakturen), Muskelverkürzung, Muskelschwäche (Muskelatrophie), Ruheschmerz

In diesem Stadium treten in den meisten Fällen bereits Einschränkungen in der Gelenkbeweglichkeit auf. So fällt bei der Hüftgelenkarthrose besonders das Abspreizen des Beins sehr schwer. Bei einigen Arthroseformen, so besonders am Knie (Gonarthrose), verändert sich die Gelenkform: Das Knie wird breiter und wirkt geschwollen.

Durch den zunehmenden Knorpelabrieb im Gelenk wird der Gelenkspalt immer enger, bis die Knochenenden beinahe aufeinander reiben. Dadurch werden auch die umgebenden Muskeln geschädigt: Normalerweise durch den Gelenkzwischenraum aufgespannt, werden sie nun durch den geringeren Abstand entspannt und können das Gelenk nicht mehr stabilisieren; sie werden schwach (Muskelatrophie) und verkürzen sich auf Dauer (Muskelverkürzung). Durch diese Dauerverkürzung bringen die Muskeln das Gelenk in eine zunehmende Bewegungseinschränkung, die nicht mehr willentlich korrigiert werden kann (Kontraktur). So bestehen in einem weit fortgeschrittenen Stadium der Arthrose bereits in Ruhe Schmerzen im erkrankten Gelenk und das Bewegungsausmaß des Gelenks ist stark eingeschränkt. Im Falle der Hüftgelenkarthrose findet sich in fortgeschritteneren Krankheitsstadien ein charakteristisches Gangbild: Das Gesäß erscheint »herausgestreckt«, die Schritte sind verkürzt und wirken stampfend. Der Gang wirkt unbeholfen und ist es auch, da unwillkürliche Bewegungen reduziert werden, um Schmerzen zu vermeiden.

5.5.4 Behandlungsmöglichkeiten

Obwohl sehr gute Operationsmöglichkeiten vorhanden sind, wird der Arzt zunächst versuchen, das Fortschreiten der Erkrankung so langsam wie möglich zu halten und Schmerzen und Bewegungseinschränkung zu bekämpfen. Dies ist wichtig, weil die Lebensdauer von künstlichen Hüftgelenken begrenzt ist; deshalb sollte eine Operation erst dann erfolgen, wenn sie nach Einschätzung des Arztes unbedingt notwendig ist.

Als mögliche Formen der nichtoperativen (konservativen) Therapie sind zu nennen:
- physikalische Therapie,
- Physiotherapie,
- Ergotherapie
- Medikamente.

Physikalische Therapie

Im Rahmen der physikalischen Therapie stehen folgende Behandlungsmöglichkeiten zur Verfügung:
- Wärmeanwendungen. Verschiedene Arten von Stromanwendungen (sog. Interferenzströme oder diadynamische Ströme) sind bei chronischen Schmerzen hilfreich. Sie führen zu einer Wärmeentwicklung in der Tiefe des Gelenks.
- Kältebehandlung. Kältepackungen sind zu empfehlen, wenn eine entzündlich aktivierte Arthrose vorliegt, bei der eine Wasseransammlung im Gelenk

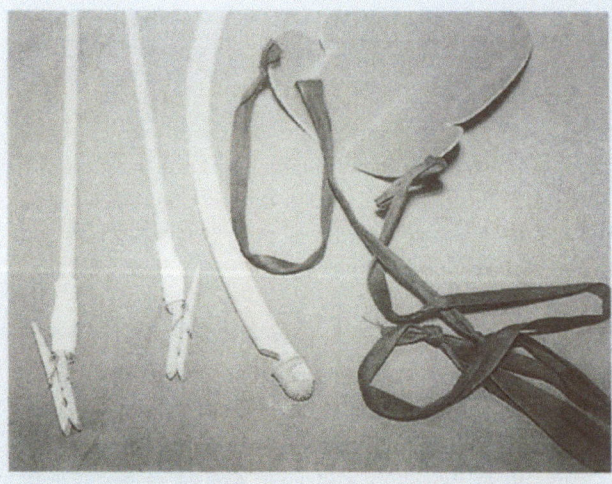

Abb. 5.14. Einfache An- und Ausziehhilfen, wenn die Arme »zu kurz« sind

(Ergussbildung) und meist Schwellung und Überwärmung auftritt.
- Massagen. Sie werden zur Linderung der Muskelverspannungen durchgeführt.

Physiotherapie

In der physiotherapeutischen Behandlung erfolgt eine Dehnung und durch spezielle Übungen Kräftigung der zur Verkürzung und zur Schwäche neigenden Muskeln in der Umgebung des Gelenks. Dadurch wird einer zunehmenden Bewegungseinschränkung des Gelenks entgegengewirkt.

Diese Behandlung ist auch deshalb sehr wichtig, weil für das spätere Ergebnis einer Operation die Muskelkraft mitentscheidend ist: Eine noch so gute Operation wird zu keinem befriedigenden Ergebnis führen, wenn die Muskulatur so schwach geworden ist, dass sie kaum mehr in der Lage ist, das Gelenk zu bewegen. Vor einer geplanten Operation wird die Physiotherapeutin mit dem Patienten das Gehen an Unterarmgehstützen üben, das in seinem Ablauf erst erlernt werden muss und für einige Wochen nach einer Operation benötigt wird. Dadurch wird der sensible Bereich unmittelbar nach der Operation entlastet, und »Fehltritte« mit evtl. Komplikationen lassen sich vermeiden.

Ergotherapie

Arthrosekranke können von Ergotherapeutinnen eine Anleitung und Beratung erhalten, die ihnen zeigt, wie sie ihren Alltag trotz der Bewegungseinschränkungen selbständig bewältigen und sowohl Überlastung als auch Stürze vermeiden:
- Hilfsmittel wie eine Greifzange, Strumpfanzieher, Kehrblech und Besen »am Stiel«, ein Sitzbrett zum Duschen über der Wanne oder eine Sitzerhöhung auf der Toilette ermöglichen eine selbständige und schmerzfreie Durchführung von Aktivitäten (Abb. 5.14).
- Der Betroffene erhält auch Tipps und Hilfen zur gelenkschonenden Ausführung gewohnter Tätigkeiten. So kann man z. B. (auf erhöhtem Stuhl) im Sitzen bügeln und andere Haushaltsarbeiten erledigen, statt dabei – wie bisher gewohnt – zu stehen.

Medikamente

Im Verlauf der Erkrankung kann die Einnahme von Medikamenten notwendig werden. Dies gilt besonders dann, wenn der Kreislauf von Schmerz und Muskelverspannung nicht anders unterbrochen werden kann. Zu diesem Zweck verordnet der Arzt Antiphlogistika (schmerz- und entzündungshemmende Tabletten oder Zäpfchen). Diese können jedoch als Nebenwirkung die Magenschleimhaut schädigen und bei empfindlichen Menschen sogar Magen- oder Zwölffingerdarmgeschwüre hervorrufen. Daher wird der Arzt bei ihm bekannten Patienten mit empfindlichem Magen gleichzeitig ein Präparat zum Schutz der Magenschleimhaut verordnen und solchen Patienten lieber Zäpfchen als Tabletten geben.

Bei manchen Arthroseformen kommt auch die Gabe von Muskelrelaxantien (muskelentspannender Mittel) in

Frage. Diese Medikamente rufen aber als Nebenwirkung Müdigkeit und verringerte Reaktionsgeschwindigkeit hervor und sollten deshalb bei alten Menschen nur mit Vorsicht angewandt werden.

Operation

Eine operative Therapie zum Gelenkersatz ist im Prinzip bei den großen Gelenken an Armen und Beinen möglich, aber nicht bei den abnutzungsbedingten Veränderungen der Wirbelsäule. Am häufigsten sind abnutzungsbedingte (degenerative) Veränderungen an den Hüft-, Knie- und Schultergelenken. Für diese drei häufigsten Formen stehen künstliche Gelenke zur Verfügung. Zum jetzigen Zeitpunkt können die Kunstgelenke für Hüfte und Knie empfohlen werden, während sich diejenigen für die Schulter noch in der Erprobungsphase befinden und nicht immer zu befriedigenden Ergebnissen führen.

Je nach Alter und Gesamtzustand des Patienten und Art der Arthrose stehen unterschiedliche Formen künstlicher Gelenke zur Verfügung. Die beiden großen Gruppen sind:

- zementierte Prothesen und
- nichtzementierte Prothesen.

▶ **Zementierte Prothesen.** Sie werden mit Knochenzement verankert und sitzen daher kurz nach der Operation bereits sehr fest. Dies bietet für sehr alte Patienten große Vorteile, da das operierte Bein sehr bald wieder voll belastet werden kann. Ein Nachteil besteht darin, dass bei einem notwendig gewordenen Prothesenwechsel (z.B. bei einer Lockerung der Prothese nach mehreren Jahren) das Entfernen des künstlichen Gelenks sehr schwierig sein kann.

▶ **Nichtzementierte Prothesen.** Bei dieser Prothesenform muss der umgebende Knochen (wie bei einem Knochenbruch) erst in die rauhe Oberfläche der Prothese hineinwachsen und sich mit dieser fest verbinden, ehe mit dem Bein fest aufgetreten werden darf. Da es dadurch etwa 6 Wochen lang dauern kann, bis das Bein voll belastbar ist, kommt diese Prothesenform eher für etwas jüngere Menschen in Betracht. Während der Zeit der Prothesenverfestigung muss eine sich nach Anweisung des Arztes steigernde Teilbelastung des Beins eingehalten werden. Dazu muss der Patient während der gesamten Zeit an 2 Unterarmgehstützen oder – für ältere Menschen häufig günstiger – an einem Stopfenrollator gehen und mit Hilfe seiner Therapeutin auf einer Waage üben, nicht fester als bis zur erlaubten Grenze aufzutreten. Eine solche nichtzementierte Gelenkprothese hat den großen Vorteil, dass bei einem Prothesenwechsel die alte Prothese sehr viel leichter zu entfernen ist als bei einem zementierten Prothesenschaft.

Die Entscheidung, welche Prothesenform günstiger für den Patienten ist, trifft der operierende Orthopäde in Abhängigkeit von der Gesamtsituation und den Vorstellungen des Patienten.

5.5.5 Verschlechterungen und Folgeschäden entgegenwirken

Es gibt einige Regeln, die der Patient befolgen sollte, um einer weiteren Verschlechterung des Krankheitsbilds entgegenzuwirken:

- regelmäßige Befundkontrollen,
- konsequente Durchführung eines individuellen Übungsprogramms:
    - häusliches Übungsprogramm,
    - Physiotherapie, Ergotherapie.

Regelmäßige Befundkontrollen

Vor einer Operation sind engmaschige Konsultationen des behandelnden Hausarztes oder Orthopäden in etwa halbjährlichen Abständen notwendig, damit die nötige ambulante Therapie rezeptiert und eine evtl. medikamentöse Behandlung an den aktuellen Stand angepasst werden können.

Häusliches Übungsprogramm

Während der physiotherapeutischen Übungseinheiten sollte ein Eigenprogramm erarbeitet werden, das regelmäßig (täglich) zu Hause selbständig durchgeführt wird. Dabei kommen Übungen in Frage, die leicht erlernbar und durchführbar sind und die Beweglichkeit erhalten helfen.

Behandlung nach einer Operation

Nach einer Operation ist eine mehrwöchige, konsequente physikalische, ergotherapeutische und physi-

Abb. 5.15. Hochklappbarer Haltegriff an der Toilette

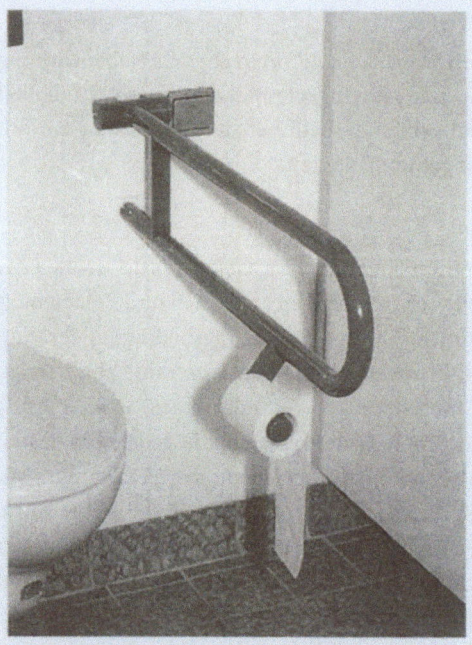

otherapeutische Behandlung notwendig, um anfangs die Wundschmerzen zu lindern, später die über Jahre verkümmerte Muskulatur wieder zu kräftigen und zu ❯ dehnen und dadurch ein bestmögliches Ergebnis bezüglich Bewegungsausmaß und Kraft zu erreichen. Sofern Einschränkungen zurückbleiben, müssen Hilfsmöglichkeiten, besonders im häuslichen Umfeld, ergänzt bzw. angebracht werden (z.B. Haltegriffe im Badezimmer, usw.) (Abb. 5.15).

5.6 Frakturen

Definition ▼
Unter einer Fraktur versteht man eine Kontinuitätsunterbrechung (Unterbrechung des Zusammenhangs) eines Knochens, wobei sich Bruchstücke (Fragmente) bilden.

5.6.1 Verschiedene Ursachen

Außer Unfällen, die in jedem Lebensalter zu Knochenbrüchen führen können, gibt es bei alten Menschen noch andere Ursachen, z.B.:

▶ Osteoporose (Knochenschwund),
▶ vermehrte Sturzgefährdung,
▶ Tumorleiden.

Osteoporose (Knochenschwund)

Bereits jenseits des 30. Lebensjahrs kommt es normalerweise zu einer Verminderung der Knochenmasse, die mit zunehmendem Alter fortschreitet. Erst wenn dieser Prozess stärker als normal verläuft, spricht man von einer Osteoporose. Ein solcher vermehrter Knochenabbau kommt besonders bei Frauen nach der Menopause vor; daher sind bis heute die meisten alten Patienten mit Knochenbrüchen weiblichen Geschlechts. Die Osteoporose betrifft aber auch Männer, so dass als Ursache von Frakturen auch bei ihnen Osteoporose in Betracht gezogen werden muss.

Vermehrte Sturzgefährdung

Alte Menschen stürzen zwar seltener, aber mit schwerwiegenderen Folgen als Kinder und junge Erwachsene. Im Gegensatz zum Kindesalter, in dem Stürze meist folgenlos bleiben und zu einer Verbesserung von Koordination und Geschicklichkeit lernend genutzt werden, treten beim Sturz des alten Menschen wegen Osteoporose überproportional häufig schwere Verletzungen und Frakturen auf.

Tumorleiden

Nur in seltenen Fällen kann ein Knochenbruch ohne vorherigen Sturz oder sonstige Gewalteinwirkung gegen den Knochen auftreten. Bei älteren Menschen ist dies häufig ein Hinweis für ein bösartiges Tumorleiden mit Absiedlung von Tochtergeschwülsten im Knochen. Dabei kann es zu sog. Spontanfrakturen kommen, da das Tumorgewebe normales, festes Knochengewebe auflöst.

5.6.2 Warnsignale beachten

Häufig auftretende Stürze können Vorboten eines drohenden Knochenbruchs sein und sollten dringend hinsichtlich ihrer Ursache abgeklärt werden (s. Kap. 5.3). Gliederschmerzen, besonders an Armen und Beinen, sind nicht seltene Symptome einer Osteoporose (Knochenschwund) und müssen dem Arzt berichtet werden. Oft tritt der Knochenbruch jedoch auf, ohne dass dem Ereignis sicher deutbare Anzeichen vorausgegangen wären.

5.6.3 Sichere und unsichere Zeichen einer Fraktur

Man unterscheidet sichere und unsichere Frakturzeichen. Als unsichere Frakturzeichen bezeichnet man Schmerz, Schwellung und eine fehlende Bewegungsfähigkeit. Diese Anzeichen können jedoch auch bei einer Stauchung auftreten.

Einen sicheren Hinweis für eine Fraktur ergeben:
- eine Fehlstellung des Knochens (wenn sich die Knochenenden z. B. nebeneinander unter der Haut abzeichnen),
- eine abnorme Beweglichkeit,
- ein Knirschen beim Verschieben der Knochenenden gegeneinander und natürlich
- eine Durchspießung der Haut durch Knochenteile.

Zur sicheren Einschätzung der Art des Knochenbruchs ist immer eine Röntgenaufnahme erforderlich.

Nahezu jeder Knochen des Körpers kann brechen. Beim alten Menschen sind jedoch besonders die Knochen an Armen und Beinen gefährdet. Zu den häufigsten Knochenbrüchen im Alter gehören die Brüche der hüftnahen Knochenanteile beim Sturz auf die Seite und die Brüche der Unter- und Oberarmknochen beim Sturz auf die ausgestreckte Hand.

5.6.4 Behandlungsmöglichkeiten

Es stehen zwei verschiedene prinzipielle Behandlungsmöglichkeiten zur Wahl:
- die nichtoperative (konservative) Therapie und
- die operative Therapie.

Je nach Bruchform wird der Arzt die optimale Vorgehensweise festlegen.

Konservative Therapie

Nicht alle Knochenbrüche müssen operiert werden. Besonders bei Brüchen kurz oberhalb des Handgelenks genügt oft eine Gipsbehandlung, evtl. nach vorheriger Stabilisierung des Bruchs mit in die Knochenenden eingebrachten Drähten (»Spickdrähte«).

Andere Brüche (z. B. des Schlüsselbeins) können allein durch bestimmte Verbandtechniken (Rucksackverband) behandelt werden. Gelegentlich ist aber eine Ruhigstellung nicht möglich (z. B. bei Rippenbrüchen), so dass eine Abheilung unter Gabe von Schmerzmitteln abgewartet werden muss.

Die meisten Knochenbrüche im Bereich der Beine können jedoch durch nichtoperative Methoden nicht ausreichend behandelt werden.

Operative Therapie

Infolge einer zunehmenden Verfeinerung der Operations- und Narkoseverfahren können heutzutage auch sehr alte Menschen mit geringem Risiko operiert werden. Je nach Art des Knochenbruchs kommen sehr unterschiedliche Verfahren zur Anwendung. Beim alten Menschen wird der Chirurg versuchen, ein Operationsverfahren zu wählen, das für den Patienten mit einer möglichst kurzen Zeit einer verminderten Gebrauchsfähigkeit des betroffenen Beins verbunden ist.

Wenn möglich, wird eine möglichst frühe Belastbarkeit des gebrochenen Knochens mit dem vollen Körpergewicht angestrebt, was aber je nach Bruchform nicht immer möglich ist. In diesen Fällen muss der Kranke nach der Operation mit Hilfe seiner Therapeutin üben, das operierte Bein ganz oder teilweise zu entlasten. Um dies zu erreichen, muss der Patient mit zwei Unterarmgehstützen gehen. Da aber ältere Menschen häufig nicht mehr in der Lage sind, die für dieses Gehen nötige Koordination zu erbringen, müssen zum Schutz des Patienten und zur Vermeidung eines erneuten (dann schlimmeren) Knochenbruchs bis zur endgültigen Heilung des Bruchs andere ▸ Hilfsmittel, z.B. Stopfenrollator und Rollstuhl, eingesetzt werden. ▸ Bewegungs- und ▸ Gehübungen dürfen in diesen Fällen anfänglich nur unter therapeutischer Anleitung und Aufsicht durchgeführt werden.

Nachbehandlung

Unabhängig von der Art der Versorgung des Knochenbruchs ist immer eine umfangreiche therapeutische Nachbehandlung erforderlich. Durch die Ruhigstellung auch benachbarter Gelenke kommt es zu einer Einschränkung der Gelenkbeweglichkeit und zu einer Kraftminderung der Muskulatur. Deshalb muss die Beweglichkeit wie auch die Kraft durch geeignete physiotherapeutische und ergotherapeutische Maßnahmen erneut geschult werden. Zur Schmerzlinderung nach einer Operation sind zu Beginn schmerzstillende Medikamente, dann (nach 1–2 Tagen) schmerzlindernde physikalische Maßnahmen (hier besonders eine Behandlung mit Kältepackungen) erforderlich.

5.6.5 Verschlechterungen und Folgeschäden entgegenwirken

Neben einer ausreichenden Therapie zwecks Wiedergewinnung von Muskelkraft und Beweglichkeit kommt einer Vorbeugung erneuter Stürze große Bedeutung zu. Dabei ist nicht nur eine Abklärung der Sturzursache nötig, sondern auch eine Anpassung der Umgebung an den sturz- und knochenbruchgefährdeten Patienten. Bei einer nachgewiesenen Osteoporose muss eine regelmäßige ärztliche Überwachung und medikamentöse Therapie sichergestellt werden (s. Kap. 5.5).

5.7 Notfälle im Alter

Im höheren Lebensalter steigt in den industrialisierten Ländern das Risiko für Herz-Kreislauf-Erkrankungen steil an; diese stellen nach wie vor die häufigste Todesursache in Deutschland dar. Unter den Herz-Kreislauf-Erkrankungen sind als typische lebensbedrohliche Erkrankungen im fortgeschrittenen Lebensalter besonders zu nennen:
▸ Myokardinfarkt,
▸ apoplektischer Insult und
▸ höhergradige Herzrhythmusstörungen bis hin zum Kammerflimmern (»plötzlicher Herztod«).

Generell stellt sich die Frage, ob akute Notfallsituationen im hohen Alter sich wesentlich von denen bei jüngeren Menschen unterscheiden und ob sich daraus Konsequenzen für die Notfallversorgung ergeben.

Altersunabhängig besteht eine Pflicht zur Hilfeleistung für jeden, der eine Notfallsituation erlebt. Für Fachkräfte im medizinischen Bereich gilt dies besonders; sie tragen, abhängig von ihrer individuellen Ausbildung, eine höhere Verantwortung als medizinische Laien: Sie haben rechtlich eine erweiterte Garantenstellung inne.

Für die notfall- und intensivmedizinische Behandlung alter Menschen ist festzustellen, dass zwar die Mortalität (Sterblichkeit) im Zusammenhang mit der akuten Erkrankung im Durchschnitt höher ist als bei jüngeren Patienten, bei einem Überleben der Erkrankung unterscheidet sich aber die Lebensqualität der hochaltrigen Gruppe nicht von der einer jüngeren Klientel. Dies gilt besonders für die kardiopulmonale Reanimation (Herz-Lungen-Wiederbelebung), deren Erfolgsaussichten in jedem Lebensalter stark davon abhängen, wie schnell nach dem Ereignis die Wiederbelebung versucht wird.

Prinzipiell ist es Sache des hinzugezogenen (Not-)Arztes zu entscheiden, ob begonnene Wiederbelebungsmaßnahmen fortgeführt werden sollen oder ob sie bei bereits länger eingetretenem Tod oder aufgrund anderer Erkrankungen mangelnde Erfolgsaussichten zeigen und daher abgebrochen werden sollten.

Für Fachkräfte im Gesundheitswesen ist es deshalb unerlässlich, gerade bei alten Patienten mit ihrem besonderen kardiopulmonalen Risikoprofil Anzeichen einer Notfallsituation zu erkennen und auch adäquat darauf reagieren zu können. Für sie ist es dringend empfehlenswert, in höchstens ein- bis 2jährlichen Abständen an standardisierten Kursen für Herz-Lungen-Wiederbelebung teilzunehmen, wie sie von vielen Kliniken als Arbeitgeber, aber auch von Hilfsorganisationen angeboten werden.

Gerade auch für den ambulanten Bereich, in dem ein diensthabender Arzt nicht immer unmittelbar verfügbar ist, ist es notwendig, die korrekten Alarmierungswege des professionellen Rettungsdienstes zu kennen. Damit lässt sich verhindern, dass es zu einer Zeitverzögerung bis zur Bereitstellung der bestmöglichen Hilfsmöglichkeiten kommt.

5.7.1 Symptome

Anzeichen einer potentiell lebensbedrohlichen Notfallsituation können beispielsweise sein:
- plötzlich auftretender, schwerer Thoraxschmerz (»Vernichtungsschmerz«),
- massive Dyspnoe (Luftnot),
- Zyanose (Blauverfärbung der Lippen, des Gesichts),
- plötzliche Bewusstlosigkeit,
- plötzlich auftretender Verwirrtheitszustand,
- Kaltschweißigkeit, Blässe, Tachykardie, Blutdruckabfall.

5.7.2 Vorgehen

In Kliniken gibt es in der Regel einen Notfallablaufplan. Alle Mitarbeiter sollten sich damit vertraut machen und das Schema in regelmäßigen Abständen erneut einsehen. Dort sind auch die Notrufnummern bzw. Piepernummern des Reanimationsteams oder des diensthabenden Arztes verzeichnet. In nicht entsprechend ausgerüsteten Kliniken und besonders im ambulanten Bereich sollte eine umgehende Kontaktaufnahme mit einem Leitstellendisponenten des professionellen Rettungsdienstes unter folgender bundeseinheitlichen Nummer erfolgen:

Wichtig ▼
Notruf-Nummer: 112.

Nach Absetzen des Notrufs bitte nicht auflegen, sondern auf eventuelle Rückfragen des Leitstellenmitarbeiters warten! Je nach Erfordernis wird dieser ein Team des Rettungsdienstes mit oder ohne Notarztbegleitung entsenden. Auch die nichtärztlichen Mitarbeiter des Rettungsdienstes sind für die Beherrschung lebensbedrohlicher Notfälle gut ausgebildet und in der Durchführung von Herz-Lungen-Wiederbelebungsmaßnahmen routiniert.

5.8 Erkrankungen des Herzens und der Lunge

5.8.1 Herzerkrankungen im Alter

Gleichbedeutend für Herzerkrankungen im Alter wird oft der Begriff des »Altersherzens« verwandt – und manche Ärzte oder Pharmaunternehmen versuchen daraus abzuleiten, dass im Alter das Herz medikamentöse Unterstützung benötigt.

Zahlreiche Untersuchungen an herzgesunden alten Menschen haben jedoch inzwischen zweifelsfrei belegt, dass es zwar gewisse Veränderungen am Herzen (auf Zellebene bzw. im Zellverband) gibt, dass aber das Herz im Alter prinzipiell in gleichem Maße leistungsfähig ist wie ein »junges Herz«. Dies gilt für das Herz in Ruhe ebenso wie bei mittleren Belastungsstufen (»Alltagsbelastung«). In diesem Leistungsbereich gibt es eindeutige Untersuchungen darüber, dass das *Herz im Alter durchaus trainierbar* ist. Dies bedeutet, dass die regelmäßige körperliche Aktivität und Belastung darüber (mit-) bestimmt, was für den einzelnen Menschen eine Alltagsbelastung bedeutet. Eine medikamentöse Unterstützung für das Herz kann es hierbei nicht geben, da es sich um jahrelange Anpassungsvorgänge der Herzmuskelzellen an eine möglichst optimale Sauerstoffausnutzung handelt. Bei der Frage der bestmöglichen Sauerstoffverarbeitung wie auch der regelmäßigen körperlichen Belastung bestehen natürlich direkte Zusammenhänge mit anderen Organen (z. B. der Lunge) des alten Menschen und der Beschaffenheit von Gelenken und Muskeln und der geistigen Bereitschaft zur körperlichen Aktivität.

Veränderungen am Herzen

Einschränkungen für die Herzleistung im Alter ergeben sich bei der plötzlichen Maximalbelastung. Diese Situation entsteht z.B. bei sehr plötzlichen Lagewechseln (schnelles Aufspringen nach längerem Liegen) oder bei unvermittelter schwerster körperlicher Belastung. Vereinfacht gesagt sind dies Situationen, die (natürlich abhängig vom Training) sofort zu Luftnot führen. Hier zeigt sich eine »typische« Altersveränderung, die entsprechend auch in anderen Organen beobachtet werden kann: Das Herz des älteren Menschen ist langsamer anpassungfähig.

Dies wird durch Veränderungen am Herzen verursacht, die nach jahrzehntelanger »normaler«, regelmäßiger Funktion langsam entstehen (sog. »Abnutzungs- oder Reparaturerscheinungen«):

- Die Wand der linken Hauptkammer verdickt sich im höheren Alter etwas. Durch die hieraus entstehende vermehrte »Steifigkeit« wird die Zeit der Entspannung des Herzmuskels verlängert.
- Im Bereich der Herzklappenapparate zeigen sich unterschiedlich stark ausgeprägte »Verkalkungsbezirke«.
- Das Herz des alten Menschen weist eine etwas geringere Zahl von erregungsbildenden und erregungsleitenden Zellen auf. Diese werden mit der Zeit durch bindegewebige Strukturen ersetzt. Das Herz des älteren und hochbetagten Menschen ist dadurch für gewisse Reize aus der Umgebung bzw. für »Anpassungsaufträge« aus dem autonomen (= selbständigen) Teil des Nervensystems etwas schlechter ansprechbar. Es reagiert so, als wären bestimmte Empfängerstellen (sog. β-Rezeptoren) blockiert mit der Folge, dass das Herz bei plötzlicher Maximalbelastung nicht mehr die erforderlichen hohen Herzschlagfrequenzen aufbauen kann. Eine zu schnelle Herzschlagfolge könnte aber auch vom Herzmuskel durch die vorbeschriebene erhöhte Steifigkeit gar nicht mehr adäquat verarbeitet werden.

▶ **Therapie.** Medikamentöse Ansätze, um diese Anpassungsschwierigkeiten behandeln zu wollen, sind in aller Regel nicht sinnvoll, da das Herz im Alter bei »normaler« Belastung ja keinerlei Unterstützung bedarf. Wichtig ist vielmehr regelmäßige körperliche Aktivität und das Vermeiden von Situationen, die zu ausgeprägter Luftnot führen können. Bei alltagsrelevanter Belastungseinschränkung ist jedoch eine medikamentöse Begleitbehandlung (neben nichtmedikamentöser Therapie) sinnvoll, z.B. mit ACE-Hemmern.

Aus der Tatsache, dass Herzerkrankungen eine der häufigsten Ursachen für eine Krankenhauseinweisung, aber auch eine der häufigsten Todesursachen im Alter darstellen, lässt sich ableiten, dass das Herz im Alter für bestimmte Erkrankungen besonders anfällig ist.

Arteriosklerose

Ein Hauptfaktor ist hierbei sicherlich das erhöhte Vorkommen einer Arteriosklerose im Alter, die sich auch mit besonders schwerwiegenden Auswirkungen an den Koronararterien (Herzkranzgefäßen) entwickeln kann (s. Abschn. «Angina pectoris»). Die Herzkranzgefäße versorgen die Muskulatur des Herzens mit Sauerstoff – eine etwas verdickte Muskelwand benötigt auch ein Mehr an Sauerstoff. Untersuchungen am Herzen von scheinbar Herzgesunden, die aus anderen Gründen verstorben sind, haben gezeigt, dass es eine enorme Zahl von nichterkannten herzkranken Menschen im Alter über 60 Jahre gibt. In den USA konnte gezeigt werden, dass jeder 2. Mann über 60 erste Verkalkungen an seinen Herzkranzgefäßen zeigt.

▶ **Therapie.** Zu erkennen sind solche Einengungen mit risikoarmen Untersuchungsmethoden, nämlich der EKG-Ableitung unter Belastung (Belastungs-EKG), oft erst im fortgeschrittenen Stadium.

Aus Gründen der Frühbehandlung wäre es wünschenswert, Einengungen auch im frühen Stadium zu erkennen. Dies ist aber in den meisten Fällen nicht möglich. Eine Früherkennung durch Darstellung der Herzkranzgefäße mit Kontrastmittel und Herzkatheteruntersuchung bzw. mit spezieller bildgebender Technik wie Magnetresonanztomographie ist technisch aufwendig, kostenintensiv und für die Betroffenen belastend.

Oft kann aber bereits aus der Vorgeschichte, der körperlichen Untersuchung und einer Ultraschalluntersuchung des Herzens (Echokardiographie) die Erfordernis einer gezielten medikamentösen Behandlung abgeleitet werden. Die Echokardiographie unter Belastung (Stressechokardiographie) ist hier eine sinnvolle Ergänzung.

Vorrangig sollten jedoch auch ältere Menschen versuchen, folgende Risikofaktoren zu vermeiden:
- Rauchen,
- krankhaft erhöhter Blutdruck,
- erhöhte Blutfettwerte,
- erhöhte Blutzuckerwerte.

Bei vielen Formen der Herzkrankheit ist im Alter eine kontrollierte, mäßige aber regelmäßige Belastung sinnvoll.

Ein Risiko der Herzerkrankungen im Alter liegt darin, dass Betroffene, aber auch manchmal die behandelnden Ärzte, Frühzeichen einer Herzerkrankung als harmlose »Altersbeschwerden« verkennen. Jede Veränderung der körperlichen Belastbarkeit, jedes Auftreten von wiederkehrenden Herzrhythmusstörungen (Pulsunregelmäßigkeiten) und neu auftretende Schmerzen im Brustkorbbereich, Luftnotzustände oder Schwindel sollten stets Anlass zu einer umgehenden gründlichen Untersuchung sein. Besonders abklärungsbedürftig sind in diesem Zusammenhang auch im Alter häufig übersehene Ursachen wie Anämie und Schilddrüsenüberfunktion.

Einige besonders häufige Herzerkrankungen im Alter sollen im Folgenden mit speziellem Blick auf alterstypische Besonderheiten dargestellt werden:
- Angina pectoris,
- stummer Herzinfarkt,
- Herzinsuffizienz.

Angina pectoris

Die »Enge der Brust« ist eigentlich eine Bezeichnung für anfallsartige Schmerzen im Brustkorbbereich allgemein. Mit dem Begriff »Angina pectoris« werden aber oft (fälschlicherweise) nur jene Schmerzzustände bezeichnet, die durch eine Sauerstoffmangelversorgung des Herzmuskels hervorgerufen werden. Korrekterweise wird diese Erkrankung als Koronarinsuffizienz (unzureichender Sauerstofftransport oder -verwertung durch die Herzkranzgefäße), als koronare Herzkrankheit (KHK) oder als ischämische Herzkrankheit (Sauerstoffmangelkrankheit des Herzens) bezeichnet. Diese Krankheitsbilder können die Vorstufe eines Herzinfarkts darstellen – zwar sterben noch keine Herzmuskelzellen unwiderbringlich ab, der Übergang ist jedoch oft fließend.

Praxis-Tipp ▶ Eindeutige Abgrenzungen zwischen einem Angina-pectoris-Anfall und einem Herzinfakt können nur durch mehrere Kontrollen von EKG und Laborwerten getroffen werden.

Die häufige Annahme, dass sich »reine« Angina-pectoris-Beschwerden dadurch kenntlich machen, dass sie nach der Gabe von Nitroglyzerin in Kapselform oder als Spray zurückgehen, ist irreführend.

> **Vorsicht** ▼
> Es gibt Schmerzzustände beim Herzinfakt wie bei Angina-pectoris-Anfällen, die nach Nitroglyzeringabe rückläufig sind (häufiger natürlich bei Angina-pectoris-Anfällen). Dennoch ist dieser Rückgang der Schmerzen nie ein Beweis dafür, dass kein Herzinfakt vorgelegen hat.

Das heißt, dass jedes erstmalige Auftreten von entsprechenden Beschwerden eine intensive Untersuchung nach sich ziehen muss und dass es bei gehäuftem Vorkommen klare Absprachen über das weitere Vorgehen (Medikamenteneinnahme, ggf. Einweisung ins Krankenhaus) zwischen behandelndem Arzt, Patienten und nächsten Angehörigen geben muss.

Wichtig erscheint es zu betonen, dass gerade belastungsabhängige Schmerzen im Brustkorbbereich niemals altersbedingt sind, sondern immer gezielt abgeklärt und ggf. behandelt werden müssen.

Praxis-Tipp ▶ Folgende Erstmaßnahmen sind bei Schmerzen im Brustkorb wichtig:
- Beruhigung des Betroffenen, sowohl körperlich als auch seelisch.
- Der Betroffene sollte mit leicht erhöhtem Oberkörper gelagert werden, beengende Kleidungsstücke öffnen und für Frischluft sorgen. Dabei ist eine ständige Betreuung unerlässlich.
- So schnell wie möglich sollten Rettungsdienst und Notarzt verständigt werden.

Stummer Herzinfarkt

Der sog. stumme Herzinfarkt stellt ein leider nicht selten auftretendes Problem im Alter und besonders bei älteren zuckerkranken Patienten dar. Dieser äußert sich mit vergleichsweise geringen oder gar keinen Schmerzen oft nur durch plötzliche Allgemeinschwäche, Luftnot, Kollaps oder unregelmäßigen Pulsschlag. Gerade bei älteren Menschen kann aber auch plötzliche Verwirrtheit oder ein Schlaganfall einziger Hinweis auf einen Herzinfarkt sein. Manchmal wird ein stummer Herzinfarkt auch erst bei routinemäßigen EKG-Kontrollen festgestellt. Daraus lässt sich schließen, dass EKG-Ableitungen wie auch regelmäßige körperliche Untersuchungen durch den Arzt zu wichtigen Vorsorge- und Früherkennungsmaßnahmen im Alter gehören.

Früherkennungsmaßnahmen sind deshalb besonders wichtig, da heutzutage auch in höherem Alter sehr wirkungsvolle Untersuchungs- und Behandlungsmethoden wie Herzkatheteruntersuchungen und Ballonerweiterungen oder Bypassoperationen zur Diskussion stehen. Welche Maßnahmen im Einzelnen durchgeführt werden sollten, hängt von der aus der Krankheit resultierenden Einschränkung für den Patienten, der Wirksamkeit medikamentöser Therapien, aber auch von seiner Bereitschaft, sich bestimmten Behandlungsmaßnahmen zu unterziehen, ab.

Herzinsuffizienz

Eine weitere häufige Herzerkrankung im Alter ist die Herzinsuffizienz (Herzschwäche). Der Herzmuskel, speziell die Muskulatur der Herzkammern, ist hierbei nicht mehr ausreichend dazu in der Lage, die Blutmengen, die in der Füllungsphase des Herzens einströmen, in der Austreibungsphase auch wieder herauszupumpen. Dadurch vergrößert sich häufig die Herzkammer, gleichzeitig kommt es auch zu einem Blutstau vor der jeweils betroffenen Herzkammer. Bei der Linksherzinsuffizienz (d.h. die linke Herzkammer ist vorwiegend betroffen) kann dies zum Rückstau in die Lunge führen, bei der Rechtsherzinsuffizienz kommt es zum Stau in den Bereichen von Leber-, Bein- und Halsgefäßen.

▶ Linksherzinsuffizienz. Im Alter ist die Linksherzinsuffizienz mit Abstand häufiger als die Rechtsherzinsuffizienz. Typische Hinweise sind:
- häufiges Hüsteln (d.h. trockener Husten besonders bei Belastung),
- Luftnot bei Belastung,
- nächtliches Aufstehen wegen Luftknappheit, oft als vermehrten Harndrang fehlgedeutet,
- das Bedürfnis, nachts mit erhöhtem Oberkörper zu schlafen (mehrere Kopfkissen).
- Auch eine echte Zunahme von nächtlichem Harndrang ist möglich.

Je nach Ausprägung des Krankheitsbilds und der Ursachen (Veränderungen der Herzklappen, der Koronararterien, der Herzschlagfolge oder des Herzmuskels selber) muss frühzeitig eine gezielte Behandlung eingeleitet werden. Herzschwäche ist zwar eine häufige Krankheit im Alter, aber keine Alterskrankheit.

▶ Rechtsherzinsuffizienz. Anzeichen für eine Rechtsherzinsuffizienz sind:
- geschwollene Unterschenkel,
- betonte Halsgefäße und
- ein Völlegefühl im Bauch.

Auch hier muss gezielt nach herzbedingten Ursachen gesucht werden. Meist sind jedoch insbesondere im Tagesverlauf anschwellende Beine bei alten Menschen nicht herzbedingt. Bewegungsmangel, Krampfadern, Stoffwechselstörungen (z.B. Schilddrüsenerkrankungen) oder Abflussstörungen im Lymphgefäßsystem, z.B. nach Operationen, sind sehr viel häufiger und müssen natürlich anders behandelt werden.

▶ Therapie. Die Behandlung der Links- und der Rechtsherzinsuffizienz richtet sich nach der Erkrankung, die diese Herzschwäche verursacht. Behandlungsprinzipien sind grundsätzlich neben der Ursachensuche und -behandlung die medikamentöse Entlastung des Herzens und die medikamentöse Verbesserung der Herzmuskelarbeit. Auch hier gibt es verschiedene Behandlungsansätze je nach der Grunderkrankung des Betroffenen. Die oft veränderte Wirkungsweise und Wirkdauer der Medikamente im Körper eines älteren Menschen müssen hierbei besonders beachtet werden.

▶ Erkrankungen der Herzklappen. Typische Hinweise auf Herzklappenerkrankungen sind Veränderungen beim Abhören des Herzens mit dem Stethoskop. Darüber hinaus zeigen sich im Alter wie bei jungen Patienten Zeichen der allgemeinen Herzschwäche und oft auch Herzrhythmusstörungen. Ursache können in der Jugendzeit durchgemachte rheumatische fieberhafte Infekte sein, die Veränderungen an den Herzklappen (Verengungen oder Durchlässigkeiten) bewirken und Jahrzehnte später zu Problemen führen. Wichtig ist, auch im Alter operative Maßnahmen rechtzeitig in die therapeutischen Überlegungen miteinzubeziehen. Möglichkeiten und Sicherheit bei Herzklappenoperationen im Alter sind seit vielen Jahren im Vergleich zu früher enorm gestiegen.

5.8.2 Bluthochdruck

Bedeutung und Ursachen des Bluthochdrucks; Werte im Alter

Im Zusammenhang mit Herzerkrankungen muss auch der Bluthochdruck als eigenständige Erkrankung mit den oft damit verbundenen Auswirkungen auf die Herzleistung erwähnt werden. Da speziell die linke Herzkammer den Blutdruck »aufbauen« muss, führt ein jahrelang erhöhter Blutdruck zu einer Überlastung mit evtl. daraus resultierenden Krankheitsfolgen.

Die Ursachen für einen erhöhten Blutdruck können sehr verschieden sein:
- Übergewicht,
- Schilddrüsenprobleme,
- hormonelle Störungen,
- bestimmte Nierenerkrankungen bzw. Veränderungen an den Nierengefäßen,
- Gefäßverkalkung der Schlagadern (der erhöhte Blutdruck unterstützt wiederum das Fortschreiten der Arterienverkalkung).

Eine direkte genetische Disposition für den arteriellen Bluthochdruck wird zwar diskutiert, ist derzeit aber noch nicht nachgewiesen. Als Folge anderer genetisch determinierter Erkrankungen (z.B. Diabetes mellitus) kann jedoch ein sekundärer Hypertonus entstehen.

Häufig kann zum Zeitpunkt des Erkennens eines arteriellen Hypertonus (Bluthochdruckkrankheit) die eigentliche Ursache nicht mehr abgegrenzt werden, der Bluthochdruck wird dann als »essentiell« bezeichnet.

Grundsätzlich sollte auch bei älteren Menschen bis ca. 80 Jahren der sytolische (obere) Blutdruckwert nicht über 140–160 mmHg, der diastolische (untere) Wert unter 90 mmHg liegen. Bei hoch betagten Menschen über 80–85 Jahren hat sich jedoch gezeigt, dass die Lebenserwartung und die Lebensqualität bei systolischen Blutdruckwerten zwischen 160 und 180 mmHg oft besser sind. Derartige Blutdruckwerte können daher unbehandelt bleiben, sofern die Betroffenen hierunter keine Beschwerden angeben.

Einstellung des Blutdrucks

Bei alten Menschen, die einen Schlaganfall erlitten haben, muss die Blutdruckeinstellung sehr vorsichtig erfolgen.

Bei den »jungen, gesunden Alten« gelten bezüglich der Blutdruckeinstellung aber die allgemein gültigen Regeln wie bei der Behandlung jüngerer Menschen. Der systolische Blutdruck sollte bei mehreren Kontrollen im Sitzen und Stehen (auch im Seitenvergleich an beiden Armen) Werte von 140 mmHg und diastolisch Werte von 90 mmHg nicht überschreiten, aber auch kein Absinken im Stehen von mehr als 20 mmHg systolisch anzeigen. Sollten Blutdruckwerte nur beim Besuch des Arztes ständig leicht erhöht sein (ein häufig beobachtetes Phänomen!), kann eine kontinuierliche Messung über 24 h mittels eines zu Hause getragenen Apparats weiteren Aufschluss geben (24-h-Langzeitblutdruckmessung).

Behandlungsmöglichkeiten

Die Behandlung des Bluthochdrucks erfolgt über zwei Wege:
- allgemeine Maßnahmen,
- medikamentöse Behandlung.

▶ **Allgemeine Maßnahmen.** Patienten mit erhöhten Blutdruckwerten sollten ein evtl. vorhandenes erhöhtes Körpergewicht reduzieren und regelmäßige körperliche Aktivitäten in ihren Tagesablauf aufnehmen.

Eine Begrenzung der Kochsalzzufuhr kann sinnvoll sein, d.h. nachsalzen vermeiden, salzarm kochen. Eine Kochsalzbegrenzung darf aber nicht dazu führen, dass mangelernährte ältere Menschen aufgrund eines damit verbundenen fehlenden Geschmacksreizes noch weniger essen. Das Durstgefühl kann bei salzarmer (und nicht entsprechend alternativ gewürzter) Kost ebenfalls abgeschwächt werden – dies kann langfristig zu erheblichen Problemen (z.B. Obstipation), aber auch zu akuten Zustandsverschlechterungen (z.B. Verwirrtheit) führen.

▶ **Medikamentöse Behandlung.** Die Einstellung des Bluthochdrucks bei älteren Menschen mit Hilfe von Medikamenten unterscheidet sich in der Auswahl der Präparate nur gering von der Behandlung in jüngeren Lebensjahren. Sogenannte β-Blocker werden oft unbegründet für Patienten in höherem Alter abgelehnt, können aber – gerade bei begleitender Herzkranzgefäßerkrankung – sehr sinnvoll sein. Bei allen Blutdruckmedikamenten sollte die Anfangsdosis im Alter eher niedrig gewählt werden. Besondere Aufmerksamkeit muss plötzlichen Blutdruckschwankungen beim schnellen Aufstehen und beim Bücken (Orthostase) geschenkt werden. Blutwerte der Körpersalze Natrium und Kalium müssen ebenfalls bei vielen blutdrucksenkenden Medikamenten (u.a. ACE-Hemmer und wassertreibende Mittel) beachtet und regelmäßig kontrolliert werden. Ist der Toilettengang, besonders nachts, bereits mühsam und beschwerlich, können nachmittags und abends verabreichte Diuretika (wassertreibende Medikamente) ein erhebliches Sturzrisiko bedeuten.

Wichtig ▼

Insgesamt ist eine Behandlung des Bluthochdrucks auch – und besonders – im Alter unter Berücksichtigung der oben erwähnten Einschränkungen eine wichtige Vorsorgemaßnahme zur Verhütung von Folgeerkrankungen wie beispielsweise:

▶ Schlaganfall,

▶ Herzinfarkt,

▶ zunehmende Arteriosklerose und möglicherweise auch

▶ bestimmte Formen der Altersverwirrtheit.

5.8.3 Lungenerkrankungen im Alter

Als typische Altersveränderung der Lunge zeigt sich oft eine Emphysem (Überblähung) des Brustkorbs. Weitere Altersveränderungen betreffen insbesondere Veränderungen im Bau und in der Funktion der Atemwege. Altersbedingte Veränderungen auf der Ebene der einzelnen Lungenzellen sind hingegen noch unzureichend geklärt.

Eindeutig ist, dass Brustkorb wie auch Strukturen in der Lunge im Laufe des Lebens an Elastizität verlieren. Im Bereich des Brustkorbs macht sich dies durch eine Minderbeweglichkeit in den kleinen Gelenken zwischen Wirbelsäule und Rippen und in einer Verknöcherung der Rippenknorpel bemerkbar. Der Brustkorb »versteift« zunehmend in einer mittleren Einatemhaltung. Parallel dazu verlieren auch die Atemwege von der Luftröhre bis hin zu den kleinsten Atemwegen an Elastizität. Zusätzlich verringert sich die Eigenspannung der Lungenbläschen, einzelne Lungenbläschen vereinigen sich mit Nachbarbläschen zu größeren Einheiten, dies fördert eine Überblähung der Lunge.

Dieser Elastizitätsverlust wird neben der Verknöcherung von Knorpelgewebe durch den Ersatz elastischer Fasern durch Bindegewebe hervorgerufen. Weitere Veränderungen wie die Abnahme bestimmter Stoffwechselvorgänge in der Lunge werden diskutiert, sind aber nicht bewiesen.

Insgesamt führen diese Veränderungen zu einer gewissen Überblähung des Brustkorbs, dem typischen Altersemphysem. Diese Überblähung lässt sich mit Hilfe einer Lungenfunktionsprüfung nachweisen, es zeigt sich eine Verschiebung einzelner Luftmengen in der Lunge. So verbleibt ständig ein größerer Anteil an Luft in der Lunge und kann nicht mehr ausgeatmet werden (Rest-/Residualvolumen), entsprechend verringert sich die Menge von aus- und einatembarer Luft (Vitalkapazität).

Folgende Konsequenzen ergeben sich für den älteren Menschen aus diesen Veränderungen:

1. Sie bedeuten in der Regel keine Verschlechterung der zur Verfügung stehenden Sauerstoffmenge in Ruhe oder bei Alltagsbelastung. Bei gesunden Älteren sind die Reserven der Lunge ausreichend groß, um die Einschränkung der Vitalkapazität auszugleichen. Die Sauerstoffaufnahme über die Lunge wird zwar ebenfalls reduziert, dafür können die roten Blutkörperchen jedoch mehr Sauerstoff an sich binden und transportieren.

2. Diese beschriebenen Veränderungen zeigen trotz alterstypischer Abläufe sehr große Unterschiede im individuellen Ablauf. Hier sind neben erblichen Veränderungen auch der Trainingszustand und die langjährige Intensität der Einwirkung von Schadstoffen auf die Lunge mitentscheidend. Als sinnvolle Vorsorgemaßnahme ist eine regelmäßige körperliche Aktivität – ohne Auftreten von Luftnot – zu empfehlen.

3. Für die Behandlung von Lungen- und Atemwegserkrankungen im Alter gilt es ganz besonders, dass sich diese an dem Erhalt bzw. der Wiederherstellung der Lebensqualität im Einzelfall zu orientieren hat. Es gibt für Menschen im Alter über 85 Jahren keine sicheren Normalwerte der Lungenfunktion, die verwendeten Werte sind lediglich »hochgerechnet« von den Werten der Bevölkerung im »arbeitsfähigen« Alter. Daher ergeben sich auch nur aus der Verlaufskontrolle dieser Werte Konsequenzen für eine evtl. Behandlung, im Übrigen ist das Befinden des Betroffenen und seine Belastbarkeit entscheidend.
4. Für körperliche Belastung gilt insgesamt, dass Ausdauerleistung besser ist als kurzfristige Höchstbelastung. Belastung, die eine erhebliche Luftnot hervorruft, sollte vermieden werden.
5. Ältere Menschen sind aufgrund der oben genannten altersbedingten Veränderungen der Atemwege und der Lunge besonders anfällig für Erkrankungen dieser Organe (Bronchitis, Lungenentzündung).

Die wichtigsten Lungenerkrankungen sollen im Folgenden kurz angesprochen werden.

Chronische Bronchitis (chronisch-obstruktive Lungenerkrankung)

Definition ▼
Eine Bronchitis wird dann als chronisch bezeichnet, wenn bronchitische Infekte über einen Zeitraum von 2 Jahren und während dieses Zeitraums jedes Jahr mindestens 3 Monate hindurch auftreten und an den meisten Tagen der Woche mit Husten und Auswurf einhergehen (Definition der Weltgesundheitsorganisation).

Diese Krankheit ist ein typisches Beispiel für das Zusammenspiel von Altersveränderungen und jahrzehntelanger Schadstoffeinwirkung an der Lunge. Nikotineinfluss, auch durch Passivrauchen, die Belastung durch Stäube usw. und die jahrzehntelange Auseinandersetzung mit Viren und Bakterien führen zu einer relativen Überlastung der Abwehrkräfte der Lunge (Abnutzungseffekt). Die im Alter typischerweise leicht reduzierte Abwehrkraft des menschlichen Körpers begünstigt das Eindringen von Erregern. Die in ihrer Elastizität herabgesetzten Atemwege sind in ihrer Fähigkeit, den sich bildenden Schleim aus der Lunge herauszutransportieren, eingeschränkt. Mit fortschreitender Veränderung der Atemwege ist auch die Förderleistung durch den Hustenstoß vermindert – die Überblähung der Lunge nimmt zu, ein »Teufelskreis« beginnt.

Es wird heute geschätzt, dass ca. 10 % der Bevölkerung über 65 Jahren an einer krankhaften Lungenüberblähung leiden. Dadurch werden Arztbesuche oder Krankenhausbehandlung erforderlich.

▶ Therapie. Folgende Behandlungsmöglichkeiten stehen zur Verfügung:
▶ **Vermeiden von Schadstoffen.** Nach dem Auftreten erster Krankheitszeichen muss der Patienten unter anderem vollständig auf Nikotin verzichten und verrauchte Räume meiden.
▶ **Frühzeitige Aufnahme einer physikalischen Therapie:**
   - Gezielte atemgymnastische Übungen. Sie werden zunächst unter Anleitung und später dann selbständig durchgeführt.
   - Regelmäßige Inhalation mit Kochsalzlösung. Mit einer physiologischen Kochsalzlösung (NaCl 0,9 %), die evtl. noch mit Medikamenten gemischt werden kann, lassen sich viele Beschwerden frühzeitig bekämpfen.
▶ **Messung des maximalen Ausatemstoßwerts.** Bei besonders gefährdeten Betroffenen bzw. bereits Erkrankten hat sich die regelmäßige Messung des maximalen Ausatemstoßwerts (»peak-flow«) bewährt. Hierbei führt der Betroffene selbst ein Protokoll, und eine Verschlechterung der Messwerte kann so vor einem massiven Ausbruch der Erkrankung einen Hinweis auf die Behandlungsbedürftigkeit geben.

Vorsicht ▼
Immer wiederkehrende bronchitische Infekte im Alter dürfen auf keinen Fall als Bagatelle unterschätzt werden, sie können erster Ausdruck weitergehender Erkrankungen sein.

Je nach Fortschritt einer evtl. Erkankung muss das Ausmaß der körperlichen Belastung intensiv mit dem behandelnden Arzt abgesprochen werden. Grundsätzlich gilt es, Atemnotzustände zu vermeiden.

Asthma bronchiale

Definition ▼

Als Asthma bronchiale bezeichnet man akute und unter Behandlung rückläufige Erkankungen der Atemwege.

Betroffene leiden unter:

- vermehrter Schleimbildung in den Atemwegen,
- einer Engstellung der Atemwege duch Entzündungsvorgänge und
- speziellen Ausatemproblemen bis hin zur
- schweren Luftnot.

Im Vollbild der Erkrankung ist oft schon aus näherer Distanz ein typisches »Giemen und Brummen« während der verlängerten Ausatemphase zu hören.

In der Jugend sind hauptsächlich allergische Reaktionen für einen Asthmaanfall verantwortlich; im Alter ist ein Asthmaanfall oft ein erster Hinweis auf eine chronische Bronchitis oder bedeutet eine aktuelle Verschlechterung einer solchen Erkrankung. Mit zunehmender Erkrankungsdauer ist in vielen Fällen die Unterscheidung von chronischer Bronchitis und Asthma bronchiale kaum mehr möglich. Allergische Reaktionen als Ursache eines Asthmaanfalls im Alter sind eher selten, müssen aber mitbedacht werden. Letztlich gibt es auch im höheren Lebensalter psychosomatische Ursachen, die einen Asthmaanfall auslösen können.

Ein dem Asthma bronchiale sehr ähnliches Krankheitsbild kann auch durch eine akute Herzschwäche hervorgerufen werden (Herzasthma, Asthma cardiale). Ein Hinweis auf die Unterscheidung ergibt manchmal die Krankengeschichte des Betroffenen, eine sichere Unterscheidung kann jedoch nur der Arzt, oft erst nach Zusatzuntersuchungen (EKG, Röntgen, Blutuntersuchung) treffen.

> **Unabhängig von der anfänglich oft unklaren Ursache einer Luftnot bei älteren Menschen ist in allen Fällen unbedingt ein Arzt zu rufen. Eine länger dauernde Sauerstoffmangelversorgung durch Luftnot kann gerade bei vorbestehender Begleiterkrankung, z.B. einer Gefäßverkalkung, zu erheblichen Folgeschäden führen.**

▶ Therapie. Die Ersttherapie der Luftnot bei Älteren unterscheidet sich nicht von der bei jüngeren Menschen. Im Vordergrund stehen:
- Beruhigung,
- das Öffnen beengender Kleidungsstücke,
- die Frischluftzufuhr.

Betroffene sollten sitzen bzw. mit deutlich erhöhtem Oberkörper liegen und dabei möglichst die Gelegenheit haben, die Arme aufzustützen. So können zusätzliche Muskelgruppen (Atemhilfsmuskulatur) zur Unterstützung der Atmung eingesetzt werden.

Vorsicht ▼

Die Gabe von Aspirin oder Rheumamitteln kann bei Asthmabetroffenen Probleme durch eine allergische Reaktion hervorrufen. Hier ist besondere Vorsicht geboten.

Pneumonie (Lungenentzündung)

Definition ▼

Unter Pneumonie versteht man die Entzündung des Lungengewebes; häufigste Ursache sind Infektionen.

Die gleichen Veränderungen, die im Alter die Enstehung einer chronischen Bronchitis fördern können, bedeuten auch eine vermehrte Anfälligkeit für das Entstehen einer Lungenentzündung im Alter. Über möglicherweise vorliegende Erreger gibt es verlässliche Informationen; die Erregerbestimmung, besonders aus Bronchialschleim, ist heute kein technisches Problem mehr. Die besonderen Schwierigkeiten in der Behandlung des alten Menschen liegen in dem oft sehr unklaren Krankheitsbild und in den Einschränkungen durch evtl. Begleiterkrankungen.

In der Jugend äußert sich die Lungenentzündung durch:
- Husten,
- hohes Fieber,
- schnelle flache Atmung und
- erhebliche Allgemeinschwäche des Erkrankten.

Im Alter fehlen oft einige oder gar alle diese Hinweiszeichen. Bei gewisser Schwäche der allgemeinen Abwehrleistung entwickelt der ältere Mensch relativ häufig trotz schwerer Erkrankung kein Fieber; Husten und schnelle Atmung fehlen zeitweilig aus Gründen einer Allgemeinschwäche. Diese wird im Anfangstadium einer Erkrankung oft als Altersschwäche verkannt, durch unzureichende Flüssigkeitsaufnahme kann diese Schwäche schnell entscheidend zunehmen. Häufig ist erst eine Verwirrtheit – Folge von Grunderkrankung und Flüssigkeitsmangel – erster Hinweis auf eine Lungenentzündung.

Auch eine Linksherzschwäche kann Ursache für eine Lungenentzündung sein – und leicht übersehen werden. Die Betroffenen sind hierbei oft zu geschwächt, um tief durchzuatmen, die Befunde beim Abhören der Lunge können sich ähneln.

▶ Therapie. Neben der vom Arzt festzulegenden Form der Behandlung (z.B. mit Antibiotika und schleimlösenden Medikamenten) sind Allgemeinmaßnahmen sehr wichtig. Beim älteren Menschen steht die regelmäßige Flüssigkeitszufuhr und eine vitaminreiche Ernährung – gerade bei Entzündungsinfekten – im Vordergrund. Die Zeit der Bettlägerigkeit muss so kurz wie möglich gehalten werden.

Nach dieser Phase ist bei verlängerter Erholungszeit oft intensive Physiotherapie im häuslichen Bereich erforderlich, um schnell wieder eine Selbständigkeit zu erreichen.

Lungentuberkulose

Definition ▼
Die bakterielle, chronisch verlaufende Infektionskrankheit Tuberkulose befällt am häufigsten die Lunge.

Der Großteil der heutigen Bevölkerung über 70–75 Jahre hatte in der Kindheit bzw. in der Jugend bereits Kontakt mit Tuberkulosebakterien. Zum Teil ist dies auch im Röntgenbild der Lunge nachweisbar. Diese einmal über die Atemwege in den menschlichen Körper eingedrungenen Tuberkuloseerreger sind jedoch eingekapselt, d.h. sie ruhen im Körper und bedeuten weder Krankheit noch Ansteckungsgefahr.

Im Rahmen von schweren Entzündungskrankheiten im Alter, unterstützt durch eine gewisse Abwehrschwäche, können solche ruhenden Tuberkulosebakterien jedoch wieder aktiv werden (Reaktivierung) und eine Tuberkuloseerkrankung bedeuten. Eine solche Reaktivierung kann u.a. auch durch langjährige Einnahme von Kortison ausgelöst werden. Natürlich kann es auch im Alter zu einer Ersterkrankung an Tuberkulose kommen, auch hier spielt eine gewisse alterstypische Abwehrschwäche eine entscheidende Rolle.

Die Gesamtzahl von Tuberkulosefällen nimmt in den letzten Jahren nicht mehr ab, in manchen Regionen ist sogar eine Zunahme zu verzeichnen. Dieser Anteil ist in den ältesten Bevölkerungsschichten besonders hoch. Deshalb muss »Tuberkulose« als Krankheitsbild im Alter besonders beachtet werden.

Da viele, besonders jüngere Ärzte wenig eigene Erfahrung im Erkennen bzw. in der Behandlung der Tuberkulose haben, liegt hier ein besonderes Risiko für eine Fehleinschätzung. Dieses Problem wird durch ein im Alter oft sehr untypisches Bild der Lungentuberkulose verstärkt. Klassische Krankheitszeichen wie Husten und Auswurf, nächtliches Schwitzen und leichtes Fieber können völlig fehlen, eine schleichende Verschlechterung des Allgemeinbefindens und Abnahme des Körpergewichts werden leicht übersehen oder verkannt.

Zahlreiche Untersuchungen haben gezeigt, dass der Hauttest zum Erkennen eines Tuberkulosekontakts (Tine-Test, Tuberkulintest) im Alter wenig aussagekräftig ist; auch das Röntgenbild der Lunge kann nur Hinweise, aber keinen Beweis für eine Erkrankung an Tuberkulose geben.

Praxis-Tipp ▶ Bei begründetem Verdacht auf eine Tuberkulose muss unbedingt Bronchialsekret untersucht werden.

Die Tuberkulose ist eine auch im Alter gut behandelbare Erkrankung; eine übersehene Erkrankung bedeutet dagegen nicht nur eine mögliche Ansteckungsgefahr für die Umgebung, sondern kann durch die weitere Ausbreitung im Körper des Betroffenen auch zu schweren Folgekrankheiten (Bauchfellentzündung, Unterleibserkrankung, Knochenbeteiligung) oder zum Tod führen.

▶ Therapie. Zur Therapie der Tuberkulose stehen heute eine größere Zahl wirksamer Medikamente zur Verfügung. Eine Kombinationsbehandlung von 2–3 oder 4 verschiedenen Medikamenten ist heute möglich und üblich; wichtig ist die regelmäßige und korrekte Langzeiteinnahme dieser Medikamente und eine regelmäßige Anleitung zur ausreichenden Flüssigkeits- und

Kalorienzufuhr. Die Behandlung sollte immer von einem Lungenfacharzt durchgeführt oder zumindest regelmäßig kontrolliert werden.

> **Vorsicht ▼**
> An eine mögliche Tuberkulose sollte immer bei lang dauernden Lungenerkrankungen und bei Rippenfellentzündungen (mit Ergussbildung) gedacht werden.

Lungentumoren

Lungentumoren, besonders Lungenkrebserkrankungen, sind im höheren Lebensalter häufiger als in jüngeren Lebensabschnitten. Erst wenn – bei begründetem Verdacht – der Wunsch und die Bereitschaft zur entsprechenden Therapie (auch Bestrahlung u. a.) vorliegt, sollten eingreifende diagnostische Maßnahmen durchgeführt werden. Dies muss vorab mit den Betroffenen besprochen werden, auf Wunsch des Betroffenen sollten auch Angehörige und mitbehandelnde Ärzte in die Überlegungen miteinbezogen werden.

Praxis-Tipp ▶ Lungentumoren können von einer Lungentuberkulose oft erst durch eine Bronchoskopie (Lungenspiegelung) unterschieden werden.

Diese Untersuchung ist auch im höheren Alter vertretbar und nicht sehr belastend.

▶ **Therapie.** Die Behandlung einer gesicherten Lungenkrebserkrankung im Alter sollte ganz vorrangig von dem Beschwerdebild des Betroffenen abhängig gemacht werden; im Vordergrund sollte Lebensqualität und nicht Machbarkeit stehen. Dies gilt insbesondere dann, wenn der Tumor einen Zufallsbefund im Röntgenbild darstellt und sich eine operative Entfernung aus bestimmten Gründen verbietet.

Lungenembolie

Nach einer Thrombenbildung (Aneinanderlagern von Blutplättchen) können solche Blutplättchenpakete mit dem Blutstrom in kleinere Gefäße gelangen und diese verschließen (Embolie).

Zur Bildung derartiger Blutplättchenpakete kann es durch Bettlägerigkeit, durch allgemeine Verlangsamung der Blutfließgeschwindigkeit, durch Gefäßinnenwandveränderungen oder durch schwere Erkrankungen wie Tumorleiden kommen. Wenn sich solche Blutplättchenpakete in den Venen bilden, können sie durch das Herz in die Lunge gelangen und dort zum Verschluss eines Lungengefäßes, zur Lungenembolie führen.

Aus verschiedenen Gründen sind ältere Menschen besonders gefährdet, eine Lungenembolie zu erleiden. Dies gilt vor allem, wenn Erkrankungen zur Bettlägerigkeit führen und nicht so früh wie möglich mobilisierende Maßnahmen eingeleitet werden. Begleitender Flüssigkeitsmangel durch geringe Trinkmenge oder starkes Schwitzen erhöhen diese Gefahr ebenso wie ein langbestehendes Venenleiden oder bestimmte Herzrhythmusstörungen.

> **Vorsicht ▼**
> Lungenembolien können bei einem Verschluss eines großen Gefäßes zum plötzlichen Herztod führen und stellen gemeinsam mit Lungenentzündungen die größte Gefahr bei der Bettlägerigkeit älterer Menschen dar.

Kleinere Lungenembolien können das Bild eines Herzinfarkts vortäuschen, die schnellstmögliche Behandlung durch einen Arzt ist hier entscheidend.

Aber auch kleinste Lungenembolien gilt es zu beachten – besonders im Alter. Diese führen oft nur zu kurzen Schmerzattacken im Bereich des Brustkorbs und des Rückens und sind manchmal nur von kurzer Luftnot begleitet. Derartige Beschwerden treten häufig bei längeren Reisen mit wenig Bewegungsmöglichkeit auf. In einigen Fällen kommt es dann in den Folgetagen zu Beschwerden im Sinne einer Lungenentzündung oder einer Herzschwäche.

▶ **Therapie.** Die Behandlung im akuten Krankheitsfall richtet sich nach den jeweiligen Beschwerden. Jeder ernsthafte Verdacht auf eine Lungenembolie muss gründlich vom Arzt abgeklärt werden. Standardverfahren sind hierzu EKG, Röntgenuntersuchung und die Bestimmung des Sauerstoffgehalts im Blut.

Zur Behandlung stehen in geeigneten Fällen Medikamente zur Verfügung, die Blutplättchen auflösen. In jedem Fall muss jedoch eine intensive Kreislaufüberwachung stattfinden.

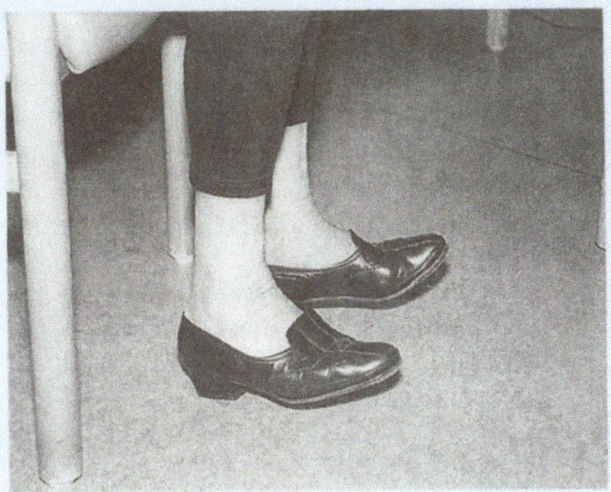

Abb. 5.16. Bein- und Fußgymnastik im Sitzen

Es ist auch wichtig, an eine Lungenembolie als Ursache zu denken und sie zu erkennen, um erneuten Ereignissen vorzubeugen. Zur allgemeinen Vorbeugung sollten gerade ältere Menschen bei längerem Sitzen immer wieder die Muskulatur, besonders der Beine, betätigen (Abb. 5.16). Hierfür gibt es bestimmte Übungen, die auch im Sitzen durchgeführt werden können (Anspannungs- und ▶ Dehnungsübungen). Sinnvoller und gesünder ist es aber, regelmäßig Pausen einzulegen bzw. einige Schritte herumzugehen (spätestens alle 2 h).

Praxis-Tipp ▶ Patienten mit Venenleiden, früherer Lungenembolie oder anderen Erkrankungen, die mit einer erhöhten Gefahr einer Lungenembolie einhergehen, sollten auf längeren Reisen möglichst Kompressionsstrümpfe oder -strumpfhosen tragen. Kompressionsstrumpfhosen sind zwar schwieriger anzuziehen, haben aber oft einen deutlich besseren Sitz und bieten so eine bessere Kompression.

Allgemein ist es ratsam, vor längeren Reisen mit dem Hausarzt gezielt entsprechende Vorsorgemaßnahmen zu besprechen und während der Fahrt intensive Gymnastikübungen durchzuführen.

5.9 Durchblutungsstörungen in den Schlagadern der Beine (arterielle Verschlusskrankheit)

5.9.1 Normale und krankhafte Veränderungen in den Schlagadern

Wenn es für das Altern an sich ein typisches Organ im menschlichen Körper gibt, ist dies sicher in erster Linie das Gefäßsystem, speziell die Arterien (Schlagadern).

In diesem System lässt sich besonders früh, schon ab etwa dem 20. Lebensjahr, ein Alterungsprozess nachweisen (Physiosklerose), der individuell und von verschiedenen Faktoren abhängig im Laufe der Jahre zunimmt und evtl. krankhafte Bedeutung (Pathosklerose) gewinnt. Wenn heute von Arteriosklerose (Arterienverkalkung) gesprochen wird, ist stets die krankhafte Auswirkung der Arterienverkalkung gemeint. Die Arterienverkalkung betrifft in unterschiedlichem Ausmaß stets alle Arterien des menschlichen Körpers (Systemerkrankung). Die Bezeichnung der Arterienverkalkung ist je nach Organ unterschiedlich:

▶ im Herzkranzgefäß: Koronarsklerose,
▶ im Hirngefäß: Zerebralsklerose,
▶ im Nierengefäß: Nephrosklerose,
▶ in den Arm-/Beingefäßen: periphere Arteriosklerose.

5.9.2 Ursachen der Arteriosklerose

Die Ursachen der Arteriosklerose werden in drei große Gruppen unterteilt:
- Körpereigene Ursache (»intrinsic factors«). Heute werden in allen Körperregionen einheitliche Abläufe vermutet.
- Von außen zugeführte Schadstoffe (»extrinsic factors«). Die Wertigkeit der verschieden Schadstoffe ist in den einzelnen Körperregionen unterschiedlich.
- Vererbbare Risikofaktoren.

Körpereigene Ursachen

Die Arterien des menschlichen Körpers sind mit einer eigenen Muskulatur, elastischen Fasern und einer innenliegenden Schutzschicht (Endothel) versehen. Die ständige Druckbelastung durch das aus dem Herzen ausströmende Blut führt zu Scherkräften an der Gefäßinnenwand und damit zu Abnutzungserscheinungen. Der enorme Druckunterschied zwischen der Systole (Phase des Blutauswurfs aus dem Herzen) und der Diastole (Erschlaffungsphase des Herzens) muss darüber hinaus von den großen Arterien »aufgefangen« und in einen regelmäßigen Blutstrom mit gewissen Spitzen (Pulsschlag) umgewandelt werden (Abb. 5.17). Dies erreicht der Körper, indem die großen Gefäße einem erhöhten Druck nachgeben und sich bei vermindertem Druck wieder zusammenziehen (Windkesselfunktion).

Dieses ständige elastische Nachgeben der Gefäße bei jedem Herzschlag, ca. 100 000 mal am Tag und ca. 35 Mio. mal im Jahr, führt ebenfalls zu gewissen Verbrauchserscheinungen. Hierfür hat der Körper ein eigenes Reparatursystem, diese Ersatzfasern sind aber weniger elastisch als die ursprünglichen Fasern. Dadurch wird erneut die Druckbelastung auf die Gefäßinnenwand größer; und so entstehen erste kleine Schädigungen an dieser Innenwand. Das hier reparierende Gewebe hat eine Tendenz zu Einlagerungen und zur Verhärtung, es entstehen Verkalkungen. So entsteht ein sich selbst verstärkender Prozess mit zunehmendem Verlust an Elastizität und zunehmender Verkalkung.

Krankmachende Schadstoffe

Durch zusätzliche Zufuhr von Schadstoffen (z.B. Nikotin) kann die Arteriosklerose verstärkt bzw. aus einer Physiosklerose eine Arteriosklerose werden. Zusätzlich

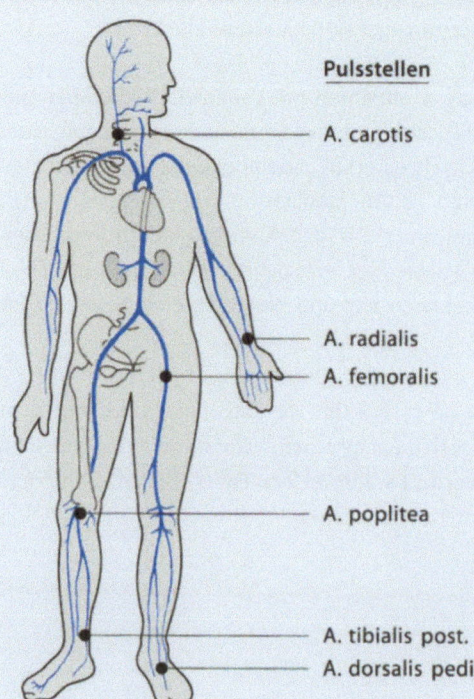

Abb. 5.17. Die wichtigsten Stellen zum Pulsfühlen

schädigend wirken sich auch übermäßig im Blut befindliche Stoffwechselprodukte bzw. Nahrungsbestandteile (Zucker, Fette) bei Diabetes mellitus (Blutzuckerkrankheit) oder Fettstoffwechselstörung (Hyperlipidämie, -cholesterinämie, -triglyzeridämie) aus.

> **Vorsicht** ▼
> Heute gilt es als gesichert, dass Zuckerkranke, Menschen mit Fettstoffwechselstörungen, Bluthochdruck (Hypertoniker) und Raucher eine verstärkte Arterienverkalkung aufweisen.

Die Kombination von mehreren Risikofaktoren lässt dann die Wahrscheinlichkeit einer krankhaften Veränderung erheblich ansteigen. Natürlich hat auch die Dauer der Schädigung erheblichen Einfluss; somit hängt das Risiko einer Arterienverkalkung ebenfalls vom Alter ab.

Vererbbare Risikofaktoren

Darüber hinaus gibt es körpereigene, vererbbare Faktoren, die eine beschleunigte Arterienverkalkung bewirken (z. B. Lipoprotein A). Für diese vererbbaren Faktoren gibt es heute noch keine wirkungsvollen Behandlungsmaßnahmen.

Sind Frauen und Männer gleichermaßen betroffen?

Speziell bei der peripheren arteriellen Verschlusskrankheit zeigt die Krankheitsstatistik für Menschen bis zum 80. Lebensjahr, dass das männliche Geschlecht besonders betroffen ist. Bei Hochbetagten ist die Geschlechtsverteilung ausgeglichen.

5.9.3 Periphere arterielle Verschlusskrankheit (PAVK)

Der Begriff »periphere arterielle Verschlusskrankheit« ist ein Sammelbegriff für arterielle Durchblutungsstörungen an Beinen und Armen. Da entsprechende Veränderungen an den Armen eher selten auftreten, wird im weiteren Text speziell auf die Durchblutung bzw. Durchblutungsstörungen der Beine eingegangen. Durchblutungsstörungen des Gehirns werden in Kap. 5.11, Durchblutungsstörungen des Herzens in Kap. 5.8 beschrieben.

Normale Durchblutung der Beine

Die ungestörte Durchblutung der Beine ermöglicht die ausreichende Sauerstoffversorgung der wichtigsten Gewebebestandteile, besonders der Muskeln, der Haut und der (Haut-)Nerven. Die Knochen und Gelenke benötigen wenig eigene Blutversorgung, sind aber indirekt auch von der Blutversorgung abhängig, da unzureichende Bewegung zu Folgeschäden (Osteoporose) führt.

Zeichen der arteriellen Durchblutungsstörung

Die typischen Krankheitszeichen der arteriellen Durchblutungsstörung am Bein ergeben sich aus den Zeichen der oben beschriebenen Mangelversorgung der wichtigsten Gewebegruppen. Unzureichende, d.h. dem Bedarf nicht angepasste Sauerstoffversorgung des Muskels führt zu Schmerzen bis hin zur Funktionsunfähigkeit. Dies kann bedeuten, dass Spaziergänge nach einer gewissen Gehstrecke wegen Schmerzen – typischerweise in der Wade – unterbrochen werden müssen, bis der Schmerz abklingt (sog. »Schaufensterkrankheit«). Die unzureichende Versorgung der Haut mit Sauerstoff führt zu Elastizitätsverlust, damit zur Gefahr der Verletzung und in der Folge zu schlechter Wundheilung. Auch die Temperaturregulation und die Hautfarbe sind verändert. Eine schlechtere Sauerstoffversorgung der Nerven führt zu eingeschränktem Empfindungsvermögen u.a. gegenüber Schmerzen und Druckempfindung (Oberflächen- und Tiefensensibilität).

Wie können die Durchblutungsstörungen festgestellt werden?

Die Untersuchungen am Bein richten sich nach den oben erwähnten Veränderungen. Bei der Befragung des Betroffenen muss nach Schmerzen, ggf. abhängig von einer bestimmten Wegstrecke, Empfindungsstörung, Kältegefühl, evtl. Verletzungshäufigkeit und Wundheilungsstörung gefragt werden. Bei der körperlichen Untersuchung werden folgende Kriterien überprüft:

- typische Bein-/Fußpulse,
- Bewegungsfähigkeit,
- Hautfarbe,
- Hauttemperatur,
- Empfindungsvermögen.

Darüber hinaus muss auch auf kleinste Verletzungen geachtet werden.

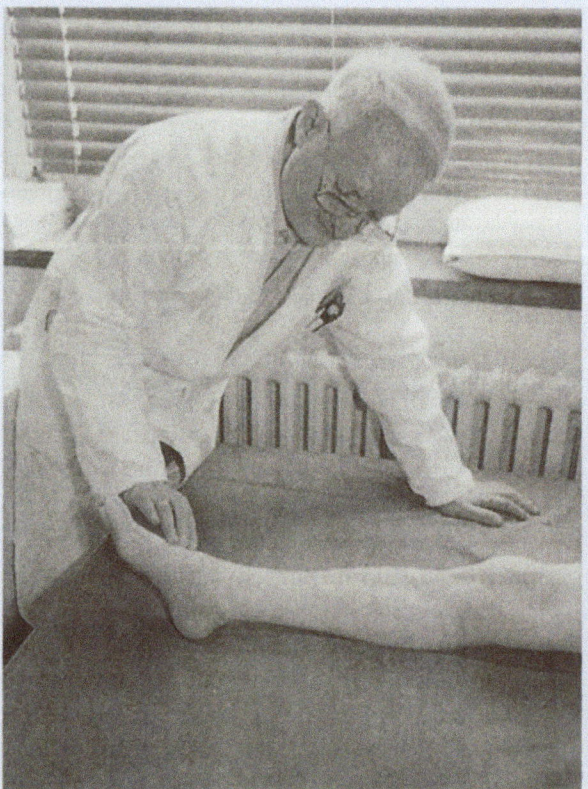
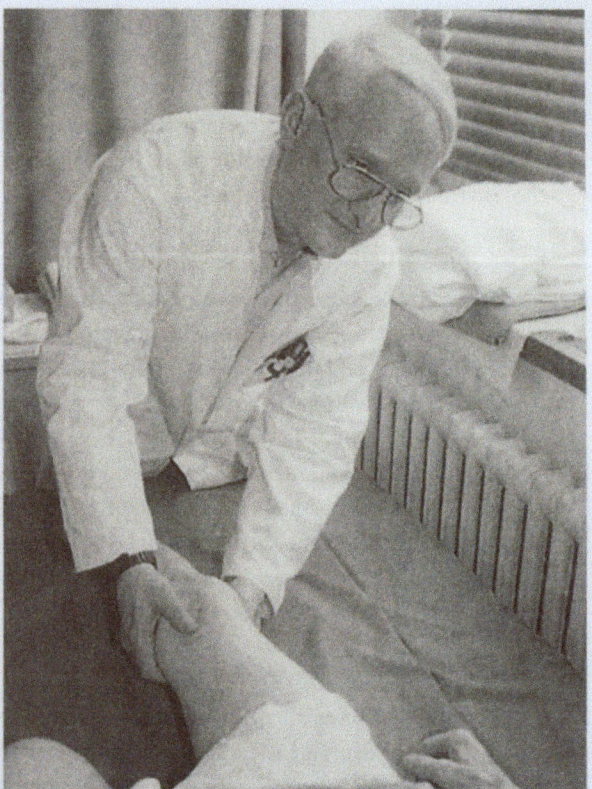
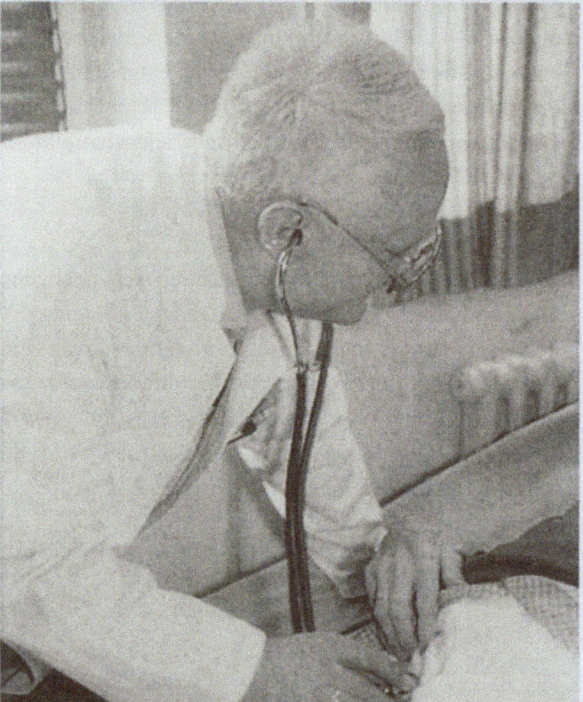
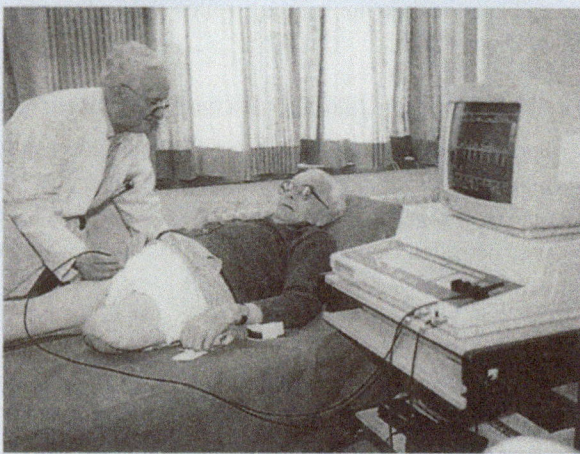

Abb. 5.18 a–d. Der Arzt untersucht die arterielle Durchblutung des Beins. **a** Tasten des Fußpulses; **b** Tasten des Pulses in der Kniekehle. **c** Mit dem Stethoskop sind die Strömungsgeräusche in der Leistenschlagader zu hören; **d** der Zustand der Leistenschlagader wird mittels Ultraschall beurteilt

Tabelle 5.3. Stadien der Arterienverschlusskrankheiten (Einteilung nach Fontaine)

Stadium	Krankheitszeichen
I	Keine Beschwerden, aber objektive Hinweise auf Durchblutungsstörungen
II	Schmerzen bei längerer Gehstrecke, lassen nach Stehen bleiben nach
II a	schmerzfreie Gehstrecke größer als 200 m
II b	schmerzfreie Gehstrecke kleiner als 200 m
III	Schmerz in Ruhe
IV	Zellzerstörung (Nekrose)

Ergänzt wird die Untersuchung durch eine Messung der Blutströme an den typischen Pulsstellen mit Hilfe einer Ultraschall-/Doppleruntersuchung (Abb. 5.18).

Stadieneinteilung

Die Einteilung der Durchblutungsstörung erfolgt danach vorrangig nach der Schmerzsymptomatik des Betroffenen in die Stadien I–IV (Tabelle 5.3).

▶ **Stadium I (Schmerzfreiheit).** In diesem Stadium kann der Betroffene unbegrenzte Gehstrecken zurücklegen. Er hat jedoch erste Auffälligkeiten (Missempfindungen, Kältegefühl, Kribbelgefühl, Haut-/Temperaturveränderungen), die an eine arterielle Verschlusskrankheit denken lassen. Hier ist die Erhebung der Anamnese (Vorgeschichte des Betroffenen) besonders wichtig, u.a. die Frage, ob der Betroffene überhaupt so lange Gehstrecken zurücklegt, dass Beschwerden auftreten könnten.

▶ **Stadium II (Belastungsschmerz).** Eine Unterteilung in zwei Schweregrade hat sich bewährt:
▶ IIa: Schmerzfreie Gehstrecke über 100 m.
▶ IIb: Schmerzfreie Gehstrecke unter 100 m.

Hier handelt es sich um die typische »Schaufensterkrankheit« (Claudicatio intermittens), bei der der Betroffene nach einer gewissen Gehstrecke schmerzbedingt stehen bleibt. Die Schmerzlokalisation im Bein kann hierbei variieren, je nach betroffenem Gefäßabschnitt. Nach kurzer Pause ist dann ein schmerzfreies Weitergehen möglich. Dieses Stehenbleiben muss gerade bei älteren Menschen genau von Beschwerden anderer Art, z.B. Luftnot oder Herzschmerzen bei Belastung und Wirbelsäulen- bzw. anderen Gelenkschmerzen, abgegrenzt werden. Oft werden in solchen Situationen unsinnigerweise Schmerzmittel wegen rheumatischer Beschwerden verordnet bzw. ohne Rücksprache mit einem Arzt eingenommen.

▶ **Stadium III (Ruheschmerz).** Wenn die Sauerstoffversorgung bereits in Ruhe nicht mehr ausreicht, tritt oft ein extrem quälender Schmerz auf. Betroffene finden Linderung nur durch häufiges Herabhängenlassen der Beine im Liegen im Bett bzw. durch ständige Lageänderung der Beine im Sitzen oder durch Herumtrippeln. Schmerzmittel werden – ohne besonderen Wirkeffekt – oft heimlich und in großen Mengen eingenommen. Häufig greifen Betroffene in dieser Situation vermehrt zu Suchtmitteln (Nikotin, Alkohol). Von besonderer Wichtigkeit ist es, den akut auftretenden Schmerz (z.B. bei akutem Gefäßverschluss) von den lang andauernden Schmerzen der chronischen Gefäßeinengungen bzw. -verschlüsse zu unterscheiden.

▶ **Stadium IV (Gewebedefekt mit und ohne Ruheschmerz).** Das typische Bild der Gangrän (Gewebedefekt) bei arterieller Gefäßerkrankung geht eigentlich immer mit Schmerzen einher. Ausgangspunkt des Gewebedefekts ist oft eine winzige Druckstelle durch etwas zu enge Schuhe, ein Hühnerauge oder ein minimales Anstoßen. Verletzungen durch Fußpflege oder einwachsende Fußnägel sind ebenfalls sehr häufig.

Infolge einer Komplikation der Zuckerkrankheit kann es zu einem sehr ähnlichen, aber in aller Regel schmerzfreien Gewebedefekt kommen (diabetische Gangrän). Hier ist die Schmerzfreiheit verursacht durch Schädigungen der Nervenendstrecken im Fuß (diabetische Polyneuropathie). Diese Schmerzfreiheit ist besonders gefährlich, da geringe Hautdefekte oft lange Zeit übersehen werden und nach Einlieferung in die Klinik oft nur noch die Amputation als ärztliche Maßnahme verbleibt.

Eine weitere Einteilung der Arterienverschlusskrankheit (AVK) erfolgt nach den zu tastenden Pulsen bzw. der Lokalisation der Schmerzangaben:

- AVK vom Oberschenkeltyp. Nichttastbare Knie- und Fußpulse, aber vorhandener Leistenpuls.
- AVK vom Unterschenkeltyp. Knie- und Leistenpuls vorhanden, Fußpulse fehlen.
- Mikroangiopathie. Alle Pulse sind ausreichend tastbar (am Fuß reicht eine Pulsstelle); dennoch zeigen sich im Fußbereich typische Zeichen der Durchblutungsstörung mit Sensibilitätsstörung und Hautveränderung.
- Makroangiopathie. Fortgeschrittene Durchblutungsstörung, die in die Stadien I–IV eingeteilt wird.

Behandlungsmöglichkeiten

Es muss wiederholt werden, dass die arterielle Verschlusskrankheit eine Erkrankung des gesamten Körpers darstellt (Systemerkrankung). Betroffene mit peripherer Verschlusskrankheit haben in den meisten Fällen auch eine begleitende Herzerkrankung und oft auch Veränderungen der Arterien, die z.B. das Gehirn mit Sauerstoff versorgen. Die Lebenserwartung von Patienten mit arterieller Verschlusskrankheit ist oft deutlich eingeschränkt, der plötzliche Herztod ist die häufigste Todesursache. Nur durch frühzeitiges Erkennen und besonders die drastische Minderung von Risikofaktoren ist eine Verbesserung der Lebenserwartung und Lebensqualität zu erreichen.

Durch folgende Maßnahmen kann die Erkrankung in ihrem Verlauf günstig beeinflusst werden:
- Blutdruckwerte schonend senken,
- Blutfettwerte beachten,
- Blutzuckerwerte normalisieren,
- Rauchen aufgeben,
- Gehtraining,
- Schutz der Füße vor Verletzungen.

- Bluthochdruck schonend senken. Der Bluthochdruck auch älterer Menschen muss behandelt werden – aber er darf auch nicht zu sehr gesenkt werden. Blutdruckwerte zwischen 140 und 160 mmHg systolisch und 70 und 90 mmHg diastolisch sind für ältere Menschen oft die richtigen Blutdruckwerte. Eine zu deutliche Senkung des Blutdrucks kann bei einer Arteriosklerose dazu führen, dass eine ausreichende Sauerstoffversorgung nicht mehr gewährleistet ist.

Für hochbetagte Menschen (über 85 Jahren) gibt es Hinweise darauf, dass Blutdruckwerte zwischen 160 und 180 mmHg systolisch mit der längsten Lebenserwartung bei geringsten Beschwerden einhergehen. Eine evtl. erforderliche Blutdrucksenkung bei älteren Menschen muss besonders langsam und schonend vorgenommen werden. Kochsalzarme Nahrung ist hier in aller Regel nicht sinnvoll, da dies zu Problemen des Wasserhaushalts führen kann (s. auch Kap. 5.8.2).

- Blutfettwerte beachten. Die Blutfettwerte bedeuten auch beim älteren Menschen zwar einen eigenständigen Risikofaktor, ob jedoch eine Behandlung bei hochbetagten Patienten über 85 Jahre zur Verringerung von Krankheitsfällen wirklich sinnvoll ist, konnte bis heute nicht nachgewiesen werden. Die Erkrankten sollten eine überkalorische oder einseitige Ernährungsweise meiden. Der Einsatz von Lipidsenkern vor mindestens 6wöchiger Umstellung der Ernährung und ggf. einer Reduktion von Übergewicht ist bei älteren Menschen in der Regel nicht empfehlenswert.

- Blutzuckerwerte normalisieren. Die Blutzuckerwerte älterer Menschen müssen genau beobachtet werden; dabei muss bedacht werden, dass eine Überzuckerung zwar langfristig Schäden verursachen kann, eine Unterzuckerung jedoch akut lebensbedrohlich ist (Abb. 5.19 und 5.20). Eine drastische Senkung erhöhter Blutzuckerwerte ist daher abzulehnen, Übergewichtige sollten ihr Gewicht reduzieren.

- Rauchen aufgeben. Betroffene und ihre Angehörigen sollten sich mit der schädlichen Wirkung des Rauchens auseinandersetzen. Die Bereitschaft zur eigenverantwortlichen Gesunderhaltung kann durch ärztlich-therapeutische Maßnahmen unterstützt werden, z.B. durch

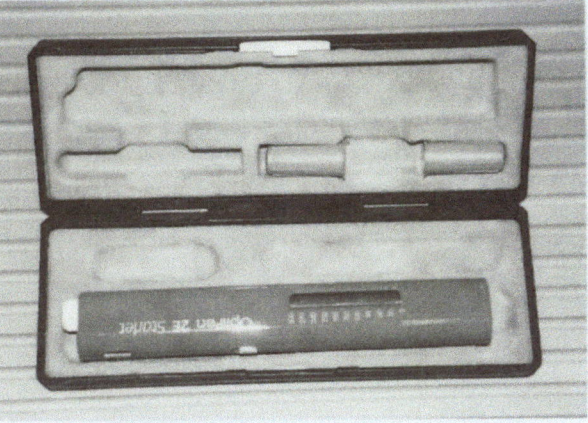

Abb. 5.20. Insulin-Pen

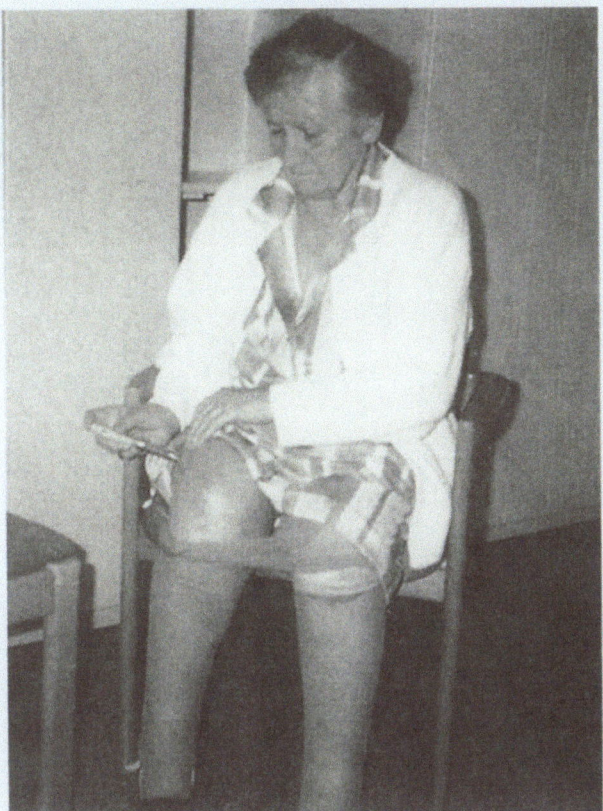

Abb. 5.19. Es ist vorteilhaft, wenn sich die Diabetikerin ihr tägliches Insulin selbst spritzen kann – die Voraussetzung dafür ist meist ein Insulin-Pen

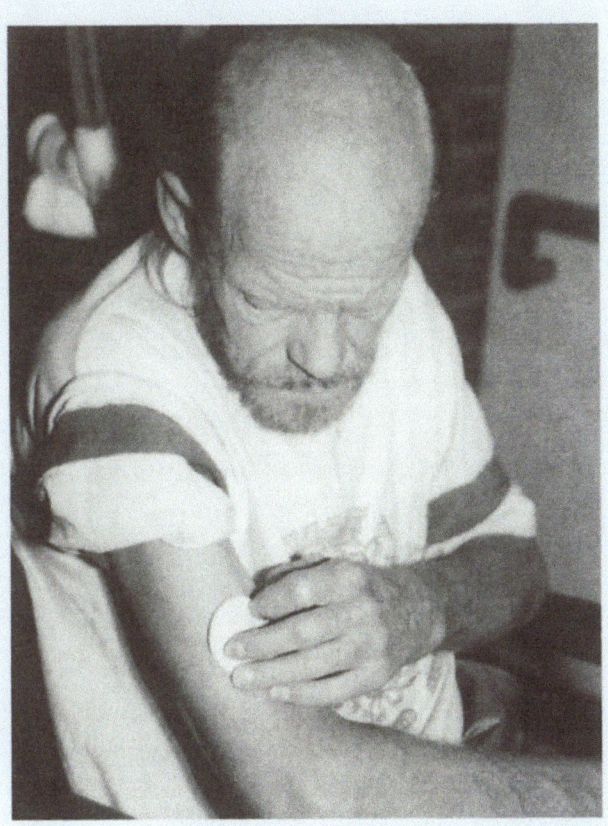

▶ **Abb. 5.21.** Das Nikotinpflaster muss auf nichtbehaarter Haut aufgeklebt werden

unterstützende Gespräche, die Gabe von Nikotinpflastern (Abb. 5.21) oder die Anwendung von Akupunktur. Therapeutinnen und Angehörige sollten hierbei jedoch Berater, nicht Schulmeister sein, denn häufig haben Genussmittel im Alter einen besonders hohen Stellenwert.

▶ **Gehtraining.** Als physiotherapeutische Maßnahme steht für Patienten mit den Stadien I, IIa und IIb besonders ein intensives Intervallgehtraining zur Diskussion. Hierbei sollte, von streng kontrollierten Ausnahmen abgesehen, nicht der Maximalschmerz durch das Gehen

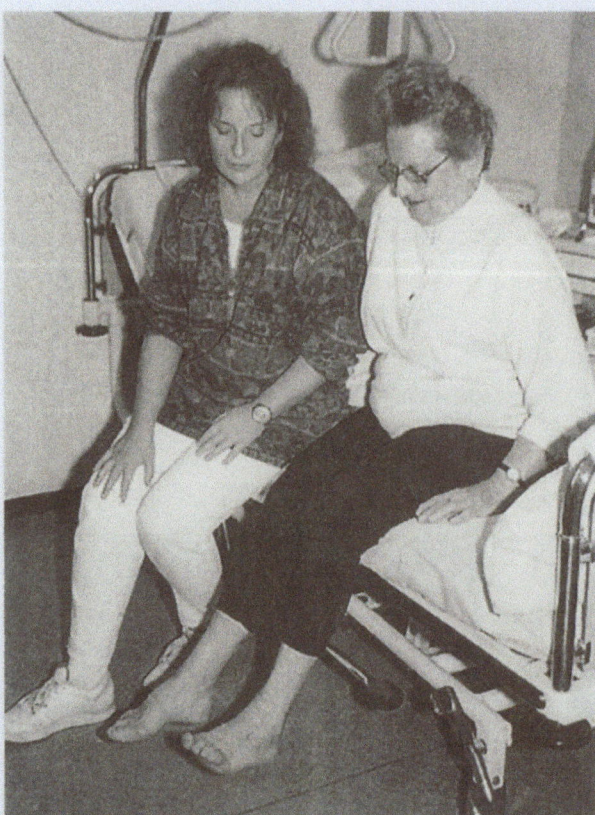

Abb. 5.22. Wenn Gehtraining (noch) nicht möglich ist, kann Fußtraining ein gewisser Ersatz sein

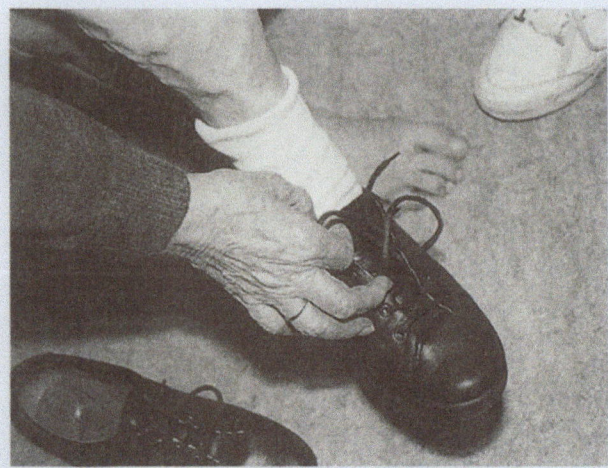

Abb. 5.23. Bequeme Schuhe schützen die Füße vor Druckstellen

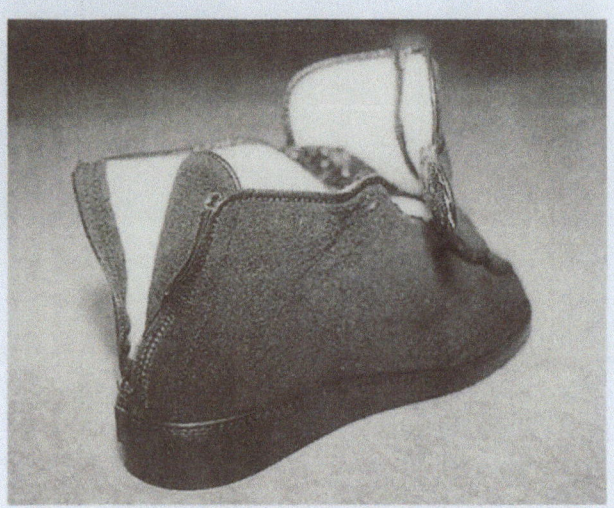

▶ **Abb. 5.24.** Dieser Reha-Schuh hat viele Vorteile: rutschfeste, stabile Sohle, weiches Oberteil mit ausreichend Öffnungsmöglichkeiten und genügend Platz für eventuelle Verbände

ausgelöst werden. Wissenschaftlich ist heute unbestritten, dass regelmäßiges, langfristig durchgeführtes Gehtraining sehr gute Erfolge in Hinblick auf eine Verlängerung der schmerzfreien Gehstecke bewirkt. Allerdings muss besonders bei älteren Betroffenen beachtet werden, inwieweit Begleiterkrankungen (Herz-/Lungenerkrankungen, Gelenkbeschwerden) ein spezielles Intervallgehtraining verbieten (Abb. 5.22).

Im Stadium III ist ein Gehtraining nur sehr eingeschränkt erlaubt. Im Vordergrund stehen Maßnahmen zum Erhalt der Muskelkraft und zur Verbesserung der Durchblutung.

Im Stadium IV ist ein Gehtraining streng verboten, es würde die Sauerstoffmangelversorgung der Gewebe verstärken. Gestattet sind ausschließlich muskelkrafterhaltende Maßnahmen.

▶ **Schutz der Füße vor Verletzungen.** Entscheidend wichtig im Stadium IV, aber auch im Stadium III, ist der bestmögliche Schutz der Füße vor Verletzungen. Hierzu zählen sowohl Fußpflege unter ärztlicher Kontrolle als auch spezielles Schuhwerk (Rehabilitationsschuh) und ein guter Schutz für die Nacht (einpacken in Watte) (Abb. 5.23–5.25).

Kapitel 5 · Chronische Erkrankungen und Behinderungen

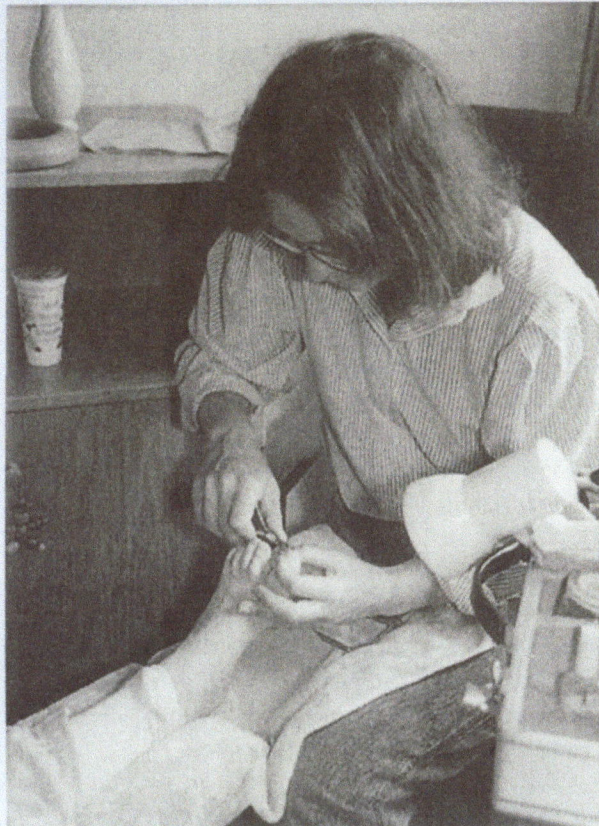
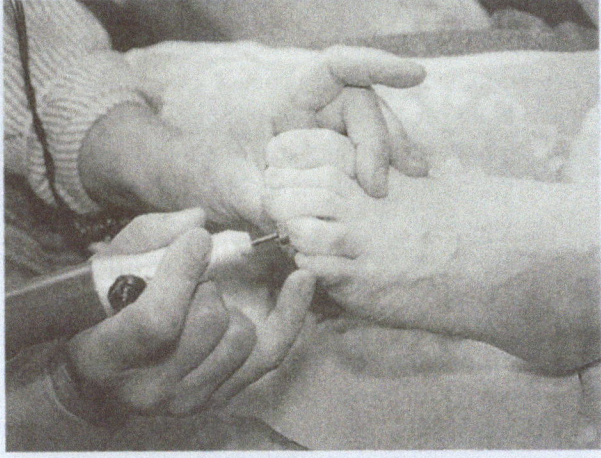
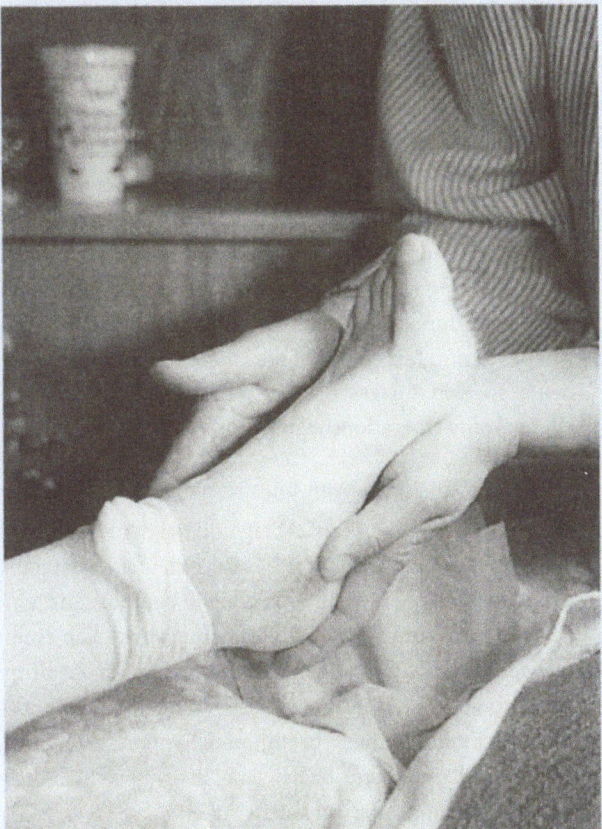

Abb. 5.25 a–c. Die Fußpflege darf gerade im Alter nicht vernachlässigt werden – Hilfe von Fachleuten ist hierbei häufig unumgänglich

Medikamentöse Standardtherapie ist heute die Gabe von ASS (Azetysalizylsäure) zur Verhütung der Bildung von Blutplättchenpaketen an der krankhaft veränderten Gefäßinnenwand. Solche Thromben (Blutpfropfen) können sich lösen und in kleineren Gefäßen eine Embolie (Verschluss) verursachen.

▶ **Durchblutungsstörungen.** Viele sog. »durchblutungsfördernde« Medikamente haben in der Praxis wenig

Effekt. Sie sind nur in bestimmten Fällen sinnvoll. Bei der Behandlung von Entzündungen in schlecht durchbluteten Körperabschnitten mit Antibiotika unterstützt die intravenöse oder intraarterielle Gabe von Alprostadil (Prostavasin) die Heilung. Die Verabreichung von Alprostadil kann auch als kurzfristige Begleittherapie bei intensivem Gehtraining hilfreich sein.

Operative Maßnahmen haben heute einen besonderen Stellenwert im Stadium IIb bei Gefäßveränderungen speziell im Becken- und Oberschenkelbereich, z.T. auch im Knie- und Unterschenkelbereich. Im Knie- und Unterschenkelbereich sind die Langzeitergebnisse für operative Verfahren der Gefäßerweiterung bzw. -erneuerung wenig ermutigend. Soweit möglich, wird heute stets vor operativen Eingriffen versucht werden, Gefäße mittels erweiternder Verfahren zu behandeln (Ballondilatation). In welchen Fällen dies möglich ist, muss anhand genauer Röntgenuntersuchungen festgestellt werden. Die Entscheidung zu operativen Verfahren ist natürlich auch abhängig von der allgemeinen Operationsfähigkeit, diese wird durch die Gesamtheit von Begleiterkrankungen bestimmt. Insgesamt ist die Operationstechnik aber heute so weit fortgeschritten, dass ein höheres Alter alleine keine Operationsbegrenzung bedeutet.

Probleme und Gefahren im Alltag

Unsere Füße sind im Beruf, Alltag und bei der Ausübung von Hobbys (Sport) immer der Gefahr kleiner Verletzungen ausgesetzt. Da die Füße von allen Körperabschnitten am weitesten vom Herzen entfernt sind, wirkt sich eine mangelnde Durchblutung hier besonders und frühzeitig aus. Zudem funktioniert das Warnsystem »Sensibilität« bzw. »Schmerz« unter bestimmten Voraussetzungen nicht mehr optimal, z.B. bei langjährig bestehendem Diabetes mellitus oder bei kalten Füßen.

> **Vorsicht** ▼
> **Eine Bagatellverletzung, etwa eine unbemerkte Druckstelle oder ein unsachgemäß behandelter eingewachsener Nagel, kann letztlich zum Verlust des Beins (Amputation) führen, weil die schlechte Durchblutung dazu führt, dass die kleine Verletzung nicht mehr heilt.**

Praxis-Tipp ▶ Menschen mit schlechter Durchblutung ist deshalb dringend zu empfehlen:
- Nur bequeme, gut sitzende Schuhe tragen (Abb. 5.26).
- Auf einengende Socken bzw. Kniestrümpfe und einengende Unterwäsche verzichten.
- Sorgfältige und vorsichtige Pediküre.
- Keine Wärmflasche an die Füße legen.
- Jede auch nur kleinste Wunde dem Arzt zeigen.
- Füße nicht zu lange baden; Haut weicht auf.
- Hornhaut nur vom Fachpersonal entfernen lassen.
- Nicht barfuß gehen.
- Trockene Haut immer gut einölen oder eincremen.
- Druckgefährdete Stellen abpolstern.

Sehbehinderungen

Da es sich bei der Arterienverschlusskrankheit um eine Systemerkrankung handelt, können von ihr auch die kleinen Schlagadern in den Augen betroffen sein. Regelmäßige augenärztliche Untersuchungen sind deshalb sehr wichtig; dies gilt besonders für Diabetiker.

Sensibilitätsstörungen in den Füßen und Unterschenkeln

Wie die besonders verletzungsgefährdeten Füße geschützt werden können, wurde bereits beschrieben. Wer noch körperlichen Aktivitäten wie Gartenarbeit und Reparatur- und Bastelarbeiten nachgehen kann, sollte dazu immer hoch schließende, feste Schuhe tragen. Überfüllte öffentliche Verkehrsmittel sollten wegen der recht großen Verletzungsgefahr für die Füße gemieden werden: lieber auf den nächsten Bus warten!

Begrenzte Gehstrecke

Gehhilfen, beispielsweise ein Rollator, können wesentlich zur Entlastung beitragen und so die schmerzfreie Gehstrecke deutlich verlängern. An vielen Rollatoren lässt sich ein Körbchen oder ein Tablett befestigen; so kann z.B. zusätzlich Einkaufsgut bequem nach Hause gebracht werden (Abb. 5.27).

(Elektro-)Rollstuhl für draußen

Ein Rollstuhl kann evtl. die entscheidende Hilfe zum Zurücklegen der notwendigen oder gewünschten Wege außer Haus sein. Ob dies ein manuell oder mit Elek-

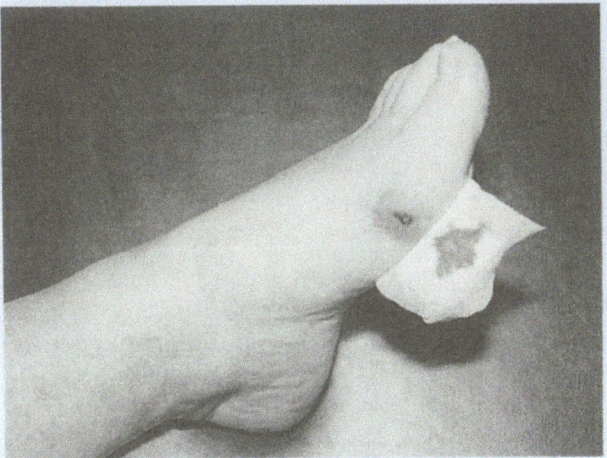

Abb. 5.26. Es ist nicht genug, die Wunde zu behandeln – auch die Schuhe sollten kritisch betrachtet werden

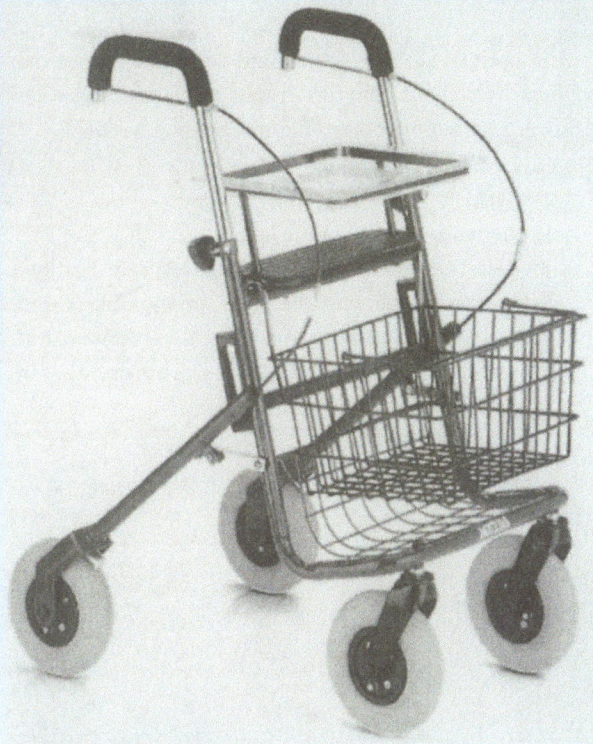

Abb. 5.27. Rollator. (Mit freundl. Genehmigung der Fa. Meyra Kalletal)

trokraft angetriebener Rollstuhl ist, muss im Einzelfall entschieden werden (s. Kap. 6.4).

5.9.4 Verschlechterungen entgegenwirken

Die Arteriosklerose ist, wie am Anfang des Kapitels dargestellt, eine Systemerkrankung, die tendenziell fortschreitet. Daher ist generell und auch nach einer gefäßerweiternden Operation oder nach einer Amputation das weitere Verhalten des Erkrankten von großer Bedeutung. Zwei Maßnahmen sind besonders leicht in den Alltag zu integrieren:

- Bewegungstraining,
- günstige Sitzhaltung.

Bewegungstraining

Sowohl betonte Schonung als auch Überlastung schaden der Durchblutung; es ist am besten, die schmerzfreie Gehstrecke täglich häufig zu gehen. Da diese Strecke für die einzelnen Betroffenen unterschiedlich lang ist, lässt sie sich für einige nur außerhalb der Wohnung realisieren, für andere im Garten, und für einige reicht (leider) die Wohnung aus, da bereits nach wenigen Metern der typische Sauerstoffmangelschmerz in einer oder in beiden Waden auftritt. Wie lang im Einzelfall die schmerzfreie Gehstrecke auch sein mag: Sie muss ermittelt werden, um danach jeweils kurz vor dem Auftreten des Schmerzes pausieren zu können.

Praxis-Tipp ▶ Die Betroffenen sollten dazu ermutigt werden, täglich zusätzlich Übungen zur Fuß- und Beingymnastik durchzuführen.

Günstige Sitzhaltung

Bei längerem Sitzen sollten weder die Oberschenkel noch die Unterschenkel überkreuzt werden, da diese Haltungen die Durchblutung zusätzlich behindern. Auch das Abdrücken der Oberschenkel auf Sitzkanten sollte vermieden werden; bei einem zu hohen Sitz stehen die Füße nicht optimal auf dem Boden und der Auflagedruck der Oberschenkel auf dem Sitz erhöht sich; dann sollte der Sitz gewechselt oder eine Fußbank benutzt werden.

> **Vorsicht** ▼
> **Umgehende ärztliche Hilfe ist erforderlich, wenn sich im Bein (Arm oder Bauch) plötzlich ein sehr heftiger Schmerz einstellt und die Haut anfangs blass und kalt, später bläulich-marmoriert ist, verbunden mit einem Taubheitsgefühl: Es könnte sich um den akuten Verschluss einer Schlagader handeln.**

5.10 Amputation der unteren Gliedmaße

Manchmal ist trotz aller Vorsicht der Betroffenen und der Bemühungen aller Beteiligten eine Amputation unumgänglich (Abb. 5.28 und 5.29). Die Notwendigkeit zur Amputation sollte ausführlich mit dem Betroffenen besprochen werden. In diesem Gespräch müssen auch nachfolgende ▶ Rehabilitationsmöglichkeiten erwähnt werden, wobei eine prothetische Versorgung zu diesem Zeitpunkt noch nicht zugesagt werden kann.

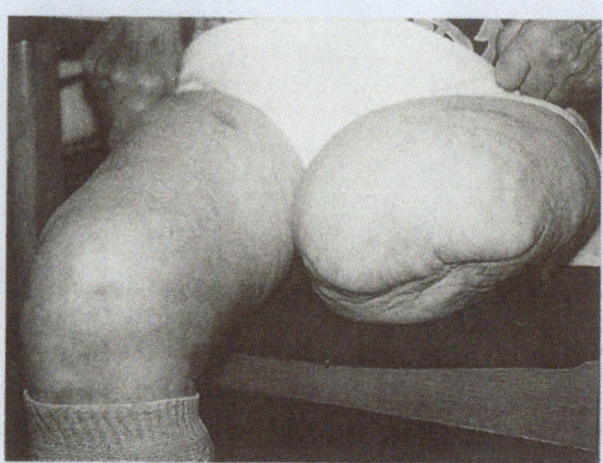
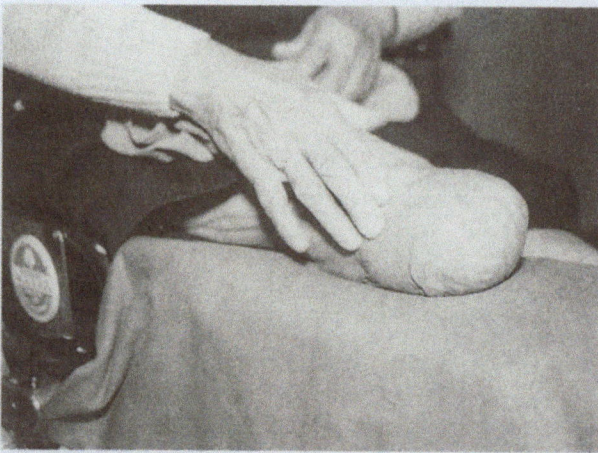

Abb. 5.28. a Oberschenkelamputation mit typischem Narbenverlauf, b Unterschenkelamputation

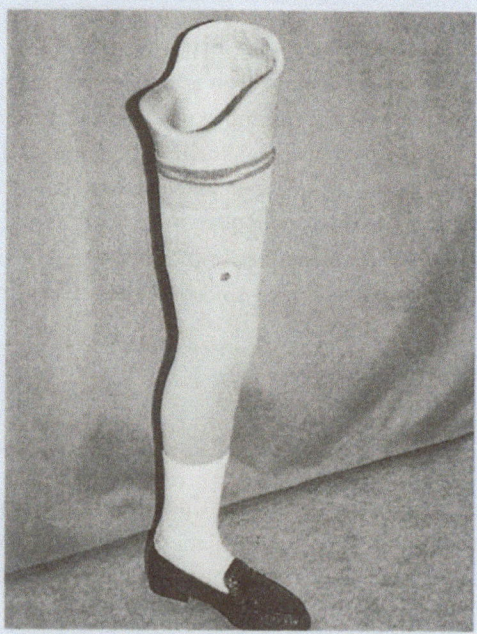

Abb. 5.29. Oberschenkelhaftprothese

5.10.1 Entscheidung für oder gegen eine Prothese

Für etwa 65 % aller beinamputierter alter Menschen ist aus der Sicht geriatrischer Fachleute eine prothetische Versorgung machbar und sinnvoll. Umgekehrt bedeutet dies, dass für 35 % der Betroffenen eine ▶ Prothese aus medizinisch-therapeutischer Sicht nicht möglich ist oder dass sie von ihr nicht wirklich profitieren.

Günstige Voraussetzungen für eine prothetische Versorgung (Abb. 5.30 und 5.31)

Folgende Kriterien sollten erfüllt sein:
- Ein ausreichendes Maß an Konstitution und Mobilität ist gegeben bzw. in absehbarer Zeit zu erreichen. Vorsicht! Nicht zu früh urteilen und entscheiden. Schwäche und Immobilität als Folge des bisherigen Krankheitsverlaufs – bis zur Amputation – können oft erstaunlich gut durch eine angemessene Erholungszeit und ein gezieltes Training überwunden werden.
- Der Betroffene entscheidet sich aktiv für die Prothese und damit für ein anstrengendes Training und eine um etwa 4 Wochen längere stationäre ▶ Rehabilitationsbehandlung. Dies setzt psychische Reserven, Energie und Ehrgeiz voraus.
- Die Prothese hat für den Betroffenen neben dem Gebrauchswert auch einen kosmetischen Wert, d.h. die Prothese trägt zur psychischen Stabilität bei, ohne sie würde sich der Betroffene unvollständig fühlen.
- Die Länge wie auch die Beschaffenheit des Stumpfes gewährleisten einen zuverlässigen Sitz der Prothese; der Stumpf toleriert Druck.
- Die Leistungen von Herz und Lunge sind voraussichtlich ausreichend für ein gezieltes und dosiertes Training; die Durchblutungsverhältnisse des erhaltenen Beins müssen bedacht werden.
- Ein ausreichendes Maß an geistiger Beweglichkeit und Lernfähigkeit, gekoppelt an bzw. abhängig von einer ausreichenden Gedächtnisleistung, sind vorhanden.

Ungünstige Voraussetzungen für eine prothetische Versorgung

Neben der Umkehr der oben genannten Kriterien sind dies:
- Mehrfachbehinderungen, die den Einsatz von Gehhilfen nicht möglich machen.
- Schwere Durchblutungsstörung des anderen Beins. Ein absolutes Ausschlusskriterium ist ein Belastungsverbot des erhaltenen Beins wegen einer sich

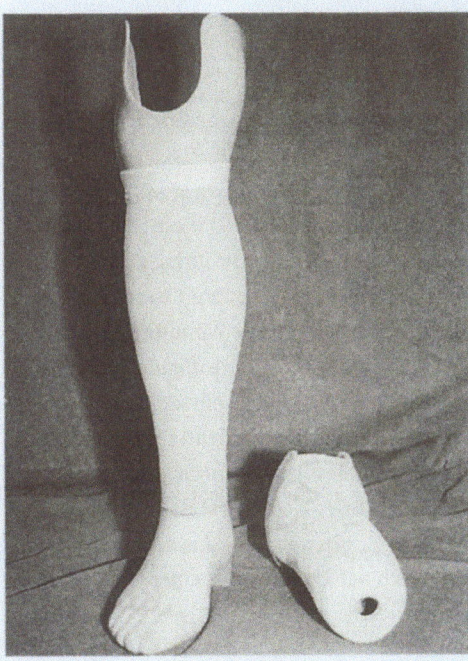

Abb. 5.30. Unterschenkelprothese mit Weichteilschaft

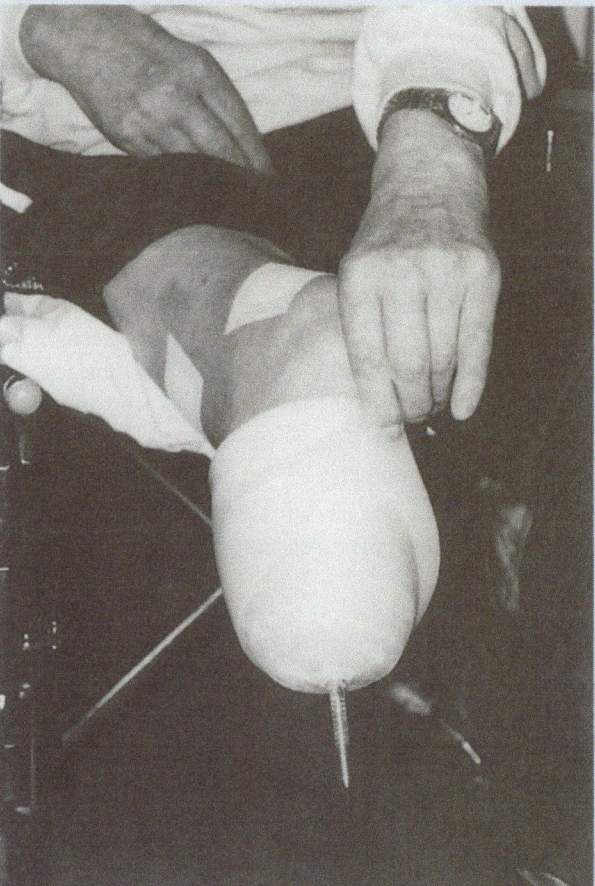 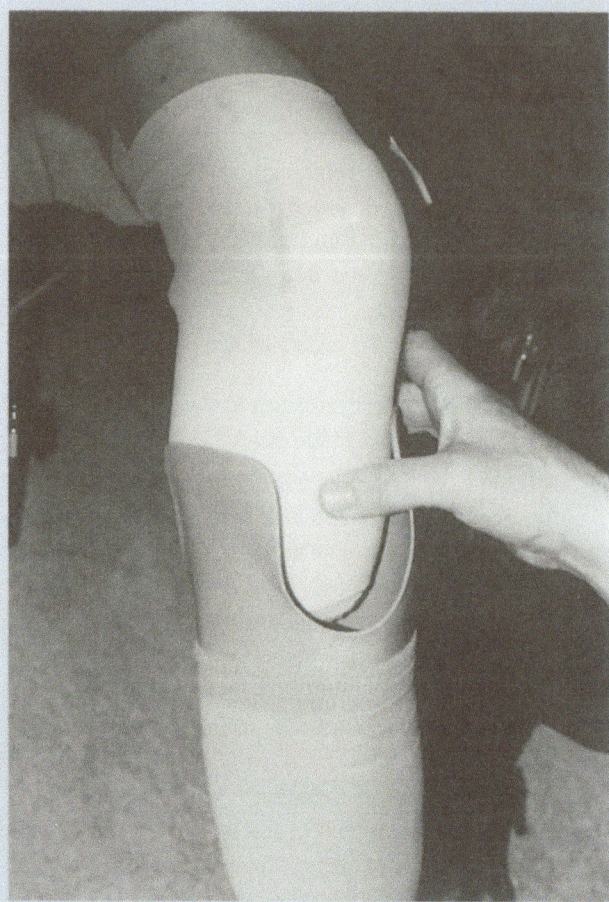

Abb. 5.31. a Iceross-System für Unterschenkel- und Oberschenkelprothesen: a Anlegen des mit einem Metallzapfen versehenen Silikon-Liners, b Einstieg in die Unterschenkelprothese; der Metallzapfen rastet am Schaftboden ein

verschlechternden durchblutungsbedingten Wunde.
- Wenn die schmerzfreie Gehstrecke nur wenige Meter beträgt, ist sorgfältig zu prüfen, ob diese kurze Gehstrecke als Gehtraining mit der Prothese ausreicht. Es sollte jedoch immer berücksichtigt werden, dass auch sehr kurze Strecken für die Wohnung durchaus ausreichend sind und für den Betroffenen wesentliche Schritte zur Selbständigkeit sein können. So ist die Prothese manchmal entscheidend für die selbständige Benutzung des Badezimmers (weil zu eng für einen Rollstuhl oder Gehbock) oder die Treppe.
- Ein sehr hohes biologisches Alter. Als besonders schwierig hat sich der Umgang mit einer Oberschenkelprothese erwiesen.

- Fehlende Möglichkeiten einer stationären oder teilstationären Rehabilitationsbehandlung lassen prothetische Versorgungen im Alter oft scheitern, d.h. die schlecht sitzende Prothese kann nicht wirklich benutzt werden bzw. fehlendes Training macht ihren Gebrauch unmöglich oder sogar gefährlich.

Überlegungen

Trotz der aufgeführten Kriterien muss natürlich jede Entscheidung mit und für den einzelnen Menschen getroffen werden. So haben die aufgeführten Punkte eine unterschiedliche Wertigkeit, je nachdem, von welchem Standpunkt aus sie betrachtet werden: Alle Beteiligten, d.h. Betroffener, Fachpersonal und Angehörige, haben unterschiedliche Sichtweisen. Häufig lässt erst die

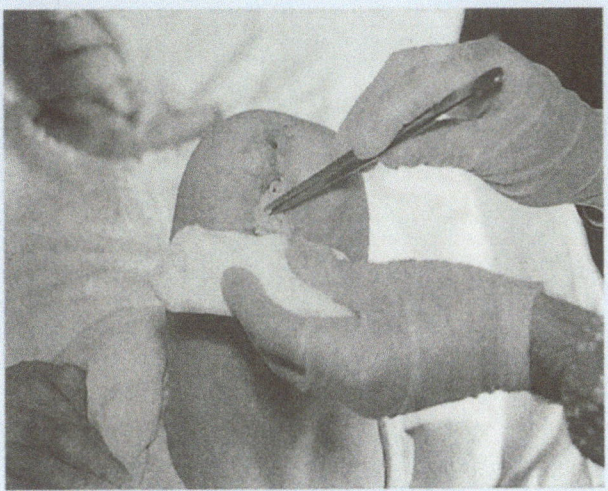

Abb. 5.32. Wundheilungsstörungen sind keine Seltenheit bei Amputationen im Alter

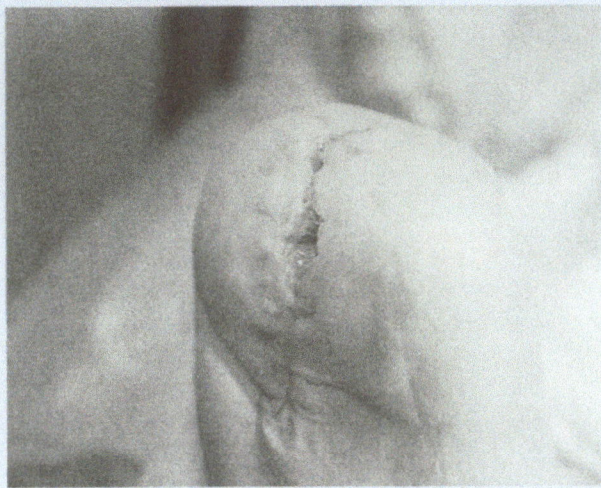

Abb. 5.33. Durch Wundheilungsstörungen kann sich eine mögliche Prothesenversorgung um viele Wochen verzögern

Summe der einzelnen Punkte das Pendel nach der einen oder der anderen Seite ausschlagen, nach der Entscheidung für oder gegen eine Prothese.

Wichtig ▼
Die Entscheidung für oder gegen eine prothetische Versorgung kann nicht bereits im Akutkrankenhaus, d.h. kurz nach der Operation, getroffen werden.

Der Patient steht meist noch unter der schockartigen Wirkung der Amputation, er hat das Geschehen noch gar nicht wirklich begreifen können, und es fehlen ihm und allen Beteiligten wichtige Informationen für eine tragfähige Entscheidung. Weder das Fachpersonal im Akutkrankenhaus noch die Angehörigen sollten daher vorschnell auf die mögliche Prothese vertrösten. Die Enttäuschung ist dann, wenn Wundheilungsstörungen die prothetische Versorgung über Monate verzögern oder andere Faktoren gänzlich gegen eine Prothese sprechen, besonders groß (Abb. 5.32 und 5.33).

Wichtig ist es, dass der Patient möglichst bald nach der Operation zur ▸ Rehabilitationsbehandlung in ein spezialisiertes Krankenhaus oder auf eine Spezialstation verlegt wird, auch wenn dort evtl. die Entscheidung gegen eine Prothese fällt. Hier werden dem Patienten intensive Kräftigungsmaßnahmen, Transferübungen und ein Rollstuhltraining geboten. Ein geschultes geriatrisches Team, dem unbedingt auch ein Orthopädiemechaniker zugerechnet werden muss, wird mit dem Betroffenen zusammen entscheiden, ob und zu welchem Zeitpunkt eine prothetische Versorgung möglich und sinnvoll ist. Dabei wird man dem Patienten Zeit lassen, sich zu erholen, zu kräftigen, sich zu informieren und anderen Amputierten beim Üben mit der Prothese zuzusehen.

Es fällt manchmal allen Beteiligten leichter, sich zu entscheiden, wenn der Patient eine Übungsprothese (▸ Interimsprothese) erhält und dadurch die Gelegenheit hat, die Vor- und Nachteile einer Prothese zu erleben. Mit in die Entscheidung einfließen sollten auch der bisherige und zukünftige Aktionsradius und seine Wohnverhältnisse (Abb. 5.34).

Letztlich ist es eine ärztliche Entscheidung, ob eine Prothese verordnet wird. In Zweifelsfällen sollte sich ein weniger erfahrener Arzt an erfahrenere Kollegen zur Beratung wenden; dieser Schritt bleibt natürlich auch dem Betroffenen vorbehalten.

Wichtig ▼
Nur eine regelmäßig und mit ausreichender Sicherheit genutzte Prothese bedeutet ein Mehr an Lebensqualität gegenüber dem ausschließlichen Gebrauch eines Rollstuhls in einer angepassten Wohnung.

Abb. 5.34. Die Entscheidung für oder gegen eine Prothese will gut überlegt und ausführlich besprochen sein

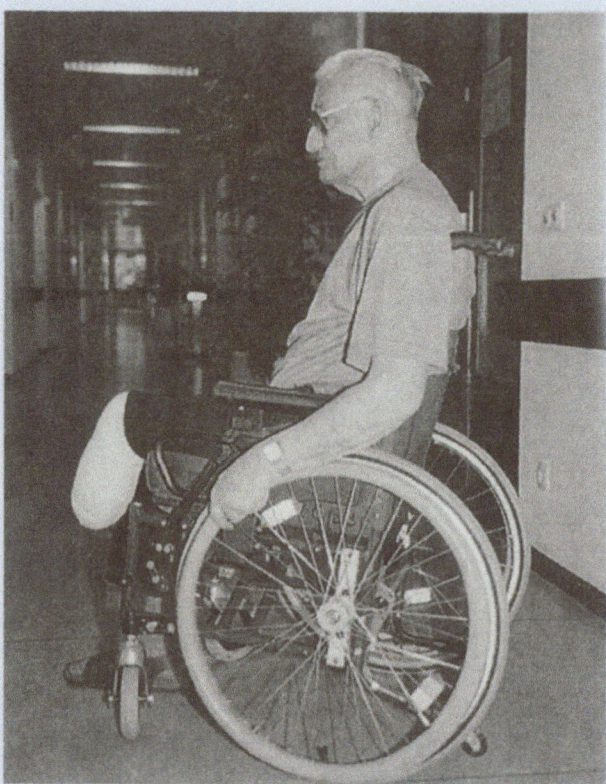

Abb. 5.35. Ein häufiges Herabhängen des Unterschenkelstumpfes im Rollstuhl behindert die Wundheilung und die zukünftige Streckfähigkeit des Knies

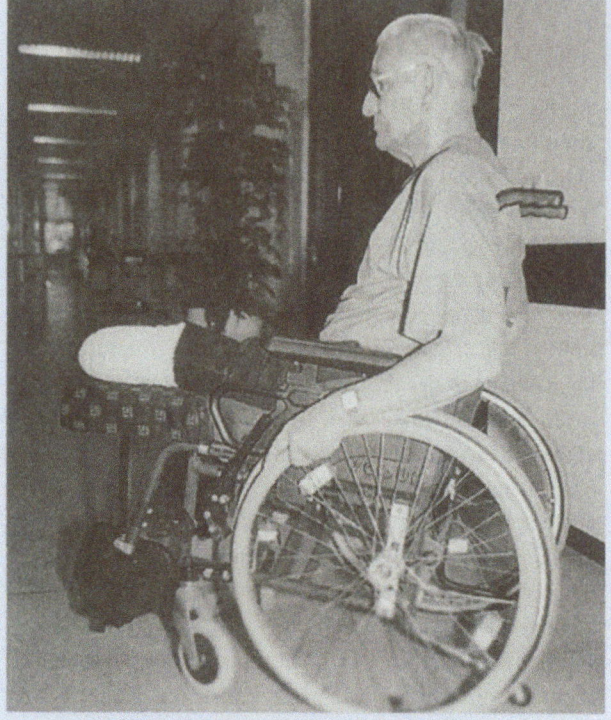

◄ **Abb. 5.36.** Richtige Lagerung

5.10.2 Behandlungsmöglichkeiten in der Geriatrischen Klinik

Das geriatrische Team, welches sich aus vielen verschiedenen Berufsgruppen zusammensetzt, fördert den Patienten »rundum«.

Allgemeine therapeutische Maßnahmen

Folgende Maßnahmen sollten durchgeführt werden (Abb. 5.35–5.40):
- Sorgfältige Wundversorgung,
- ◘ Lagerung zur Erhaltung der Beweglichkeit im Hüftgelenk bzw. Kniegelenk, zum Abschwellen und zur Förderung der Wundheilung,

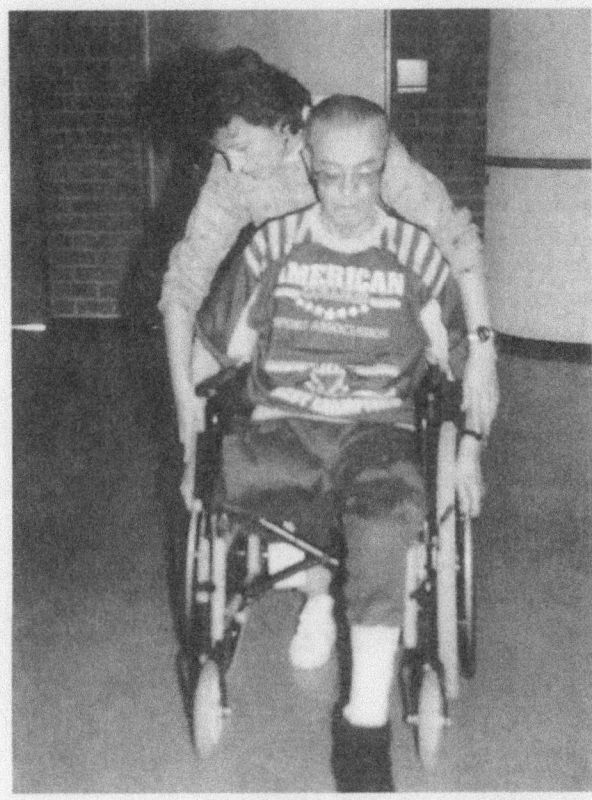

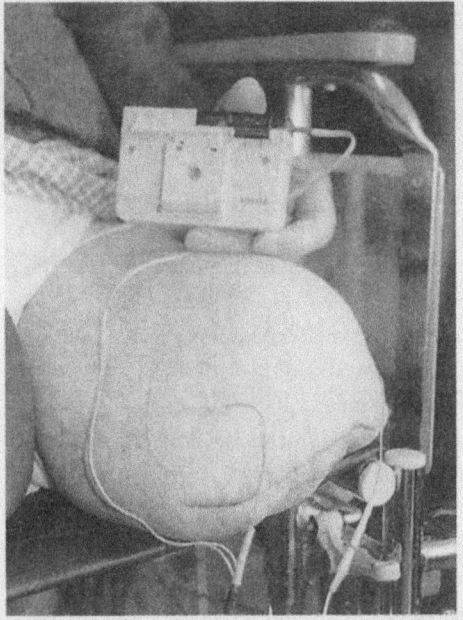

Abb. 5.38. Ausgeprägte Schmerzen können durch Elektrotherapie gelindert werden; Elektroden werden am Stumpf oder im Wirbelsäulenbereich angelegt (Segmentstimulation)

Abb. 5.37. Der Rollstuhl als Hilfsmittel löst anfangs oft Ängste aus

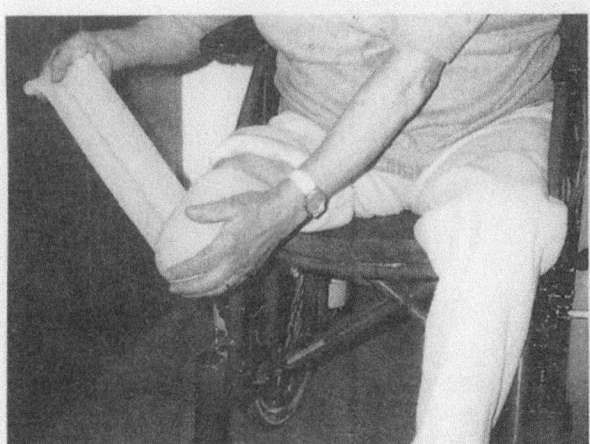

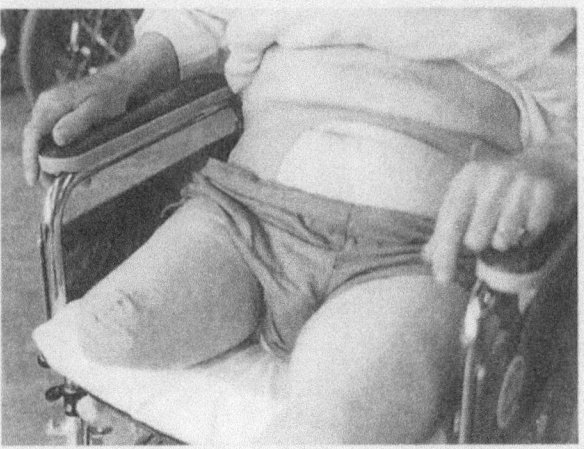

Abb. 5.39. Das Wickeln ist erforderlich, um den Stumpf zu formen und auf die Prothese vorzubereiten. Das Wickeln muss sorgfältig durchgeführt werden. Falsch angelegte Binden können zu Durchblutungs- oder

Abb. 5.40. Wenn eine Wickelung nicht durchgeführt werden kann, muss ein Kompressionstrumpf angepasst

- Schmerzbekämpfung (Wundschmerz, Nervenschmerz, Phantomschmerz),
- Lage- und Stellungswechsel (Aufstehen, Umsetzen u.a.) üben
- Rollstuhltraining,
- Rumpf, alle Extremitäten und Stumpf kräftigen,
- ◘ Konditionstraining,
- ◘ Gleichgewicht im Sitzen und im kurzzeitigen Einbeinstand schulen,
- Durchblutung des erhaltenen Beins durch gezieltes, dosiertes Bewegungstraining fördern,
- kurze Wege am Stopfenrollator hüpfen,
- Stumpfabhärtung und -formung (Eincremen, Bürsten, Wickeln, Stützstrumpf).

Therapeutische Maßnahmen, wenn eine prothetische Versorgung nicht geplant ist

Ohne prothetische Versorgung beinhaltet das Rehabilitationsprogramm:

- Umfassendes Rollstuhltraining innerhalb und außerhalb der Wohnung.
- Techniken zum Umsetzen, zum Lage- und Stellungswechsel in unterschiedlichsten Alltagssituationen festigen.
- Kraft und Fitness verbessern bzw. erhalten, u.a. durch gezielte Hausaufgaben.

Wesentliche Maßnahmen nach der prothetischen Versorgung (Prothesentraining)

Nach der prothetischen Versorgung ist wichtig:
- Stand-, Gang- und ◘ Gleichgewichtsschulung (Abb. 5.41).
- Gelände- und Straßentraining inkl. Benutzung öffentlicher Verkehrsmittel, wenn dies für den Betroffenen wichtig und machbar ist.
- Zur intensiven Stumpfbeobachtung und -pflege anleiten.

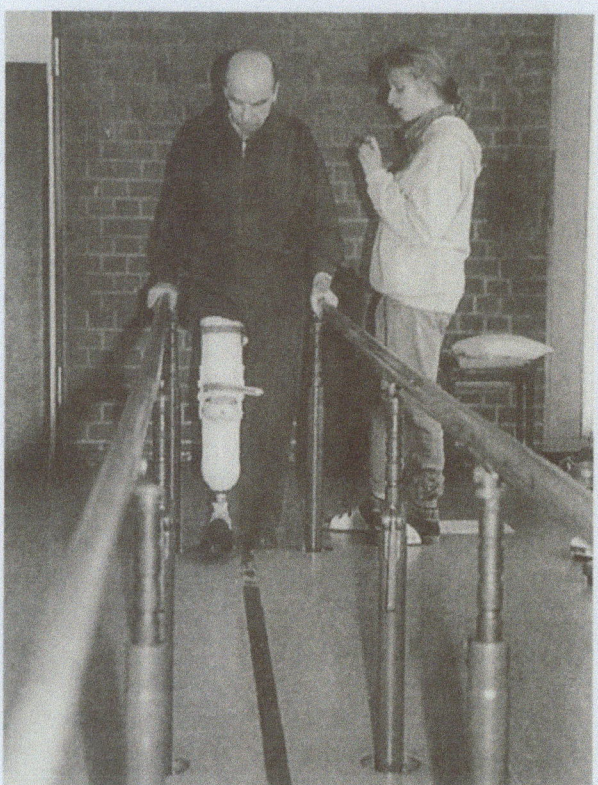
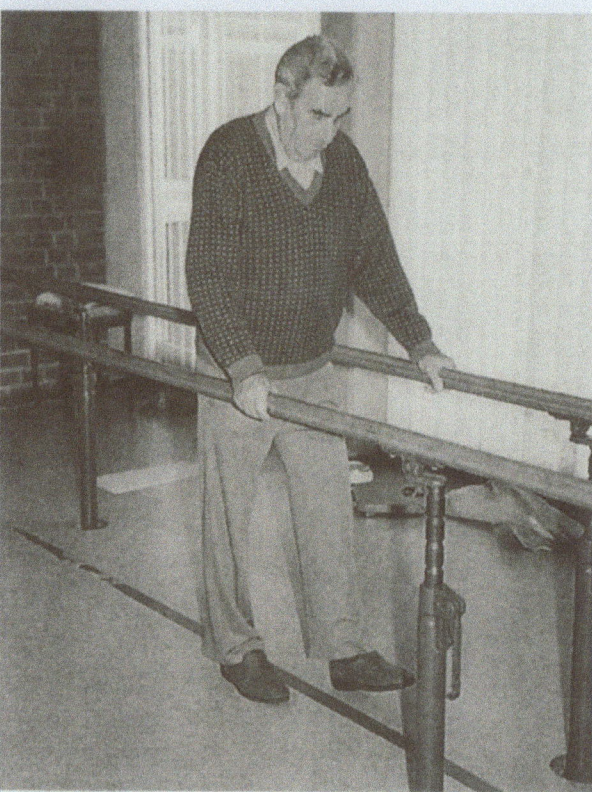

Abb. 5.41 a,b. **a** Erste Gehübungen im Gehbarren (Interimsprothese). **b** Der Gehbarren bietet viel Sicherheit und ermöglicht so auch frühzeitig ein selbständiges Üben

Kapitel 5 · Chronische Erkrankungen und Behinderungen

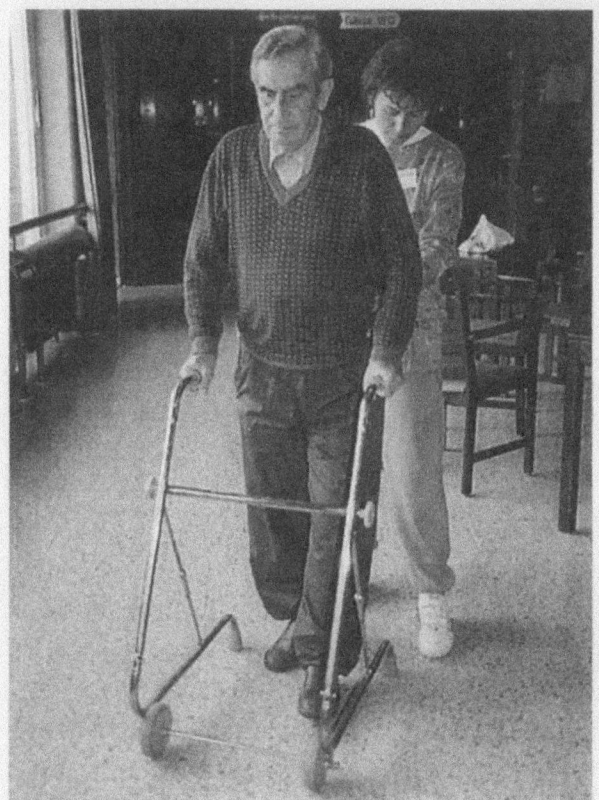

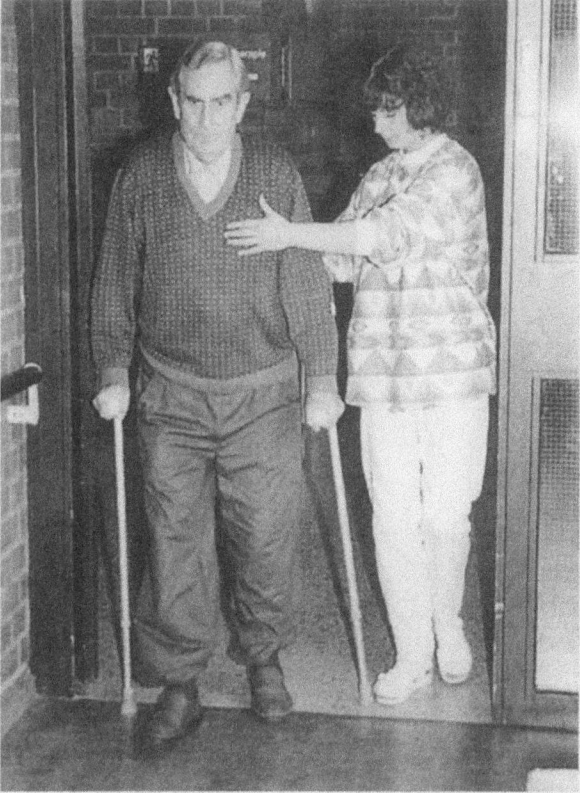

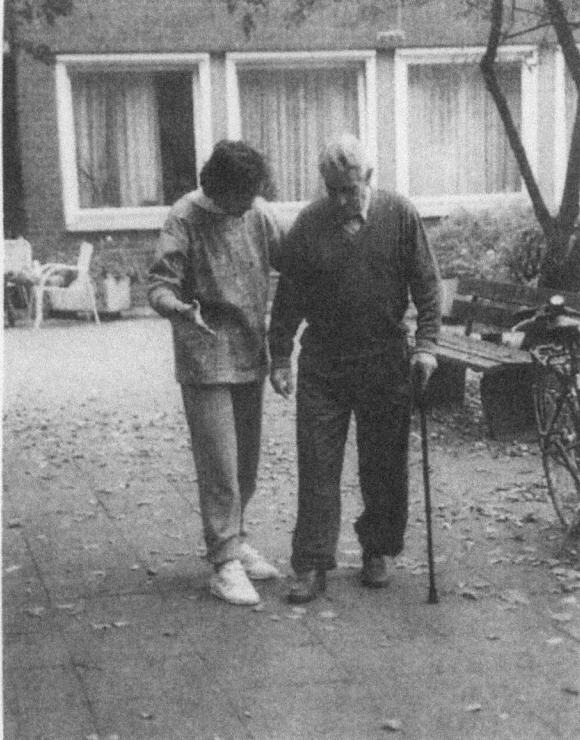

Abb. 5.41 c–e. c Die nächste Stufe: Gangschulung am Stopfenrollator. **d** Das Gehen mit 2 Unterarmstützen erfordert ein gutes Gleichgewicht. **e** Ein hohes Ziel – nicht für jeden älteren Amputierten bedeutet der Handstock eine ausreichende Sicherheit

- Notwendige Änderungen der Prothese, wie sie sich erst durch den täglichen Gebrauch ergeben, mit dem Orthopädiemechaniker besprechen.
- Angehörige anleiten, falls der Betroffene Unterstützung beim An- und Ausziehen der Prothese benötigt (Abb. 5.42).

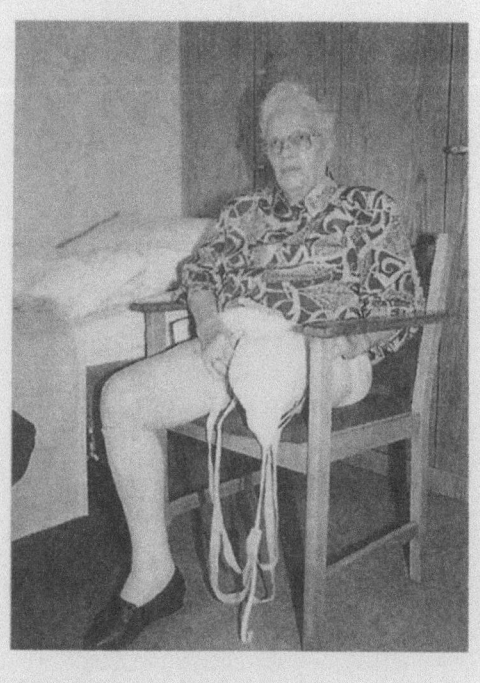
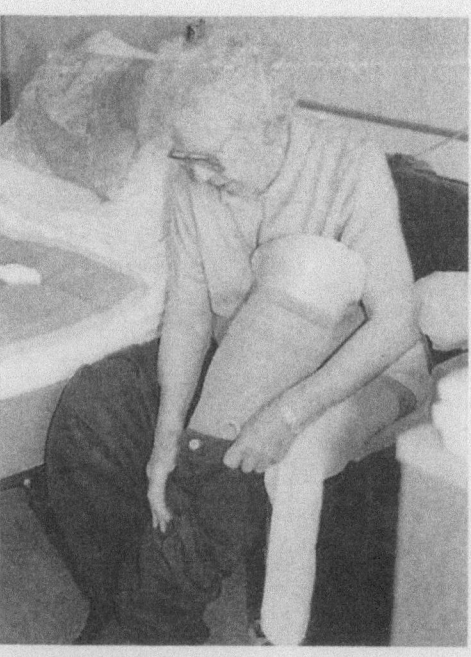
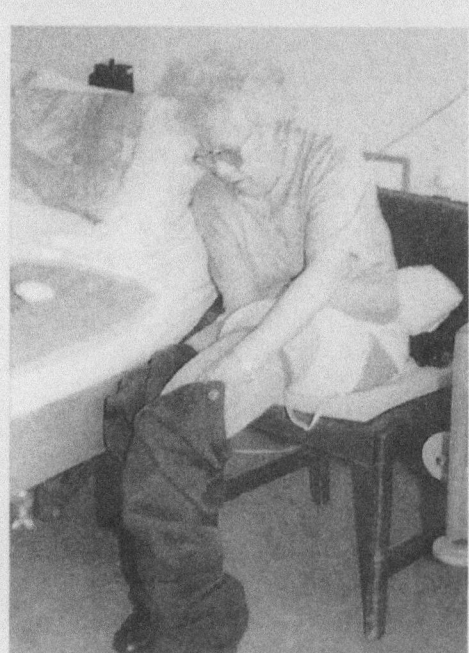
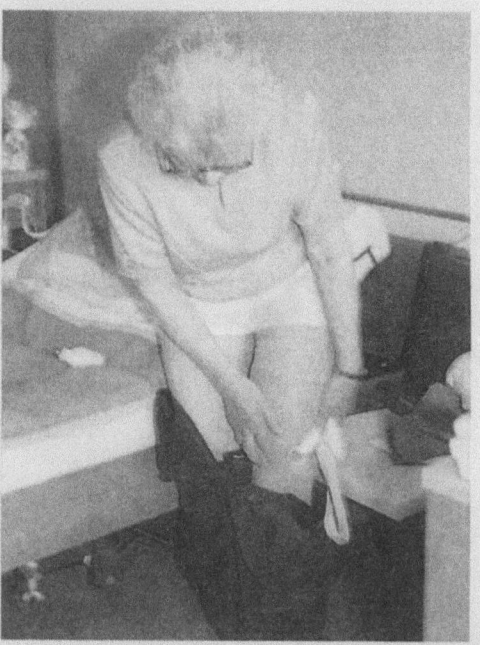

Abb. 5.42 a–d. Anziehen einer Haftprothese: **a** Der Einziehstrumpf wird sorgfältig angelegt. **b** Die Prothese wird in das Hosenbein geführt. **c** Der Prothesenschaft wird auf den Oberschenkelstumpf geschoben, dabei müssen die Bänder des Einziehstrumpfs durch das Ventilloch geführt werden. **d** Unter Belastung der Prothese (im Stehen) und gleichzeitigem Zug an den Bändern des Einziehstrumpfs wird der Oberschenkelstumpf in die Prothese hineingezogen

5.10.3 Verschlechterungen und Folgeschäden entgegenwirken

Die Ursache fast aller Amputationen im Alter ist die Arteriosklerose. Wenn auch die Amputation selbst eine lebenserhaltende ärztliche Maßnahme darstellt, so ist die Arteriosklerose damit nicht geheilt, da in der Regel viele Arterien – unterschiedlich stark – betroffen sind. Der Verlauf der Krankheit kann durch verschiedene Maßnahmen günstig beeinflusst werden.

Grunderkrankung

Um das Fortschreiten der Grunderkrankung Arteriosklerose zu verhindern oder zumindest zu verlangsamen,

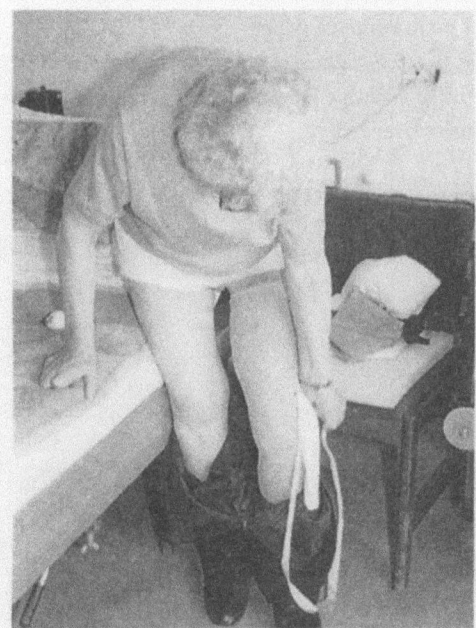

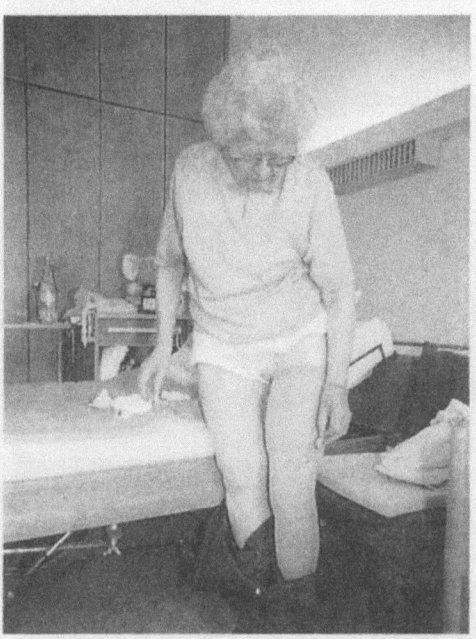

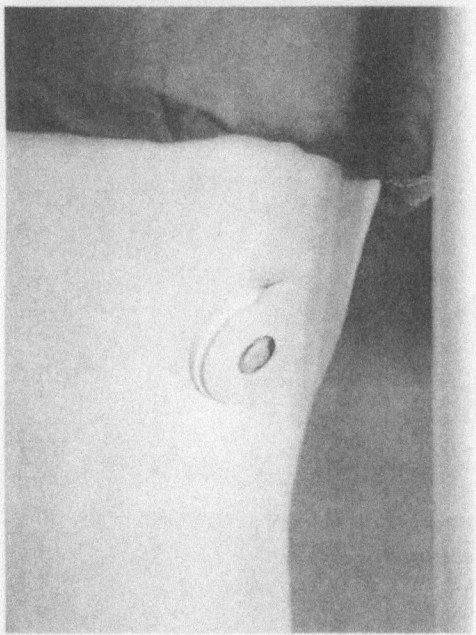

Abb. 5.42 e–g. Anziehen einer Haftprothese: e Dies erfordert viel Kraft, ein gutes Gleichgewicht bzw. ausreichende Haltemöglichkeiten und Geschicklichkeit. f Wenn der Stumpf einen guten Sitz in der Prothese erreicht hat, wird der Einziehstrumpf vollständig entfernt und das Ventil in die Ventilöffnung eingesetzt. g Vor den ersten Schritten muss die restliche im Prothesenschaft verbliebene Luft durch Druck auf das Ventil und gleichzeitige Belastung der Prothese entweichen können

ist es – um es noch einmal zu sagen – von besonderer Wichtigkeit, gefäßschädigende Substanzen zu meiden, allen voran das Nikotin.

Eine stabile gute Einstellung von Blutzucker und Blutfettwerten trägt ebenfalls erheblich zu einem günstigen Verlauf der Arteriosklerose bei. Um diese gute Einstellung zu erreichen, sind regelmäßige Kontrolluntersuchungen, zuverlässige Medikamenteneinnahme und eine angemessene Ernährung (Diät) und Lebensführung erforderlich. Das gleiche gilt auch für eine dem Lebensalter und den Begleiterkrankungen angemessene Blutdruckeinstellung.

Bewegung

Regelmäßige Bewegung dient nicht nur dem allgemeinen Wohlbefinden, sondern wirkt auch einer Verschlechterung der Grunderkrankung Arteriosklerose entgegen. Wer nicht genügend Bewegung durch Alltagsaufgaben hat – und dies trifft wohl auf die meisten älteren Menschen zu –, muss Bewegung und gymnastische Übungen gezielt einplanen. Wer eine Prothese trägt, sollte sie täglich tragen, damit Kraft, Stumpfform und Abhärtung der Haut am Stumpf nicht verloren gehen.

Damit alle Gelenke beweglich bleiben, sind beim Liegen und Sitzen einige wichtige Hinweise zu beachten, die in Abb. 5.43 erläutert werden.

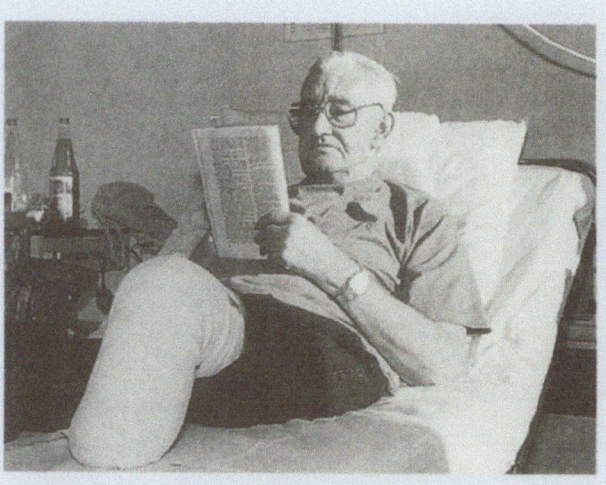
a

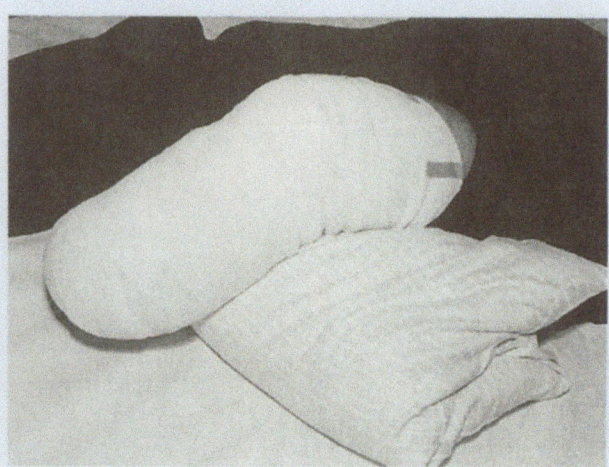
b

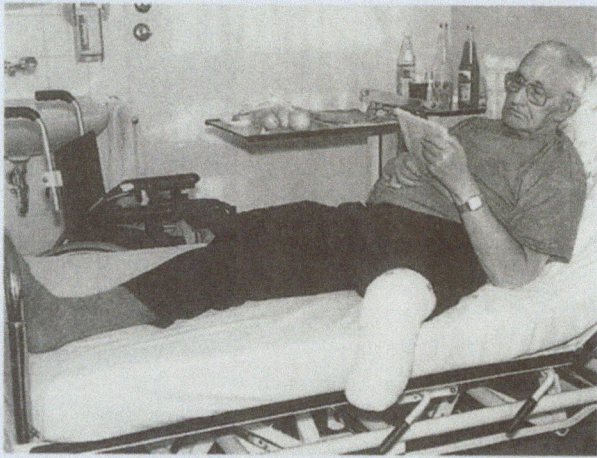
c

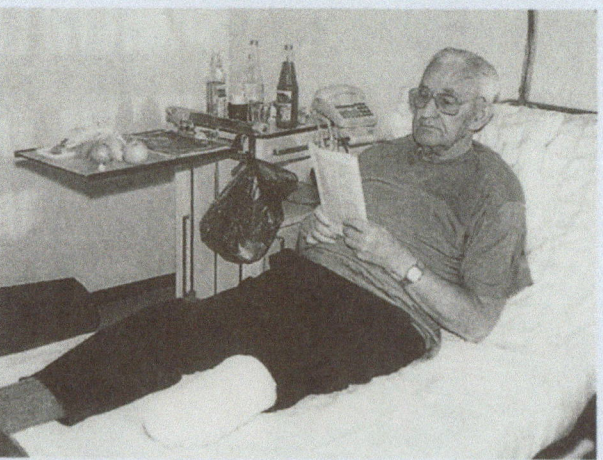
d

Abb. 5.43 a–d. Auch bei der Lagerung des Unterschenkelstumpfs im Bett können Fehler gemacht werden: **a** Die Wunde darf nicht belastet werden. **b** Eine ständige Beugung im Kniegelenk muss vermieden werden. **c** Das Herabhängen des Stumpfes verzögert die Wundheilung. **d** Leider wird eine gestreckte Haltung des Kniegelenks von den Betroffenen oft als unbequem empfunden, hier ist eine gute Aufklärung wichtig

Pflege des Stumpfes

Praxis-Tipp ▶ Anleitung zur täglichen Stumpfpflege:
- Der **Stumpf** (und das erhaltene Bein) sind täglich sorgfältig zu beobachten, an unzugänglichen Stellen ist dabei ein Handspiegel eine große Hilfe (Abb. 5.44 und 5.45).
- **Hautveränderungen oder andere Auffälligkeiten** sollten möglichst bald dem Arzt oder dem Orthopädietechniker, der die Prothese gebaut hat und die weitere Betreuung übernimmt, gezeigt werden.
- Die **Haut** muss regelmäßig nach dem Waschen eingecremt oder eingeölt werden, da trockene Haut kleine Verletzungen begünstigt.
- Der **Prothesenstrumpf** muss täglich gewechselt und der Innenschaft der Prothese ebenfalls täglich einmal feucht ausgewischt werden. Beides ist wichtig, weil es am Stumpf durch den eng anliegenden Prothesenschaft und auch durch die Anstrengung in der Fortbewegung zu vermehrtem Schwitzen kommt: Der Schweiß würde bei ungenügender Pflege die Haut zu sehr angreifen.

Probleme im Stumpfbereich

Unter bestimmten Umständen können am Stumpf folgende Probleme auftreten:
- Druckstellen,
- Abschürfungen,
- Hitzepickel,
- Hautrisse,
- Blasen oder
- eine Schwellung.

Die Prothese darf erst dann wieder angelegt werden, wenn diese Erscheinungen abgeklungen sind. In der Zwischenzeit muss, wenn der Arzt keine andere Anweisung gibt, erneut der Stumpfstützstrumpf übergezogen oder der Stumpf mit Kompressionsbinden gewickelt werden. Dies ist wichtig, damit er seine gute Form nicht

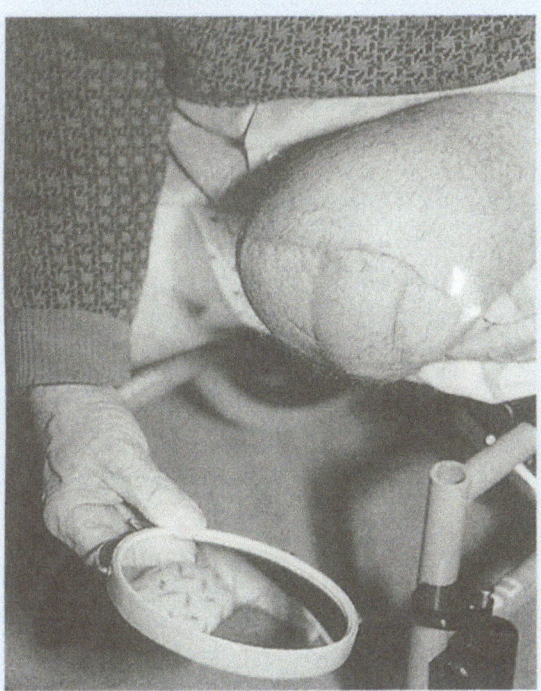

Abb. 5.44. Manche Stellen können nur mit Hilfe eines Spiegels betrachtet werden

▶ **Abb. 5.45.** Jeder Betroffene sollte täglich seinen Stumpf selbst kontrollieren

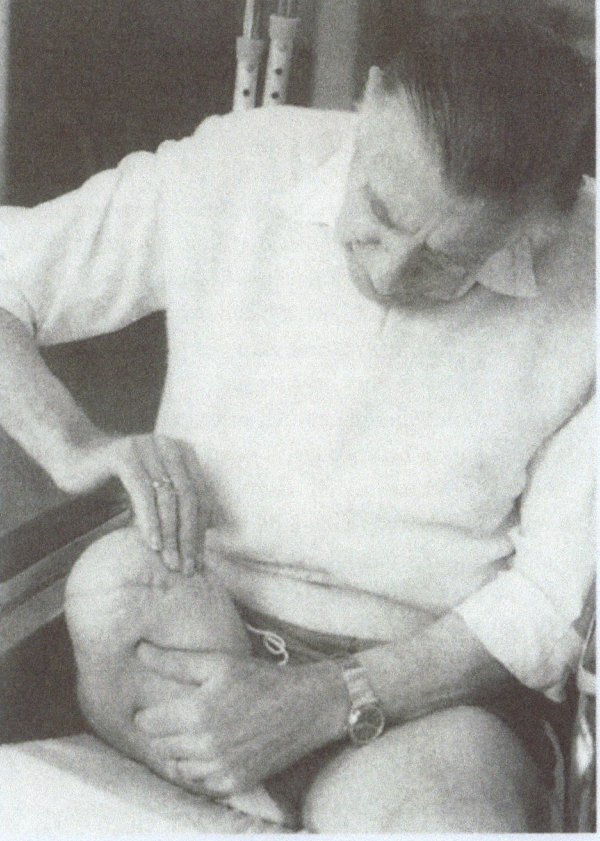

verliert und die Prothese nach der Zwangspause wieder problemlos angezogen und getragen werden kann.

Praxis-Tipp ▶ In jedem Fall muss über die aufgetretenen Probleme, sollten sie auch noch so unbedeutend erscheinen, mit dem Orthopädiemechaniker gesprochen werden, da er oft durch geringfügige Änderungen an der Prothese Abhilfe schaffen und so das erneute Auftreten z.B. von Druckstellen oder Spannungsblasen verhindern kann.

▶ **Unterschiedlicher Umfang des Stumpfes.** Es kommt häufig vor, dass eine ehemals optimal angepasste Prothese zu einem späteren Zeitpunkt nicht mehr richtig sitzt, weil sich der Stumpf verändert hat.

Der Stumpf wird sehr häufig in den ersten Monaten des Prothesengebrauchs schlanker. Eine Abnahme des Stumpfumfangs kann folgende Ursachen haben:
- Die Muskulatur verändert sich und wird insgesamt weniger beansprucht, sie schwindet dadurch in einem gewissen Umfang (Atrophie).
- Eine ausgeprägte Reduzierung des Körpergewichts führt ebenfalls zu einer deutlichen Umfangverminderung.

Der zu weit gewordene Prothesenschaft verursacht einen unsicheren Sitz der Prothese und evtl. Hautreizungen durch ständige kleine Bewegungen (Reibung, Saugeffekt) an Stellen, an denen die Haut eigentlich vollen Kontakt mit dem Schaft haben sollte. Eine weitere Folge ist das Ansaugen der Luft von außen in den Schaft; entweicht die Luft beim Stehen und Gehen wieder, werden unangenehme Geräusche verursacht.

Nimmt der Stumpf deutlich an Umfang zu, führt dies zu Problemen beim Anlegen oder Ausziehen der Prothese. Die Ursachen sind sorgfältig zu erforschen und wenn möglich zu beheben, da jedes gewaltsame Vorgehen den Stumpf schädigen kann.

Eine Zunahme des Stumpfumfangs kann auf folgende Ursachen zurückzuführen sein:
- Die Prothese bzw. der formerhaltende Stützstrumpf wurden nicht regelmäßig getragen.
- Es kam zu einer deutlichen Gewichtszunahme.
- Eine unterschiedliche oder vermehrte Einlagerung von Flüssigkeit führt zu schwankendem oder vermehrtem Stumpfumfang. Dies kann durch eine akute Verschlechterung der Herz-/Lungenleistung geschehen und geschieht regelmäßig bei nierenkranken Prothesenträgern, die von der Dialyse (Blutwäsche) abhängig sind.

Bei voraussichtlich dauerhaften Veränderungen am Stumpf muss der Orthopädiemechaniker entscheiden, ob der Prothesenschaft geändert oder gänzlich neu angefertigt werden muss. Bei krankheitsbedingten Schwellungen ist zuvor abzuwarten, ob die ärztliche Behandlung (Medikamente, Diät, Lagerung) den gewünschten Erfolg bringt.

Die normalen Umfangschwankungen des dialysepflichtigen Prothesenträgers können mit einem etwas weiter gearbeiteten Schaft und der Verwendung eines 2. (zusätzlichen) Prothesenstrumpfs jeweils nach erfolgter Dialyse ausgeglichen werden.

Praxis-Tipp ▶ Ein gewissenhafter und fachlich versierter Orthopädiemechaniker wird immer dann, wenn es Passprobleme gibt, auch die Anziehtechnik seines Kunden überprüfen. Fehler oder mangelnde Sorgfalt beim Anziehen können dazu führen, dass die Prothese nicht richtig sitzt.

Probleme mit der Prothese

Je intensiver eine Prothese gebraucht wird, desto größer ist die Wahrscheinlichkeit, dass es an ihren mechanischen oder kosmetischen Teilen im Laufe der Zeit zu Verschleißerscheinungen kommt. Das Auftreten ungewohnter Geräusche und unnormaler Beweglichkeit sollte den Prothesenträger veranlassen, sofort den Orthopädiemechaniker zu informieren.

5.10.4 Sicherheit und Selbständigkeit im Alltag

Wie eingangs beschrieben, ist das Für und Wider einer prothetischen Versorgung, besonders für den Bereich des Oberschenkels, sorgfältig abzuwägen. Fällt die Entscheidung für eine Prothese aus, sind damit jedoch nicht alle Alltagsprobleme des Betroffenen gelöst, und seine Selbständigkeit und Mobilität ist damit nicht automatisch gewährleistet.

Bedarf an Hilfsmitteln

Alte Menschen mit Amputationen im Bereich des Unterschenkels, des Kniegelenks oder des Oberschenkels benötigen – unabhängig davon, ob sie prothetisch versorgt werden konnten oder nicht – in etwa die gleichen ▶ Hilfsmittel zur Sicherung ihrer Selbständigkeit.

Für diese auf den ersten Blick vielleicht erstaunliche Tatsache sind folgende Gründe anzuführen:

- Bei der Körperpflege und den nächtlichen Toilettengängen muss der beinamputierte ältere Mensch ohne Prothese zurechtkommen.
- Stumpfprobleme zwingen manchmal zum Ablegen der Prothese oder verhindern deren Tragen für mehrere Tage.
- Außerdem ist die Prothese hin und wieder wegen notwendiger Änderungen in der orthopädischen Werkstatt.
- Das Anlegen und Ausziehen der Prothese (besonders Oberschenkelsaugprothese) ist körperlich sehr anstrengend. Daher wird es immer Tage geben, an denen das Anlegen nicht möglich ist (Herzbeschwerden, schwere Erkältungskrankheit u.a.).
- **Jüngere Beinamputierte** können sich in Situationen, in denen sie die Prothese nicht tragen, durch Hüpfen an Unterarmstützen oder einem Rollator behelfen. Für **ältere Menschen** kann das Hüpfen an einem Gehbock, Stopfenrollator oder an Unterarmgehstützen aufgrund fehlender Kraft und eingeschränkter ▶ Gleichgewichtsreaktionen ein Problem bedeuten oder sogar unmöglich sein. Außerdem ist das Gehen mit einer Prothese, besonders mit einer Oberschenkelprothese, anstrengend; daher muss für weitere Wege (außer Haus) meist ein Rollstuhl benutzt werden.

Wichtig ▼

Für *amputierte ältere Menschen* ergibt sich ein erheblicher Bedarf an *Hilfsmitteln* wie beispielsweise:
- Rollstuhl,
- Gehhilfen,
- Toilettenstuhl und/oder Urinflasche mit Halterung für das Bett,
- Toilettenaufsatz mit Armstützen,
- Haltegriffe im Bad/WC,
- Badebrett.

Es ist ratsam, die Hilfsmittelauswahl im Rahmen eines Hausbesuchs bzw. einer Hausbehandlung vorzunehmen.

Rollstuhl

Meist stellt ein individuell angepasster Faltrollstuhl mit Greifreifen die angemessene Ausstattung dar. Gute Fahreigenschaften, eine optimale Anpassung an die Körpermaße und ein technisch einwandfreier Zustand ermöglichen dem Amputierten, sich in geschlossenen Räumen selbständig fortzubewegen. Außerhalb der Wohnung lassen sich ältere Menschen erfahrungsgemäß gerne schieben. Ihre oft gleichaltrigen Helfer sind dann ebenfalls für einen leichtgängigen Rollstuhl dankbar. (s. Kap. 6.4).

Rollstühle dürfen, um fahr- und manövriertüchtig zu sein, eine bestimmte Unterstützungsfläche (die von den Auflagepunkten der 4 Räder umschlossene Grundfläche) nicht überschreiten. Dadurch besteht generell eine gewisse **Kippgefahr**, der durch sachgemäßen Gebrauch begegnet werden muss. So ist es z.B. auch bei einem gut angepassten und qualitativ hervorragenden Rollstuhl nicht erlaubt, sich mit auf den Beinstützen abgestellten Füßen wesentlich vornüber zu beugen oder sich beim Hineinsetzen unkontrolliert mit dem ganzen Körpergewicht gegen die Rückenlehne fallen zu lassen.

Bei **Oberschenkelamputierten** gibt es situationsbedingt eine ungünstige Verteilung des Körpergewichts im Rollstuhl, weil – vor allem bei der **Benutzung ohne Prothese** – das auf der hinteren Radachse lastende Gewicht im Verhältnis zum Gewicht der Beine größer geworden ist.

Daraus ergibt sich eine größere **Kippgefahr nach hinten**, der man durch eine Versetzung der Radachse nach hinten, einer sog. **Radstandverlängerung**, begegnet (Abb. 5.46).

Praxis-Tipp ▶ Eine Radstandverlängerung des Rollstuhls ist bei doppelseitig Beinamputierten ein absolutes Muss, bei einseitig Oberschenkelamputierten meist ebenfalls erforderlich, bei Unterschenkelamputierten im Einzelfall entbehrlich, jedoch von den Körperproportionen und der Beweglichkeit und Geschicklichkeit im Gebrauch des Rollstuhls abhängig (Abb. 5.47).

Eine schlechte Lösung ist, statt dessen eine oder 2 Stützrollen (Sicherheitsrollen) zusätzlich an den Auftrittrohren des Rollstuhls anzubringen, da von ihnen neue,

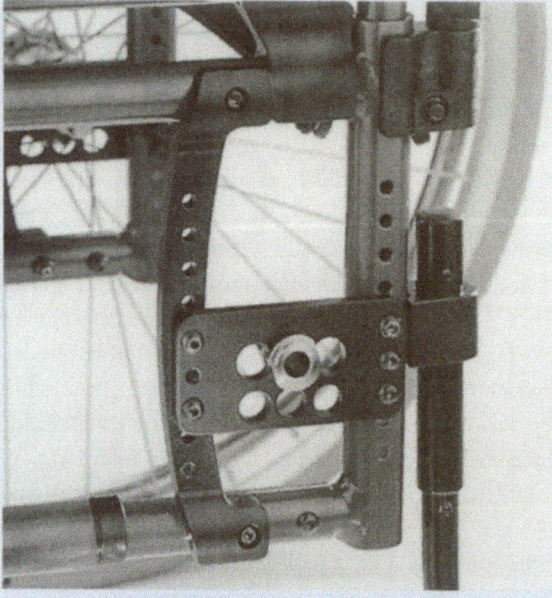

Abb. 5.46. Varioplatte zur unterschiedlichen Positionierung der Antriebsräder. (Mit freundl. Genehmigung der Fa. Meyra, Kalletal)

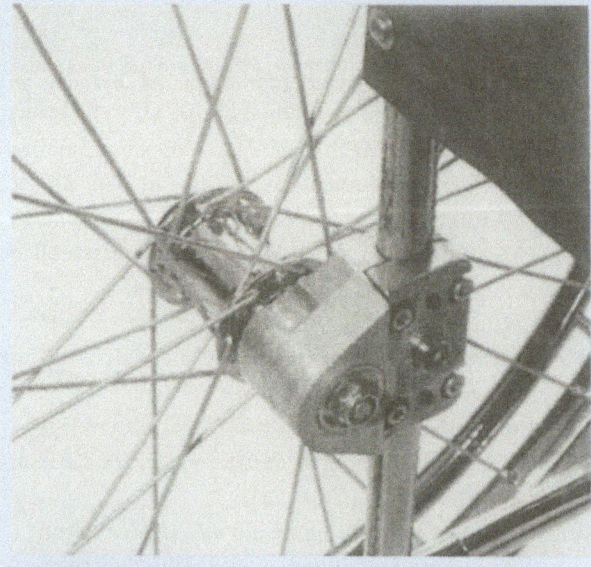

Abb. 5.47. Radstandverlängerung am Rollstuhl. (Mit freundl. Genehmigung der Fa. Meyra, Kalletal)

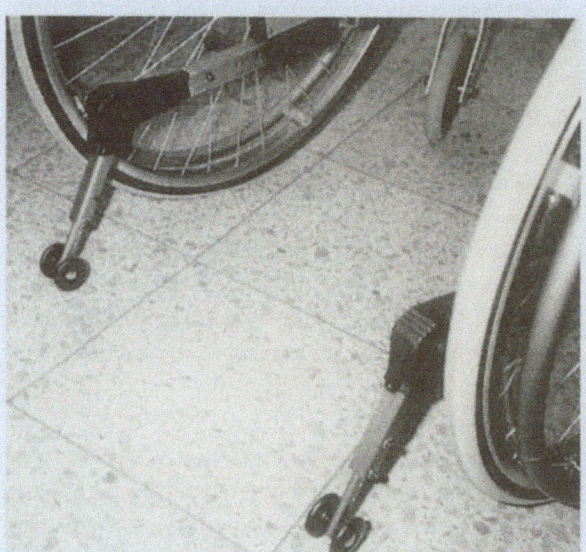

Abb. 5.48. Stützrollen

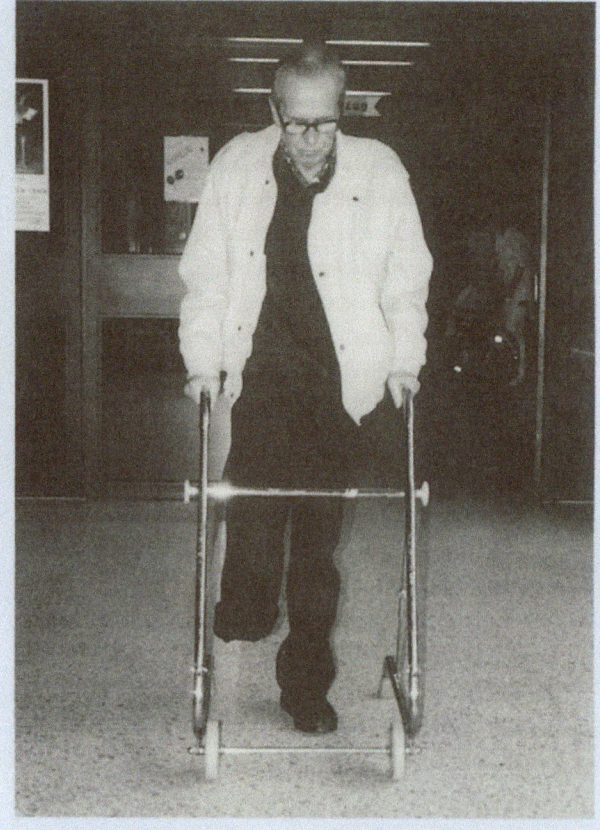

▶ **Abb. 5.49.** Stopfenrollator (gibt es auch mit Körbchen zum Transportieren von Gegenständen)

andere Gefahren ausgehen: es kann im Zusammenhang mit Treppenstufen und Hebebühnen (von Behindertenfahrzeugen) zu Unfällen kommen, weil vergessen wurde, die Stützrollen vorher zu entfernen (Abb. 5.48).

Gehhilfen

Gehhilfen dienen der Entlastung und Sicherheit. Je nach Gegebenheiten ist oft die Verordnung von zwei verschiedenen Gehhilfsmitteln erforderlich, beispielsweise eines Rollators in der Wohnung und einer Unterarmgehstütze zur Bewältigung von Treppenstufen. Welches der im Folgenden genannten Gehhilfsmittel das richtige ist, sollte im Rahmen einer stationären oder ambulanten Therapie herausgefunden werden:

- konventioneller Rollator,
- Rollator mit vier Rädern,
- Unterarmgehstützen.

▶ **Konventioneller Rollator (Stopfenrollator).** Mit ihm wird im Rahmen des Gehtrainings oft weiter geübt, nachdem im Gehbarren (2 Holme) die ersten erfolgreichen Stehversuche stattgefunden haben und die Grundzüge des Gehens erlernt wurden. Er gibt viel Sicherheit durch seine große Unterstützungsfläche und die beiden Gummistopfen an den hinteren Abstützpunkten, hat jedoch auch gravierende Nachteile:

- Da er nach jeweils zwei Schritten leicht angehoben und vorgesetzt werden muss, ist ein flüssiges Gehen so nicht möglich.
- Gehhilfen dieser Art verhindern eine optimale Aufrichtung des Oberkörpers.

Da besonders das Gehen mit einer Oberschenkelprothese schwierig zu erlernen und auch besonders anstrengend ist, sind manche alte Menschen jedoch gut beraten, diese Gehhilfe auf Dauer zu verwenden, da bei ihnen die Vorteile gegenüber den beschriebenen Nachteilen überwiegen.

Außerdem ist der Stopfenrollator in der Regel das einzige ❏ Hilfsmittel, an dem ein älterer Mensch ohne Prothese bzw. in Zeiten ohne Prothese hüpfen kann (Abb. 5.49).

Wenn es dem Prothesenträger möglich ist, seine Ausdauer und Sicherheit durch Übung zu verbessern, kann er zu einem 4rädrigen Rollator oder zu 2 Unterarmgehstützen übergehen.

▶ **Rollator mit 4 Rädern.** Rollatoren dieser Art erlauben ein flüssiges Gehen, ein Feststellen durch Bremsen, die Mitnahme von Gegenständen in einem Körbchen oder Tablett und je nach Ausstattung sogar ein Pausieren im Sitzen durch eine integrierte »Sitzbank«. Sie bieten jedoch im Vergleich zum Stopfenrollator weniger Abstützmöglichkeiten, da es sich bei ihren 4 Abstützpunkten um Räder handelt. Dadurch sind sie den Prothesenträgern vorbehalten, die bereits einen sehr sicheren Gehstil entwickelt haben (Abb. 5.50). Gegebenenfalls können zwei Räder durch eine »Schleifbremse« teilgesichert werden.

▶ **Unterarmgehstützen.** Sie gehören, zusammen mit dem Handstock, zu den bekanntesten Gehhilfen. Die Unterarmgehstützen ermöglichen einen flüssigen, aufrechten Gang und bieten, richtig eingesetzt, ebenfalls sehr viel Sicherheit. Der richtige und sichere Einsatz bereitet aber gerade älteren Menschen oftmals Probleme: Sie haben Mühe, die empfohlene Gangart (4-Punkte-Gang, 2-Punkte-Gang) zu koordinieren, mit den Stützen in den Händen eine Tür zu öffnen, sich hinzusetzen u.a. Außerdem fallen ihnen die Stützen häufig zu Boden, etwa wenn sie sie während Tätigkeiten in der Wohnung beiseite gestellt hatten. Sofern sie auf Dauer darauf angewiesen sind, mit 2 Stützen zu gehen, sind sie bei Alltagsverrichtungen und beim Transport von Gegenständen sehr eingeschränkt (Abb. 5.51).

Sofern jemand einen Grad an Sicherheit und Ausdauer erreicht, der es ihm erlaubt, mit einer Stütze (oder einem Handstock) zu gehen, verlieren die geschilderten Probleme im Alltagsgebrauch an Bedeutung. Die Stütze oder der Handstock ist dann auf der Seite des erhaltenen Beins zu tragen, damit die Prothesenseite eine Entlastung erfährt und das andere Bein vor Überlastung geschützt wird.

▶ **Kombinierter Gebrauch verschiedener Hilfsmittel zur Fortbewegung.** Ein befriedigendes Gangbild und eine ausreichende Sicherheit erreichen ältere beinamputierte Menschen jedoch selten nur mit einer Unterarmstütze oder einem Handstock. Sehr häufig wird der kombinierte Gebrauch von Rollator, Unterarmgehstütze und Rollstuhl gewählt:

- der Rollator (mit Körbchen oder Tablett) in der Wohnung,

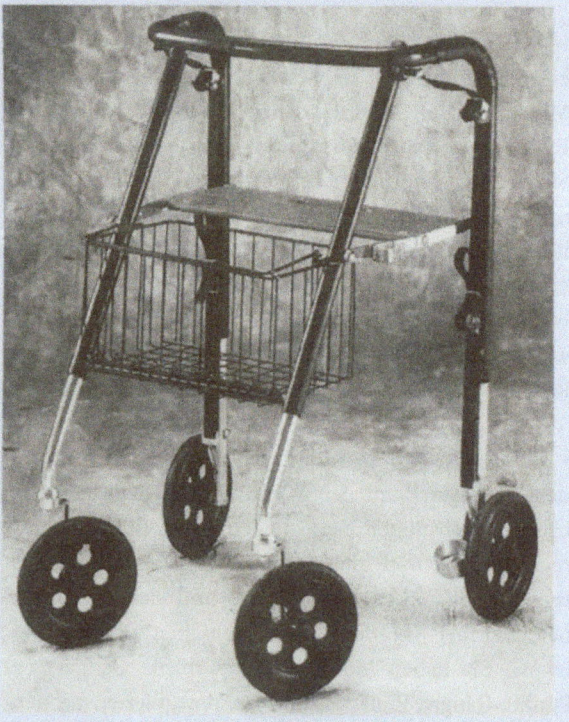
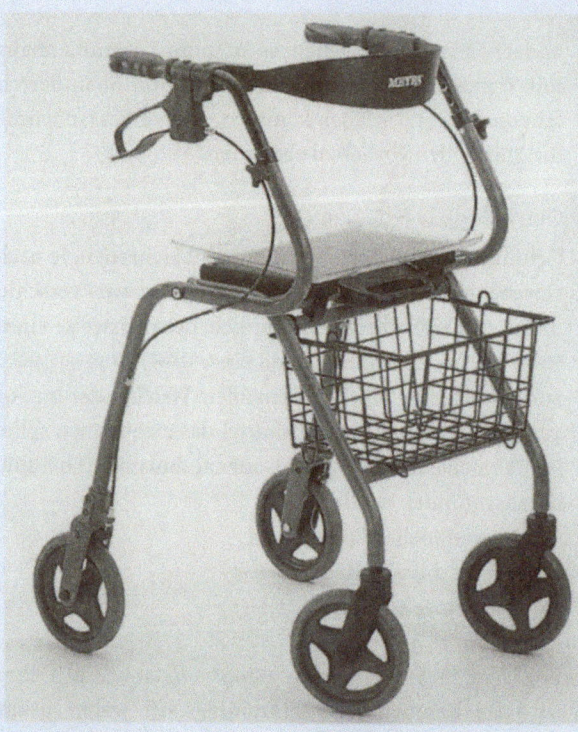

Abb. 5.50 a, b. Es gibt verschiedene Typen von Rollatoren, die bezüglich ihrer Vorteile für den Betroffenen erprobt werden müssen. Mit freundlicher Genehmigung der Fa. Thomashilfen, Bremervörde (a) und der Fa. Meyra, Kalletal (b)

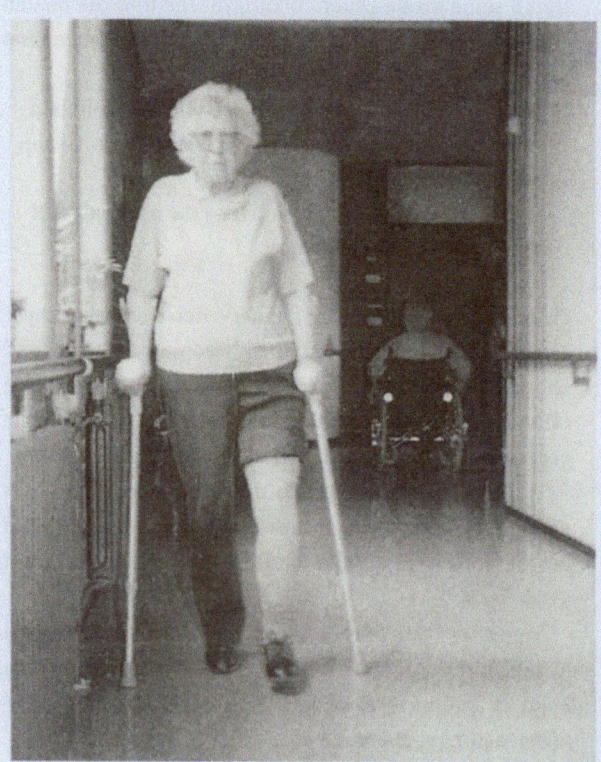

Abb. 5.51. Zwei Unterarmgehstützen – eine Hilfsmittelversorgung, die sorgfältig überdacht werden

Kapitel 5 · Chronische Erkrankungen und Behinderungen

- die Unterarmgehstütze für Treppenstufen,
- der Rollstuhl außerhalb der Wohnung.

Bei zunehmender Sicherheit und der Wiederaufnahme häuslicher Aktivitäten wird vielleicht der ehemals sehr hilfreiche Rollator zunehmend als umständlich und hinderlich empfunden. Zu diesem Zeitpunkt kann versucht werden, innerhalb der Wohnung mit einer Unterarmgehstütze und gelegentlichem Halt an Möbeln auszukommen.

- **Ungeeignete Gehhilfen.** Nicht bewährt haben sich:
- Gehböcke,
- reziproke (diagonal bewegliche) Gehgestelle,
- Achselstützen und
- Vierpunktstützen.

Ausnahmen von dieser Regel sind denkbar, z.B. beim Vorliegen einer zusätzlichen Behinderung, die es nötig macht, eine sehr individuelle Lösung zu finden.

Delταräder bedeuten eine größere Sturzgefahr als Rollatoren und sind deshalb sorgfältig zu überdenken.

Hilfsmittel rund um das WC

Eine zu niedrige Toilette kann durch einen verschraubbaren Aufsatz erhöht werden. Als besonders günstig haben sich Ausführungen erwiesen, die gleichzeitig mit Armlehnen versehen sind. Sie erleichtern das Hinsetzen und Aufstehen und geben eine gute Sicherheit, wenn im Stehen die Kleidung gerichtet werden muss (Abb. 5.52).

Eventuell müssen in der Nähe des Toilettenbeckens zusätzliche Haltegriffe angebracht werden, um die Sicherheit beim Umsetzen vom Rollstuhl auf die Toilette oder beim kurzzeitigen Einbeinstand zu erhöhen.

Ein Toilettenstuhl und eine Urinflasche am Bett reduzieren die mit nächtlichen Toilettengängen verbundenen Gefahren.

Hilfsmittel für Badewanne und Dusche

Ein über die Wanne gelegtes Badebrett ermöglicht den gefahrlosen Ein- und Ausstieg zum Duschen im Sitzen über der Wanne (Abb. 5.53).

Dieses leicht zu handhabende Hilfsmittel ist im Vergleich zu einem Badewannenlifter ungleich billiger und

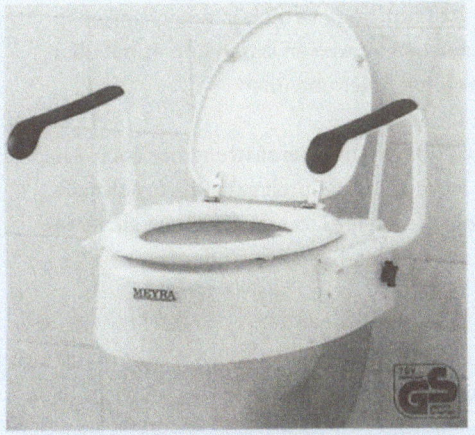

Abb. 5.52. Toilettensitzerhöhung mit Armstützen. (Mit freundl. Genehmigung der Fa. Meyra, Kalletal)

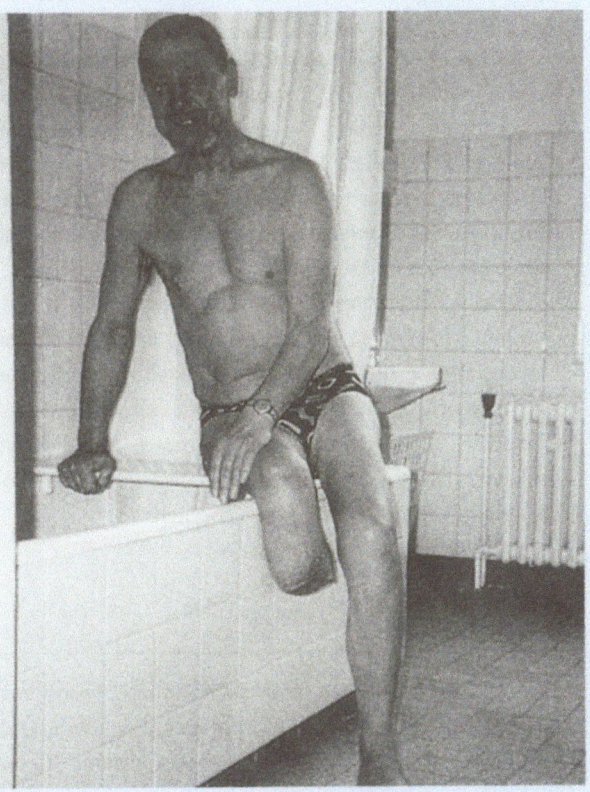

▶ **Abb. 5.53.** Einstieg auf Badebrett

Abb. 5.54. Ein an der Wand montierter Duschklappsitz mit Bodenstützte, hochklappbar. (Mit freundl. Genehmigung der Fa. ATO FORM, Hösbach)

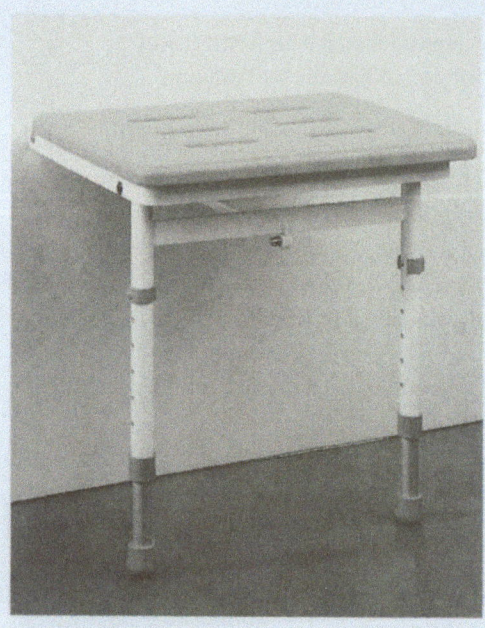

von Familienangehörigen im Handumdrehen beiseite zu stellen, wenn die Wanne normal benutzt werden soll. Sein Einsatz ist aber nur in Kombination mit einem Duschvorhang sinnvoll, da ansonsten zu viel Wasser auf den Boden spritzt.

Der bei Pflegediensten und »Reha-Beratern« oft sehr beliebte Badewannenlifter sollte nur zur Pflegeerleichterung verordnet werden. Bei älteren Menschen, die noch alleine baden wollen, kann ein Badewannenlifter bei plötzlichem Versagen (Wasserdruck, Stromausfall) eine Falle sein. Das Verlassen der Badewanne ist dann oft nicht alleine möglich und die Unterkühlungsgefahr erheblich.

Für die Benutzung eines Duschbeckens ist ein fest montierter Duschsitz (Duschklappsitz) erforderlich, da nur durch eine solche Ausstattung, ergänzt durch eine Antirutschmatte und Sicherheitsgriffe, ein gefahrloses Übersetzen – naturgemäß ohne Prothese – möglich ist (Abb. 5.54). Ein in das Duschbecken gestellter Waschhocker bietet keine ausreichende Sicherheit.

5.10.5 Hilfen für die Helfer

Das An- und Ausziehen einer Beinprothese, besonders einer Oberschenkelprothese, erfordert viel Kraft und Geschicklichkeit. Nicht selten treten während dieser Tätigkeiten bei alten Menschen Herzbeschwerden als Zeichen der Überlastung auf.

Praxis-Tipp ▶ Angehörige und professionelle Helfer sollten sich unbedingt vom Orthopädiemechaniker in das An- und Ausziehen einweisen lassen und es mit dem Prothesenträger unter Anleitung üben.

Neben der Vermeidung von Überanstrengung beim An- und Ausziehen ist auch der dadurch garantierte optimale Sitz der Prothese die beste Garantie für einen sicheren Gebrauch und den notwendigen Schutz der Haut.

5.11 Schlaganfall

5.11.1 Verschiedene Ursachen

Es gibt unterschiedliche Ursachen, die zu einem Schlaganfall (»Hirnschlag«) führen können. Am häufigsten sind Verschlüsse von Hirngefäßen oder Blutungen aus kleinen Gefäßeinrissen. Andere Erkrankungen müssen ausgeschlossen werden, z.B. Stoffwechselstörungen (besonders eine Hypoglykämie bei insulin- oder tablettenpflichtigem Diabetes mellitus) oder Tumorleiden.

Ischämische Insulte

Als Ursache sind in den meisten Fällen Verstopfungen kleinerer oder größerer Hirngefäße mit Unterbrechung der Blutzufuhr (Ischämie) festzustellen. Diese Verstopfung der Blutgefäße liegt bei etwa 75 % aller Schlaganfälle zugrunde. Zu solchen ischämischen Insulten kann es durch örtliche Anlagerung von Blutgerinnseln im Blutgefäß selbst kommen, besonders wenn die Gefäßwand durch Arteriosklerose bei hohem Blutdruck oder bei Fettstoffwechselstörungen vorgeschädigt ist.

Auch beeinflussbare Risikofaktoren wie das Rauchen spielen hier eine Rolle. Andererseits ist auch eine Verschleppung von Blutgerinnseln mit dem Blutstrom in die Hirngefäße möglich (Embolie). Diese tritt nicht selten bei bestimmten Formen von Herzrhythmusstörungen auf, bei denen es zur Bildung von kleinen Blutgerinnseln in den Herzvorkammern kommen kann.

Hirnblutung

Eine seltenere Ursache von Schlaganfällen ist die Hirnblutung, bei der es durch Riss einer kleinen Schlagader zu oft großen Einblutungen und damit zur Zerstörung von Hirnzellen kommt. Solche Blutungen treten gehäuft bei solchen Patienten auf, die bereits seit Jahren einen stark erhöhten Blutdruck hatten. Besonders gefährdet sind dabei Patienten, bei denen der hohe Blutdruck entweder nicht erkannt wurde (z.B. wenn jahrelang kein Arzt aufgesucht wurde) oder keine ausreichende Behandlung mit Medikamenten erfolgte.

Verwechslungsmöglichkeiten

Mitunter können andere Erkrankungen einen Schlaganfall vortäuschen. Häufig ist dies z.B. bei einer schweren Unterzuckerung der Fall. Sie kann nur bei Zuckerkranken, die Insulin spritzen oder Tabletten einnehmen müssen, auftreten. Eine solche Hypoglykämie (Unterzuckerung) kann alle Anzeichen eines Schlaganfalls hervorrufen, meist mit kaltem Schweiß einhergehend. Sobald der Patient vom Arzt eine Zuckerlösung über die Vene gespritzt bekommt, verschwinden die Auffälligkeiten und der Patient wirkt wieder gesund.

Eine seltene, dann jedoch sehr gefährliche Verwechslung kann bei Hirntumoren vorkommen. Besonders, wenn in kurzen zeitlichen Abständen immer wieder stark schwankende Symptome auftreten oder plötzliche Verschlechterungen des Befindens auftreten, muss einer solchen Möglichkeit nachgegangen werden. Der Arzt kann mit Hilfe spezieller Untersuchungen (Computertomographie mit Kontrastmittel, Kernspintomographie) feststellen, ob eine Geschwulst im Gehirn vorhanden ist.

5.11.2 Erste Anzeichen

Wie bei vielen Erkrankungen, erscheinen dem Betroffenen die ersten Anzeichen auch beim Schlaganfall nicht immer ungewöhnlich. Einige Patienten (besonders diejenigen, die unter hohem Blutdruck leiden, oder solche mit Blutgefäßmissbildungen oder Schlaganfällen im Bereich des Kleinhirns) klagen über Kopfschmerzen. Manchmal werden auch flüchtige Sehstörungen, ein Kribbeln oder ähnliche Empfindungsstörungen in den Fingern bemerkt. Häufig erscheinen die Patienten den Angehörigen unkonzentriert, vergesslich oder unruhig. Solche Erscheinungen können Vorboten eines Schlaganfalls sein, müssen es aber nicht. Eindeutig wird die Situation dann, wenn bei dem Erkrankten plötzlich Lähmungserscheinungen an Armen und/oder Beinen, Gangstörungen oder Sprachstörungen auftreten. Nicht immer gehen diesen Krankheitszeichen Vorboten voraus; häufig wachen die Patienten auch nach dem Nachtschlaf auf und stellen fest, dass sie infolge von Lähmungserscheinungen das Bett nicht mehr selbständig verlassen können.

5.11.3 Vollbild der Krankheit

Das volle Ausmaß der Schädigung ist in den ersten Stunden noch nicht sicher zu beurteilen. Die Ausfälle können sich innerhalb von Stunden oder Tagen vollständig zurückbilden. Dabei spricht man von:

- TIA (transitorisch ischämische Attacke). Es handelt sich um eine kurz dauernde Durchblutungsstörung, die sich innerhalb von 24 Stunden komplett zurückbildet.
- PRIND (prolongiertes reversibles ischämisches Defizit). Die Durchblutungsstörung bildet sich in einem Zeitraum von unter einem Monat voll zurück.

Wichtig ▼
Wenn es innerhalb von 4 Wochen nach dem Ereignis nicht zu einer kompletten Rückbildung der Ausfälle gekommen ist, spricht man von einem Schlaganfall.

Je nach der Größe und dem Ort der Schädigung sind beim Vollbild des Schlaganfalls unterschiedliche Störungen möglich. Häufig liegt die Störung in einem Bereich des Gehirns, der durch die A. cerebri media (mittlere Hirnschlagader) mit Blut und dadurch mit dem für die Gehirnzellen lebenswichtigen Sauerstoff versorgt wird. Bei einem Schlaganfall in diesem Bereich des Gehirns tritt meist eine halbseitige Lähmung auf, es sind also z.B. das linke Bein und der linke Arm, aber auch die linke Gesichts- und Rumpfhälfte betroffen. Häufig hängt der Mundwinkel herab, der Patient klagt über Schwierigkeiten beim Essen oder Sprechen und kann oft den Speichel auf dieser Seite nicht im Mund halten. Arm und Bein liegen schlaff (schlaffe Lähmung) und können nicht oder nur noch mit verringerter Kraft bewegt werden. Meist besteht in dieser akuten Phase zu Beginn der Erkrankung eine deutliche Bewusstseinstrübung, in schweren Fällen kann es auch zu einer Bewusstlosigkeit kommen.

5.11.4 Folgen des Schlaganfalls

Die typischen Folgen eines Schlaganfalls sind Lähmungserscheinungen. Hinzu kommen häufig Sprachstörungen, Hirnleistungsstörungen oder neuropsychologische Störungen.

Körperliche Probleme

Art und Schwere der körperlichen Probleme ergeben sich aus 2 Faktoren:
- aus der von der Durchblutungsstörung betroffenen Region und
- aus der Größe des geschädigten Bezirks.

Deshalb haben Patienten z.B. unterschiedlich schwere Lähmungserscheinungen und auch die Art der Beschwerden unterscheidet sich oft stark voneinander. Dies sind auch die Hauptgründe dafür, warum die Rehabilitationsergebnisse von Patient zu Patient verschieden sind. Zusätzlich spielen dann noch der sonstige Gesundheitszustand, die Möglichkeit und Bereitschaft zur Mitarbeit in der Behandlung, das Lebensalter und die Unterstützung durch Angehörige und Freunde eine Rolle.

Die möglichen körperlichen Probleme betreffen:
- Körpergefühl, Bewegungs- und Haltungssteuerung durch die Skelettmuskulatur und
- beeinträchtigte Steuerung anderer Muskeln.

▶ **Körpergefühl, Bewegungs- und Haltungssteuerung durch die Skelettmuskulatur.** Diese treten meist in Form einer Halbseitenlähmung auf; manche Muskelgruppen sind ▪ schlaff gelähmt, andere ▪ spastisch, und es bestehen ▪ Gleichgewichtsprobleme und eine Beeinträchtigung der Sensibilität. Die Folgen sind weitreichend:
- Die betroffene Körperseite kann wenig oder gar nicht aktiv bewegt werden.
- Bei inkompletten Lähmungserscheinungen sind Feinbeweglichkeit und Geschicklichkeit gestört.

Die Störungen betreffen, wenn auch unterschiedlich stark, die ganze Körperhälfte (Abb. 5.55–5.57): Kopf, Rumpf, Arm und Bein; der Rumpf ist in vielen Fällen – wenn auch mit Seitendifferenzen – sogar komplett beeinträchtigt.

▶ **Beeinträchtigte Steuerung anderer Muskeln.** Neben den Beeinträchtigungen der Rumpf- und Extremitätenbewegungen können auch Lähmungs-, Sensibilitäts- und Koordinationsstörungen im Gesicht, oralen Trakt (Mund, Schlund), Augen (Beweglichkeit und Gesichtsfeld) und im Bereich von Blase und Darm (Harnverhalt, Inkontinenz) auftreten. Lähmungserscheinungen im Gesicht machen sich typischerweise am hängenden Mundwinkel bemerkbar (Abb. 5.58).

Die Augenbeweglichkeit kann beeinträchtigt sein, so dass das Auge nicht mehr überall hin bewegt werden kann (Blickparese) bzw. sich nicht synchron mit dem anderen Auge bewegen lässt, wodurch Doppelbilder entstehen. In vielen Fällen kommt es auch zum Ausfall eines Teils des Gesichtsfelds (Hemianopsie, Quadrantenanopsie): Der Patient hat dann an beiden Augen einen Gesichtsfeldverlust zur gelähmten Seite hin, d.h. der mit dem unbewegten Auge sichtbare seitliche Teil des Raums ist verkleinert (Abb. 5.59).

In Mund und Schlund sind viele kleine Muskeln an den komplizierten Vorgängen des Sprechens und

Kapitel 5 · Chronische Erkrankungen und Behinderungen

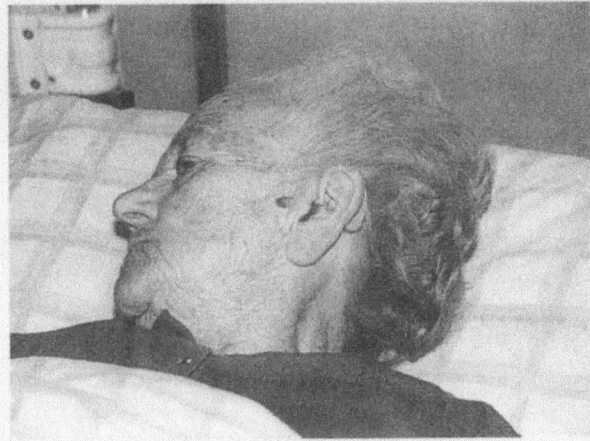

Abb. 5.55. Nach einem Schlaganfall ist es oft schwierig, den Kopf zur betroffenen Seite zu drehen (linksseitige Lähmung)

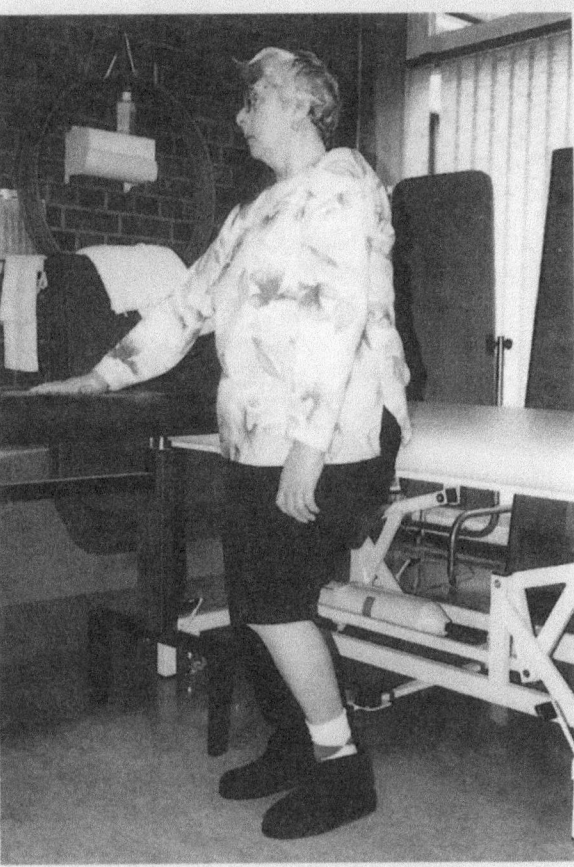

Abb. 5.56. Die Patientin kann ihr Bein derzeit nicht richtig belasten und steht deshalb vermehrt auf dem rechten Bein (linksseitige Lähmung)

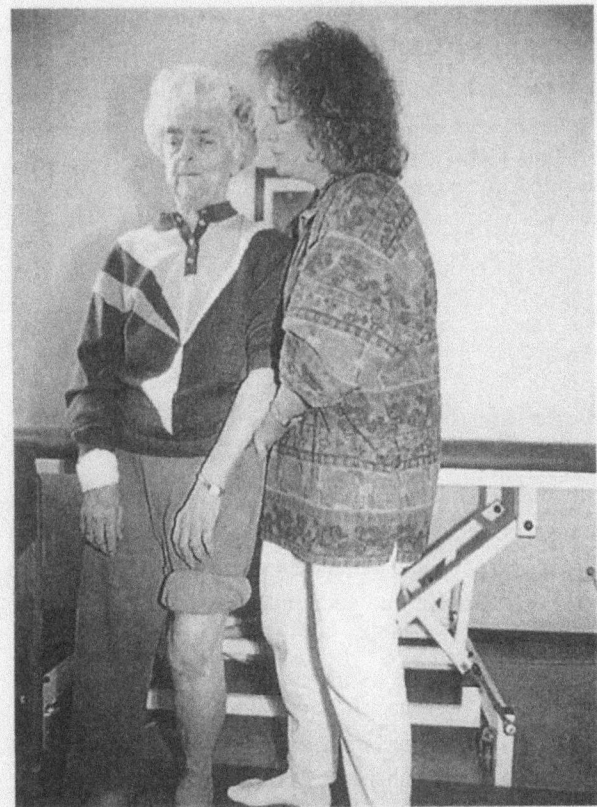

Abb. 5.57. Diese Patientin hat kein Gefühl für ihre Körpermitte und verlagert ihr Körpergewicht unkontrolliert weit zur betroffenen Seite (linksseitige Lähmung)

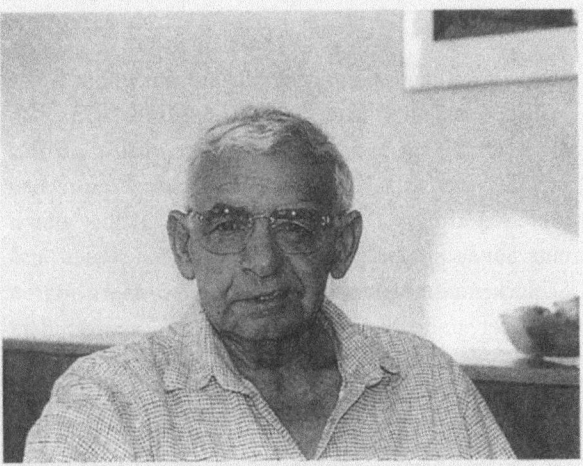

Abb. 5.58. Die Symmetrie des Gesichts ist gestört (rechtsseitige Lähmung)

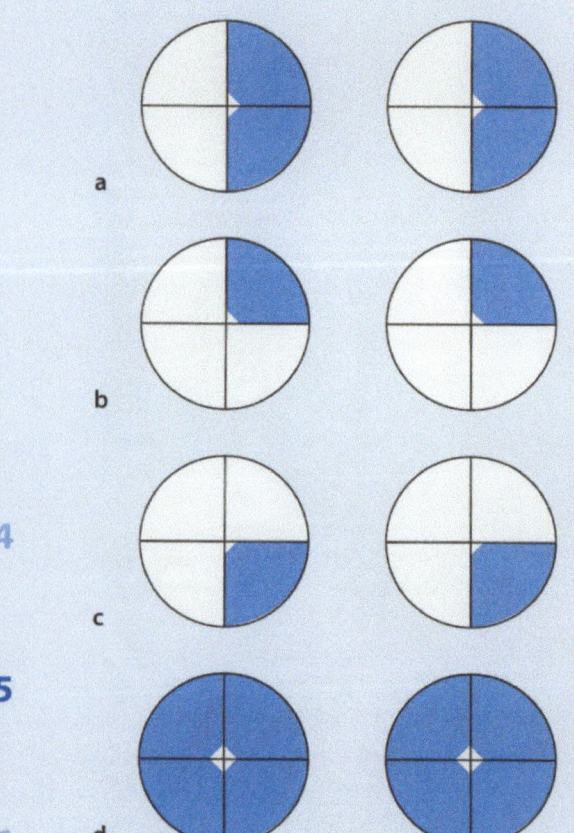

Abb. 5.59 a–d. Häufige Gesichtsausfälle nach Schlaganfall; es sind immer beide Augen betroffen (der ausgefallene Bereich ist jeweils blau markiert). **a** Rechtes Halbfeld, **b** rechter oberer Quadrant, **c** rechter unterer Quadrant, **d** röhrenförmiges Gesichtsfeld. (Aus Prosiegel 1998)

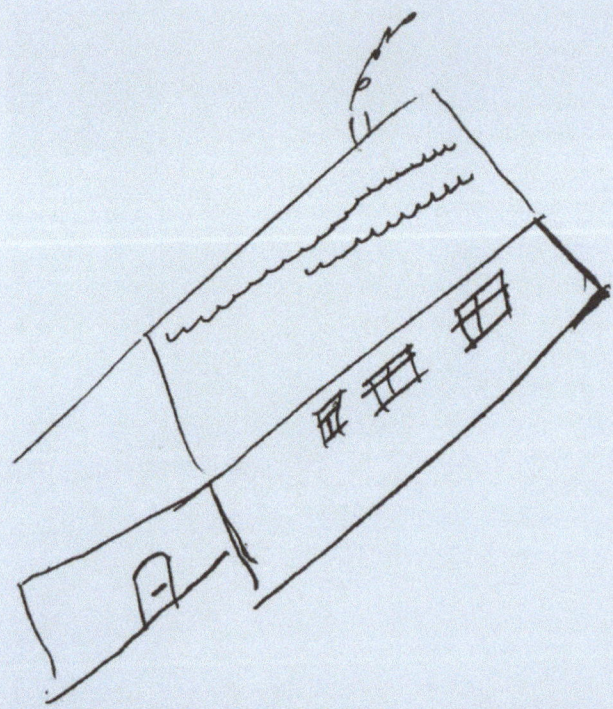

Abb. 5.60. Oftmals geben von Betroffenen angefertigte Zeichnungen zusätzliche wertvolle Hinweise auf die Art des Problems: Hier fallen die ungewöhnliche Anordnung des gezeichneten Hauses und die nach links hin verminderten Details auf (Neglect, Raumanalysestörung bei linksseitiger Lähmung)

Essens beteiligt. Lähmungserscheinungen und ein Verlust an Sensibilität sind hier ebenfalls unterschiedlich stark ausgeprägt und können im Extremfall dazu führen, dass der Schlaganfallpatient nicht mehr sprechen (Sprechstörung, ⊡ Dysarthrophonie) kann oder durch eine Sonde ernährt werden muss, da ihm Kauen und Schlucken unmöglich sind. Leichtere Störungen führen zu einer undeutlichen Aussprache, zu mangelndem Kauen und zu Schluckproblemen, zum Ansammeln von Essen in der Wangentasche und zu häufigem Verschlucken. Darüber hinaus ist es schwierig, dünne Flüssigkeiten (Wasser, Saft) zu trinken. Es kommt zu Speichelfluss und häufigen kleinen Verletzungen der Wangeninnenseite und der Zunge durch Draufbeißen.

Hirnleistungsstörungen und neuropsychologische Störungen

Die durch einen Schlaganfall hervorgerufenen Lähmungserscheinungen sind ein augenfälliges Symptom. Ihrem Erkennen und Behandeln widmen sich Fachleute schon seit langem und auch mit guten Erfolgen. Dagegen sind die möglichen Störungen der Informationsaufnahme und -verarbeitung allgemein noch wenig bekannt, sie werden oft sogar noch verkannt. Wohl registriert die Umgebung, dass sich die Betroffenen manchmal überraschend und eigenartig verhalten oder in der Therapie nicht richtig mitmachen können. Aus Unkenntnis der möglichen Störungen wird das auffällige Verhalten mit mangelnder Motivation, Depression, krankhafter Aggression, Demenz oder sogar Boshaftigkeit erklärt.

Gesunde Menschen können sich mit anderen verständigen, ihre alltäglichen Aufgaben »mit links« erledigen, Gefahren erkennen und abwenden oder ihnen aus dem Weg gehen und anspruchsvollere geistige Aufgaben bewältigen. Voraussetzung dafür ist ein gesundes Gehirn. Das Gehirn ist jedoch auf viele exakte Informationen angewiesen, um die richtigen Reaktionen veranlassen zu können. Dabei sind Informationen von innerhalb und außerhalb des Körpers von gleicher Wichtigkeit.

Durch den Schlaganfall wird eine gewisse Anzahl von Gehirnzellen geschädigt und stirbt ab. Dadurch kann der Vorgang der Informationsaufnahme und -verarbeitung (oft nur vorübergehend) ganz erheblich gestört werden. Das Ausmaß der Störung steht oft scheinbar in keinem Zusammenhang mit der Größe (oder besser gesagt der Kleinheit) des geschädigten Bezirks im Gehirn. Da jedoch jeder Bereich des Gehirns mit vielen anderen Bereichen (Zentren) verbunden und damit auf Zusammenarbeit angewiesen ist, ergeben sich nach einem Schlaganfall manchmal große Probleme.

An einer kleinen, alltäglichen Situation – noch im Krankenhaus – lässt sich gut darstellen, welche Schwierigkeiten durch einen Schlaganfall hervorgerufen werden können. Dabei lässt das jeweilige Verhalten des Betroffenen eine bestimmte Störung vermuten und weist somit den Weg für die gezielte Diagnostik.

Beispiel ▶ Der Patient sitzt (im Rollstuhl), ihn fröstelt und er möchte eine Jacke überziehen.
Ob und wie er das Problem angeht und es löst oder daran scheitert, gibt erste Hinweise auf eine momentane Störung aus dem geistigen oder seelischen Bereich:

- Nimmt seinen momentanen Zustand, die ausgeprägte Lähmung, nicht wahr, möchte aufstehen und eine Jacke aus dem Schrank holen, stürzt dabei zu Boden: **Nichtwahrnehmen der Krankheit** (▶ Anosognosie, synonym: Unawareness).
- Fährt zum Schrank, holt sich die Jacke heraus, zieht sie an, steht abschließend auf, um sie glatt zu ziehen und stürzt dabei, weil sowohl sein betroffener Fuß noch auf der Fußstütze stand als auch die Bremsen des Rollstuhls nicht festgestellt waren: **Aufmerksamkeitsstörung,** ▶ **Gedächtnisstörung.**
- Möchte sich bemerkbar machen und um Hilfe bitten, kann jedoch die Klingel nicht finden, obwohl sie in Reichweite liegt: **Hemianopsie** (Gesichtsfeldausfall) oder ▶ **Neglect** (Halbseitenvernachlässigung).
- Klingelt um Hilfe und ist, als der Pfleger kommt, sehr aufgebracht, weil er meint, eine halbe Stunde gewartet zu haben: **gestörtes Zeitgefühl.**
- Möchte klingeln, sieht und erreicht die Klingel, kann sie jedoch nicht bedienen, zupft evtl. statt dessen an der Bettdecke: ▶ **Apraxie** (gestörte Handlung).
- Klingelt und hält der Schwester die Jacke entgegen, weil die Artikulation von Wörtern oder Sätzen nicht möglich ist: ▶ **Dysarthrophonie** (Lähmung der Sprechorgane) oder ▶ **Sprechapraxie** (gestörte Bewegungsplanung für Lippen und Zunge).
- Klingelt, kann dann jedoch der Schwester weder sagen noch durch eindeutige Gestik und Mimik verständlich machen, was er möchte: ▶ **Aphasie** (Sprachstörung).
- Versucht, die Jacke selbständig anzuziehen, verstrickt sich jedoch hoffnungslos in ihr, da er sie verkehrt und verdreht angezogen hat: ▶ **Raumanalysestörung** (gestörtes Erkennen räumlicher Beziehungen).
- Fährt mit der Jacke auf dem Schoß in den Flur und unterbricht ohne Umschweife das Gespräch von 2 Krankenschwestern, die gerade ein Problem besprechen: **gestörtes Erkennen sozialer Beziehungen/Situationen.**
- Klingelt um Hilfe, bricht in Tränen aus, während die Schwester ihm hilft, den Arm in den zurechtgelegten Ärmel zu führen (oder wirft die Jacke ungeduldig und zornig auf den Fußboden): **noch keine Krankheitsverarbeitung; Depression** oder ▶ **Affektlabilität.**

Natürlich hat ein Patient nicht alle der hier aufgeführten möglichen Störungen. Es ist aber selten, dass ein Betroffener mit Halbseitenlähmung keines der oben beschriebenen Probleme hat.

Um herauszufinden, welche Störungen dem auffälligen Verhalten zugrunde liegen, muss der Betroffene sorgfältig und in verschiedenen Situationen beobachtet werden. Oft müssen auch noch spezielle Tests hinzugezogen werden, um die Ursache der Störungen zu erkennen (Abb. 5.60).

5.11.5 Behandlungsmöglichkeiten

Mit zunehmender Kenntnis der Risikofaktoren des Schlaganfalls ging auch eine Verbesserung der Vorbeugungsmöglichkeiten einher. In den ersten Tagen nach dem Schlaganfall steht die Sicherung der lebensnotwendigen Körperfunktionen (»Vitalfunktionen«) im Vordergrund. Dabei müssen bei Diabetikern Hypo- wie auch Hyperglykämien vermieden werden. Später ist je nach Krankheitsausprägung und Gesamtzustand der Erkrankten eine Rehabilitationsbehandlung sinnvoll.

Grundsätzliche Überlegungen

Die Behandlung des Schlaganfallpatienten sollte so früh wie möglich begonnen werden. In den ersten Tagen ist eine Stabilisierung des Patienten in einer internistischen oder neurologischen Klinik nötig, bis keine Lebensgefahr mehr besteht und das Ausmaß des Schlaganfalls abgeschätzt werden kann. Wenn der Patient früh (bis 4 Stunden nach dem Ereignis) in ärztliche Behandlung kommt, ist die Aufnahme in eine ◘ Stroke Unit (Schlaganfall-Station) sinnvoll. Sobald das Krankheitsbild nach dem ärztlichen und therapeutischen Urteil eine ausreichende Besserungsfähigkeit erwarten lässt und der Patient selbst sich ausreichend belastbar und motiviert fühlt, sollte nach der ersten, akuten Phase so bald wie möglich die Verlegung des Patienten in eine auf die Schlaganfallnachbehandlung spezialisierte ◘ Rehabilitationsklinik erfolgen.

Minderung der Risikofaktoren

Um einen (erneuten) Schlaganfall zu vermeiden, kommt der Minderung folgender Risikofaktoren besondere Bedeutung zu:
- Bluthochdruck,
- Überwachung der Blutfettwerte,
- Rauchen,
- Diabetes mellitus.

▶ **Bluthochdruck.** Alle Patienten mit Bluthochdruck sollten, auch wenn keinerlei Beschwerden bestehen, engmaschig ärztlich überwacht werden und durch regelmäßige Medikamenteneinnahme an einer guten Einstellung des Blutdrucks mitarbeiten. Sinnvoll sind auch selbständige Blutdruckmessungen zu Hause und die Anfertigung eines Blutdruckprotokolls, in das die täglich (evtl. auch mehrfach mit Uhrzeiten) gemessenen Werte sorgfältig eingetragen werden. Solche Aufzeichnungen helfen dem Arzt, die Behandlung zu planen.

▶ **Überwachung der Blutfettwerte.** Wie bei anderen Herz-Kreislauf-Erkrankungen, stellen auch beim Schlaganfall erhöhte Blutfettwerte und dadurch verursachte Arteriosklerose einen Risikofaktor dar. Bei bekannten Fettstoffwechselstörungen sollte deshalb eine regelmäßige Kontrolle der Blutfettwerte erfolgen. In einigen Fällen müssen Medikamente eingenommen werden. Diese zeigen meist einen sehr guten Effekt, sind aber sehr teuer.

▶ **Rauchen.** Ähnlich wie bei den Gefäßerkrankungen am Bein, zählt das Rauchen auch für die Gefäßerkrankung des Gehirns zu den Risikofaktoren, denn Rauchen führt zu einer Schädigung sämtlicher Gefäße des Körpers. Spätestens nach dem ersten Schlaganfall sollte der Patient ermutigt werden, sich das Rauchen abzugewöhnen.

▶ **Diabetes mellitus.** Auch die Zuckerkrankheit führt bei schlechter Stoffwechseleinstellung zur Gefäßschädigung in allen Organen. Beim akuten Schlaganfall führen erhöhte Blutzuckerwerte aufgrund einer gestörten Glukoseutilisation im Gehirn zu einer Verschlechterung des neurologischen Befunds. Deshalb müssen bereits in der Frühphase optimale Blutzuckerwerte angestrebt werden.

Operative Maßnahmen

Nur selten wird bei der Behandlung eines Schlaganfalls eine Operation sinnvoll sein. Gerade die Schlaganfälle, die durch Ischämie hervorgerufen werden (dies kommt am häufigsten vor), können durch eine Operation nicht verbessert werden.

Operative Maßnahmen werden durchgeführt zur:
- Clippung bei Gefäßmissbildungen,
- Entlastung bei Hirndruck.

▶ **Clippung bei Gefäßmissbildungen.** In einigen Fällen kann der Schlaganfall durch eine Hirnblutung bedingt sein, die nicht in erster Linie durch hohen Blutdruck, sondern durch das Einreißen einer auf einem kleinen Stück erweiterten und dünnwandigen Schlagader (Aneurysma) zustande kommt. Dies betrifft dann meist jüngere Patienten, da es sich um eine angeborene Missbildung des Blutgefäßes handelt, das dann mit den Jahren immer dünner wird und schließlich reißt. Hier kann eine Operation nötig werden, um den Riss zu verschließen. Meist werden hierzu kleine metallische Klammern (»clips«) benutzt. Gleichzeitig wird nach weiteren Gefäßmissbildungen gesucht (häufig finden sich mehrere solcher veränderten Gefäße) und diese vorbeugend entfernt, sofern sie an zugänglicher Stelle liegen.

▶ **Entlastung bei Hirndruck.** In seltenen Fällen entsteht durch den Schlaganfall im Schädel, der sich ja nicht ausdehnen kann, ein so hoher Druck, dass das empfindliche Hirngewebe gequetscht und sogar in das Hinterhauptloch eingeklemmt wird. Dabei werden lebenswichtige Zentren des Gehirns beeinträchtigt – es handelt sich also um einen lebensgefährlichen Zustand. Zu solch einer Komplikation kommt es am ehesten bei größeren Blutungen im Kleinhirn. In sehr schweren Fällen und bei ansonsten jungen, relativ gesunden Patienten muss daher der Schädel operativ geöffnet werden, um evtl. Blut abfließen zu lassen und dem Gehirn Raum zur Ausdehnung zu geben. Eine solche Operation wird in neurochirurgischen Kliniken durchgeführt.

Medikamentöse Therapien

Es gibt keine Medikamente, die den »Schlaganfall an sich« behandeln könnten. Es gibt jedoch Möglichkeiten, durch die Minderung der Risikofaktoren einem erneuten Schlaganfall vorzubeugen. Weiterhin können bestimmte Medikamente in der Nachbehandlung nützlich sein.

Die wichtigsten Maßnahmen, um die Rezidivgefahr zu mindern sind:
▶ Einstellung des Bluthochdrucks,
▶ Verbesserung der Fließeigenschaften des Bluts (»Blutverdünnung«),
▶ Behandlung eines Diabetes mellitus (Diabeteseinstellung),
▶ Behandlung von Fettstoffwechselstörungen.

▶ **Einstellung des Bluthochdrucks.** Wie bereits geschildert, sollte ein Bluthochdruck sehr genau kontrolliert und, wenn nötig, mit Medikamenten behandelt werden. Es gibt viele unterschiedliche Medikamente, die blutdrucksenkend wirken. Je nach der Situation des einzelnen Patienten wird der Arzt ein oder mehrere Medikament(e) auswählen und dabei evtl. andere Erkrankungen berücksichtigen. Es kann durchaus nötig sein, mehrere Medikamente gleichzeitig einzunehmen, um dem Bluthochdruck wirksam zu begegnen.

▶ **Verbesserung der Fließeigenschaften des Bluts (»Blutverdünnung«).** Heute ist es üblich, einem Patienten, der einen Schlaganfall infolge einer Gefäßverstopfung erlitten hat, ein Medikament zu geben, das das Blut besser fließen lässt. Die bekanntesten Medikamente hierfür sind:
▶ Azetylsalizylsäure,
▶ Ticlopidin,
▶ Marcumar.

Zweck dieser Maßnahme ist es, die Gefahr einer erneuten Gefäßverstopfung herabzusetzen. Am häufigsten wird dabei das Mittel Azetysalizylsäure (Aspirin, ASS) in niedriger Dosierung gegeben (die Dosis entspricht ca. einem Fünftel bis der Hälfte einer normalen Tablette gegen Kopfschmerzen). Dieses Medikament hemmt in niedriger Dosierung die Zusammenlagerung (Aggregation) von Blutplättchen, die bei der Entstehung von Gefäßverschlüssen eine wichtige Rolle spielt. Die bekanntesten möglichen Nebenwirkungen sind:
▶ Reizung der Schleimhäute von Magen und Zwölffingerdarm, so dass Patienten mit bekanntem Geschwürleiden wegen der Gefahr der Blutung dieses Medikament nicht einnehmen dürfen.
▶ Das Medikament kann Asthmaanfälle auslösen. Deshalb sollten Menschen mit einer Neigung zu Bronchialasthma keine Azetylsalizylsäure einnehmen.

Es gibt jedoch ein anderes Medikament, das Ticlopidin (Tiklyd, Blavix), das bei solchen Unverträglichkeiten verschrieben wird. Dieses Medikament beruht auf einem anderen Wirkprinzip, hat aber ähnliche positive Effekte. Dabei muss in den ersten 3 Monaten der Behandlung bei manchen Präparaten das Blutbild regelmäßig vom Arzt kontrolliert werden.

Diese Maßnahmen reichen dann nicht aus, wenn bei bestimmten Formen von Herzrhythmusstörungen (z.B. absolute Arrhytmie bei Vorhofflimmern) im Herzen Blutgerinnsel entstehen, die mit dem Blutstrom verschleppt werden können. In diesen Fällen wird eine stärker gerinnungshemmende Behandlung notwendig. Das dazu notwendige Medikament (Marcumar) setzt die Gerinnungsfähigkeit des Bluts stark herab und verhindert dadurch die Bildung von Blutgerinnseln. Andererseits ist jedoch auch die Blutungsgefahr erhöht, so dass bei Verletzungen oder Stürzen ungewollte Blutungen auftreten können. Deshalb ist bei einer solchen Therapie die kontinuierliche Überwachung der Blutgerinnungswerte durch den Arzt dringend notwendig. Jeder Betroffene erhält von seinem Arzt genaue Anweisungen zum Umgang mit dem Medikament. Alle Therapeutinnen und das Pflegepersonal müssen über die erhöhte Blutungsgefahr und evtl. notwendige Erstmaßnahmen informiert sein.

Praxis-Tipp ▶ Es ist unbedingt erforderlich, dass die Patienten immer einen Ausweis mitführen, aus dem die letzten Blutgerinnungswerte und die eingenommene Medikamentendosis hervorgehen. Im Notfall ist dadurch eine rasche Hilfe gewährleistet.

Die Entscheidung, welches der zur Verfügung stehenden Medikamente eingenommen werden sollte, trifft der Arzt, sobald die Ursache des Schlaganfalls hinreichend geklärt ist.

▶ **Behandlung eines Diabetes mellitus (»Diabeteseinstellung«).** Man hat festgestellt, dass ein hoher Zuckerspiegel im Anfangsstadium eines Schlaganfalls die Chancen auf eine möglichst weitgehende spätere Wiederherstellung verschlechtert. Daher sollte bereits unmittelbar bei der Krankenhausaufnahme der Blutzuckerspiegel bestimmt und ggf. eine Therapie eingeleitet werden.

▶ **Behandlung von Fettstoffwechselstörungen.** Nicht immer sind Erhöhungen der Blutfette behandlungsbedürftig. In manchen Fällen reicht bereits eine Ernährungsumstellung. Sollte es sich um eine ausgeprägte Veränderung handeln, die durch eine angepasste Ernährung nicht ausreichend zu beeinflussen ist, wird der Arzt ein Medikament zur Senkung, besonders des Cholesterinspiegels, verordnen. Dringend notwendig kann dies z.B. bei jungen Patienten sein, die unter bestimmten erblich bedingten Fettstoffwechselstörungen leiden. Diese führen zu einer frühzeitigen Arteriosklerose mit der Gefahr von Herzinfarkten oder Schlaganfällen in jungen Jahren. Die Ablagerungen in den Blutgefäßen bilden sich über viele Jahre und sind nicht mehr rückgängig zu machen. Auch bei älteren Menschen mit bereits vorhandener Arteriosklerose kann eine Verordnung der sog. CSE-Hemmer sinnvoll sein, da sie die Gefahr der Ruptur von Plaques vermindern (»Plaquestabilisierung«).

Bewegungstherapien

Es gibt sehr unterschiedliche Ansätze in der Bewegungstherapie:
▶ unspezifische Bewegungs- und Mobilisationsübungen,
▶ Bobath-Konzept,
▶ weitere Behandlungsmethoden.

▶ **Unspezifische Bewegungs- und Mobilisationsübungen.** Früher war es üblich, Schlaganfallpatienten vor allem über ihre nichtbetroffene Körperseite zu mobilisieren und sie zur ▶ Kompensation anzuregen, um verloren gegangene Fähigkeiten der betroffenen Seite auszugleichen. Dadurch gewann der Betroffene manchmal recht schnell eine gewisse Bewegungsfähigkeit und Selbständigkeit, gleichzeitig verschlechterten sich jedoch die Bewegungs- und Haltungsmöglichkeiten auf der gelähmten Seite: Der so behandelte Patient verlor mehr und mehr an Symmetrie, die Muskulatur versteifte in typischer Weise, die gesunde Seite zeigte Überlastungsschäden, und die früh errungene Selbständigkeit ging nicht selten über diesen Weg wieder verloren (Abb. 5.61 und 5.62).

▶ **Bobath-Konzept.** Durch eine intensive und auch relativ lang andauernde Übungstherapie, die besonders die betroffene Körperseite fördert, können die Betroffenen jedoch ihre ▶ Bewegungs- und Haltungsprobleme ganz wesentlich beeinflussen und wieder vermehrt Kontrolle über ihre Bewegungsfunktionen erlangen. Besonders erfogversprechend ist hierbei das ▶ Bobath-Konzept (Abb. 5.63).

Seit den 50er Jahren haben Berta Bobath (Krankengymnastin) und ihr Mann, Dr. Karel Bobath (Neurologe) ein mittlerweile weltweit anerkanntes und praktiziertes Übungs- und Betreuungskonzept für die Therapie

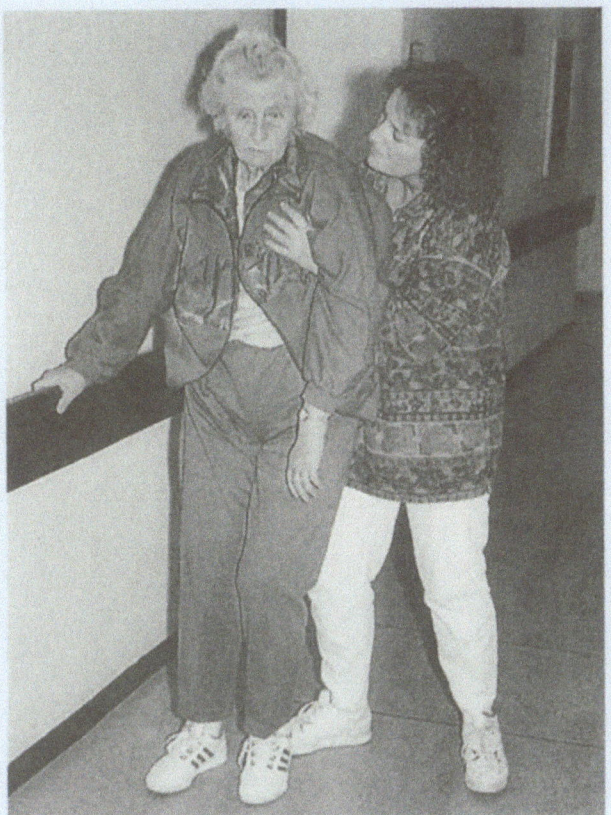

Abb. 5.61. Steh- und Gehversuche dieser Art schaden den Betroffenen, da die betroffene Körperhälfte noch nicht angemessen reagieren kann (linksseitige Lähmung)

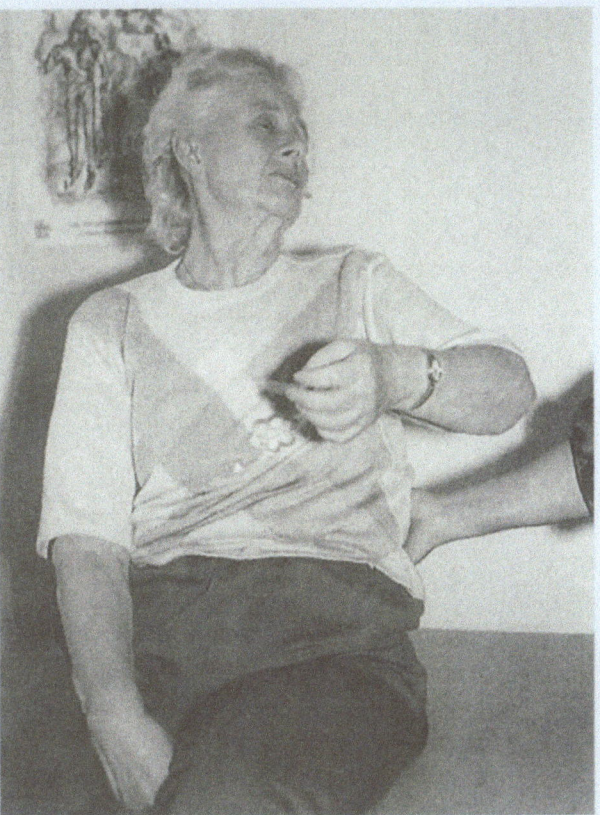

Abb. 5.62. Den Arm auf diese Weise zu heben, entspricht ebenfalls nicht dem normalen Bewegungsmuster und sollte vermieden werden (linksseitige Lähmung)

erwachsener Halbseitengelähmter entwickelt. Eine damals fast revolutionäre Erkenntnis war, dass Schlaganfallpatienten durch eine spezielle und konsequent durchgeführte Behandlung unnormale Reaktionen (z.B. Lähmung, unkontrollierte Muskelspannung) verlernen und gesündere, normalere Reaktionen wieder erlernen können.

Dabei lernen die Betroffenen um so besser, je mehr Helfer nach diesem Konzept arbeiten: außer ihnen selbst also die Ärzte, Pflegefachkräfte, Therapeutinnen und – je nach Möglichkeit – auch die Angehörigen.

Das ▸ Bobath-Konzept beinhaltet eine Vielzahl pflegerischer und therapeutischer Maßnahmen, die dem Bertroffenen helfen:

▸ das Gefühl für die (teilweise) gelähmte Körperhälfte zu verbessern,

▸ die abnorm hohe oder niedrige Muskelspannung zu normalisieren,

▸ erhalten gebliebene Bewegungsmöglichkeiten sinnvoll einzusetzen und zu koordinieren,

▸ normale Haltungs- und Bewegungsreaktionen neu zu lernen und

▸ Folgeschäden zu vermeiden.

Um dies zu erreichen, ist es nicht genug, mit den Therapeutinnen zu üben. Der Effekt der Übungsbehandlungen kann ganz wesentlich gesteigert werden, wenn es dem Betroffenen (und seinen Angehörigen) gelingt, bestimmte Arten der ▸ Lagerung, der Handlungs- und Bewegungsabläufe beim Waschen, Anziehen, während Haushaltsarbeiten und in der Freizeit in den Alltag zu integrieren (24-h-Konzept). Erst dadurch festigt sich das

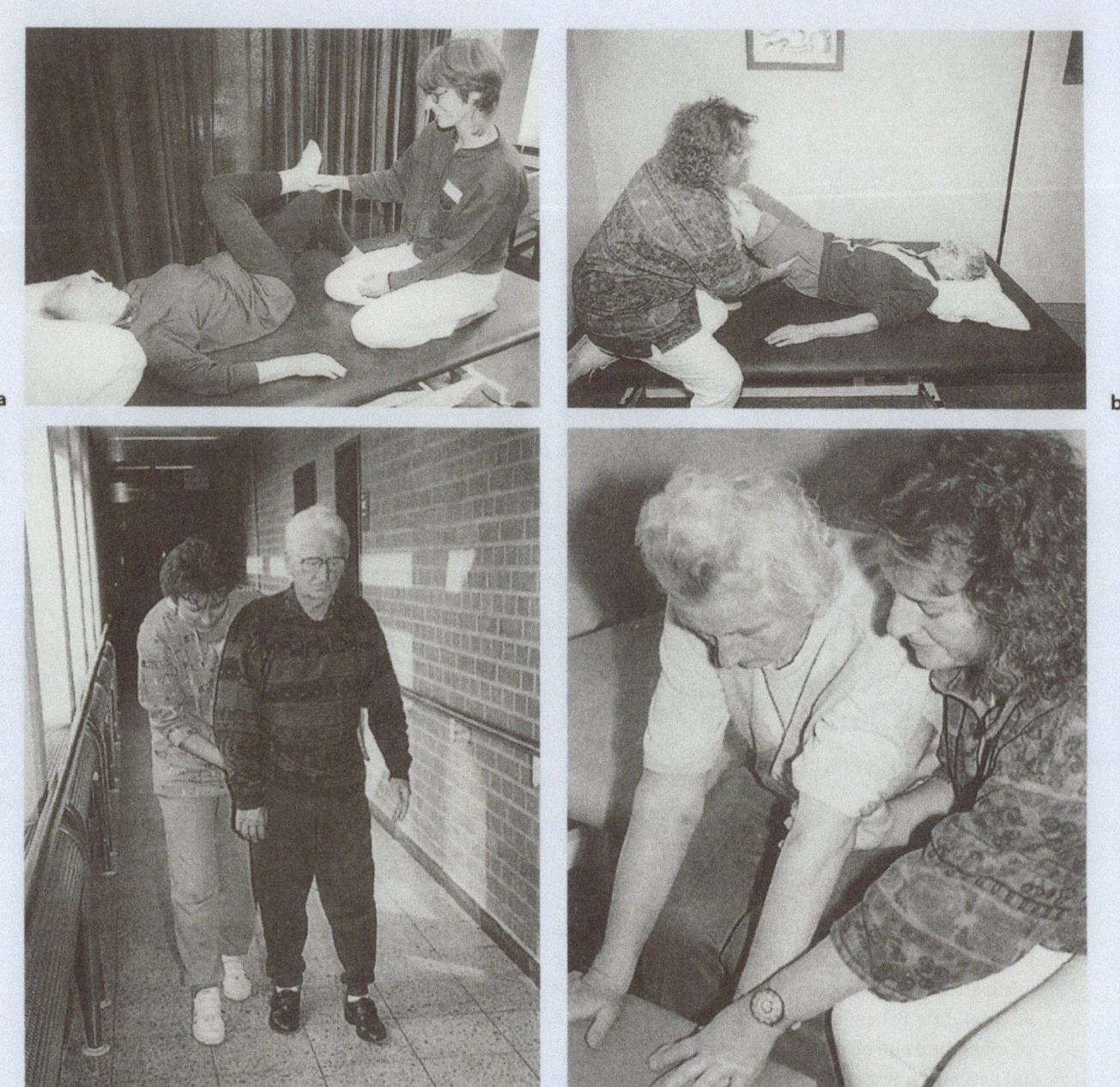

Abb. 5.63 a–d. a Die wichtigen Rumpfmuskeln werden aktiviert (rechtsseitige Lähmung). **b** »Brücke bauen«: Rumpf-, Becken- und Beinfunktionen werden gefördert (linksseitige Lähmung). **c** Unterstütztes Gehen durch Führung am Becken (rechtsseitige Lähmung). **d** Der Arm wird zum Stützen angeregt (linksseitige Lähmung)

während der Therapie Erlernte und kann später automatisch ausgeführt werden (Abb. 5.64–5.67).

Ein Behandlungskonzept schließt immer auch dessen **Anpassung** und ggf. **Abwandlung** für den Einzelnen ein. So kann es sein, dass der Schlaganfallpatient noch weitere Erkrankungen oder Behinderungen hat, die Kompromisslösungen in der Behandlung erfordern.

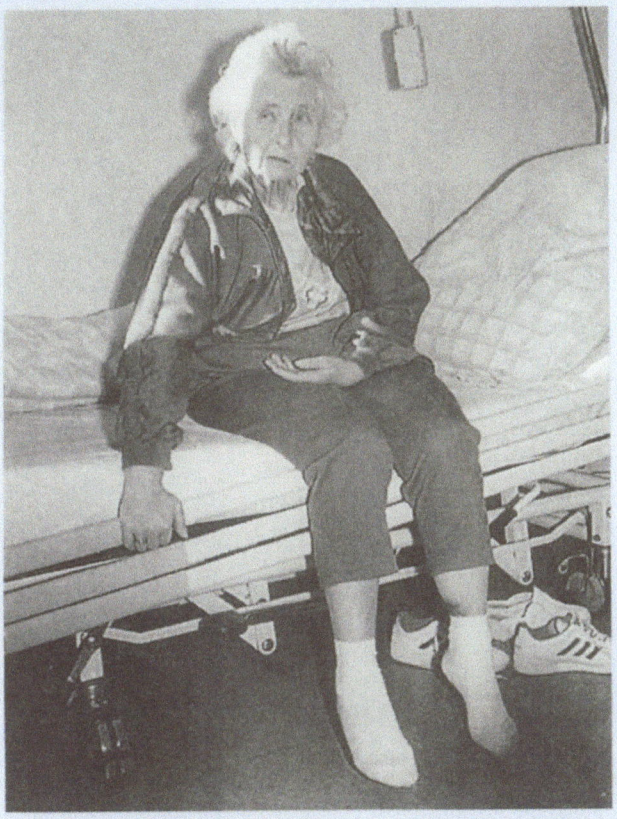 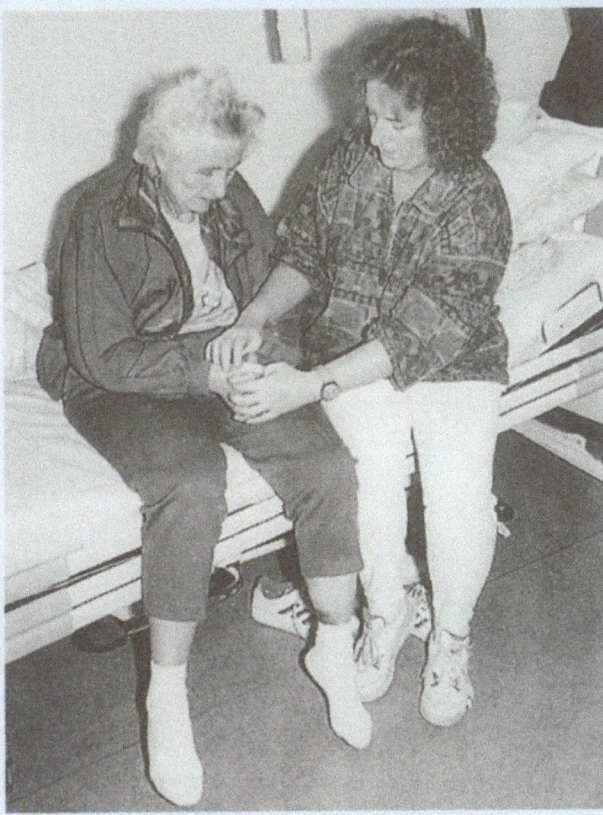

Abb. 5.64 a,b. a Ohne Hilfe von außen beachtet und belastet die Patientin ausschließlich ihre nichtbetroffene Seite (linksseitige Lähmung). **b** Die Therapeutin hilft der Patientin, sich ihrer betroffenen Seite zuzuwenden

▶ **Weitere Behandlungsmethoden.** Erfahrene Therapeutinnen bringen in die Behandlung ihre Kenntnisse aus anderen Therapiekonzepten mit ein, wenn dies erforderlich scheint. So sind Kombinationen mit beispielsweise folgenden Methoden denkbar und für den Patienten gewinnbringend:

- Funktionelle Bewegungslehre Klein-Vogelbach,
- Lösungstherapie nach Scharschuch und Haase,
- Perfetti,
- Affolter,
- Feldenkrais u.a.

Methoden aus der Behandlung von Menschen mit Erkrankungen und Verletzungen des Bewegungssystems müssen ebenfalls häufig zusätzlich angewendet werden, z.B. bei den leider sehr häufigen Schmerzen im Schultergelenk der betroffenen Seite und bei erheblichen Verschleißerscheinungen in Hüft- oder Kniegelenk, Fußdeformitäten oder Rückenbeschwerden.

Für die Bewertung aller Maßnahmen sind jedoch die Reaktionen der vom Schlaganfall betroffenen Körperhälfte sorgfältig zu beobachten und einzuschätzen, damit diese nicht zusätzlich Schaden nimmt oder in ihren Entwicklungsmöglichkeiten behindert wird.

Praxis-Tipp ▶ Schädigend sind vor allem Maßnahmen, die dazu führen, dass die betroffene Seite zu wenig Beachtung und Stimulation erfährt, sich die Spastik erhöht, Schmerzen ignoriert werden, sich unnormale Bewegungsabläufe einprägen oder die Körperhälfte nicht ausreichend vor Verletzung geschützt wird.

Um die Erholung der betroffenen Körperhälfte nicht frühzeitig zum Stillstand zu bringen, muss einiges unbe-

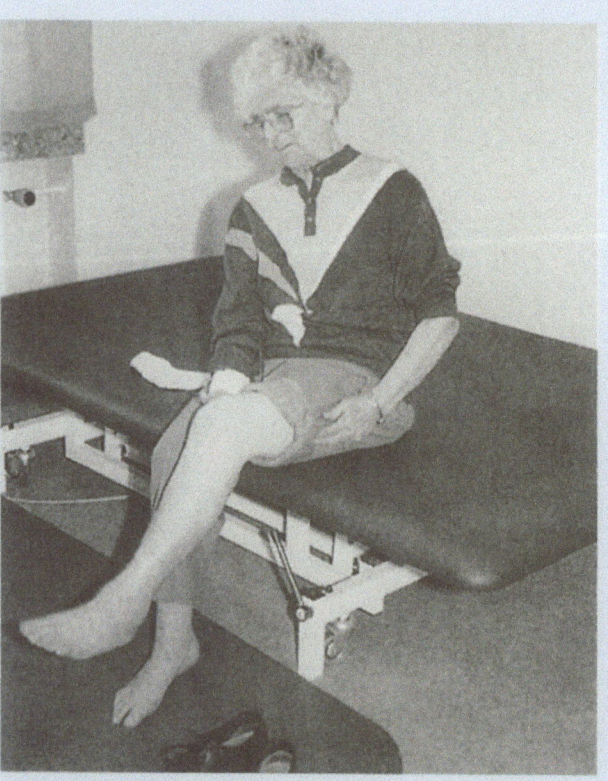 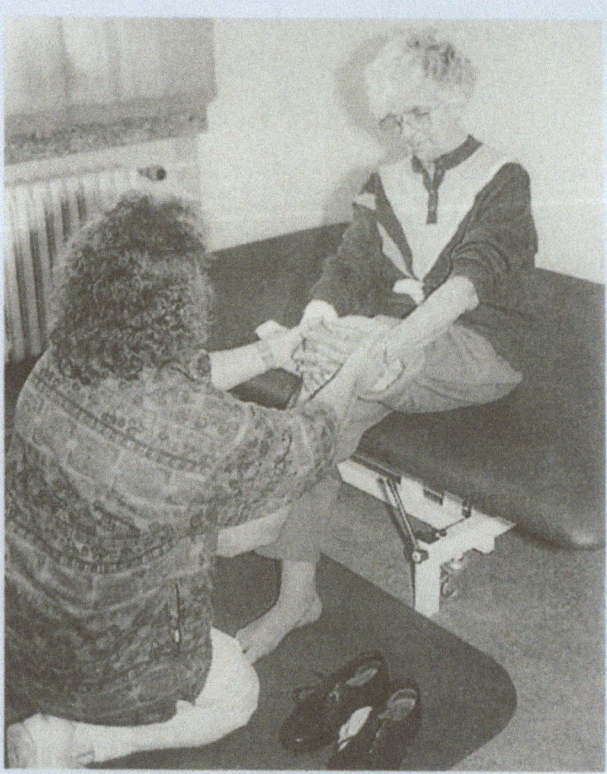

Abb. 5.65. a Wird das Bein auf diese Weise übergeschlagen, erfahren Rumpf und Arm der betroffenen Seite keine Stimulation (linksseitige Lähmung). **b** Durch die Einbeziehung der gesamten betroffenen Seite verbessern sich Sitzhaltung und Bewegungsablauf

dingt vermieden werden, was bei anderen Erkrankungen durchaus sinnvoll sein kann. So ist z. B. verfrühtes Gehen mit einem Stock oder an einer Haltestange ausgesprochen schädlich, weil die Voraussetzungen für ein normales Gehen noch nicht erarbeitet wurden und sich der Betroffene falsche Bewegungsabläufe angewöhnt, die es ihm später nahezu unmöglich machen können, ein normales Gehen wieder zu erlernen (s. auch Kap. 5.11.6).

Behandlung von Hirnleistungsstörungen und neuropsychologischen Störungen

Störungen in den Bereichen der Informationsaufnahme, des Denkens, Planens, Handelns und des Gefühls berühren grundlegende Funktionen des Gehirns. Die für die jeweilige Störung typischen Fehler (im Handeln, Planen usw.) treten bei den unterschiedlichsten alltäglichen Verrichtungen und während der Ausführung von Übungsaufgaben auf. Da jedoch die Tätigkeiten und Aufgaben unterschiedlich hohe Anforderungen an die ausführende Person stellen, können die Arbeitsergebnisse ebenfalls unterschiedlich ausfallen. So kommt es häufig vor, dass ein Schlaganfallpatient bestimmte Verrichtungen bereits selbständig ausführen kann, während er in anderen (noch) völlig versagt: Vielleicht kann er seine Schuhe ohne fremde Hilfe anziehen; versucht er jedoch, sein Unterhemd ebenfalls selbständig anzuziehen, verheddert er sich hoffnungslos darin, weil er die unterschiedlich großen Öffnungen verwechselt und das Hemd zusätzlich in sich verdreht hat.

Nun wäre es jedoch nicht immer erfolgversprechend, zuerst und geradewegs die nicht ausführbare Handlung zum Gegenstand der Therapie zu machen, beispielsweise bereits wenige Tage nach den Schlaganfall mit dem Üben des Anziehens zu beginnen und so den Betroffenen immer wieder mit seinem Unvermögen zu konfrontieren. Vielmehr werden die Ergotherapeutinnen, Neuropsychologen und Logopäden manchmal zuerst an den gestörten Grundfunktionen ansetzen

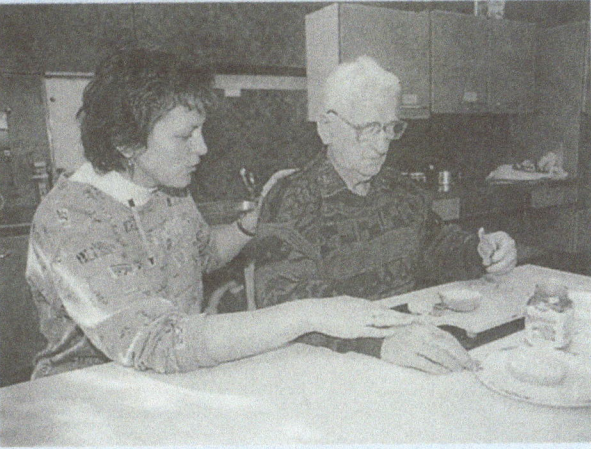

Abb. 5.67. Die richtige Lagerung ist ein wesentlicher Teil der Therapie (rechtsseitige Lähmung)

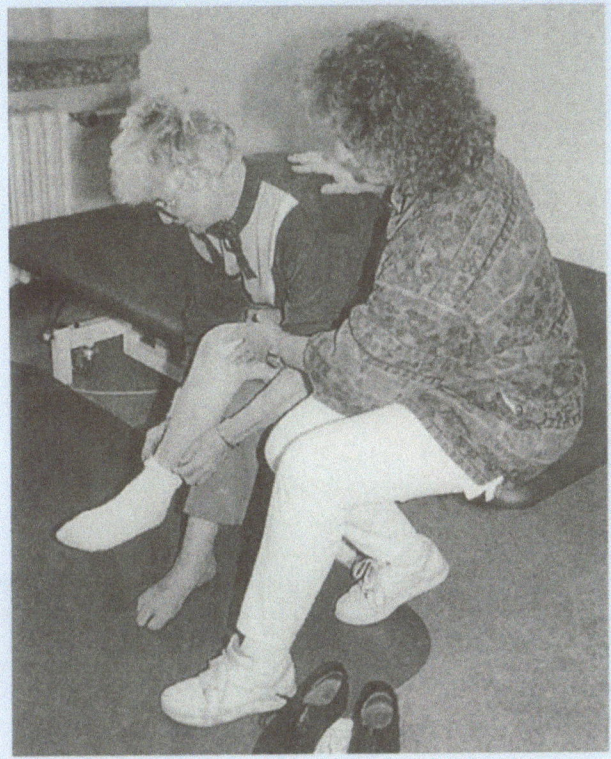

◄ **Abb. 5.66.** Eine gute Sitzhaltung ist eine wichtige Vorbereitung des Anziehens

(❯ Raumanalysestörung, ❯ Apraxie, ❯ Aphasie u.a.) und später, wenn auch möglichst bald, in der Therapie zu den komplexen Alltagshandlungen zurückkehren, in denen der Patient gescheitert war.

Das Erkennen der zugrunde liegenden Störungen ist nicht immer einfach, da ein Patient durchaus mehrere Probleme nebeneinander haben kann (welche sich auch noch gegenseitig beeinflussen). Für die Diagnose ist es meist erforderlich, dass der Betroffene mehrere Tage lang sorgfältig und gezielt beobachtet wird, während er sich (im Rollstuhl) bewegt, kleine Alltagsaufgaben verrichtet und mit anderen in Kontakt tritt. Zusätzlich ist die Bereitschaft des Patienten, sich speziellen Tests zu unterziehen, von großer Bedeutung für eine gezielte Therapie.

Wenn die beschriebenen Funktionsstörungen erkannt werden und der Betroffene eine gezielte Förderung erfährt, sind die Behandlungserfolge sehr gut.

Sprachtherapie

Genaugenommen gehören die ❯ Sprachstörungen (Aphasien) ebenfalls zu den ❯ neuropsychologischen Störungen. Wegen der großen Bedeutung, die ihnen zukommt, sollen sie jedoch extra erwähnt werden.

Sprachstörungen sind dadurch gekennzeichnet, dass trotz intakter Sprechorgane sprachliche Leistungen nicht oder nur teilweise gelingen.

Zu den sprachlichen Leistungen zählen neben dem Sprechen selbst das Verstehen von Sprache, Nachsprechen, Schreiben, Lesen, Rechnen, Mimik und Gestik.

Meist hat der Aphasiker in mehreren der aufgeführten Bereiche Schwierigkeiten; je nach Schwerpunkt der Probleme wird das ❯ aphasische Störungsmuster anders benannt (Broca-Aphasie, Wernicke-Aphasie, amnestische Aphasie usw.). Menschen mit einer Globalaphasie sind in allen genannten sprachlichen Leistungen schwer beeinträchtigt (Abb. 5.68).

In der Therapie wird das Störungsbild durch die Anwendung verschiedener Tests eingegrenzt und die Behandlung danach individuell geplant. Je nach Schweregrad und Art der Störung sind die Therapieerfolge unterschiedlich gut. Es hat sich jedoch insgesamt bewährt, weniger sprachliche Korrektheit als Ausdrucks- und Kommunikationsfähigkeit

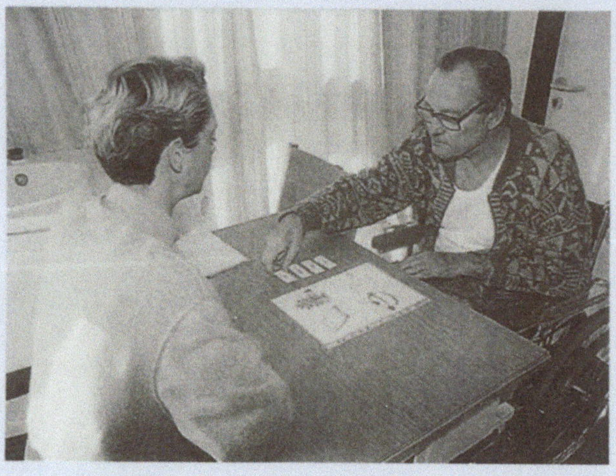

Abb. 5.68. Durch das Zuordnen von Wörtern zu Bildern wird das Lesesinnverständnis verbessert

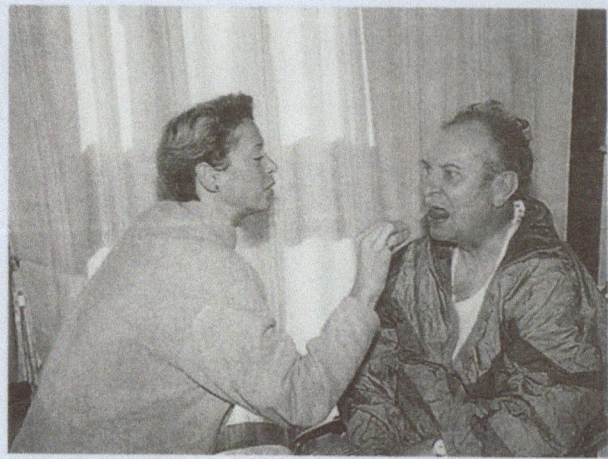

Abb. 5.69. Anbahnung von Zungenbewegungen; die Logopädin erleichtert die Bewegung durch einen dosierten Führungswiderstand mit dem Holzspatel

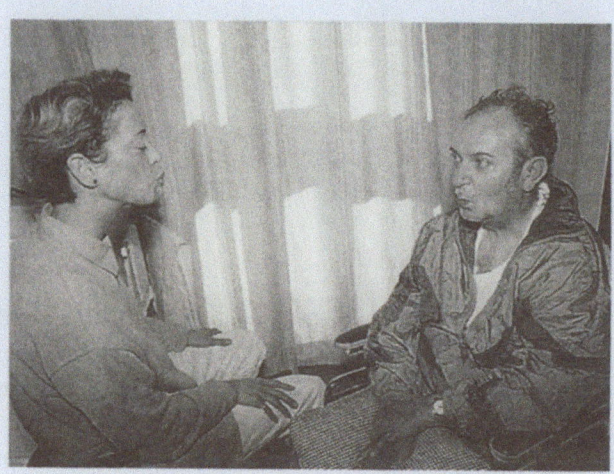

▶ **Abb. 5.70.** Der Patient versucht, die Lippenbewegungen der Therapeutin nachzuvollziehen

anzustreben. Wenn Menschen miteinander kommunizieren, sprachlich oder auch durch Gestik und Mimik, ist es wesentlich, dass sie Sachverhalte und Gefühle ausdrücken und die der anderen verstehen können. Ein korrekter Satzbau oder auch ein richtig geschriebener Text sind dabei von nachrangiger Bedeutung.

Wenn die Schwere der Störung es zulässt, lernt der Betroffene in der Therapie auch gezielt, sich über ◘ Hilfsmittel wie Abbildungen, eine Schreibtafel oder ein elektronisches Gerät mitzuteilen.

Eine Sprachtherapie muss meist über viele Monate durchgeführt werden, damit ein befriedigender Erfolg erzielt werden kann. Ist dies nicht möglich, etwa, weil in der Umgebung des Aphasikers keine Logopädin oder Sprachtherapeutin tätig sind, muss zumindest eine Diagnostik und anschließende Beratung des Patienten und seiner nächsten Angehörigen ermöglicht werden, notfalls in einer entsprechenden Klinik.

Behandlung von Sprech-, Ess- und Schluckstörungen

Prinzipiell können körperlich bedingte Sprech-, Ess- und Schluckstörungen mit Hilfe des ◘ Bobath-Konzepts genau so erfolgreich behandelt werden wie die übrigen Lähmungserscheinungen (Abb. 5.69 und 5.70).

Wenn den Patienten ausschließlich Lähmungserscheinungen und Sensibilitätsstörungen am Sprechen hindern (Sprechstörungen), kann er sich in der ersten

Zeit behelfsmäßig mit Mimik, Gestik und Schreiben verständlich machen. (Bei einer gleichzeitig bestehenden ◘ Aphasie versagen diese Hilfsmittel naturgemäß).

Bei ausgeprägten Ess- und Schluckstörungen muss anfangs oft schnell gehandelt werden, damit der Betroffene trotz der Funktionsstörung ausreichend Nahrung und Flüssigkeit zu sich nehmen kann, und dies, ohne sich (lebensgefährlich) zu verschlucken. Um eine ausreichende Ernährung zu gewährleisten, ist es bei manchen Patienten erforderlich, sie über eine Magensonde zu ernähren. Darüber, wie lange dies nötig ist, kann nur im Einzelfall und nach sorgfältiger Diagnostik und Prüfung der Gesamtsituation entschieden werden.

Bei weniger großen Funktionsausfällen genügt es oft, parallel zur Therapie auf die Konsistenz und Zusammensetzung der Nahrung und der Getränke zu achten (Beratung durch Logopädin), für genügend Zeit zum Essen und für eine ruhige Umgebung ohne störende äußere Einflüsse zu sorgen.

Therapie bei Sehstörungen

Augenmuskellähmungen bilden sich erfahrungsgemäß nur wenig zurück. Trotzdem ist die Wahrscheinlichkeit sehr groß, dass die anfangs vom Patienten gesehenen Doppelbilder mit der Zeit immer seltener auftreten (z.B. noch bei Ermüdung) und später ganz verschwinden: Das Gehirn lernt, sie zu ignorieren, und passt sich somit den gespeicherten Erfahrungswerten wieder an. Gesichtsfeldausfälle bleiben in der Regel bestehen und können vom Betroffenen durch vermehrte Suchbewegungen der Augen weitgehend ausgeglichen werden. Ein gezieltes und erfolgreiches ◘ Kompensationstraining kann meist nur unter der Anleitung von Fachleuten absolviert werden; bleibt der Patient sich selbst überlassen, kann er die genannten Suchbewegungen nicht trainieren und gewöhnt sich eine Kopfschiefhaltung an.

Urininkontinenz

Das schockartige akute Geschehen wirkt sich auf nahezu alle Gehirnfunktionen beeinträchtigend aus, so auch auf Wachheit, Aufnahme- und Verarbeitungsgeschwindigkeit und auf die Gesamtkapazität der Aufnahme und Verarbeitung von Informationen. Die Meldung über den Füllungszustand der Blase scheint in der ersten Zeit nach dem Schlaganfall im Gehirn nur »anzukommen«, wenn nicht gleichzeitig mehrere andere Sinneskanäle auch beansprucht sind; ist der Patient – für seine momentanen Verhältnisse – mit Reizen überflutet, so ist seine Leistungsfähigkeit überschritten und er nässt ein (Urininkontinenz), ohne es (rechtzeitig) zu bemerken. Hirngesunde Erwachsene erreichen immer rechtzeitig eine Toilette oder sonstige Möglichkeit, weil sie ihre Trinkmenge planen (unmittelbar vor der Busfahrt kein Getränk), sich ungehindert bewegen können und z.B. auch vorsorglich eine Toilette aufsuchen, wenn sich anschließend für längere Zeit keine Gelegenheit dazu ergibt (vorausschauendes Planen).

Schlaganfallbetroffene haben Schwierigkeiten, vorausschauend zu planen, sie haben Bewegungsprobleme, sind evtl. auf Hilfe angewiesen, können sich vielleicht nicht bemerkbar machen und müssen oft auf die Hilfsperson warten. Dass ihre Blase stark gefüllt ist, merken sie anscheinend sehr spät oder erst, wenn sie vom Sitzen zum Stand kommen (Therapie, Umsetzen vom Rollstuhl zur Toilette) – und dann passiert »es« schon, bevor alles gerichtet ist, manchmal noch begünstigt durch eine gewisse körperliche Anstrengung, die mit dem Transfer verbunden ist.

Stuhlinkontinenz

Wenn für eine Stuhlinkontinenz keine körperlichen Gründe zu finden sind (s. Kap. 5.17.2) und eine weitere Erkrankung (z.B. Demenz) ausgeschlossen werden kann, muss ebenfalls eine allgemein herabgesetzte Hirnfunktion als Ursache angenommen werden.

Wiedererlangung der Kontrolle über Blase und Darm

Bei den meisten Schlaganfallbetroffenen ist davon auszugehen, dass sich ihre Kontrolle über Blase und Darm in dem Maße wieder einstellt, wie sie sich allgemein erholen. Alle weiteren für ältere Menschen wesentlichen Aspekte werden in Kap. 5.17 dargestellt.

Wichtig ▼
Die Rückkehr zu einem annähernd normalen Tagesrhythmus außerhalb des Betts und mit normaler Kleidung in einer unterstützenden und anregenden Umgebung und mit befriedigenden sozialen Kontakten stellen die beste Therapie dar, um wieder kontinent zu werden.

5.11.6 Verschlechterung und Folgeschäden entgegenwirken

Bisher wurde beschrieben, welche Probleme durch einen Schlaganfall entstehen und wie diesen begegnet werden kann. Wenn auch in allen besprochenen Bereichen im Laufe der Zeit und unter angemessener Therapie Besserung zu erwarten ist, muss aber auch berücksichtigt werden, dass eine völlige Wiederherstellung – auch bei bester Behandlung – nicht zu erwarten ist.

Für die verbleibenden Beeinträchtigungen in der Beweglichkeit gilt leider, dass aus verschiedenen Gründen auch Verschlechterungen rasch eintreten können. Wenn sich Schlaganfallbetroffene im Laufe der Zeit, vor allem auch nach der stationären Rehabilitationsbehandlung, in ihren Bewegungs- und Haltungsmöglichkeiten verschlechtern, liegt das vor allem an einem oder mehreren dieser Gründe:

- Die Spastizität in einzelnen Muskeln oder ganzen Muskelgruppen hat zugenommen.
- Muskelgruppen der nichtbetroffenen Körperseite sind überlastet.
- Bewegungsmangel hat zu einem allgemeinen Trainingsverlust geführt.

Für die Verschlechterung spielen besonders drei Faktoren eine wichtige Rolle:
- Die Betroffenen bemühen sich im Laufe der Zeit weniger um eine gute spasmussenkende ◗ Lagerung und die im Alltag therapeutisch wirksamen Bewegungsabläufe, wie sie innerhalb der ◗ Bobath-Therapie vermittelt werden.
- Häufig ist die für einen guten Bewegungsablauf wichtige Fußschiene beiseite gelegt, weil es ja auch ohne sie irgendwie geht.
- Anscheinend gelingt es nur einem Teil der Betroffenen, die notwendigen Eigenübungen zur Muskeldehnung regelmäßig durchzuführen.

Individuelles Eigenprogramm

Es ist davon auszugehen, dass jeder Schlaganfallpatient – wenn er es möchte und kann – in einer ◗ Rehabilitationsbehandlung gezeigt bekommt, welche Übungen er selbst ausführen kann, um sich beweglich zu halten und einer Verschlechterung vorzubeugen (Abb. 5.71 und 5.72).

Wichtig ▼
Ziel aller in einem »Eigenprogramm« zusammengefassten Übungen ist die langsame, konsequente und schmerzfreie *Dehnung* vor allem der Muskelgruppen, die häufig oder ständig durch Spastik verkürzt sind.

Es gibt eine recht große Auswahl an weiteren speziellen ◗ Dehnungsübungen für Rumpf, Beine und Arme; auch Schlaganfallpatienten höheren Alters können die für sie geeigneten Übungen erlernen. Da jedoch jeder »Fall« etwas anders gelagert und gerade im Alter Rücksicht auf andere Krankheiten oder Einschränkungen zu nehmen ist (Hüft-Totalendoprothese, Gonarthrose, rheumatisch veränderte Hände), müssen die Übungen immer unter Anleitung einer Therapeutin ausgesucht und eingeübt werden.

Praxis-Tipp ▶ Die Dehnungsübungen sollten sowohl in Therapiepausen als auch zusätzlich zur (ambulanten) Therapie einmal täglich durchgeführt werden.
Ab und zu sollte eine Physiotherapeutin oder Ergotherapeutin das Eigenprogramm überprüfen und ggf. verändern.

Probleme und Gefahren bzw. Sicherheit und Selbständigkeit im Alltag

Lähmungserscheinungen und Sensibiltätsstörungen in den betroffenen Körperabschnitten können im Alltag zu Problemen führen, z. B. zu einem erhöhten Sturzrisiko. Außerdem sind manche Verrichtungen schwierig auszuführen, weil die gelähmte Hand nicht mithelfen kann. Im Folgenden werden Hinweise zum Umgang mit besonders häufig auftretenden Problemen gegeben (Übersicht 5.1).

Hier können nur beispielhaft einige Lösungsmöglichkeiten aufgeführt werden. Damit der Betroffene »das Rad nicht neu erfinden muss«, bedarf er intensiver ergotherapeutischer Beratung und Therapie, um zunehmend selbständiger zu werden, ohne sich zu überlasten oder gar der betroffenen Körperhälfte Schaden zuzufügen. Dabei hat jeder Mensch krankheitsbedingt spezifische Bedürfnisse und Möglichkeiten wie auch persönlichkeitsbedingt verschiedene Wünsche und Vorstellungen. Eine Therapie ist erst dann wirklich erfolgreich, wenn es gelingt, dies entsprechend zu berücksichtigen.

Kapitel 5 · Chronische Erkrankungen und Behinderungen

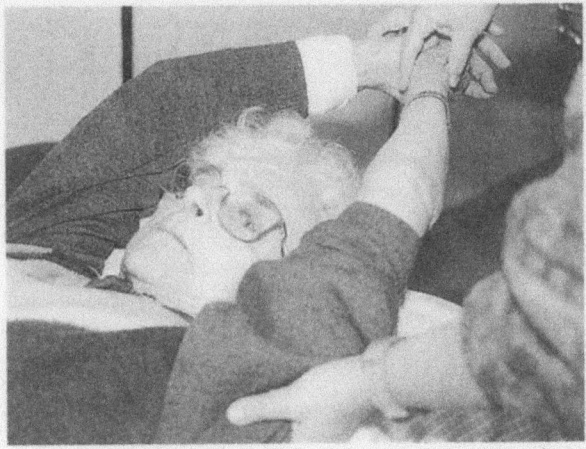

Abb. 5.71. Nur schonende und schmerzfreie Bewegungen sind hilfreich (linksseitige Lähmung)

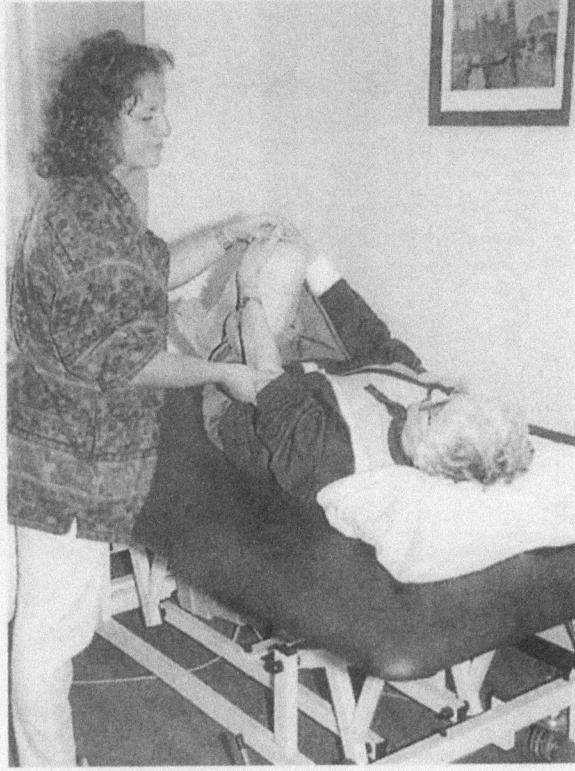

▶ Abb. 5.72. Mit dieser Übung werden gleichzeitig mehrere Gelenke beweglich gehalten (linksseitige Lähmung)

Übersicht 5.1. Durch die Schlaganfallfolgen bedingte Probleme im Alltag und deren Lösung

Problem	Lösungsvorschläge
Der Fuß der betroffenen Seite kann beim Gehen nicht ausreichend angehoben werden; dadurch besteht die Gefahr, mit der **Fußspitze hängen zu bleiben**.	Überprüfen lassen, ob eine Fußschiene notwendig ist oder die vorhandene Fußschiene verändert werden muss; Schuhe mit relativ glatten Sohlen tragen – die Sohlen der so häufig zu Unrecht empfohlenen Turnschuhe begünstigen das Hängenbleiben; Stolperfallen in der Wohnung wie Teppichkanten, Telefonschnur u. ä. entfernen; außerhalb der Wohnung vielleicht einen Handstock benutzen.
Aufstehen aus tiefen Sitzen begünstigt durch die damit verbundene Anstrengung **eine spastische Reaktion der betroffenen Körperhälfte**: Meist steht der Betroffene auf, indem er ausschließlich die andere Körperhälfte kraftvoll einsetzt. **Verletzungsgefahr** durch gestörte Sensibilität besonders in Hand und Fuß.	Den Lieblingssessel durch einen Zuschnitt aus festem Schaumstoff erhöhen lassen; das Bett kann über verschiedene Wege erhöht werden: Tischlerarbeit, 2. Matratze auflegen, seniorengerechtes Bett kaufen; WC-Aufsatz zur Erhöhung verwenden.
	Die Temperatur des Waschwassers mit der nichtbetroffenen Hand prüfen; besonders aufmerksam und vorsichtig im Haushalt hantieren (Herd, heiße Töpfe, Wasserdampf, Messer, Bügeleisen); den Fuß öfters evtl. mit Hilfe eines Handspiegels auf Druckstellen, Hautrisse oder Nagelprobleme kontrollieren; Maniküre und Pediküre durch Angehörige oder Fachpersonal ausführen lassen.

Übersicht 5.1. (Forts.)

Problem	Lösungsvorschläge
Sicherheitsprobleme beim Baden und Duschen: Viele Schlaganfallbetroffene können nicht barfuß gehen, da sie die Bewegungen des Fußes nicht ausreichend steuern können. Zusätzlich müssen Wannenrand oder Duschbeckenrand überwunden werden, außerdem besteht im Nassbereich immer eine erhöhte Rutschgefahr.	Je nach örtlichen Gegebenheiten und Gewohnheiten können Hilfsmittel die Sicherheit ganz beträchtlich erhöhen: Haltegriffe, Antirutschmatten, fest montierter Duschklappsitz, Badebrett zum Duschen im Sitzen über der Wanne, Sitzbadelifter; Nutzung des vorhandenen Rollstuhls zum dichten Heranfahren an Dusche oder Wanne zur Minimierung des Risikos. Außerdem können so die Füße vor dem Ankleiden an der Luft noch gut nachtrocknen (der Strumpf geht nur sehr schwer über den Fuß, wenn die Haut noch etwas feucht ist). Vielen halbseitengelähmten Menschen ist zu empfehlen, sich im Beisein eines Angehörigen oder des Mitarbeiters eines ambulanten Pflegedienstes zu baden oder zu duschen.
Erhöhte Sturzgefahr beim nächtlichen Toilettengang durch Benommenheit; außerdem ist das Anziehen fester Schuhe und der evtl. notwendigen Fußschiene meist mit einiger Mühe verbunden, oder der Vorgang dauert zu lange, um danach noch rechtzeitig zur Toilette zu gelangen.	Männern reicht meist eine Urinflasche mit Halterung am Bett; Frauen wird zwar im Handel ebenfalls eine spezielle Urinflasche (Ente) angeboten, leider gelingt der Umgang damit meist nicht bzw. er setzt eine Beweglichkeit und kontrollierte Vorgehensweise voraus, die den meisten betroffenen Frauen nachts nicht möglich ist. Fast alle halbseitengelähmten älteren Frauen können jedoch selbständig einen Toilettenstuhl benutzen, der neben dem Bett steht.
Während sich viele Betroffene recht bald nach dem Schlaganfall wieder alleine auskleiden können (wichtig für die selbstbestimmte Zeit des Zubettgehens!), bereitet das Ankleiden in der Regel erheblich mehr Mühe.	**Grundregel beim Anziehen:** Immer die betroffene Seite zuerst ankleiden! Etwas weiter geschnittene Kleidung erleichtert das Ankleiden sehr, bequeme Hosen mit Gummibund sind allgemein praktisch und auch beim selbständigen Toilettengang leichter zu handhaben als beispielsweise Röcke oder Anzughosen. Schuhe mit Klettverschluss sind auf Dauer angenehmer als eine Einhandschnürung, Kniestrümpfe und Socken sollten keine engen Gummibündchen haben. Strumpfhosen sollten 2 Nummern größer getragen werden als bisher. **Grundregel beim Auskleiden:** Immer die nichtbetroffene Seite zuerst auskleiden!
Das **Zubereiten von Mahlzeiten** und das Essen selbst können sehr frustrierend sein, wenn der Betroffene im Wesentlichen gezwungen ist, mit einer Hand auszukommen.	Geeignete Tricks und Hilfsmittel können die Freude an Tätigkeiten rund um's Essen erhalten und mit dazu führen, dass (wieder) abwechslungsreich und mit Appetit gegessen wird. Geeignet sind: Haushalts- und sog. Frühstücksbretter mit Haltevorrichtungen zum Streichen und Schneiden; Antirutschunterlagen für Teller, Brett, Rührschüssel, Topf; Dosenöffner für Einhandbedienung usw.

5.11.7 Hilfen für die Helfer

Die Helfer des Schlaganfallbetroffenen benötigen zweierlei Hilfen:
- Informationen zum besseren Verständnis von Symptomen und Krankheitsfolgen und
- Anleitung zur körperlichen Entlastung.

▶ **Informationen zum besseren Verständnis von Symptomen und Krankheitsfolgen.** Die körperlich sichtbaren Folgen eines Schlaganfalls sind für den Ehepartner und andere Angehörige in der Regel nachvollziehbar, und sie können sich darauf einstellen. Eine große psychische Belastung können jedoch Probleme aus dem Bereich des Denkens, Planens und Handelns darstellen (s. Kap. 5.11.4, Abschn. »Hirnleistungsstörungen und neuropsychologische Störungen), da ihre Ursachen nicht augenfällig sind. Das (anfangs) veränderte Verhalten des Ehepartners oder Elternteils löst vielleicht Befremden, Ratlosigkeit oder Bestürzung aus. Im Gespräch mit Arzt und Therapeutinnen können die medizinischen Gründe für das veränderte Verhalten (veränderte Wesen) erörtert werden. Auch über – leichter zu verstehende, weil letztlich nachvollziehbare – Reaktionen des Betroffenen auf seine Erkrankung sollte gesprochen werden. Mögliche Reaktionen auf den Schlaganfall sind:
- Apathie,
- Depression,
- Wut (auf das Schicksal oder auf die Gesunden) oder
- eine übermäßige Anspruchshaltung.

Das Gespräch selbst und auch die aufgenommenen Informationen können ganz wesentlich zum Verständnis des Betroffenen und somit zur eigenen Entlastung beitragen.

▶ **Anleitung zur körperlichen Entlastung.** Manche Halbseitengelähmten benötigen auf Dauer Unterstützung bei der ▯ Lagerung, dem Lagewechsel, dem Transfer und der Fortbewegung (Abb. 5.73). Erfahrungsgemäß strengen sich viele Angehörige (und auch so manche professionellen Helfer!) hierbei mehr an als nötig. Die Gründe sind vor allem in folgenden Umständen zu suchen:
- Die Angehörigen hatten keine Gelegenheit, sich von Therapeutinnen oder Pflegefachkräften in die entsprechenden Techniken einweisen zu lassen.
- Es stehen bislang keine geeigneten Hilfsgeräte zur Verfügung.
- Die Wohnung ist ausgesprochen unpraktisch eingerichtet, so dass z.B. an sich geeignete Hilfsgeräte nicht zum Einsatz kommen können oder es zu eng ist für den Helfer.
- Die Angst um den Betroffenen (er könnte fallen oder man könnte ihm weh tun) führt zu unökonomischem Kräfteeinsatz und zu muskulärer Verspannung.

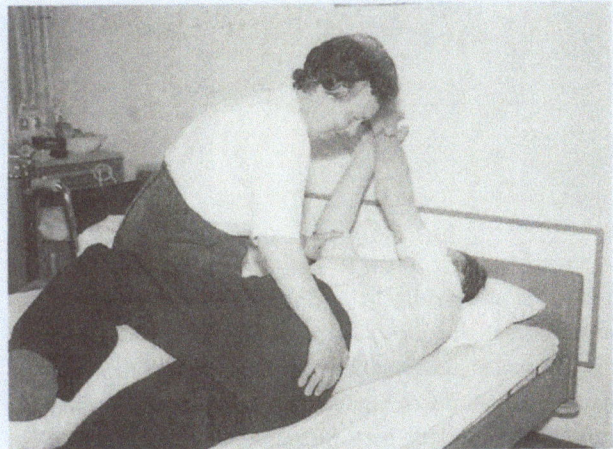

Abb. 5.73. a Hilfe zum Drehen auf die betroffene Seite

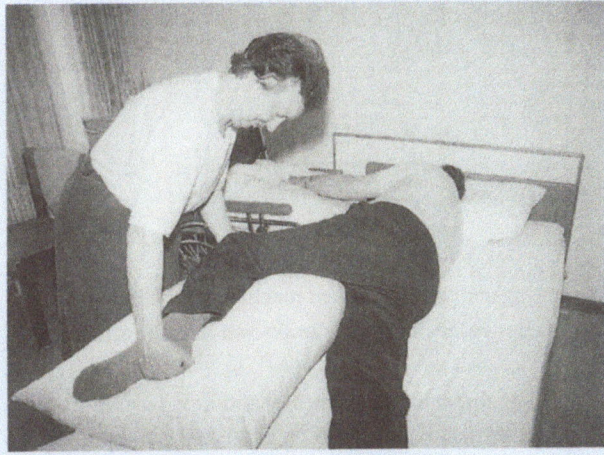

Abb. 5.73. b Lagerung auf der betroffenen Seite

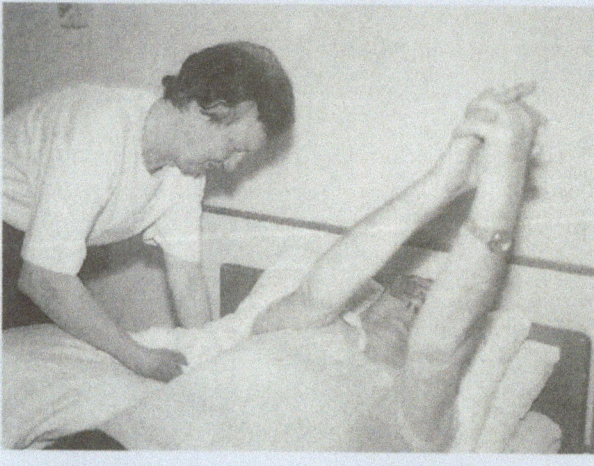

Abb. 5.73. c Das Schulterblatt wird in der Rückenlage mit einem Kissen unterstützt

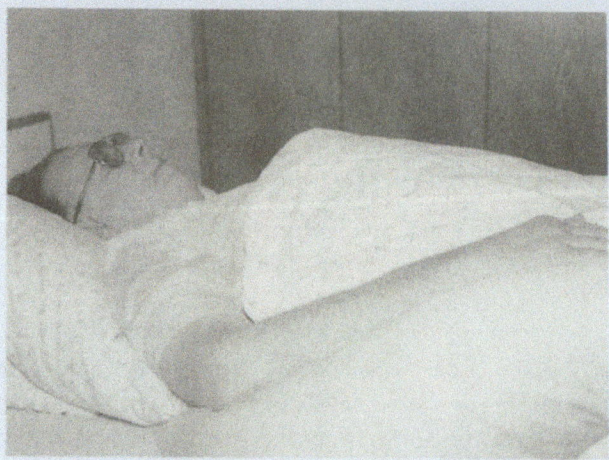

Abb. 5.73. d Armlagerung in Rückenlage

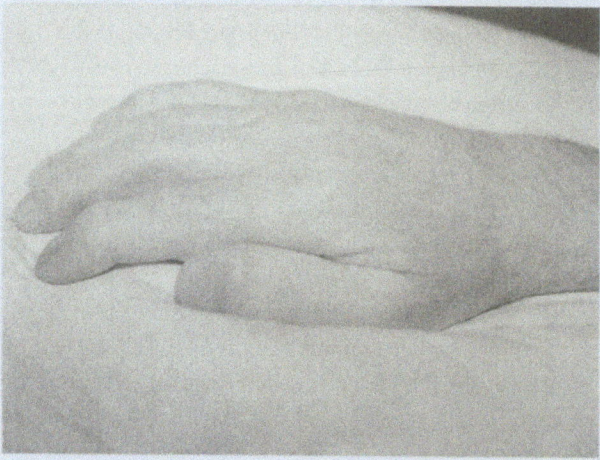

Abb. 5.73. e Arm und Hand werden mit einem Kissen unterstützt, jedoch keinen Gegenstand (z. B. Rolle, Ball) in die Hand geben

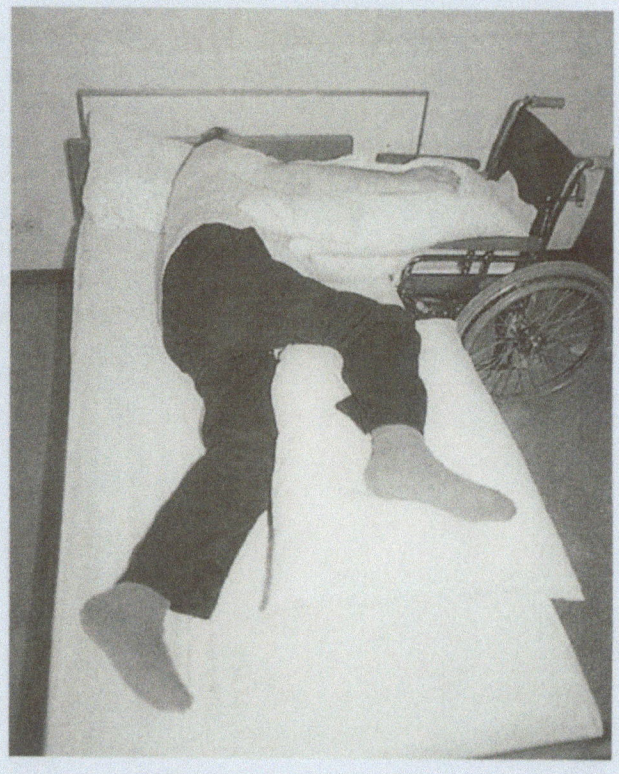

▶ **Abb. 5.73. f** Lagerung auf der nichtbetroffenen Seite (rechtsseitige Lähmung)

▶ Ungeeignete Techniken machen den Betroffenen eher passiv, statt ihn zur aktiven Mithilfe anzuregen.

Während der Krankenhausbehandlung, besonders aber während der Behandlung in einer ▶ Rehabilitationseinrichtung sollte es selbstverständlich sein, den Angehörigen die notwendigen Informationen und Übungen anzubieten. Sollte dieses Angebot nicht vorhanden sein, besteht später die Möglichkeit, sich nach dem Krankenhausaufenthalt durch ambulante Fachkräfte (Therapeutinnen und Pflegedienst) informieren und anleiten zu lassen. Ideal ist eine Kombination aus stationärer und

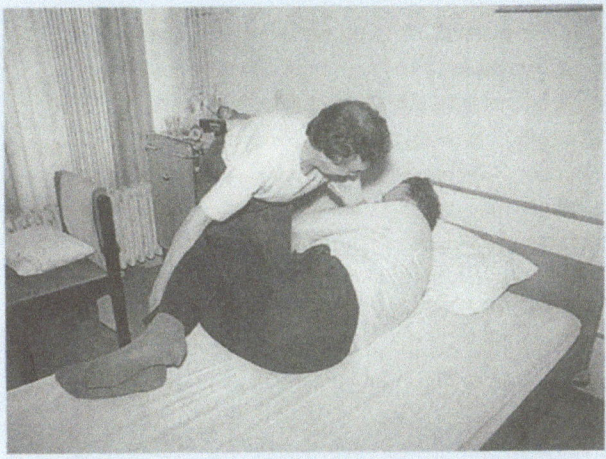

Abb. 5.73. g Vorbereitung zum Hinsetzen auf die Bettkante

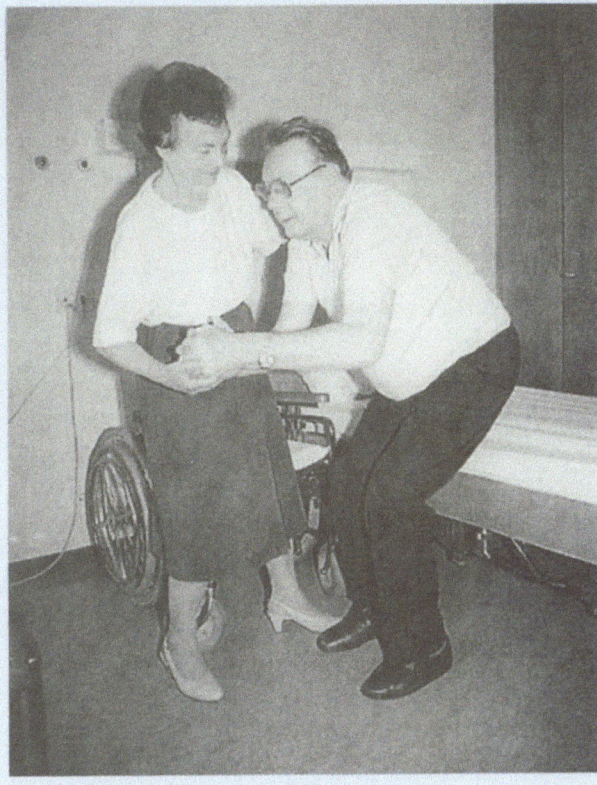

▶ **Abb. 5.73. h** Unterstützung beim Aufstehen; noch nicht perfekt, aber auf dem besten Weg dazu

ambulanter Schulung, da sich manche Probleme erst nach der Entlassung aus der stationären Behandlung zeigen und dann auch am besten direkt in der Wohnung gelöst werden können.

5.12 Parkinson-Krankheit

Definition ▼

Unter dem Begriff Parkinson-Erkrankung versteht man ein 1817 von dem englischen Arzt James Parkinson erstmals beschriebenes Krankheitsbild mit folgenden vier typischen Krankheitszeichen:
- Ruhetremor: **Zittern der Arme (und Beine) in Ruhe,**
- Muskelrigidität: **Starre der Muskulatur,**
- Akinesie: **Bewegungsarmut und**
- gestörte Stellreaktionen: **Eine im späteren Verlauf auftretende Gleichgewichtsstörung mit Fallneigung speziell nach vorne und/oder hinten (Antero-/Retropulsion).**

Ebenfalls im späteren Verlauf können »on/off«-Phänomene auftreten. Hierbei ist der Betroffene plötzlich nicht mehr in der Lage, sich zu bewegen. In dieser Situation ist die Sturzgefahr besonders groß. Ein weiteres typisches Bild ist das »Startproblem«: Es fällt Betroffenen schwer, den ersten Schritt zu tun. Ist dies mit viel Anstrengung geschafft, sind die nächsten Schritte deutlich leichter.

Als typisch für diese Erkrankung wurde in späteren Jahren die Degeneration (Veränderung) von Neuronen (Nervenzellen) bis hin zum Untergang in den tief gelegenen Abschnitten des Gehirns (Basalganglien, Substantia nigra) festgestellt. Durch diesen Zelluntergang im Gehirn entsteht ein Mangel an Dopamin, einem wichtigen Transmitter (Botenstoff, syn.: Übertragerstoff). Die Ursache für diesen Zelluntergang ist bis heute nur zum Teil geklärt, sicher gibt es hier sehr verschiedene Mechanismen. Daher wird heute auch von einem Parkinson-Syndrom (verschiedene Krankheitsursachen mit ähnlichem Krankheitsbild) gesprochen.

5.12.1 Häufigkeit

Die Häufigkeit der Erkrankung wird heute mit etwa 90 Erkrankten pro 100 000 Einwohnern angegeben, im Alter über 65 Jahren ist jedoch schon etwa jeder 10. ältere Mensch betroffen.

5.12.2 Verschiedene Ursachen

Die Unterscheidung nach Krankheitsursachen ist wichtig, da sich hieraus entscheidende Weichenstellungen für die Therapie und damit für die Linderung der Beschwerden ergeben:
- idiopathische Form,
- Medikamente,
- Durchblutungsstörungen.

Idiopathische Form

Die häufigste Form des Parkinson-Syndroms (ca. 70 % aller Krankheitsfälle) ist die idiopathische Form (idiopathisch = die Ursache ist nicht nachgewiesen). Hier wird über die Ursachen des Zelluntergangs noch spekuliert.

Für diese Gruppe von Betroffenen war die Entwicklung von Dopaminvorstufen (L-Dopa) entscheidend. L-Dopa in Kombination mit Stoffen, die die Aufnahme in die Gehirnsubstanz ermöglichen, steht heute als Medikament zur Verfügung (Madopar u.a.).

Bei frühzeitigem Erkennen der Krankheit und regelmäßiger Medikamenteneinnahme, häufig im Verlauf der Erkrankung oder bereits zu sehr frühem Zeitpunkt, ergänzt um weitere Medikamente, ist heute die Lebenserwartung von Patienten mit idiopathischem Parkinson-Syndrom nicht mehr eingeschränkt. Die Progredienz (Fortschreiten) der Erkrankung lässt sich durch die Medikamenteneinnahme zwar nicht stoppen, jedoch verlangsamen – und die Einschränkung durch die Erkrankung wird deutlich verringert.

Medikamente

Eine weitere häufige Ursache eines Parkinson-Syndroms ist das sog. »medikamenteninduzierte Parkinsonoid«. Hierbei treten typische, parkinsonähnliche Bewegungsstörungen als Nebenwirkung von Medikamenten auf. Ältere Menschen sind für diese Nebenwirkungen besonders anfällig, nach Absetzen der Medikamente kann es Monate dauern, bis entsprechende Bewegungsstörungen rückläufig sind. In Einzelfällen bleibt eine solche Störung sogar lebenslang bestehen. Medikamentengruppen, die derartige Nebenwirkungen auslösen können, sind besonders:
- manche Neuroleptika (Beruhigungsmittel),
- metoclopramidhaltige Mittel,
- bestimmte Medikamente gegen erhöhten Blutdruck (reserpinhaltige Mittel) und durchblutungsfördernde Präparate, die Fluranizin o.ä. enthalten.

Da keine Vorhersage möglich ist, ob ein Patient derartige Nebenwirkungen auf die genannten Präparate zeigt, sollten entsprechende Medikamente (Beipackzettel: Warnung vor »extrapyramidalen Störungen«) insgesamt und besonders bei älteren Menschen – wenn möglich – vermieden werden. Bei tatsächlicher Erfordernis muss auf erste Anzeichen eventueller Nebenwirkungen geachtet werden. Sofern bereits parkinsontypische Bewegungsstörungen bei Patienten vorliegen, sollten diese Medikamente unbedingt vermieden werden.

Die Behandlung des medikamenteninduzierten Parkinsonoids besteht in erster Linie im sofortigen Absetzen der diese Bewegungsstörungen möglicherweise auslösenden Medikamente. Typische Anti-Parkinson-Medikamente können hier naturgemäß nicht oder nur sehr wenig helfen, da ein echter Dopaminmangel nicht vorliegt.

Durchblutungsstörungen

Im Rahmen von Durchblutungsstörungen können Gehirnzellen absterben. Sofern hiervon tief gelegene Hirnabschnitte mitbetroffen sind, kann sich ein Parkinson-Syndrom entwickeln. Die Unterscheidung zum idiopathischen Parkinson-Syndrom ist in frühen Krankheitsphasen oft schwierig. Hinweisend kann ein schlechtes Ansprechen auf die übliche Standardmedikation bzw. das Auftreten weiterer neurologischer Auffälligkeiten (Herdsymptome) sein. Hier ist eine genaue Differentialdiagnose des Facharztes erforderlich, da sich auch im Alter hieraus wichtige Entscheidungen zur Weiterbehandlung ableiten lassen.

Darüber hinaus gibt es weitere seltene Ursachen für ein Parkinson-Syndrom; diese spielen im Alter keine wesentliche Rolle (Kopfverletzungen, Infektionen, Vergiftungen).

Durch die Entwicklung von Medikamenten zur Behandlung der häufigsten Ursachen des Parkinson-Syndroms wurde erreicht, dass heute die Lebenserwartung der Betroffenen gegenüber Gleichaltrigen nicht mehr herabgesetzt ist. Dies darf jedoch nicht vergessen lassen, dass insbesondere die idiopathische, aber auch andere Formen des Parkinson-Syndroms in ihren Krankheitssymptomen einen fortschreitenden Charakter aufweisen. Neben regelmäßiger ärztlicher Überwachung der medikamentösen Therapie und ständiger ❱ Bewegungstherapie (ggf. Logopädie) steht ein Selbsthilfeprogramm für den Patienten im Vordergrund. Durch tägliche, gezielte Übungen kann der Betroffene selbst entscheidend zum Erhalt der Selbständigkeit beitragen.

5.12.3 Erste Anzeichen

Da sich die Symptome der Parkinson-Krankheit meist über einen längeren Zeitraum entwickeln, sind sie im Frühstadium oft schwer erkennbar. Hinzu kommt, dass einige der nachfolgend beschriebenen Symptome recht uncharakteristisch sind und auch im Rahmen verschiedener Befindlichkeitsstörungen auftreten können. Es ist wichtig daran zu denken, dass gewisse parkinsonähnliche (parkinsonoide) Veränderungen von Haltung und Bewegungsabläufen alterstypisch sird und keinen Krankheitswert haben.

Wenn ältere Menschen jedoch mehrere der folgenden Symptome an sich beobachten oder unter ihnen leiden, sollten professionelle Helfer wie auch Patienten und Angehörige an die Möglichkeit der Parkinson-Krankheit denken:
▶ schmerzhafte Verspannungen im Nacken (in Schultern und Arme ausstrahlend) und im Lendenwirbelsäulenbereich,
▶ Nachlassen der Leistungsfähigkeit,
▶ Schlaflosigkeit,
▶ Appetitmangel,
▶ depressive Verstimmung,
▶ monotone und leisere Aussprache, wenig »Kraft« zum Sprechen,
▶ nachlassende Geschicklichkeit der Hände (Abb. 5.74),
▶ ein Arm schwingt beim Gehen weniger mit als der andere.

Erfahrene Ärzte und Therapeutinnen können manchmal bereits in diesem frühen Stadium eine krankhaft erhöhte Muskelspannung (Rigor und Zahnradphänomen) feststellen, indem sie bestimmte Gelenke des Patienten passiv bewegen. Als besonders aufschlussreich für die Prüfung der Muskelspannung haben sich folgende Gelenke erwiesen:
▶ die Halswirbelsäule,
▶ das Ellbogengelenk und
▶ das Handgelenk.

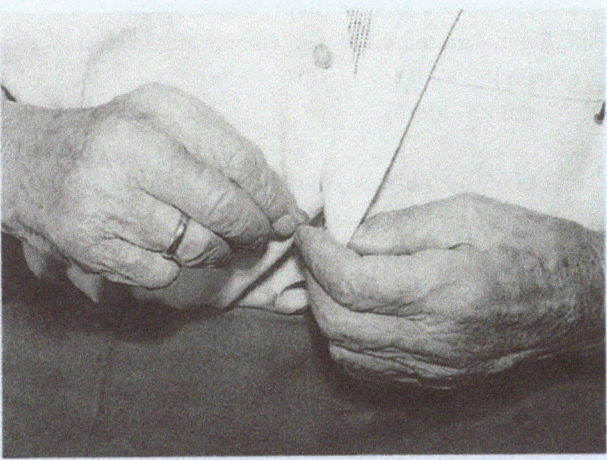

Abb. 5.74. Kleine Alltagsverrichtungen können zu unüberwindlichen Problemen werden

Typischer für dieses Krankheitsbild – und auch für den Arzt nun leichter zu erkennen – ist es, wenn noch weitere, im Folgenden genannten Symptome hinzukommen:
- der Gang wird kleinschrittig,
- Losgehen und das Drehen auf der Stelle werden zunehmend schwierig, der Betroffene »trippelt« oder scheint am Boden festzukleben,
- das Aufstehen von einem Stuhl wird zunehmend mühsamer, der Oberkörper wird nicht mehr ausreichend vorgebeugt,
- gewohnte Aktivitäten werden aufgegeben, der Betroffene wirkt matt und müde, ist ängstlich und verzagt,
- es kam bereits zu einem oder mehreren – scheinbar grundlosen – Stürzen.

Wegen der langsam schleichenden Entwicklung können die Veränderungen sowohl von den Betroffenen selbst als auch von ihren nächsten Angehörigen oft lange Zeit übersehen werden. Den Beobachtungen gelegentlicher Besucher sollte daher genügend Aufmerksamkeit geschenkt werden.

Besondere Probleme kann es bereiten, wenn die Parkinson-Symptome mit deutlicher Betonung auf einer Körperhälfte oder nur im Bereich der oberen oder unteren Extremität auftreten (Hemiparkinson). Dieses Bild kann mit einem Schlaganfallfolgezustand verwechselt werden.

5.12.4 Vollbild der Krankheit

Es gibt drei Kardinalsymptome (Hauptsymptome) im Alter, die im einzelnen beschrieben werden sollen:
- Hypokinesie, Akinese (Bewegungsarmut),
- Rigor, Zahnradphänomen (erhöhte Muskelspannung),
- Tremor (Zittern).

Hypokinesie, Akinesie (Bewegungsarmut)

Wichtig ▼
Alle Bewegungsabläufe erfolgen langsam und zähflüssig, wie »gebunden«. Sie können auch nicht mehr automatisch in Gang gesetzt werden, sondern bedürfen vermehrt innerer und äußerer Kommandos. Diese Grundprobleme zeigen sich in praktisch allen Bewegungen.

So verändert sich der Gang in charakteristischer Weise: Er wird kleinschrittig, es gibt Probleme beim Starten und Stoppen und Schwierigkeiten beim Richtungswechsel. Die Arme schwingen beim Gehen kaum noch mit. Vor geringfügigen Hindernissen auf dem Boden bleiben die Kranken wie festgefroren stehen; sogar ein Strohhalm oder ein Strich auf dem Boden können evtl. nur mit Mühe und nach mehreren Anläufen überschritten werden. Die Verlagerung des Schwerpunkts beim Stehen und Gehen gelingt nicht mehr in optimaler Weise; dadurch besteht die Gefahr, nach hinten, nach vorne oder zu einer Seite zu fallen. Von einem Stuhl aufzustehen kann mit enormer Mühe verbunden sein, das Drehen und Aufrichten im Bett sind oft besonders frühzeitig eingeschränkt.

Die Bewegungsarmut drückt sich außerdem in der Mimik und Gestik aus: beides verliert an Lebendigkeit und Ausdrucksfähigkeit. Der starre Gesichtsausdruck wird durch einen seltener ausgeführten Lidschlag noch unterstrichen. Die Sprache wird leise, kraftlos, monoton, oft auch wenig artikuliert (»verwaschen«). Die Betroffenen schlucken seltener als Gesunde, wodurch sich vermehrt Speichel im Mund ansammelt.

Das Schreiben wird mühevoll, die Schrift selbst oft klein und eng, vor allem, weil die Schreibhand nicht mehr automatisch im Zeilenverlauf seitlich weiterrutscht (Abb. 5.75).

Im scheinbaren Gegensatz zu der beschriebenen Bewegungsarmut können sich Parkinson-Kranke manchmal unerwartet gut bewegen, z.B. beim Überwinden von Treppenstufen, wenn ihnen eine Aufgabe mehr abverlangt, als es gewöhnlich der Fall ist oder wenn sie erregt sind (paradoxe Kinesie). Dies ist nicht etwa auf eine andere Motivationslage zurückzuführen, sondern auf die bessere Reaktion bestimmter Hirnregionen auf diesen äußeren Anreiz.

Manche Betroffene leiden (fast) ausschließlich unter der Bewegungsarmut, während die anderen Symptome nur gering ausgeprägt oder gar nicht vorhanden sind.

Rigor, Zahnradphänomen (erhöhte Muskelspannung)

Die krankhaft erhöhte Muskelspannung zeigt sich auf zwei verschiedene Arten.

Unter Rigor versteht man eine überhöhte Spannung, die sich relativ gleichmäßig während aller Bewegungen

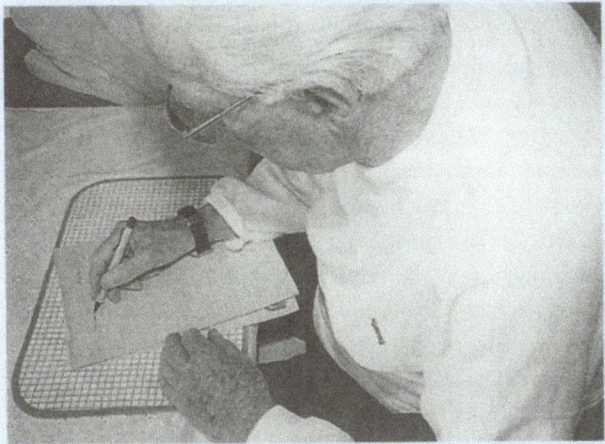

Abb. 5.75. Die Veränderung der Handschrift kann ein erstes Hinweiszeichen auf eine beginnende Parkinson-Symptomatik sein (Hypokinese, Rigor, Tremor)

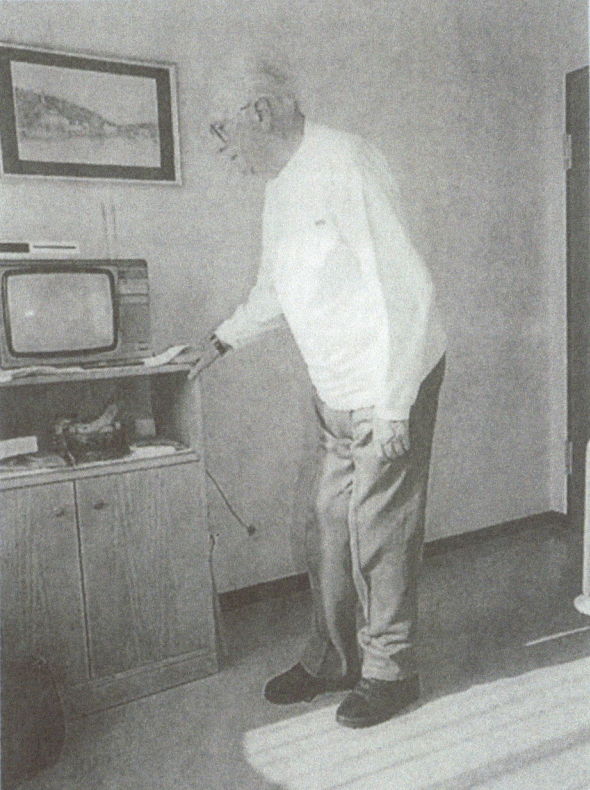

Abb. 5.76. Typische Körperhaltung im Stehen (Rigor)

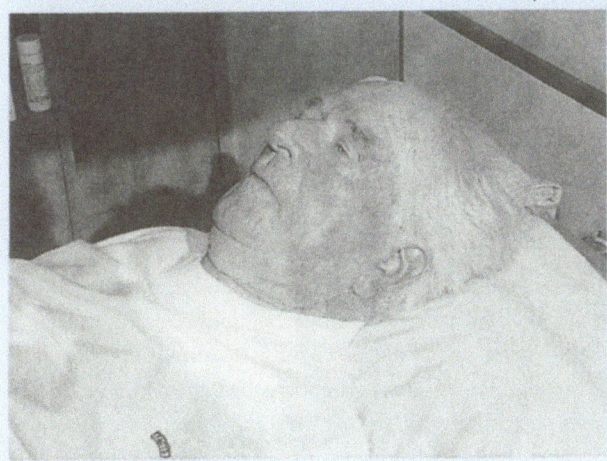

◀ **Abb. 5.77.** Betroffener in Rückenlage – der Kopf kann nicht entspannt auf dem Kissen abgelegt werden

bemerkbar macht und im Liegen, Sitzen und Stehen gleich stark ausgeprägt ist (Abb. 5.76). Im Gegensatz dazu führt das Zahnradphänomen zu einem ruckartigem Bewegungswiderstand; es ist, als ob in das bewegte Gelenk ein Zahnrad eingebaut wäre.

Beides zusammen bewirkt, dass nahezu alle Bewegungen gegen einen (inneren) Widerstand ausgeführt werden müssen. Die überhöhte Muskelspannung führt auch zu der gebeugten, »gebundenen« Körperhaltung der Betroffenen. Sie macht entspanntes Liegen und Sitzen schwer und führt außerdem zu einer flachen Atmung (Abb. 5.77).

Tremor (Zittern)

Wichtig ▼
Ausgerechnet dieses Symptom, welches zu der volkstümlichen Bezeichnung »Schüttellähmung« für die Parkinson-Krankheit geführt hat, fehlt bei vielen Kranken im Alter völlig: das unwillkürliche gleichmäßige rhythmische Hin- und Herbewegen mit kleinem Bewegungsausschlag. (Umgekehrt ist auch nicht jeder Mensch parkinsonkrank, bei dem ein Zittern auftritt).

Der Tremor kann außer den Gliedmaßen auch den Kopf oder den ganzen Körper befallen. Er ist in Ruhe und bei Haltearbeit der Muskulatur am stärksten ausgeprägt und nimmt bei Beginn einer zielgerichteten Bewegung ab oder verschwindet ganz. Bei fortgeschrittener Erkrankung sind jedoch auch die zielgerichteten Bewegungen vom Tremor überlagert. Unter dem Einfluss heftiger Gefühle, ganz gleich ob negativer oder positiver Art, verstärkt er sich deutlich.

Manche Kranke leiden besonders unter dem Tremor bei ansonsten guter Beweglichkeit.

Die bisher beschriebenen Hauptsymptome können auch halbseitig auftreten oder in einer Körperhälfte ausgeprägter sein als in der anderen.

Weitere Symptome

Zum Vollbild der Erkrankung gehören weitere Symptome:
- labile Stimmung,
- nachlassende Interessen und Energie,
- Verlangsamung von Reaktionsfähigkeit, Konzentration, Auffassung und der Denkabläufe allgemein,
- Ängstlichkeit und Entschlusslosigkeit,
- vermehrtes Schwitzen,
- Hitzewallungen,
- gestörter Schlafrhythmus,
- Schwindelgefühl und Sturzgefahr durch starken Blutdruckabfall beim Aufstehen,
- Gefühl von Schwäche und Müdigkeit.

Eine Einbuße der geistig-intellektuellen Fähigkeiten erlebt nur ein Teil der Betroffenen nach bereits länger bestehender Krankheit – die Verlangsamung lässt Parkinson-Kranke diesbezüglich oft in einem falschen Licht erscheinen.

5.12.5 Behandlungsmöglichkeiten

Für die Therapie des Parkinson-Syndroms sind folgende Möglichkeiten vorhanden:
- Medikamente,
- operative Verfahren,
- Erhaltung der körperlichen Leistungsfähigkeit,
- Erhaltung der geistigen Leistungsfähigkeit.

Grundzüge der medikamentösen Therapie

Wie beschrieben, ist die häufigste Ursache des Parkinson-Syndroms der Mangel an Überträgerstoffen, speziell des Dopamins. Entsprechend besteht die medikamentöse Therapie darin, zunächst diese Überträgerstoffe als Medikament zuzuführen. Weiterhin kann versucht werden, die Ansprechbarkeit der Empfängerzelle auf Dopamin zu verbessern oder den Abbau des Dopamins im Gehirn zu verzögern. Häufig wird eine Kombination verschiedener Therapieprinzipien bevorzugt, da die Einzeldosierung der Medikamente dann niedriger gewählt werden kann und somit evtl. Nebenwirkungen weniger wahrscheinlich bzw. geringer ausgeprägt sind. Die genaue Auswahl und Mengenbestimmung der Medikamente sollte Fachärzten (Internisten und Neurologen mit spezieller Erfahrung in der Altersmedizin) vorbehalten bleiben. Neben der Menge und Zusammensetzung der Medikamente sind aber auch Einnahmezeitpunkt und Einnahmehäufigkeit wichtig (Abb. 5.78). Dies gilt besonders für die Einnahme von L-Dopa (Madopar u.a.) und richtet sich sehr nach dem aktuellen Beschwerdebild des Betroffenen im Tagesverlauf.

Im typischen Fall merkt der Patient genau, wenn er die Medikamente zu spät einnimmt, und sei es auch nur eine Verzögerung von weniger als einer Stunde. Eine unregelmäßige Medikamenteneinnahme bedeutet für den Patienten oft eine erhebliche Zunahme der Behinderung durch die Bewegungsstörung. Ein Zuviel an Medikamenten kann erhebliche Nebenwirkungen in Form von unkontrollierbar überschießender Bewegung, vorübergehend auch Verwirrtheit bedeuten (L-Dopa-Psychose).

Abschließend muss erwähnt werden, dass unmittelbar nach Beginn der Behandlung eines Parkinson-Syndroms häufig enorme Verbesserungen der Krankheit innerhalb kurzer Zeit beobachtet werden können. Bei späterer Zunahme der Krankheitssymptome (schubweiser Verlauf, Verstärkung durch zusätzlich aufgetretene Erkrankungen, speziell nach Virusinfektionen oder z.B. durch Narkosen) ist die Behandlung oft deutlich schwieriger. Hier entwickeln sich Verbesserungen oft langsamer und weniger deutlich.

Die optimale Medikamentenkombination muss mit viel Geduld erprobt werden. Im fortgeschrittenen Krankheitsverlauf können auch Zustände nur kurz

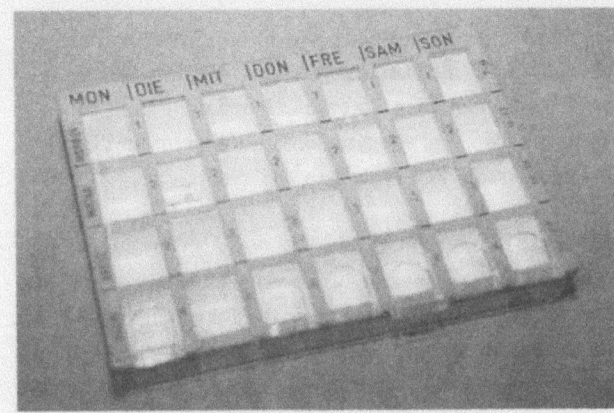

Abb. 5.78. Dossette zur Erleichterung der Medikamenteneinnahme

Tabelle 5.4. Medikamentöse Therapie des Parkinson-Syndroms

Substanzgruppen	Handelsnamen (Beispiele)	Hinweise
L-Dopa Levodopa	Madopar, Nacom	Diese Präparate enthalten Levodopa immer in Kombination mit einem Zusatzpräparat, welches Nebenwirkungen reduziert (sog. Decarboxylasehemmer)
Dopaminagonisten Bromocriptin Lisurid Pergolid Amantadin	Pravidel Dopergin Parkotil PK-Merz	In der Kombination mit L-Dopa kann die Dosis von L-Dopa niedriger gehalten werden bzw. der Einsatz später erfolgen, daher Verringerung von Nebenwirkungen. Bei Nebenwirkungen zusätzliche Gabe von Domperidon (Motilium) möglich Anmerkung zum Amantadin: Einsatz insbesondere bei sehr leichter Erkrankung (als Tablette bzw. als Infusion; z.B. zur Überbrückung von Zeiten, in denen keine Tabletten eingenommen werden können (Operation o.ä.)
MAO-B-Hemmer Selegelin	Movergan, Deprenyl	Alternativer Kombinationspartner mit L-Dopa
COMT-Hemmer Entacapon Tolcapon	Tasmar	Einsatz bei Fluktuationen Hemmen den Dopamin-Abbau
NHDA-Rezeptorantagonist Budipin	Parkinsan	Polyvalente Wirkmechanismen Minderung von Tremor, Rigor und Akinese; zur Kombination mit L-Dopa und anderen
Anti-Cholinergika Benzatropin Biperiden Bornaprin Metixen Procyclidin Trihexyphenidyl	Cogentinol Akineton Sormodren Tremarit Osnervan Artane	Wirksamkeit speziell bei Tremor sowie bei Wirkungslosigkeit oder Unverträglichkeit von L-Dopa oder Hypersalivation und Hyperhidrosis

dauernder Bewegungsunfähigkeit auftreten (»on/off-Phänomen«), in deren Rahmen es vermehrt zu Stürzen des Betroffenen kommt.

> **Vorsicht ▼**
> **Anti-Parkinson-Medikamente** (Tabelle 5.4) **dürfen nie schlagartig ersatzlos abgesetzt werden, da hierdurch**

ein lebensbedrohlicher Zustand (Parkonson-Krise) ausgelöst werden kann. Bei jedem Arztbesuch ist daher bei gesicherter Diagnose auf die Tatsache eines bestehenden Parkinson-Syndroms hinzuweisen.

Stereotaktische operative Verfahren

Es kommen drei verschiedene Verfahren in Betracht:
- Thermokoagulation,
- Neurostimulation,
- Transplantation.

▶ **Thermokoagulation.** Bei stark ausgeprägtem, möglichst einseitig betontem Tremor wird mittels Thermokoagulation (gezielte Zerstörung von Nervenzellen durch Hitze) Gewebe in Thalamus und Subthalamus zerstört. An dieses Verfahren wird gedacht, wenn der starke Tremor durch Medikamente nicht befriedigend beherrscht werden kann.

▶ **Neurostimulation.** Das Verfahren der Neurostimulation beruht auf der Implantation eines kleinen Reizgenerators in einem der zentralen Kerngebiete. Der Patient schaltet ihn bei Bedarf mittels eines unter der Haut liegenden Schaltmagneten ein oder aus. Die Erfolge in der Tremorbehandlung werden als sehr gut beschrieben. Für das Verfahren sprechen die bisherigen Erfolge und die Tatsache, dass kein Hirngewebe zerstört werden muss. Langzeitstudien zum Verfahren der Hochfrequenzstimulation liegen jedoch noch nicht vor. Versuchsweise wird der Reizgenerator auch in Kerngebieten eingesetzt, über die man sich eine Beeinflussung auf Dyskinesien (Überbeweglichkeit) und Fluktuationen (starke Schwankungen in der Beweglichkeit) verspricht.

▶ **Transplantation.** Die Einbringung dopaminerger (Dopamin erzeugender) Zellen oder Nervenwachstumsfaktoren befindet sich noch im experimentellen Stadium; die Berichte über Erfolge oder Misserfolge sind sehr uneinheitlich, und die Zahl der bisher auf diese Weise behandelten Parkinsonkranken ist noch nicht groß genug, um sichere Aussagen treffen zu können. Während der experimentelle Umgang mit tierischen Nervenzellen wieder in den Hintergrund getreten ist, wird derzeit die Transplantation menschlichen Gewebes bevorzugt. Hierbei handelt es sich entweder um autologes (vom Patienten selbst gewonnenes) Nebennierenmark oder um homologes (menschliches) fötales Mittelhirngewebe von 6–10 Wochen alten Embryos. Neben dem nicht gesicherten Nutzen sind von Kranken und Wissenschaftlern die offenen ethischen Fragen zu bedenken.

Erhaltung der körperlichen Leistungsfähigkeit

Wenn auch die Krankheit bislang nicht geheilt werden kann, so liegt es doch in der Hand der Betroffenen selbst – unterstützt durch Fachleute –, deren Verlauf günstig zu beeinflussen und sich ihre Beweglichkeit so lange wie möglich zu erhalten. Eine gute medikamentöse Behandlung bildet die notwendige Basis für ein erfolgreiches Übungsprogramm. Medikamente alleine können jedoch die Dehnfähigkeit der Muskeln nicht erhalten (Gefahr von Kontrakturen), und durch Medikamente können verloren gegangene Bewegungsabläufe nicht neu erlernt werden.

Es ist daher von entscheidender Bedeutung, dass sich Parkinson-Kranke in bestimmten Zeitabständen physiotherapeutisch, ergotherapeutisch und logopädisch behandeln lassen. Ob diese Behandlung von zu Hause aus in den Praxen der Therapeutinnen geschehen kann oder in einer Klinik erfolgen muss, hängt von vielen verschiedenen Faktoren ab und kann nur im Einzelfall entschieden werden. Es ist jedoch immer ein wesentlicher Bestandteil der Übungsbehandlung, dem Betroffenen individuell ausgewählte Übungen an die Hand zu geben, die er außerhalb der Therapie alleine ausführen kann (Abb. 5.79 und 5.80).

Ein gut zusammengestelltes Übungsprogramm enthält verschiedene Elemente, die in ihrer Gesamtheit die Probleme Parkinson-Kranker gezielt angehen. Es verzichtet auf besonders anstrengende Übungen, da der Betroffene sowieso »gegen Widerstand« lebt und sich somit ständig anstrengen muss. Vielmehr wird es den Kranken zum vermehrten In-sich-Hineinspüren anregen und ihm helfen, seine Anstrengung zu reduzieren.

Eigene Übungen sollten daher immer so aufgebaut sein, dass aktivierenden Bewegungen ein Erspüren der Muskelspannung und Körperhaltung vorausgeht und gezielte feinmotorische Bewegungen den Abschluss bilden. Die empfohlenen Schritte in ihrer Reihenfolge sind:
- momentanen Spannungszustand der Muskulatur
- und die Körperhaltung erspüren,
- Entspannung,

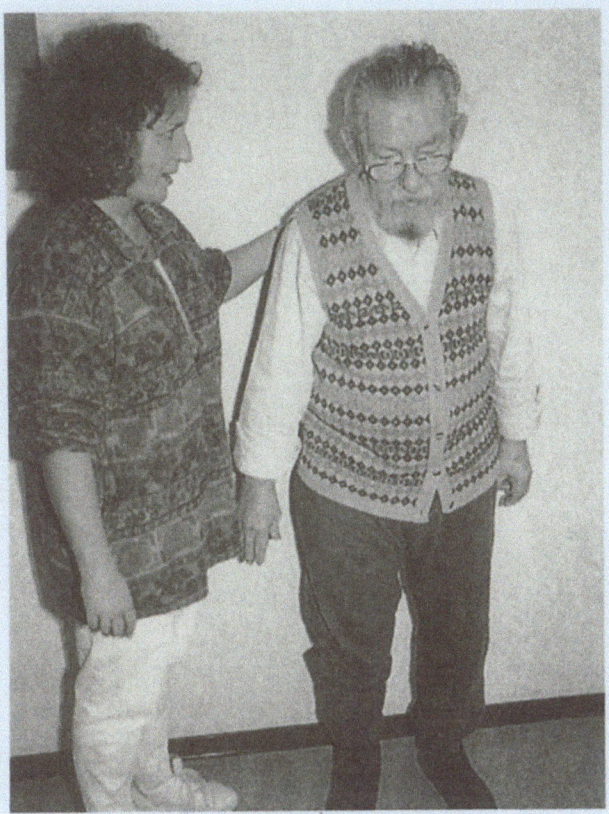

Abb. 5.79. Der Betroffene steht zwar an der Wand, berührt diese jedoch kaum (»gebundene« Haltung)

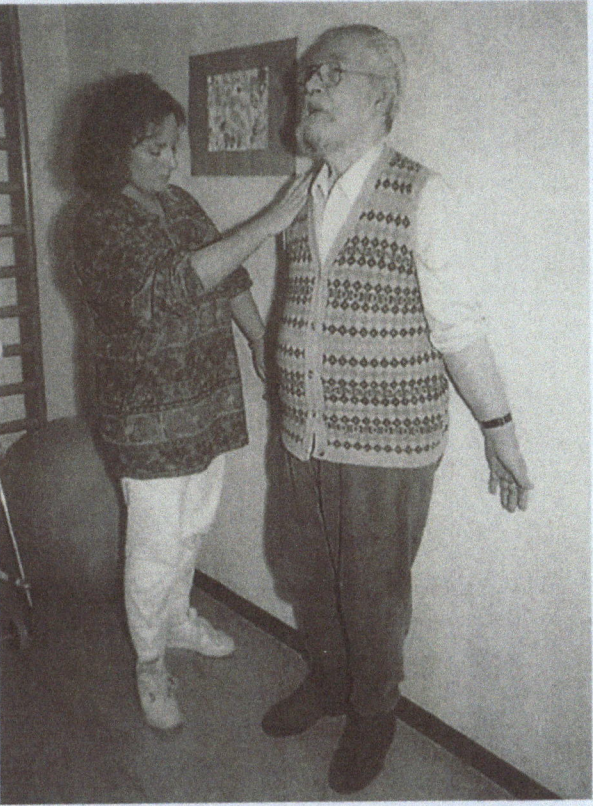

Abb. 5.80. Unter Anleitung der Therapeutin versucht der Betroffene, die Berührungsflächen an Gesäß und Rücken zu vergrößern

- Atmung mit Betonung der Bauchatmung verbessern,
- Dehnung verkürzter Muskulatur,
- komplexe Bewegungsabläufe wie Drehen, Aufstehen, Gehen verbessern,
- Übungen, um die Koordination, Reaktion und allgemeinen Geschicklichkeit zu verbessern,
- feinmotorische Übungen und Schreibübungen,
- Übungen, die Mimik und das Sprechen zu verbessern.

Praxis-Tipp ▶ Die Übungen führen, richtig ausgewählt und dosiert, zu einem anschließenden Gefühl besserer Beweglichkeit, Lockerheit und Frische. Ist dies nicht der Fall, wurde zu lange oder zu anstrengend geübt.

Niemand sollte sich damit zufriedengeben, dass ihm einzig und allein ein Heftchen mit Übungsanleitungen in die Hand gedrückt wird. Kein Patient gleicht dem anderen: die in einem Ratgeber abgebildeten Übungen sind nicht für jeden Patienten ausnahmslos geeignet. Manche sind für ihn nutzlos, andere vielleicht sogar gefährlich, weil sie für Kranke im Frühstadium gedacht sind und mehr Gleichgewicht und Koordination erfordern, als der einzelne noch aufzubringen vermag.

Der richtige Weg ist daher, dass sich jeder Patient sein **eigenes Übungsprogramm von einer Therapeutin** zusammenstellen lässt und es von Zeit zu Zeit mit ihr gemeinsam überprüft und ggf. abwandelt.

Wann immer es geht, sollte zusätzlich die Möglichkeit der Gymnastik in einer kleinen Gruppe wahrgenommen werden. Die Deutsche Parkinson-Vereinigung gibt Auskunft darüber, ob es in der Nähe des Patienten eine solche Gruppe gibt. Sich unter fachkundiger Anleitung in einer Gruppe ebenfalls Betroffener zu bewegen, macht meist viel Spaß und bringt zusätzlichen Kontakt und Möglichkeiten zum Erfahrungsaustausch.

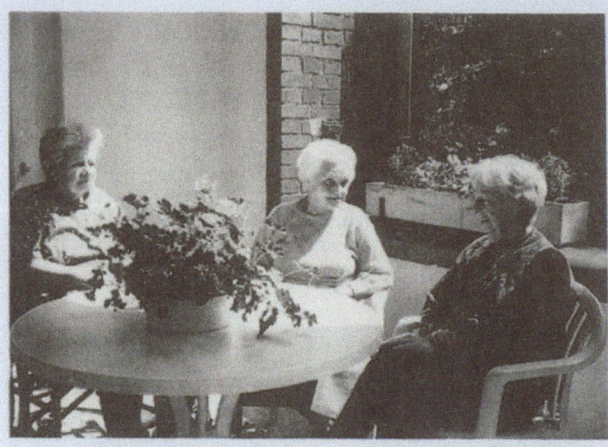

Abb. 5.81. Angeregtes Gespräch zu dritt

Erhaltung der geistigen Leistungsfähigkeit

Aktivität ist für Parkinson-Patienten besonders schwierig, aber Aktivität ist erforderlich, um die geistige Leistungsfähigkeit zu erhalten und zu fördern. Folgende Liste zeigt beispielhaft, welche Möglichkeiten hierfür bestehen:

Praxis-Tipp ▼
- Ein Hobby pflegen.
- Regelmäßig Lesen, z. B. die Tageszeitung.
- Einen aktuellen Bericht im Fernsehen verfolgen.
- Bewusste Einplanung von Treffen mit anderen Menschen, da Kontakte vielleicht nicht mehr automatisch bzw. aus dem verspürten Bedürfnis heraus zustande kommen (Abb. 5.81).
- In diesem Zusammenhang ist das Führen eines Terminkalenders ebenso zu empfehlen wie das gezielte Markieren interessanter Sendungen in Fernsehen und Radio.
- »Spielerunden« sind eine gute Gelegenheit, regelmäßig sowohl Aktivitäten als auch Kontakte zu pflegen.
- Wenn Gedächtnis- und Konzentrationseinschränkungen zu einem Problem werden, können die Betroffenen durch Ergotherapeutinnen oder Psychologen in Einzel- oder Gruppenbehandlung gefördert werden.
- Bei stärkeren krankheitsbedingten Einschränkungen können die Angebote einer Tagespflegeeinrichtung anregend und fördernd sein (s. Kap. 7.3.2 und 7.4.1).

5.12.6 Verschlechterungen und Folgeschäden entgegenwirken

Neben der regelmäßigen Einnahme der vom Arzt verordneten Medikamente kann der Parkinson-Kranke durch regelmäßige Bewegungsübungen und eine der Krankheit angepasste Lebensführung sein Befinden deutlich positiv beeinflussen.

Erhalten der Beweglichkeit

Obwohl es sich bei der Parkinson-Krankheit um ein chronisches und auch fortschreitendes Leiden handelt, ist eine Besserung durch gezielte Übungen immer zu erwarten. Unabhängig davon, ob die Übungen unter der Anleitung einer Therapeutin oder selbständig ausgeführt werden: Wichtig ist mäßiges, aber regelmäßiges Üben. Es hat keinen Sinn, dass sich der Kranke durch Übungen regelrecht erschöpft. Vielmehr ist es wesentlich, Aktivitäten körperlicher und geistiger Art sinnvoll über den Tag bzw. über die Woche zu verteilen und auch Ruhepausen einzuplanen. Übungseinheiten von etwa 20 min Dauer haben sich als guter Mittelwert erwiesen.

Praxis-Tipp ▶ Pro Quartal sollten sich die Betroffenen mindestens eine Behandlungsserie Physiotherapie verschreiben lassen. So können drohende Verschlechterungen rechtzeitig erkannt und behandelt werden. Auch das Eigenprogramm sollte überprüft und – wenn erforderlich – verändert werden.

Probleme im Alltag bewältigen

Auch ergotherapeutische Behandlungen können vom Hausarzt verschrieben werden, um Probleme zu lösen, welche die Selbständigkeit und Sicherheit im Alltag betreffen. Hierzu ist es oft sinnvoll, dass die Ergotherapeutin zu dem Parkinson-Kranken in die Wohnung kommt. Die helfenden Angehörigen können ebenfalls von ihr beraten werden.

Praxis-Tipp ▸ Parkinson-Kranke sollten wissen: Jede selbst ausgeführte alltägliche Verrichtung wie Körperpflege, An- und Auskleiden, Wäsche einräumen und Einkaufen ist Training. Hilfe sollte nur in Anspruch genommen werden, wenn es unvermeidlich ist.

5.12.7 Probleme und Gefahren bzw. Sicherheit und Selbständigkeit im Alltag

Die nachfolgenden Hinweise sollen Parkinson-Kranken helfen, sich trotz der Bewegungsarmut (Akinese) ihre Selbständigkeit lange zu bewahren (Übersicht 5.2).

Übersicht 5.2. Alltagsprobleme von Parkinsonbetroffenen und Lösungsvorschläge

Problem	Lösungsvorschlag
Viele Sitzmöbel sind ungeeignet, weil sie zu tief, zu weich und instabil sind, vor allem nach hinten geneigte Sitzflächen sind ungünstig.	Schwere, stabile Sitzmöbel mit Armlehnen, etwas höher als bisher gewohnt, günstig ist eine hinten leicht erhöhte Sitzfläche (z. B. durch Keilkissen). Zum Aufstehen Füße in Schrittstellung und Oberkörper weit nach vorne verlagern.
Sessel mit Rollen, Stühle mit ausgestellten Beinen.	Rollen entfernen lassen, nur Sitzmöbel und Tische mit geraden Beinen verwenden.
Bewältigung von **Wendeltreppen** und Treppen mit einseitigem Treppengeländer.	Sicherheit in der Fortbewegung erhöhen: 2. Treppengeländer anbringen lassen, geeignete Gehtechnik für die Wendeltreppe mit Therapeutin üben.
Bodenunebenheiten und Hindernisse.	Rutschende Läufer und Brücken befestigen oder entfernen, welligen Fußbodenbelag erneuern, Türschwellen abtragen lassen.
Gleichgewichtsprobleme beim **Öffnen und Schließen von Türen**.	Innerhalb der Wohnung möglichst viele Türen offen stehen lassen bzw. aushängen.
Schuhe mit Kreppsohlen, lose sitzende Schuhe.	Nur geschlossene und fest sitzende Schuhe mit Ledersohlen tragen.
Falsche oder schlecht angepasste **Gehhilfen**: Handstock ist manchmal eher eine Stolperfalle als eine wirkliche Hilfe.	Geeignetes Gehhilfsmittel unter therapeutischer Beratung finden.
Es wird vergessen, die Bremsen von **Rollatoren** und **Rollstühlen** zu bedienen, Beinstützen am Rollstuhl sind eine Stolpergefahr.	Rollstuhl ohne Beinstützen benutzen (Voraussetzung: passende Sitzhöhe, damit Füße auf den Boden kommen), Bremsen vor dem Aufstehen, Hinsetzen oder Zurechtrücken im Sitzen feststellen.
Startschwierigkeiten beim Gehen oder beim Überschreiten von (scheinbaren) Hindernissen.	In der Therapie herausfinden, welches innere oder äußere Kommando hilft, Hindernisse zu überschreiten oder das Gehen zu beginnen.
Die **Körperpflege** ist oft sehr erschwert durch mangelnde Beweglichkeit bei gleichzeitig erhöhtem Bedarf durch vermehrtes Schwitzen, empfehlenswert ist tägliches Duschen.	Rutschgefahr im Bad durch Sicherheitsmatten und Duschvorhang (trockener Fußboden beim Aussteigen aus der Dusche) minimieren, Haltegriffe anbringen, Duschgel oder Seife aus Spender statt Seifenstück, von Nass- auf Trockenrasur umsteigen.

Übersicht 5.2. (Forts.)

Problem	Lösungsvorschlag
Erhöhter Zeitbedarf für den Weg zur Toilette und für das Richten der Kleidung (diverse Schichten, enge Stumpfhosen, komplizierte Verschlüsse).	Bequeme, praktische Kleidung spart Zeit. Toilettensitzerhöhung und Haltegriffe erleichtern die Bewegungen.
Eventuell spüren Parkinson-Kranke auch erst sehr spät, **dass die Blase** voll ist oder verspüren sehr häufig Harndrang, obwohl die Blase noch nicht gefüllt ist.	Im 2-h-Rhythmus zur Toilette gehen (Wecker stellen!), 1 h vor dem Schlafengehen nichts mehr trinken, auch kein Obst essen. Wenn weiterhin Probleme bestehen, sollte unbedingt ein Arzt aufgesucht werden, um evtl. bestehende echte Blasenstörungen zu erkennen und zu behandeln.
Zu enge Kleidung, im Rücken liegende Verschlüsse, komplizierte Verschlüsse, kleine Knöpfe, durch gestörtes Temperaturempfinden (in Verbindung mit flacher Atmung besondere Erkältungsgefahr und Gefahr der Lungenentzündung) ist die Kleidung der Witterung nicht immer angepasst	Lockere, verschlussarme Kleidung wählen (Polohemden, T-Shirt, lange Hosen mit Gummibund), Hilfsmittel zum Erreichen der Füße wie langer Schuhlöffel, Strumpfanzieher, Anziehstab/-haken, Greifzange), Schuhe als Slipper oder mit Klettband statt Schnürsenkel, Fußbank.
Ernährungsprobleme durch Appetitlosigkeit, Schluckschwierigkeiten, Zittern und verminderte Geschicklichkeit der Hände; es geschehen Missgeschicke (Verschütten, Umstoßen); durch die Langsamkeit wird das Essen kalt; krankheitsbedingte Neigung zur Darmträgheit.	Ausreichend und mit Genuss essen und trinken; relativ schweres Besteck benutzen (besonders bei starkem Zittern), Frühstücksbrett statt Teller, rutschfeste Unterlage als Tischset, Warmhalteteller, Becher statt Tasse, Suppentasse mit 2 Griffen, Strohhalm zusammen mit geschlossenem Trinkbecher, aufsteckbarer Tellerrand, statt flachem Teller stets Suppenteller oder Müslischale benutzen, Löffel statt Messer und Gabel, Kleidung schützen.
Im **Bett** wirken sich die Bewegungsprobleme besonders gravierend aus: Lagewechsel und Aufstehen sind erschwert oder unmöglich, dadurch Gefahr des Wundliegens und Unerreichbarkeit der Toilette bzw. selbständige Benutzung einer Bettpfanne u. ä.	Lichtschalter, Uhr, Telefon und ggf. Notruf in Reichweite, Spät- und Frühmedikation mit Getränk auf dem Nachttisch: Spätmedikation wichtig für die Beweglichkeit im Bett, Frühmedikation 1/2 h vor dem Aufstehen für die Morgentoilette (**wichtig**: vorher einen Keks oder einen Zwieback essen), evtl. WC-Stuhl oder Urinflasche ans Bett, **optimal**: elektrisch verstellbares Kopfteil als Hilfe zum selbständigen Aufstehen, Zugband mit schräger Zugrichtung statt Bettgalgen, Teppichboden, damit zum Toilettengang keine Schuhe angezogen werden müssen.
Drohende Isoaltion durch reduzierte Mobilität: Der Betroffene kann weniger selbst Besuche machen, muss sich besuchen lassen, Langsamkeit macht andere evtl. ungeduldig und gereizt, äußerlich geringe Lebendigkeit und scheinbar fehlendes Interesse durch leise und undeutliche Sprache, mangelnde Mimik und Gestik, evtl. depressive Grundstimmung, Kontaktpersonen dadurch verunsichert.	Selbst (wieder) Besuche machen durch organisierte Hilfen, z. B. Behindertenfahrdienst, sich ab und zu ein Taxi leisten, über die Krankheit aufklären, Krankheit jedoch nicht zu häufig zum Gesprächsthema werden lassen, Telefon ist wichtiger Kontakt zur Außenwelt, durch logopädische Übungen verständliche Sprache und ausdrucksfähige Mimik erhalten, Anschluss an eine Selbsthilfegruppe suchen.

5.12.8 Hilfen für die Helfer

Parkinson-Kranke haben im Tagesverlauf »gute« und »schlechte« Zeiten und können diese sehr genau voneinander abgrenzen. Aktivitäten wie ein Spaziergang, das Duschen mit Hilfe oder andere Verrichtungen, bei denen der Kranke auf Hilfe angewiesen ist, werden am günstigsten in die Zeit gelegt, in der sich der Betroffene gut fühlt.

Abb. 5.82. Im Gesicht sind Humor und wacher Geist aufgrund der Erkrankung nur andeutungsweise erkennbar

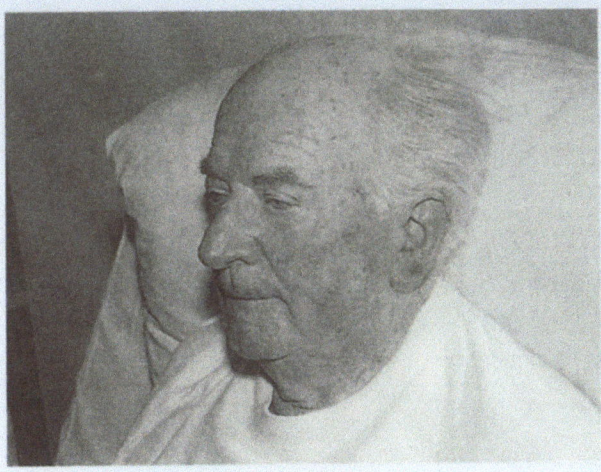

Helfer sind oft verunsichert, weil sie – wie es jeder im Laufe seines Lebens gelernt hat – vom Verhalten und vor allem vom Gesichtsausdruck des Kranken auf sein Empfinden schließen.

Wichtig ▼
Bei der Parkinson-Krankheit stimmen Gesichtsausdruck und Empfinden nicht überein.

Die Betroffenen sind trotz der unbewegten Mimik an anderen Menschen so interessiert wie früher, sie freuen sich über die Ansprache und den Kontakt (Abb. 5.82).

Wenn dem Betroffenen die Teilnahme an einer Selbsthilfegruppe ermöglicht wird, kann dies – neben einem Gewinn für ihn selbst – auch den Helfern helfen. Besonders dann, wenn viel Hilfe und Betreuung (im gemeinsamen Haushalt) notwendig ist, kann diese Gruppenaktivität für den Helfer einen eigenen Zeitgewinn zur freien Gestaltung bedeuten. In einer Angehörigengruppe können sich belastete Partner und Angehörige austauschen, sich gegenseitig durch Rat und Tat ganz praktisch helfen oder emotionale Entlastung erleben.

Je nach Ausmaß der Erkrankung können die Helfer zu ihrer Entlastung ambulante Hilfen in Anspruch nehmen (s. Kap. 7).

5.13 Depression

5.13.1 Ursachen und Häufigkeit

Definition ▼

Die Bezeichnung Depression ist von dem lateinischen Wort »deprimere«, welches »herunterdrücken« bedeutet, abgeleitet. Man versteht darunter ein Gemütsleiden mit ganz unterschiedlichen Ursachen. Depressive Beschwerden können:
▶ durch einen schweren Schicksalsschlag ausgelöst werden,
▶ Ausdruck einer seelisch-körperlichen Überforderung sein,
▶ die Folge bestimmter körperlicher Erkrankungen oder endogener, d.h. ohne erkennbaren Grund im menschlichen Körper selbst entstandener Entwicklung der Persönlichkeit sein,
▶ durch bestimmte Medikamente, besonders bei älteren Menschen, hervorgerufen werden.

Die Häufigkeit von Depressionen in höherem Lebensalter ist schwer zu bestimmen und schwankt nach Literaturangaben zwischen 0,5 und 3,7 % (bis 15 %). Der Grund für diese sehr unterschiedlichen Angaben liegt sicherlich darin, dass zum einen der Schweregrad depressiver Verstimmungen sehr unterschiedlich ausgeprägt sein kann. Andererseits werden gerade bei älteren Menschen depressive Verstimmungen häufig übersehen bzw. als Antriebsarmut (Antriebsstörung), Altersstarrsinn oder gar Altersverwirrtheit fehldeutet.

Beispiel ▶ Jemand ist aufgrund seiner Depression der festen Überzeugung, kurz vor dem wirtschaftlichen Ruin zu stehen, demnächst seine Miete und seinen Lebensunterhalt nicht mehr bezahlen und auch anderen finanziellen Verpflichtungen nicht mehr nachkommen zu können. Aufgrund der »Unbelehrbarkeit« (und in Verbindung mit dem höheren Alter) wird er von den Angehörigen vielleicht für verwirrt gehalten.

5.13.2 Formen von Depression

Die wissenschaftliche Einteilung der Depressionen ist derzeit im ständigen Wechsel. Vereinfacht lassen sich drei Gruppen von Depressionen, unterschieden durch deren Ursachen, nennen, wobei die Zuordnung mancher Krankheitsbilder willkürlich erscheint:
- **psychogen**, d.h. rein seelisch bedingte Depressionen,
- **endogen**, d.h. aus dem Körper heraus (biologisch), ohne äußere Einflüsse entstandene Depressionen und
- **somatogen**, d.h. durch körperliche Ursachen begründbare Depressionen.

Psychogene Depression
Unter diese Gruppe fallen besonders alle reaktiven, d.h. durch ein akutes Ereignis ausgelösten Depressionen. Mögliche Auslöser im höheren Alter sind:
- Häufiger auftretender Verlust nahe stehender Menschen oder langjähriger Lebensbegleiter, das Gefühl des allmählichen Vereinsamens und Alleingelassenwerdens.
- Erkenntnis des Verlusts der Selbständigkeit, das Gefühl, ständig auf Unterstützung und Hilfe angewiesen zu sein und dadurch zu einer Belastung zu werden.
- Das Gefühl, in der heutigen, in aller Regel auf Leistung und Geschwindigkeit ausgerichteten Gesellschaft keinen ausreichenden Stellenwert mehr zu besitzen. Eine typische Situation, in der eine solche Empfindung auftreten kann, ist das altersbedingte Aufgeben eines Arbeitsplatzes oder der Wegfall von bisher regelmäßig erbrachten Leistungen für sich oder für andere.
- Allgemeine Erschöpfung, Überforderung und Orientierungslosigkeit können ebenfalls zu depressiven Verstimmungen führen. Hier ist die Kombination aus Erschöpfung auf der einen Seite und Festhalten an bisher gewohnten, jedoch überfordernden Tätigkeiten auf der anderen Seite ein typisches Beispiel.

Den beiden zuletzt angesprochenen Unterformen von psychogenen Depressionen ist eigen, dass sie bei frühzeitigem Erkennen keine medikamentöse Therapie, sondern vorrangig einen Ausgleich zwischen den Bedürfnissen des älteren Menschen und den Bedingungen der Umgebung (der Umwelt) erforderlich machen. Bei nicht rechtzeitigem Erkennen können diese Depressionen jedoch zu einer zunehmenden Verunsicherung, zunehmendem Rückzug der Betroffenen aus dem Alltagsleben und damit drohender Unselbständigkeit führen.

Ebenfalls zu dem Bereich der psychogenen Depressionen werden Veränderungen gezählt, die infolge jahrelang bestehender psychischer Gesundheitsstörungen entstehen, z.B. Angstzustände oder bestimmte zwanghafte Handlungen.

Endogene Depression
Hierzu zählen vor allem:
- Depressionen mit wechselnden Zeiten extremer Niedergeschlagenheit und Antriebsschwäche sowie Phasen extremer Antriebssteigerung bis hin zur Selbstüberschätzung (»manisch-depressive Psychose«). Mit zunehmendem Alter tritt hier eine Verlängerung der inaktiven, depressiven Zeitabschnitte und eine Verkürzung der überaktiven, manischen Perioden ein.
- Veränderungen der Stimmung infolge von Abbauvorgängen des Gehirns, z.B. im Rahmen langjähriger Durchblutungsstörungen.

Im Rahmen dieser Depressionsform werden Betroffene als sehr nach innen gekehrte, »alles schluckende« Menschen beschrieben, die mitunter ausgeprägt ordnungsliebend, fast übertrieben pedantisch oder perfektionistisch sind und dabei eindeutige Tendenzen zur Vereinsamung und zum Misstrauen aufweisen. Der typische Altersschwerpunkt für den Ausbruch der Erkrankung liegt bei Frauen zwischen 50 und 60, bei Männern zwischen 60 und 65 Jahren.

Somatogene Depression

Unter diese Gruppe werden die depressiven Zustände zusammengefasst, welche durch körperliche Erkrankungen, die Einwirkung von Schadstoffen und besonders durch bestimmte Medikamente ausgelöst bzw. erhalten oder gar verstärkt werden. Typische körperliche Leiden, die eine depressive Verstimmung hervorrufen können, sind Erkrankungen des zentralen Nervensystems, vor allem die Schlaganfallerkrankung, aber auch die Parkinson-Krankheit. Nach einem Schlaganfall wird bei bis zu 60 % aller Patienten eine depressive Verstimmung beobachtet.

Über diese beschriebenen Erkrankungen im Schädel-Hirn-Bereich hinaus wird vermutet, dass folgende Krankheiten ebenfalls depressive Zustände hervorrufen können:

- Schilddrüsenfunktionsstörungen,
- Nebennierenstörungen,
- Herzerkrankungen allgemein,
- Bluthochdruck, aber auch
- zu niedriger Blutdruck,
- Nierenerkrankungen,
- rheumatische Erkrankungen,
- chronische Vergiftungen (insbesondere übermäßige Medikamenteneinnahme oder Alkoholgenuss),
- Tumorerkrankungen allgemein
- schwere Entzündungskrankheiten.

> **Vorsicht** ▼
> Es gibt auch eine Reihe von Medikamenten, die einen depressiven Zustand hervorrufen können.

Folgende Präparate können zu depressiver Verstimmung führen bzw. depressive Zustände erhalten:

- Schmerzmittel,
- Rheumamedikamente,
- eine Vielzahl von Antibiotika,
- zahlreiche Medikamente gegen erhöhten Blutdruck,
- Kortisonpräparate,
- bestimmte Hormone (Östrogen),
- Schlaf- und Beruhigungsmittel,
- Mittel gegen die Parkinson-Krankheit,
- bestimmte Herzmedikamente (u. a. Digitalis); sie sind in ihrer Wirkung dosisabhängig.

Leider werden entsprechende Nebenwirkungen auch bei Medikamenten beobachtet, die Älteren gerne, wenn auch häufig mit nicht ausreichend bewiesener Wirkung, als »Durchblutungsförderer« verordnet werden.

In all diesen Fällen steht selbstverständlich die Behandlung der Grunderkrankung und das Absetzen bzw. Ersetzen der entsprechenden Medikamente im Vordergrund, bevor an eine medikamentösen Therapie der Depression gedacht werden kann. Zu beachten ist jedoch, dass die depressiven Veränderungen häufig auch nach dem Ausheilen entsprechender Erkrankungen bzw. dem Absetzen entsprechender Medikamente weiter bestehen und manchmal langfristig behandelt werden müssen.

5.13.3 Erkennen einer Depression

Das Verhalten depressiver Menschen ist typischerweise gekennzeichnet durch Niedergeschlagenheit und Traurigkeit sowie die fehlende Möglichkeit, sich aus dieser Gemütsstimmung zu befreien.

> **Wichtig** ▼
> Mit zunehmendem Alter sind die Krankheitszeichen einer Depression weniger deutlich.

Oft zeigt sich als Ausdruck einer erheblichen depressiven Verstimmung lediglich ein Verlust »seelischer Lebendigkeit«. Der Betroffene reagiert weder auf freudige noch auf traurige Ereignisse mit deutlichen Gefühlsregungen, er erscheint insgesamt denk- und entscheidungsverlangsamt, fast ein wenig der Realität entrückt. Von Betroffenen wird diese Gefühlswelt oft als »grau in grau« geschildert, während sie nach Überwinden der Erkrankung das Leben wieder farbig beschreiben können.

Ein weiteres, häufig übersehenes Hinweiszeichen auf depressive Verstimmung im Alter ist das Äußern von sehr umfassenden Minderwertigkeitsgedanken: »Ich kann nichts, ich bin nichts, man mag mich nicht und an allem bin ich selber schuld«.

Ältere und hochbetagte Menschen sind im Laufe ihres Lebens immer wieder mit Verlustsituationen, z. B. das Versterben von Angehörigen oder Freunden, der Verlust von Aufgaben oder eine Einschränkung der Selbständigkeit, konfrontiert. Ältere und hochbetagte Menschen machen auch (mit zunehmendem Alter) eher Erkankungen durch, von denen sie selbst merken, dass sie möglicherweise zukünftig die Selbständigkeit bedrohen. Das Auseinandersetzen mit solchen Situationen ist eine völlig normale Reaktion (Trauern, Krankheitsverarbeitung). Es ist schwierig, in diesen Situationen zwischen völlig normaler Verarbeitungsreaktion und einer beginnenden depressiven Verstimmung zu unterscheiden. Hier kommt gerade den Angehörigen bzw. nächsten Bezugspersonen eine wichtige Aufgabe zu. Oft ist in solchen Situationen ein geduldiges Zuhören, einfach nur liebevolle Anwesenheit bzw. das Gefühl von Nähe und das sinnvolle Unterstützen positiver Veränderungen die entscheidende Maßnahme. Spätestens die Beobachtung – von Betroffenen selbst, aber auch von ihren Begleitern –, dass ein Lösen aus bestimmten Gedankengängen nicht mehr möglich ist, sollte Veranlassung geben, gezielt therapeutische Hilfe in Anspruch zu nehmen.

5.13.4 Behandlungsmöglichkeiten

Behandlung muss immer, besonders aber bei psychischen Erkrankungen, Unterstützung bedeuten; Unterstützung dabei, die Erkrankung selbst zu überwinden. Diese Behandlung sollte aber – von seltenen Ausnahmen abgesehen – einen Betroffenen nicht abhängig, unselbständig oder gar hilflos machen. Daher müssen stets nichtmedikamentöse Behandlungsmaßnahmen Vorrang vor einer Behandlung mit Medikamenten haben. Dies gilt besonders für ältere Menschen, da bei ihnen häufiger unerwünschte Nebenwirkungen durch Medikamente – auch durch antidepressiv wirkende – auftreten. Als aussichtsreiche Behandlung stehen folgende Möglichkeiten zur Verfügung:
- allgemein wirksame Maßnahmen,
- Medikamente.

Allgemein wirksame Maßnahmen

Therapeutische Maßnahmen müssen auch bei älteren und hochbetagten Menschen zunächst nichtmedikamentöser Art sein. Nachgewiesenermaßen wirken bestimmte Kräuterzusätze zu Vollbädern, z. B. Fichtennadeln und Rosmarin als auch eine klassische Massagetherapie in hohem Maße antidepressiv. Der Patient sollte darüber hinaus zu regelmäßigen selbständigen Bürstenmassagen und zu jeder ihm möglichen und nicht überfordernden Form körperlicher Aktivität ermuntert werden.

Man muss daran denken, dass auch ältere und hochbetagte Menschen mit depressiven Verstimmungen von Psychotherapie (z. B. Gesprächstherapie) profitieren können; diese Möglichkeit sollte deshalb immer bedacht werden. Leider stehen für ältere wie für jüngere Menschen insgesamt viel zu wenig Therapiemöglichkeiten zur Verfügung.

Medikamente

Die medikamentöse Therapie von Depressionen im Alter bedeutet immer ein sorgfältiges Abwägen zwischen unerwünschten Nebenwirkungen wie Müdigkeit, Schwindelgefühl, Mundtrockenheit, evtl. sogar Bewegungsstörungen auf der einen und dem gewünschten, stimmungsverbessernden Effekt auf der anderen Seite. Hierbei steht heute eine Vielzahl von Medikamenten zur Verfügung, mit denen man, exakt eingesetzt und altersentsprechend dosiert, sehr genau auf die einzelnen Formen der Depression eingehen kann. Insbesondere muss entschieden werden, ob eine eher antriebsteigernde oder eher leicht dämpfende Wirkung erwünscht ist.

Depressive Verstimmungen sind prinzipiell gut behandelbare Erkrankungen, dennoch muss bei einigen Erkrankten mit einem Fortbestehen der Symptomatik – trotz therapeutischer Bemühungen – gerechnet werden. Spätestens zu diesem Zeitpunkt sollten in die Behandlung Fachärzte mit spezieller Ausbildung in der Behandlung psychischer Erkrankungen älterer Menschen (Ärzte für Psychiatrie/Gerontopsychiatrie) miteinbezogen werden.

Da sich Patienten mit depressiven Verstimmungen oft aufgrund ihrer Erkrankung nicht mit plötzlichen Situationsveränderungen auseinandersetzen können, werden sie zu Unrecht als »altersverwirrt« eingestuft. Es

Tabelle 5.5. Unterscheidungsmerkmale: Depression und Altersverwirrtheit. (Modifiziert nach Faust 1987/88)

Spricht eher für Depression	Spricht eher für Altersverwirrtheit
Zeitlicher Beginn zu erkennen	Beginnt langsam und einschleichend (gilt nicht für Folgezustände nach Schlaganfall)
Schnelles Fortschreiten	Langsames Fortschreiten
Frühes Ansprechen von Arzt oder Angehörigen	In aller Regel kein selbständiges Ansprechen von Angehörigen oder Hausarzt
Psychische Störungen in der Vorgeschichte	Vorausgegangene psychische Störungen eher selten
Betroffen über den Zustand	Realisiert den Zustand im weiteren Verlauf nicht adäquat
Klagt sich selbst an, übertreibt eigene Fehler	Fühlt sich nicht schuld, beschwert sich eher über andere Personen oder Umstände
Ist unsicher anderen gegenüber	Zeigt keine spürbare Unsicherheit, vertritt Ansprüche wie sonst auch
Mit Ausnahme der Tagesschwankungen weitgehend gleich bleibende und niedergedrückte Stimmung	Sehr schwankende Stimmung, leicht beeinflussbar bzw. umstimmbar
Betroffener klagt über Einschränkungen von geistigen Fähigkeiten, stellt Gedächtnisschwäche verstärkt dar	Betroffener nimmt entsprechende Gedächtnislücken nicht wahr, ist sich des Verlustes von geistigen Fähigkeiten nicht bewusst
Typische Antwort: „Ich weiß nicht"	Um das Thema herumreden, „fast" richtige Antwort
Zunehmender Rückzug von früheren Bezugspersonen	Versucht, soziale Kontakte aufrechtzuerhalten
Bis auf häufige Schlafstörungen keine nächtlichen Verschlechterungen des Zustandsbilds	Nächtliche Verschlechterungen des Zustandsbilds bis hin zur Verwirrtheit häufig

ist daher wichtig, Unterscheidungsmerkmale zwischen Depression und Altersverwirrtheit (Demenz) zu kennen (Tabelle 5.5).

Über diese Unterscheidungsmöglichkeiten im Alltag hinaus gibt es auch einfache Tests, die dem Arzt oder dem Psychologen Hinweise auf eine depressive Verstimmungen bzw. Alterverwirrtheit geben können, jedoch keineswegs Beweis sind für das Vorliegen der entsprechenden Erkrankung.

5.14 Geistige Leistungsfähigkeit im Alter

Grundsätzlich verändert sich die geistige Leistungsfähigkeit im Verlauf des normalen Alterns nicht. Ist das Gehirn gesund, kann auch Neues in jedem Lebensalter gelernt werden. So gibt es viele ältere Menschen, die im Ruhestand noch einmal eine Fremdsprache lernen oder sich andere Wissensgebiete erschließen, für die zwar schon immer Interesse bestand, jedoch keine Zeit blieb.

Dennoch bestehen Unterschiede im geistig-intellektuellen und geistig-seelischen Leistungsvermögen zwischen jungen und alten Menschen, die beobachtbar und zum Teil bereits erforscht sind. So bleibt bei älteren Personen die kristalline Intelligenz erhalten oder nimmt sogar partiell zu – verstanden werden darunter:

- Erfahrung,
- Allgemeinwissen,
- Sprachverständnis.

Es verschlechtert sich jedoch die sog. flüssige Intelligenz, d.h.:

- Schnelligkeit,
- Wendigkeit,
- Anpassungsfähigkeit in neuen Situationen.

Älteren Arbeitnehmern fällt es deswegen oft nicht leicht, sich auf tief greifende Umstrukturierungen und neue Anforderungen am Arbeitsplatz einzustellen.

Das Gehirn kann zwar nicht wie ein Muskel trainiert werden; unbestritten ist jedoch, dass auch für geistig-intellektuelle Funktionen gilt: Sie funktionieren umso besser, je intensiver sie genutzt werden. Angemessene Anregungen und Herausforderungen sowie der kreative

Umgang mit den Fähigkeiten und Möglichkeiten helfen somit, das geistige Potential zu erhalten.

Viele Ältere unterschätzen, welche Anregungen ihnen das Berufsleben oder die Aufgaben in der Familie brachten. In dieser Lebensphase wurden von ihnen folgende Fähigkeiten in besonderem Maße gefordert:

- Konzentration,
- Merkfähigkeit,
- Reaktionsvermögen,
- Kreativität,
- Anpassungsfähigkeit und
- Entschlussfähigkeit.

Entfallen diese Aufgabenbereiche, besteht die Gefahr, geistig träge zu werden, sich zunehmend nur noch auf den eigenen beschränkten Lebenskreis oder auf körperliche Beschwerden zu konzentrieren.

Wichtig ▼
»*Erfolgreiches*« *Altern* ist u.a. dadurch geprägt, dass Menschen den möglichen negativen Entwicklungen aktiv entgegenwirken.

Beispiel ▶ Beklagt sich eine alte Dame: »Drei Dinge vergesse ich neuerdings immer, nämlich Namen und Geburtstage!«
Fragt die Freundin: »Und das dritte?«
Erstaunte Rückfrage: »Was für ein drittes?«

Viele ältere Menschen klagen über ein nachlassendes Kurzzeitgedächtnis. Tatsächlich konnte durch wissenschaftliche Studien belegt werden, dass sich die Kapazität des sensorischen Speichers im Alter verringert, gleichzeitig verlängert sich die Enkodierungszeit (Geschwindigkeit der Informationsverarbeitung), die Interferenzneigung (Überlagerung von Reizen) erhöht sich. Einen Namen sofort nach dem Hören wieder zu vergessen kann peinlich sein; im Alltag kann sich die Vergesslichkeit als störend erweisen, wenn man etwa immer wieder nach Brille oder Schlüssel sucht. Handelt es sich jedoch um diese harmlose Art der Vergesslichkeit, kann sie – Interesse vorausgesetzt – recht leicht kompensiert werden. Durch den Gebrauch externer Hilfen wie Notizbuch, Zettel, Kalender u.a. können so Alltagsspannen oder Gefahren (»Herd abstellen«) minimiert werden.

Etwas in den sensorischen Speicher aufzunehmen und anschließend ins Langzeitgedächtnis weiterzuleiten, setzt u.a. Interesse voraus. Man muss alten Menschen zugestehen, dass sie nicht mehr für alle Personen und Geschehnisse um sie herum das gleiche Interesse aufbringen wie in jüngeren Jahren. Wenn ihr Fokus nur noch auf bestimmte Lebensbereiche oder sogar vermehrt in die Vergangenheit gerichtet ist, so ist dies ihr gutes Recht. Es gehört zu den Vorzügen des Alters, mehr und mehr auswählen zu können, womit man sich auseinandersetzen möchte.

5.15 Demenz

Die Demenz als chronischer Verwirrtheitszustand ist eine häufige Erkrankung des alten Menschen und zieht gravierende körperliche, seelische und soziale Folgen nach sich. Aufgrund der demographischen Entwicklung in Europa wird diese Krankheit in der Zukunft eine wichtige Herausforderung nicht nur für medizinisches Personal, sondern auch für die Gesellschafts- und Sozialpolitik darstellen.

Definition ▼
Demenz ist der Oberbegriff für den Verlust intellektueller Fähigkeiten durch eine Erkrankung des Gehirns.

5.15.1 Diagnose

Die Demenz als klinisches Syndrom wird durch verschiedene Symptome gekennzeichnet, die in Diagnosekatalogen systematisiert sind. Ein häufig angewandtes Schema ist der DSM-IV-R (»Diagnostic and Statistical Manual of Mental Disorders«). Dort sind unter anderem folgende Kriterien erfasst:

- nachweisbare Beeinträchtigung des Kurzzeit- und Langzeitgedächtnisses,
- beeinträchtigtes abstraktes Denken,
- beeinträchtigtes Urteils- und Planungsvermögen,
- Aphasie, Apraxie, Agnosie, konstruktive Störungen,
- Persönlichkeitsveränderungen,
- so hoher Ausprägungsgrad der oben genannten Störungen, dass soziale Folgen drohen,

- die Störung darf nicht nur während eines Delirs auftreten,
- es gibt klare Hinweise auf einen ätiologischen hirnorganischen Faktor,
- eine nichtorganische psychische Störung kann ausgeschlossen werden.

Es zeigt sich, dass die Diagnosekriterien rein deskriptiver Art sind. Manche nichtorganischen Erkrankungen, z. B. die Depression, sind sehr schwer abzugrenzen, so dass die Diagnose einer Demenz nur sehr vorsichtig gestellt werden sollte.

5.15.2 Verschiedene Ursachen

Das dementielle Syndrom kann durch viele unterschiedliche Erkrankungen hervorgerufen werden. Allen diesen Erkrankungen ist gemeinsam, dass sie zu strukturellen Veränderungen im Gehirn führen: Es handelt sich um ein hirnorganisches Krankheitsbild.

In einer groben Einteilung können folgende große Gruppen unterschieden werden:
- Alzheimer-Demenz,
- vaskuläre Demenz,
- Komplikation internistischer Grunderkrankungen,
- Komplikation neurologischer Grunderkrankungen.

Alzheimer-Demenz (primär degenerative Demenz)

Bei der primär kortikal-degenerativen Demenz vom Alzheimer-Typ handelt es sich um ein familiär gehäuft vorkommendes Krankheitsbild, dessen Genese (Ursache) bislang nicht sicher geklärt werden konnte. Bei Frauen tritt die Erkrankung deutlich häufiger auf als bei Männern. Die Diagnose kann erst nach dem Tod mit letzter Sicherheit gestellt werden: Bei einer Obduktion sind in feinen Schnitten des Hirngewebes die typischen Veränderungen, die sog. Alzheimer-Fibrillen, mikroskopisch feststellbar. Als Risikofaktoren für die Entwicklung einer Demenz vom Alzheimer-Typ gelten Hirnverletzungen, besonders wenn sie mehrfach vorkommen (z. B. bei Boxern). Auch das zunehmende Alter an sich stellt einen Risikofaktor dar. In sehr hohem Alter nimmt die Prävalenz (das Vorkommen) von Demenzen dieses Typs wieder ab.

Vaskuläre Demenz (Multi-Infarkt-Demenz)

Die vaskuläre Demenz entsteht durch rezidivierend (wiederholt) auftretende Gefäßverschlüsse des zerebralen Blutkreislaufs (mehrere ischämische zerebrale Insulte). Meist sind diese mit internistischen Grunderkrankungen, wie z. B. einem arteriellen Hypertonus (Bluthochdruck) vergesellschaftet.

Komplikation internistischer Grunderkrankungen

Dementielle Syndrome können bei vielen internistischen Grunderkrankungen auftreten – besonders bei solchen, die mit einer **verminderten Sauerstoffversorgung des Gehirns** einhergehen, z. B.:
- chronische Lungenerkrankungen,
- schwere Herzinsuffizienz,
- Herzrhythmusstörungen.

Die Entwicklung einer Demenz kann begünstigt werden durch:
- Stoffwechselerkrankungen,
- Vitaminmangel,
- Vergiftungen (z. B. Bleivergiftung, chronische Medikamentenüberdosierung) oder
- Elektrolytstörungen (Störungen des Salz- und Wasserhaushalts).

Komplikation neurologischer Grunderkrankungen

Als Komplikation neurologischer Erkrankungen tritt eine Demenz oft postinfektiös auf (z. B. nach Enzephalitis bei HIV-Erkrankung oder nach bakterieller Meningoenzephalitis). Auch Endstadien chronischer Erkrankungen des Zentralnervensystems können eine Demenz begründen (z. B. bei multipler Sklerose oder langjährigem Parkinson-Syndrom). In den nächsten Jahrzehnten ist mit einem Anstieg von dementiellen Syndromen auf dem Boden einer Jakob-Creutzfeldt-Erkrankung als humaner Form der BSE (bovinen spongiösen Enzephalitis) zu rechnen. Weiterhin kann die Demenz ein Symptom bei langsam wachsenden Hirntumoren oder (posttraumatisch) bei einem subduralen Hämatom darstellen. Daher sind im Rahmen der diagnostischen Verfahren auch bildgebende Verfahren (Computer-Tomographie, Magnet-Resonanz-Tomographie) erforderlich, um solche potentiell besserbaren Ursachen auszuschließen.

5.15.3 Erste Anzeichen

Die ersten Anzeichen eines dementiellen Krankheitsbilds können diskret sein. Meist werden Störungen des Kurzzeitgedächtnisses zu Beginn vom Betroffenen bemerkt, was oft depressive Verstimmungen nach sich zieht. Den Angehörigen fallen Wesensveränderungen auf: Beispiele der relativ frühen Symptome werden im Folgenden aufgelistet:

- vermehrte Ängstlichkeit,
- Verlangsamung,
- Antriebsarmut oder Ungeduld,
- gestörter Tag-/Nachtrhythmus.

5.15.4 Vollbild der Krankheit

Bei fortgeschrittener Demenz finden sich ausgeprägte Gedächtnisstörungen, die vorwiegend das Kurzzeit-, in geringerem Maße auch das Langzeitgedächtnis betreffen. Dem Kranken fällt es schwer, sich auf veränderte äußere Bedingungen einzustellen. Störungen im gewohnten Tagesablauf werden oft als bedrohlich wahrgenommen und mit Angst oder Aggressivität beantwortet. Die Orientierung zur Situation, zu Ort, zur Zeit und später auch zur Person ist gestört bis nicht mehr vorhanden. In weit fortgeschrittenen Stadien werden auch enge Bezugspersonen nicht mehr erkannt.

Paranoide Störungen sind nicht selten. Solche Wahnvorstellungen sind bei einer fortgeschrittenen Demenz meist in ein Wahngebäude eingebunden.

Beispiel ▶ Ein Patient, der unter dem Wahn leidet, bestohlen zu werden, möchte keinen Besuch in seiner Wohnung/seinem Zimmer dulden, um der Gefahr, bestohlen zu werden, zu begegnen. Dennoch findet er sein Portmonee, das er verlegt hat, nicht wieder. Dies verstärkt die Befürchtungen (»da muss sich jemand eingeschlichen haben«) und fördert ängstliches Misstrauen.

5.15.5 Behandlungsmöglichkeiten

Im Gegensatz zum akuten Delir sind die Behandlungsmöglichkeiten bei fortgeschrittenen Stadien der Demenz begrenzt. Ziel ist es, das Fortschreiten der Erkrankung zu verlangsamen.

Folgende Möglichkeiten stehen zur Verfügung:
- medikamentöse Therapie,
- Pflege,
- Physiotherapie,
- Ergotherapie,
- Angehörigenberatung.

Medikamentöse Therapie

In den letzten Jahren wurden verschiedene Medikamente vorgestellt, von denen man sich eine positive Beeinflussung des dementiellen Syndroms versprach. Neue Substanzen aus der Gruppe der Anticholinergika scheinen das Fortschreiten der Erkrankung bei frühzeitiger Anwendung deutlich zu verzögern.

Ein eindeutiger Effekt der Nootropika ist erst nach ca. 3 Monaten zu erwarten. Zur Wirksamkeit dieser Medikamente gibt es widersprüchliche Angaben.

Bei vaskulären Demenzformen werden positive Verläufe unter Gabe von Thrombozytenaggregationshemmern berichtet. Diese vermindern die Gefahr eines Verschlusses kleiner Gefäße und werden daher zur Rezidivprophylaxe nach Apoplex eingesetzt.

Pflege

Auch demente Patienten bleiben emotional schwingungsfähig und müssen in ihrer Persönlichkeit ernst genommen werden. Das Eingehen auf den Patienten mit dem Ziel einer vorsichtigen Aktivierung zur Erhaltung der körperlichen Leistungsfähigkeit schließt den Verzicht auf manche Anforderungen an Gesunde ein. Um eine positive Verständigung mit dem Patienten zu erreichen, müssen die verbliebenen Fähigkeiten genutzt, aber Überforderungssituationen vermieden werden. Zu hohe Anforderungen frustrieren den Patienten und erhöhen die Wahrscheinlichkeit eines emotionalen Rückzugs und einer generellen Verweigerungshaltung.

Wichtig ist ein strukturierter, dem Patienten gewohnter Tagesablauf. Solche Gewohnheiten bleiben oft lange erhalten und vermitteln Sicherheit. Früher gewohnte und beim Patienten beliebte Abläufe und Tätigkeiten sollten eingehend von den Angehörigen erfragt werden. Eine solche Tagesstrukturierung durch Tätigkeiten, die dem Patienten Freude machen, können Schlafstörungen bessern, ohne dass Medikamente verabreicht werden müssen.

Physiotherapie

Demente Patienten sind hochgradig gefährdet, infolge einer Antriebsarmut eine zunehmende Einschränkung ihres Mobilitätsstatus zu erleiden. Trotz der kognitiven Defizite sind die Leistungen des prozeduralen Gedächtnisses, die motorische Fertigkeiten, Handlungsabläufe und Konditionierung betreffen, meist gut erhalten. Daher ist eine physiotherapeutisch-rehabilitative Behandlung durchaus möglich und zeigt bei gleicher Therapiezeit im Vergleich zu intellektuell altersentsprechend normal leistungsfähigen Patienten in der Regel auch gute Erfolge. Selbstverständlich müssen auch in der Physiotherapie die individuellen Einschränkungen des Patienten beachtet und entsprechend berücksichtigt werden.

Ergotherapie

Seitens der Ergotherapie ergibt sich bei dementen Patienten ein umfangreiches Tätigkeitsfeld mit dem Ziel eines möglichst langfristigen Erhalts der Alltagskompetenz. Inwieweit ein Gedächtnistraining wirklich effektiv ist, wird in den letzten Jahren bezweifelt. Ein Training von Wahrnehmung, Koordination, Kraft und Funktion sowie ein Selbsthilfetraining sind in jedem Falle sinnvoll. Diese Maßnahmen verbessern das Selbstbewusstsein des Patienten dadurch, dass die immer wieder erlebten Situationen der Hilflosigkeit in ihrer Häufigkeit reduziert werden können.

Bei zunehmendem Verlust an Fähigkeiten und bei ängstlich-getriebener Stimmungslage können Berührung, Vibration, Licht und Musik den Kranken wohltun, da sie angenehme Sinnesempfindungen ohne jeglichen Leistungsanspruch erleben und nonverbale Kommunikationsangebote gemacht werden.

Angehörigenberatung

Alle beteiligten Berufsgruppen sind aufgefordert, die Angehörigen intensiv in die Therapie miteinzubeziehen. Einerseits sind die Angehörigen wichtig, um möglichst differenzierte Informationen über das frühere Leben und die Vorlieben, aber auch Abneigungen und Empfindlichkeiten des Patienten zu erhalten. Andererseits ist der Umgang mit dem Patienten für die Angehörigen in ihrer emotionalen Nähe zum Kranken besonders schwierig. Um unnötige Konflikte in der Familie des Patienten zu vermeiden, ist daher die eingehende Information der Angehörigen über die Natur und Prognose der Erkrankung und über sinnvolle Verhaltensweisen im Umgang mit dem Kranken unerlässlich.

5.15.6 Verschlechterungen und Folgeschäden entgegenwirken

Die oben genannten Therapiemaßnahmen tragen dazu bei, das Fortschreiten der Erkrankung zu verlangsamen und Mobilität und Selbständigkeit des Patienten so lange wie möglich zu erhalten. Im Falle der vaskulären Demenz ist eine optimale Einstellung der Blutdruckwerte erforderlich. Prinzipiell besserbare Grunderkrankungen, wie z. B. Hirntumoren oder ein chronisch subdurales Hämatom nach einem Sturz, müssen ausgeschlossen werden.

Trotz bestmöglicher therapeutischer Bemühungen gibt es aber keine Möglichkeit, eine zunehmende Verschlechterung, die dem Wesen der Erkrankung entspricht, sicher zu verhindern. Deshalb müssen der Betroffene und seine Angehörigen mit einem derartigen Verlauf rechnen und rechtzeitig an künftig notwendig werdende Hilfe denken und eine Anpassung der therapeutischen und sozialen Einbindung veranlassen.

5.16 Delir

Mit dem Begriff des Delirs wird ein akuter Verwirrtheitszustand bezeichnet. Davon abzugrenzen sind chronische Verläufe (Demenz). Eine solche Abgrenzung ist nicht immer einfach und muss sorgfältig geschehen, da die Prognosen sehr unterschiedlich sein können. Das Delir kann sowohl als eigenständige, kurzfristige Erkrankung auftreten als auch Vorbote einer sich entwickelnden Demenz sein.

Definition ▼

Das Delir zählt nach üblichen Diagnosekriterien als organische Störung zusammen mit der Demenz zu den hirnorganischen Psychosyndromen. Das Delir als akuter Verwirrtheitszustand ist durch das Vorliegen einer Bewusstseinsstörung chrakterisiert. Weiterhin zeichnet es sich durch die Schnelligkeit seines Entstehens innerhalb von Stunden oder Tagen aus.

In vielen Fällen liegen weitere Auffälligkeiten vor wie:
- Desorientiertheit,
- Merkfähigkeitsstörungen,
- Änderungen des Tag-/Nachtrhythmus oder
- vermindertes oder vermehrtes körperliches Aktivitätsniveau.

5.16.1 Verschiedene Ursachen

Ursachen für eine Erkrankung können unterschiedlicher Genese sein:
- körperliche Erkrankung,
- Umgebungseinflüsse,
- Medikamente.

Körperliche Erkrankungen

Vielfältige Ursachen können einem akuten Delir zugrunde liegen. Häufige Auslöser eines akuten Verwirrtheitszustands sind dabei körperliche Ereignisse wie beispielsweise:
- Narkosen,
- Infektionskrankheiten,
- Blutverlust,
- Schlaganfälle,
- Störungen des Elektrolythaushalts,
- endokrine Störungen,
- Knochenbrüche,
- Verbrennungen,
- Medikamentennebenwirkungen.

Umgebungseinflüsse

Umgebungsänderungen allein oder in Kombination mit einem der anderen Faktoren können ein akutes Delir auslösen (z.B. Aufnahme im Krankenhaus oder in einem Pflegeheim).

Medikamente

Oft nehmen alte Menschen aufgrund ihrer Multimorbidität viele Medikamente ein. Dabei gibt es viele Substanzen, die im Gehirn Haupt- oder Nebenwirkungen auslösen. Wenn sehr viele Medikamente miteinander kombiniert werden, entstehen sehr unübersichtliche Situationen, da sich die Nebenwirkungen der Arzneimittel nicht nur addieren, sondern teilweise sogar potenzieren können. Typische Auslöser von akuten Verwirrtheitszuständen sind alle Medikamente, die einen direkten Angriffspunkt im Gehirn haben. Dazu zählen beispielsweise:
- Neuroleptika, aber auch
- Schlaf- und Beruhigungsmittel,
- Antidepressiva,
- Antiemetika (Medikamente gegen Brechreiz),
- Antihistaminika (allergiehemmende Mittel) und sogar
- manche Antibiotika,
- blutdrucksenkende Medikamente oder
- Kortikosteroide.

Insgesamt gilt, dass sehr viele Medikamente als potenzielle Auslöser in Frage kommen. Daher ist es notwendig, bei jedem Delir die Medikamentengabe auf die unmittelbar lebensnotwendigen Mittel zu beschränken. Dabei ist darauf zu achten, dass manche Medikamente nicht unvermittelt abgesetzt werden dürfen (z.B. Antikonvulsiva, krampfhemmende Medikamente oder Schlafmittel), da es sonst zu einem deliranten Entzugssyndrom kommen kann.

5.16.2 Erste Anzeichen

Als Symptome eines akuten Delirs fallen plötzlich, meist im zeitlichen Zusammenhang mit einer oder mehrerer der oben genannten Ursachen, Veränderungen im Verhalten des Patienten auf. Denkabläufe wirken unstrukturiert, der Kranke kann Außeneinflüsse nicht mehr korrekt verarbeiten, meist bestehen Störungen der Aufmerksamkeit und der Kritikfähigkeit. Die Orientierung zu Ort, Zeit, Person und Situation ist nicht mehr oder nur noch teilweise gegeben. Oft zeigen sich Störungen des Kurz- und Langzeitgedächtnisses. Paranoide (wahnhafte) Züge können hinzutreten, z.B. im Sinne eines Verfolgungs- oder Bestehlungswahns.

5.16.3 Vollbild der Krankheit

Zwischen ersten Anzeichen und Vollbild der Erkrankung liegen beim Delir in der Regel nur wenige Stunden. Die oben genannten Symptome steigern sich rasch in ihrer Intensität. Eine starke motorische Unruhe, eventuell mit aggressiven Tendenzen, ist nicht selten. Oft wirken die Patienten ängstlich-agitiert und hilflos. Doch auch Verlangsamung und Apathie bis hin zu komatösen Zuständen kommen vor. Weiterhin sind Bewegungsstörungen wie Zittern oder erhöhter Muskeltonus häufig. Letztere treten besonders bei Entzugssyndromen auf. In voller Ausprägung des Delirs ist eine Unterscheidung zur fortgeschrittenen Demenz hauptsächlich anhand der Vorgeschichte möglich. Im Unterschied zur Demenz handelt es sich beim Delir um ein unvermittelt aufgetretenes Krankheitsbild unterschiedlichen Schweregrads.

> **Vorsicht ▼**
> Ein akutes, ausgeprägtes Delir ist ein Notfall, der lebensbedrohlich ist und eine intensivmedizinische Überwachung erfordert.

Andererseits kommen milde Zustandsbilder vor, die nicht immer als Delir erkannt werden. Auch diese müssen einer konsequenten Diagnostik zugeführt werden. Mitunter kann diese sogar ambulant erfolgen.

5.16.4 Behandlungsmöglichkeiten

Die Therapie des Delirs erfolgt zunächst symptomatisch, um eine zielgerichtete Diagnostik und nachfolgend eine kausale Behandlung vorzubereiten. Oft sind sedierende (beruhigende) Medikamente notwendig, um Infusionen, Lagerung und sonstige pflegerische Maßnahmen durchführen zu können. Folgende Möglichkeiten stehen zur Verfügung:
- medikamentöse Therapie,
- Pflege,
- Physiotherapie,
- Ergotherapie.

Medikamentöse Therapie

Die vollständige Erhebung der Medikamentenanamnese ist wichtig, um über evtl. auslösende Präparate informiert zu sein. Ist das Delir im Zusammenhang mit einer neuen Medikamentengabe aufgetreten (z. B. Antidepressivum), so wird in der Regel ein Absetzen dieses Arzneimittels therapeutisch ausreichend sein.

In anderen Fällen ist das delirante Syndrom im Gegenteil durch Absetzen eines chronisch eingenommenen Medikaments (z. B. Benzodiazepine) bedingt: Es handelt sich um ein *Entzugssyndrom*. Oft erfahren Ärzte und medizinisches Personal die Einnahme solcher Medikamente nicht ohne gesonderte Nachfrage. Nicht immer sind die Angehörigen über als »harmlos« empfundene Medikamente vollständig informiert. Bei Entzugssyndromen führt die erneute Gabe des (zu schnell entzogenen) Medikaments rasch zur Besserung. Bei alten Menschen und langjährigem Abusus (Missbrauch) ist es nicht immer sinnvoll, ein konsequentes Absetzen solcher (meist schlaffördernder) Medikamente anzustreben.

Schließlich kann eine Medikation zur Behandlung des akuten Delirs notwendig werden. Dabei werden gelegentlich sedierende Maßnahmen erforderlich, um bei ängstlich-agitierten oder aggressiven Patienten das Eigen- und Fremdgefährdungspotential vermindern zu können. Solche *sedierenden Medikamente* (z. B. niederpotente Neuroleptika oder Phenothiazine) müssen so lange wie eben erforderlich verabreicht werden. Ihre Gabe soll ausschleichend beendet werden, sobald der Zustand des Patienten dies erlaubt.

Weiterhin können unter dem Delir hypertensive Blutdruckentgleisungen auftreten, die eine Behandlung mit antihypertensiven Medikamenten erforderlich machen. Meist müssen diese Medikamente im Zusammenhang mit einem Entzugsdelir zunächst intravenös, später oral verabreicht werden. Auch dabei ist ein langsames (ausschleichendes) Absetzen erforderlich.

Pflege

Eine geeignete Ansprache des Patienten ist für alle beteiligten Berufsgruppen besonders wichtig. Alle Maßnahmen, die zu einer zusätzlichen Irritation des Erkrankten führen können und nicht zwingend notwendig sind, müssen vermieden werden. *Ruhiges, deutliches*

Sprechen und eine *reizarme Umgebung* sind notwendig. Keinesfalls sollte sich das Pflegepersonal auf (nutzlose) Diskussionen mit dem Patienten einlassen. Sinnvoller ist es, Anschuldigungen oder aggressive Tendenzen, wenn irgend möglich, zu übergehen und die Aufmerksamkeit des Kranken auf ein anderes Thema zu lenken.

Fixierende Maßnahmen verstärken die Unruhe eher und sind für die Gesamtsituation kontraproduktiv, wenn auch nicht immer zu vermeiden. Wird eine Fixation unumgänglich, so sollte sie frühestmöglich wieder beendet werden. Fixationsmaßnahmen bedürfen aus gutem Grund einer richterlichen Anordnung. Wo immer einzurichten, sind andere Mittel vorzuziehen, um den Patienten und seine Umgebung vor Schaden zu bewahren. Am wichtigsten ist eine engmaschige Aufsicht und Beobachtung.

Bei Sturzgefahr ist es nützlich, die Betthöhe abzusenken oder evtl. eine Matratze auf den Boden vor dem Bett zu legen, um so einen Sturz abzumildern.

Physiotherapie

Auch während eines akuten Delirs sollte frühzeitig eine mobilisierende Behandlung durchgeführt werden. Beim stark bewusstseinsgetrübten Patienten wird diese vorwiegend passiver Natur sein und der Prophylaxe von Kontrakturen dienen. Bei wachen Patienten ist eine aktive Therapie notwendig. Meist können die Patienten mit freundlicher Zuwendung zu Steh- und Gehübungen motiviert werden. Dabei sollten in der akuten Phase kritische Anmerkungen vermieden und Erfolge gelobt werden.

Ergotherapie

Zusätzlich zu den auch in der Ergotherapie üblichen Bewegungsübungen ist ein den Möglichkeiten des Patienten angepasstes Orientierungstraining sinnvoll. Oft kann über Alltagstätigkeiten ein Zugang zum Patienten gefunden werden.

15.16.5 Verschlechterungen und Folgeschäden entgegenwirken

Beim akuten Delir sind dann keine Folgeschäden zu erwarten, wenn es sich nicht um die Erstmanifestation einer chronischen Demenz handelt. Postoperative Verwirrtheitszustände zeigen eine gute Prognose; sie sind meist reversibel. Um Verschlechterungen vorzubeugen, kommt es gerade bei medikamenteninduzierten Delirien auf eine genaue Diagnostik an. Wird das auslösende Agens nicht erkannt, so ist der Patient in höchstem Maße gefährdet. Gleiches gilt für das delirante Entzugssyndrom, sei es durch Alkohol-, Medikamenten- oder sonstigen Drogenentzug bedingt.

Vorsicht ▼
Das Entzugsdelir kann tödlich verlaufen, wenn es inkorrekt behandelt oder nicht erkannt wird.

Gibt es nach genauer Anamnese Anzeichen dafür, dass es sich nicht um ein übliches akutes Delir, sondern um die Erstmanifestation einer Demenz handelt, sind die Erfolgsaussichten der Behandlung geringer. Früh erkannt, gibt es jedoch neuere Medikamente aus der Gruppe der Cholinesterasehemmer, die das Fortschreiten einer Demenz verlangsamen können.

5.17 Urininkontinenz (gestörte Blasenkontrolle) und Stuhlinkontinenz

Definition ▼
Unter Harn- und Stuhlinkontinenz versteht man die Unfähigkeit, Wasserlassen und Stuhlgang ausreichend zu kontrollieren.

Inkontinenz ist ein häufiges Symptom im Alter. Hochrechnungen gehen davon aus, dass 8 % der selbständig lebenden Bevölkerung über 65 Jahre und bis zu 50 % der Bewohner von Alten- und Pflegeheimen inkontinent sind. Bei der Inkontinenz handelt es sich um ein typisch geriatrisches Problem:
- Es wird oft von Betroffenen oder Angehörigen verschwiegen und vom Arzt nicht als Problem erkannt.
- Für Betroffene hat die Inkontinenz oft erhebliche Folgeerscheinungen:
  - verminderter Aktionsradius,
  - weniger Kontakt zu anderen,
  - evtl. sogar dadurch Reduzierung der geistigen Anregungen.

- Um das Ausmaß der Inkontinenz zu begrenzen, trinken alte Menschen zeitweilig deutlich zu wenig, dies führt wiederum zu Folgeschäden.
- Inkontinenz wird als Krankheit angesehen, dabei ist sie lediglich ein Symptom, d.h. Ausdruck zugrunde liegender Erkrankungen oder Veränderungen.
- Die zur Behandlung verwendeten Medikamente können im Alter oft erhebliche Nebenwirkungen auslösen. Deshalb ist es wichtig, die Ursachen der Inkontinenz, diesen »normalen Vorgang zur falschen Zeit und am falschen Ort« genau abzuklären. Nur so ist eine gezielte Behandlung und Vorsorge möglich.

5.17.1 Harninkontinenz

Der in den Nieren produzierte Harn wird über die Harnleiter kontinuierlich in die (Harn)Blase als Sammelbehälter geleitet. Die kontrollierte Abgabe des Harns über die Harnröhre nach außen wird durch ein kompliziertes System von Blasenwand- und Blasenausgangsmuskeln bzw. harnröhrenverschließenden Muskeln geregelt. Im Normalfall füllt sich die Blase, bis die Blasenwand einen gewissen Spannungszustand erreicht hat – es entsteht Harndrang. Die eigentliche Harnausscheidung wird dann über weitgehend bewusst steuerbares Entspannen der Verschlussmuskulatur und Anspannung der austreibenden Muskulatur ermöglicht.

Bei diesem Vorgang sind Nervenbahnen auf Rückenmarkebene beteiligt wie auch vom Gehirn gesteuerte Prozesse notwendig. Störungen können außerdem von Veränderungen im harnableitenden System selber oder auch von benachbarten Organen ausgehen. Um sich einen ausreichenden Überblick über mögliche Ursachen einer Harninkontinenz zu verschaffen, muss daher stets eine intensive Befragung der Betroffenen, aber auch eine gründliche körperliche internistische und neurologische Untersuchung, evtl. ergänzt durch urologische und gynäkologische Untersuchungen erfolgen.

International werden heute drei Formen der Harninkontinenz unterschieden, daneben gibt es Misch- bzw. Unterformen dieser Gruppen:
- Stressinkontinenz,
- Dranginkontinenz,
- Überlaufinkontinenz.

Stressinkontinenz

Hier kommt es unter körperlicher Belastung zum Abgang von meist kleinen Harnmengen. Der »Stress« für die Blase kann ausgelöst werden durch:
- Husten,
- Niesen,
- Lachen,
- Treppengehen,
- Tragen schwerer Gegenstände.

Die Stressinkontinenz ist sowohl die häufigste Inkontinenzform als auch die am häufigsten verschwiegene bzw. übersehene Form.

▶ **Ursache.** Die Stressinkontinenz kann durch eine Störung im Verschlusssystem der Blase hervorgerufen werden. Häufiger ist jedoch eine Senkung bzw. Erschlaffung des Beckenbodens mit daraus folgender Störung der Schließmuskulatur.

Bei Frauen kann dies besonders nach mehreren Entbindungen oder Unterleibsoperationen auftreten. Verstärkt wird eine Tendenz zur Stressinkontinenz bei Frauen im hohen Alter durch einen relativen Östrogenmangel in der Scheidenschleimhaut.

Bei Männern liegt die Ursache in einer, wenn auch insgesamt gesehen selteneren, Komplikation nach Operation an der Prostata (Vorsteherdrüse). Bei dieser Form der Inkontinenz entleert sich die Blase vollständig.

▶ **Therapie.** Die Behandlung ist ursachenorientiert und beinhaltet vor allem physikalische Maßnahmen wie Beckenbodentraining zur Muskelkräftigung. Für diese Form des Trainings ist oft viel Überzeugungsarbeit erforderlich, da die Erfolge nicht kurzfristig eintreten. Der Einsatz der Elektrotherapie zur Muskelstimulation ist heute wegen sehr unterschiedlicher Behandlungserfolge umstritten; bei großer Erfahrung ist diese Methode aber oft wirkungsvoll. Es gibt verschiedene Ansätze, wie die Aktivierung einzelner Muskelgruppen beispielsweise auf einem Bildschirm sichtbar gemacht werden kann, um so ein besseres Gefühl für die Muskelanspannung zu erreichen – auch hier sind die Behandlungsergebnisse noch uneinheitlich.

Ergänzt werden können diese physikalischen Maßnahmen bei Frauen durch einen Behandlungsversuch mit östrogenhaltigen Scheidenzäpfchen oder -salben. Eine gynäkologische Untersuchung gibt Aufschluss darüber, ob einfache, auch im Alter vertretbare Eingriffe (Ringeinlage, Operation zur Verstärkung der Blasenbodenmuskulatur) sinnvoll sind.

Geruchsbindende und saugkraftstarke Vorlagen können gewährleisten, dass die Mengen von Harn, die in Belastungssituationen verloren werden, sicher und geruchsneutral aufgesogen werden. So ergeben sich aus leichten Formen dieser Inkontinenz in aller Regel keine Einschränkungen der Aktivitäten im täglichen Leben.

Dranginkontinenz (Urgeinkontinenz)

▶ **Ursache.** Bei der Dranginkontinenz, der insgesamt zweithäufigsten Form der Inkontinenz, ist das Verschlusssystem der Blase intakt. Der Reiz zum Wasserlassen ist jedoch so stark, dass die Zeit nach Wahrnehmung des Reizes oft nicht reicht, um rechtzeitig die Toilette zu erreichen. Auslöser für einen solchen Reiz kann sowohl ein bestimmter Füllungsgrad der Blase, aber auch ein psychisch besonders belastendes Ereignis oder eine bestimmte Bewegung sein. Bei weitergehender Abklärung finden sich als Ursache für einen überstarken Reiz zum Wasserlassen oft Ursachen in und an der Blase wie Entzündungen (Harnwegsinfekt) oder Tumoren, letztlich aber auch Regulationsstörungen des Zusammenspiels der Blasenmuskulatur. Dies tritt typischerweise nach bestimmten Schlaganfallformen und Abbauprozessen im Gehirn auf. Eine Restharnbildung in der Blase nach Wasserlassen findet sich bei der Dranginkontinenz nicht.

Die Dranginkontinenz ist darüber hinaus häufig mehr ein Ergebnis der Lebensumstände als eine Erkrankung. Für einen erheblich gehbehinderten Betroffenen kann beispielsweise eine zu lange Gehstrecke bis zur Toilette die Inkontinenz auslösen, für einen Parkinson-Patienten die für ihn evtl. umständlich zu öffnende Kleidung eine zu lange Zeitspanne bedeuten. Zur Klärung der Ursachen dieser Form der Inkontinenz ist daher die genaue Erforschung der Umstände des »Inkontinentseins« besonders wichtig.

▶ **Therapie.** Nach diesen Ursachen und Situationen muss sich auch die Behandlung richten. Drei Therapieansätze sind wichtig:

- Anpassung der äußeren Umstände,
- regelmäßiges Toilettentraining,
- medikamentöse Behandlung.

Vorrang hat die ideale Anpassung der äußeren Umstände, um so eine Inkontinenz des älteren und behinderten Menschen durch ungeeignete räumliche Bedingungen oder ungeeignete Kleidung auszuschließen.

Bei Verdacht auf eine krankhafte Veränderung (z.B. immer wiederkehrende Harnwegsinfekte) sollte gezielt nach Gewächsen in der Harnblase gesucht werden, die hierfür erforderliche Harnröhrenspiegelung ist sicherlich unangenehm, aber zumutbar und sinnvoll. Harnblasentumoren können gut und nahezu in jedem Alter behandelt werden.

Harnwegsinfekte müssen auch im höheren und hohen Alter konsequent abgeklärt und dann ggf. unter Medikamentengabe ausgeheilt werden. Gerade im höheren Alter muss hierbei unbedingt an eine ausreichende Trinkmenge gedacht werden. Die mögliche Nebenwirkung neuerer Antibiotika (z.B. Gyrasehemmer), die gerade im höheren Alter eine erhebliche Rolle spielen können, sind hierbei zu beachten.

Ebenso muss bedacht werden, dass ein überschießender Harndrang, der durch eine Blasenentzündung verstärkt oder ausgelöst wurde, oft länger bestehen bleibt als die eigentliche Entzündung.

Ein wichtiger Therapieansatz bei der Dranginkontinenz ist das regelmäßige Toilettentraining. Durch regelmäßiges Aufsuchen der Toilette »nach der Uhr« und ausreichend Ruhe zum Wasserlassen kann ein fester zeitlicher Rhythmus des Wasserlassens eingeübt und so der plötzlich überschießende Harndrang vermieden werden (Abb. 5.83). Der Drang zum Wasserlassen in dieser vorgeplanten »Situation« kann u.a. durch das Laufenlassen von Wasser im Badezimmer oder durch das Eintauchen einer Hand in kühles Wasser verstärkt werden.

Ein weiterer Therapieansatz ist es, mit Hilfe von Medikamenten den überschießenden Reflex zur Blasenentleerung zu unterdrücken. Diese Medikamente, z.B. Dridase, Spasmex u.a., wirken über eine Dämpfung bestimmter Anteile des unwillkürlichen Nervensystems und haben entsprechende Nebenwirkungen. Besonders quälend können hierbei Mundtrockenheit (Vorsicht

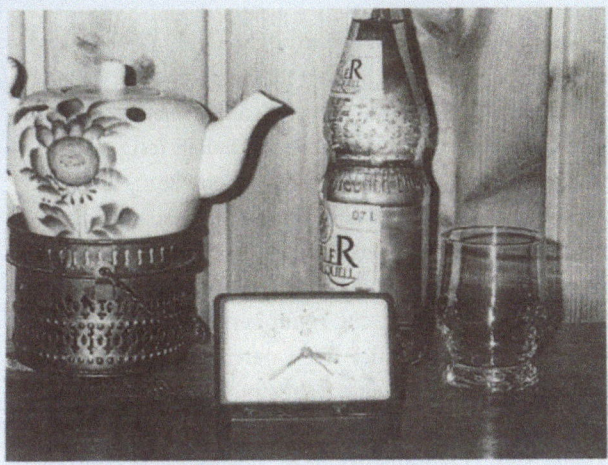

Abb. 5.83. Toilettengang »nach der Uhr«

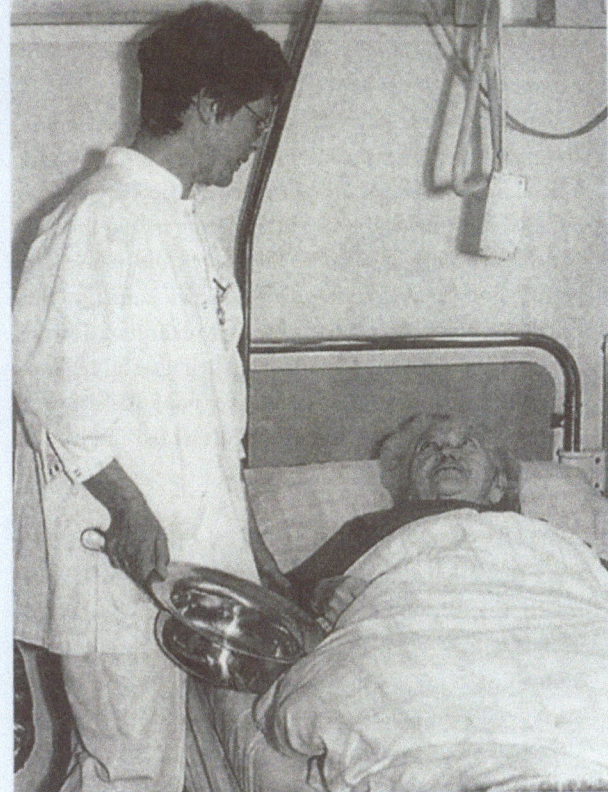

▶ **Abb. 5.84.** Die Benutzung eines Toilettenstuhls neben dem Bett ist wesentlich sinnvoller als die Benutzung einer Toilettenschüssel

bei Gebissträgern – Verletzungsgefahr!) und Verstopfung sein. In Einzelfällen kann sogar eine Verwirrtheit nach Einnahme dieser Medikamente eintreten, auch eine mögliche Restharnbildung muss ausgeschlossen werden. In dem in der Blase längere Zeit verbleibenden Harn können sich Bakterien ideal vermehren und so wiederum zum Harnwegsinfekt führen. Unter exakter Kontrolle sind Medikamente jedoch oft sehr hilfreich bei der Behandlung der Dranginkontinenz.

Überlaufinkontinenz (Urgeinkontinenz)

▶ **Ursache.** Bei der Überlaufinkontinenz füllt sich die Blase, bis die Aufnahmekapazität überschritten ist und es zum »Überfließen« des Blaseninhalts kommt. Ursache für diese Überfüllung können sein:
- eine Schwäche,
- ein Ausfall der Austreibungsfunktion der Blasenmuskulatur oder
- ein erheblicher, aber inkompletter Harnröhrenverschluss.

Typische Grundkrankheiten, die eine Schwäche der Austreibungsfunktion der Blasenmuskulatur bewirken können, sind bestimmte Formen des Schlaganfalls, besonders aber eine langjährige Zuckerkrankheit. Dies führt zu einer Schädigung der zur Austreibung erforderlichen Nerven bzw. ihrer Informationsweiterleitung an die Muskulatur.

Klassische Ursachen eines Harnröhrenverschlusses sind beim älteren Mann Vergrößerung der Vorsteherdrüse (Prostata). Bei der Frau kann es besonders beim Wasserlassen im Liegen (Wasserlassen auf der Bettpfanne) zu einem Harnverhalt kommen, da sich der Blasenausgang relativ höher als der Blasenboden befindet. Eine gewisse Schwäche der Blasenentleerungsmuskulatur kann sich so zu einem kompletten Harnverhalt und daraus resultierender Überlaufblase entwickeln. In diesen Fällen ist eine dauernde Harnableitung durch einen Blasenkatheter nicht sinnvoll, vielmehr muss das Wasserlassen auf dem Toilettenstuhl sitzend durchgeführt werden (Abb. 5.84). Für den älteren Mann mit vergrößerter Prostata ist es häufig hilfreich, das Wasserlassen in absoluter Ruhe und mit ausreichender Zeit durchzuführen. Damit lässt sich häufig für gewisse Zeit ein operatives Vorgehen vermeiden.

Bei der Überlaufinkontinenz kommt es oft zu einem stetigen, aber geringen Harnfluss ohne Kontroll- oder Einflussmöglichkeit. Zusätzlich haben die Betroffenen gerade im Frühstadium der Erkrankung häufig unklare Bauchbeschwerden. Ursache hierfür ist die erhebliche Verdrängung benachbarter Organe; dies kann im Einzelfall bis zur Luftnot oder zur Darmlähmung führen. Bei der Untersuchung fällt die erheblich überfüllte Blase als prall tastbarer »Unterbauchtumor« auf. Bei deutlich übergewichtigen Betroffenen kann dieser Befund jedoch schwer zu erheben sein.

▶ Therapie. Regelmäßig liegt bei der Überlaufinkontinenz eine erhebliche Restharnmenge nach dem Wasserlassen vor. Die Ultraschalluntersuchung ist besonders geeignet, hier wiederholt Kontrollen durchführen zu können. Stets muss sich eine sorgfältige urologische, evtl. auch gynäkologische Untersuchung anschließen, um die Ursachen möglicherweise auch operativ anzugehen. Für eine Übergangszeit kann in Einzelfällen hier die Versorgung mit einer künstlichen Harnableitung erforderlich werden, da große Mengen gestauten Harns – wie bereits erwähnt – ein idealer Nährboden für Infektionen sind. Bei längerfristiger Harnableitung ist die Form der Ableitung durch die Bauchdecke (suprapubischer Blasenkatheter) stets der Ableitung durch die Harnröhre (transurethraler Katheter) vorzuziehen. Die Entzündungsgefahr ist bei der suprapubischen Ableitung deutlich geringer. Bei Betroffenen mit Nervenschädigungen, die zur Blasenaustreibungsschwäche führen (z.B. langjährige Zuckerkrankheit, Schlaganfall), aber auch bei nichtoperablen Vergrößerungen der Vorsteherdrüse kann in bestimmten Fällen auch eine lebenslange Harnableitung erforderlich werden. Auch hier ist der Form der suprapubischen Ableitung der Vorrang zu geben.

Nach Versorgung mit jeder der möglichen Formen eines Dauerkatheters soll stets versucht werden, Betroffene im Umgang mit dem Dauerkatheter anzuleiten, um so auch das Leben mit einer Dauerharnableitung selbständig gestalten zu können. Auch im hohen Alter ist dies durchaus erreichbar, erfordert aber von allen Beteiligten viel Geduld und Disziplin.

Bei altersverwirrten Patienten kann eine Dauerharnableitung eine erhebliche Verletzungsgefahr darstellen. Diese Dauerharnableitungen werden meist in der Blase durch einen mit Flüssigkeit gefüllten Ballon festgehalten. Bei zu starkem Zug an dem Dauerkatheter kann es so zu erheblichen Verletzungen kommen. In besonders problematischen Situationen sollte daher überlegt werden, suprapubische Ableitungen ohne Ballon zu legen und den Dauerkatheter an der Hautoberfläche anzuheften. So sind Verletzungen der Blase durch Manipulationen unwahrscheinlich und eine Hautwunde gut behandelbar.

In der Mehrzahl aller Inkontinenzfälle ist jedoch durch gute Inkontinenzhilfen, insbesondere ausreichende saugfähige Vorlagen, aber auch andere Hilfsmittel wie Kondomurinal die Möglichkeit geschaffen, eine Dauerversorgung mit einem Katheter zu vermeiden und dennoch eine »Gesellschaftsfähigkeit« zu erhalten bzw. wieder herzustellen.

Leider ist es nicht in jedem Fall möglich, die Harninkontinenz sicher einer der beschriebenen Formen zuzuordnen, es gibt zahlreiche Mischformen und beispielsweise tumorbedingte Sonderformen. Eine gezielte Untersuchung, vor allem genaues Erfragen der Umstände einer Inkontinenz, Ultraschall- und Harnuntersuchungen führen jedoch in aller Regel zu einem Hinweis auf die Ursache und zeigen somit die Möglichkeit zur Behandlung auf.

Wichtig ▼
Es müssen vor allem immer wieder »äußere« Umstände bedacht werden, die eine Inkontinenz vortäuschen, speziell:
▶ weite Wege zur Toilette,
▶ Gehbehinderung und
▶ ungeeignete Kleidung.
Bei entsprechender Änderung lassen sich diese Faktoren als Ursache für eine Inkontinenz leicht vermeiden.

5.17.2 Stuhlinkontinenz

Prinzipiell führt die Füllung des Enddarms mit Stuhl zu einer reflektorischen Anspannung der Enddarmverschlussmuskulatur. Ab einem gewissen Füllungszustand kommt es dann zu einer reflektorischen Lockerung der Verschlussmuskulatur des Enddarms und zu einer Anspannung der Enddarmmuskulatur, die zum Auspressen der Stuhlsäule führt. Das Auspressen wird durch Anspannung der Bauchmuskulatur unterstützt, fördernd für eine Entspannung der Verschlussmuskulatur ist eine bequeme Toilettensitzposition bei ausreichender Umgebungswärme.

Die Stuhlinkontinenz, d.h. die Unfähigkeit, Stuhlgang ausreichend zu kontrollieren, ist seltener als die Harninkontinenz. Einschneidender als die Harninkontinenz bedeutet die Stuhlinkontinenz durch begleitende Geruchsbelästigung und andere Probleme für Betroffene oft eine zunehmende soziale Isolierung. Stuhlinkontinenz ist eine nicht seltene Begleiterscheinung bei Altersverwirrtheit. Daher ist die Zahl von Pflegeheimbewohnern mit Harn-, besonders aber mit Stuhlinkontinenz überproportional hoch zur Zahl der insgesamt Betroffenen im hohen Alter.

▶ **Ursache und Therapie.** Auch bei der Stuhlinkontinenz müssen prinzipiell verschiedene Ursachen unterschieden werden, da sie einen unterschiedlichen Behandlungsansatz zeigen:
- Schwäche der Verschlussmuskulatur und Störungen des Verschlussreflexes,
- durchfallartiger Stuhlgang oder entzündete Darmschleimhaut,
- Abführmittel,
- Stuhlverstopfung,
- situationsbedingte Inkontinenz,
- Altersverwirrtheit.

Eine Schwäche der Verschlussmuskulatur des Enddarms kann nach Schlaganfall in einer bestimmten Region der Großhirnrinde (Mantelkantenregion) eintreten; aber auch nach bestimmten Operationen im Enddarmbereich bzw. im Rahmen von Tumorleiden kann die Wirkung der Enddarmschließmuskeln herabgesetzt bzw. aufgehoben sein. Dies zeigt sich u.a. durch eine Untersuchung des Enddarms mit dem handschuhgeschützten Finger, hier ist eine deutlich herabgesetzte Anspannung des Enddarmverschlussrings zu tasten.

Nach einem Schlaganfall kann auch die Empfindung für einen Stuhlgang so gestört sein, dass ein reflektorisches Anspannen der Verschlussmuskulatur unterbleibt.

Eine umschriebene Schädigung der Wirbelsäule kann ebenfalls zu Empfindungsstörungen des Darmausgangsbereichs und so zu Störungen des Verschlussreflexes führen. Auch dies ist durch einfache Untersuchung zumindestens ansatzweise zu erkennen.

Von dieser Form der Stuhlinkontinenz sind solche Ursachen der Stuhlinkontinenz strikt zu trennen, die in der Beschaffenheit des Stuhls oder in einem Entzündungszustand der Darmschleimhaut liegen. Flüssiger durchfälliger Stuhlgang ist ein typisches Beispiel für eine solche Situation. Hier kann der Betroffene keinen ausreichenden Verschluss der Enddarmmuskulatur aufbauen, es kommt zur »Schmierinkontinenz«.

Ursache hierfür kann zum einen ein an sich banaler Magen-Darm-Infekt sein. Zu vernachlässigen ist Durchfall für ältere Menschen nie, da dieser zu problematischen Wasser- und Mineralstoffverlusten führen kann.

Als weitere Ursache für durchfälligen, flüssigen Stuhlgang muss an eine Kolitis (Entzündung der Darmwand) gedacht werden. Gerade im Alter kann dies die Folge einer Antibiotikatherapie (z.B. bei Bronchitis oder Harnwegsinfekten) sein. Auch im Alter sollte an Nahrungsmittelunverträglichkeiten oder eine Colitis ulcerosa (geschwürige Darmwanderkrankung) unklarer Ursache gedacht werden. Dies besonders, falls die Durchfälle häufiger oder anhaltend auftreten. Hier sind gezielte Stuhluntersuchungen, evtl. auch eine Spiegelung des Dickdarms mit Gewebeentnahme erforderlich. Die Therapie ist dann medikamentös, oft gekoppelt mit Einläufen oder Zäpfchen und mit Schonkost.

Häufig übersehen ist die übermäßige Einnahme von abführenden Medikamenten als Ursache für dünnflüssigen Stuhl und eine daraus resultierende Inkontinenz. Betroffene, die regelmäßig abführende Medikamente, z.T. schon seit Jahren, einnehmen, sind an solche Präparate derart gewöhnt, dass sie diese im Gespräch mit dem Arzt nicht für erwähnenswert halten. Bei routinemäßigen Nachfragen nach eingenommenen Medikamenten werden Abführmittel praktisch nie erwähnt. Diese sollte der Arzt daher im Gespräch immer gezielt erfragen.

Die langjährige Einnahme von bestimmten Abführmitteln (ausgenommen sind hiervon praktisch nur quellende Stoffe, welche die Stuhlmenge erhöhen), können zu einer Darmlähmung führen, die ihrerseits wiederum eine regelmäßige Einnahme von Abführmitteln erforderlich macht. In solchen Fällen muss bedacht werden, dass auch Abführmittel trotz ihrer sicherlich nachteiligen Nebenwirkungen (Wasser- und Mineralstoffverlust, evtl. Zerstörung der Darmflora) nicht plötzlich und ersatzlos abgesetzt werden dürfen.

Eine weitere, oft übersehene Ursache für Schmierinkontinenz bei durchfälligem Stuhl ist die Stuhlverstopfung. Auch wenn dies im ersten Moment unsinnig erscheinen mag, zeigt es sich doch immer wieder, dass bei anhaltender Verstopfung die Dickdarmwand von festen Stuhlbestandteilen so intensiv ausgekleidet wird, dass eine Flüssigkeitsabsonderung, die sonst im Dickdarm stattfindet, nicht mehr gelingen kann. Der dünnflüssige Dünndarmstuhl fließt daher ständig ungestört über einen kleinen zentralen »Dickdarmkanal« ab. Auch hier kann die Fingeraustastung das Enddarms durch Arzt oder Pflegekräfte wichtige Hinweise geben.

Wichtig ▼
Da die Stuhlinkontinenz ein großes soziales Problem für die Betroffenen bedeuten kann, ist eine sehr gezielte Abklärung auch im Alter sinnvoll und erforderlich.

Bei unklarer Ursache sollte stets eine intensive Darmreinigung angestrebt werden, wobei die Kreislaufbelastung durch Abführmaßnahmen beachtet werden muss. Wenn trotz Darmreinigung und intensiver Untersuchung keine erhebbare Ursache für durchfällige Stühle gefunden werden können, ist auch an eine Versorgung mit Analtampons (Tampons für den Enddarm) zu denken.

Stuhlinkontinenz, insbesondere bei fest geformten Stühlen, kann aber auch situationsbedingt sein. So können manche (bettlägerige) ältere Menschen sich aufgrund eines Schlaganfalls nicht ausreichend verständlich machen, oder die Hilfe ist nicht ausreichend schnell zur Stelle.

Darüber hinaus muss als mögliche Ursache für eine Stuhlinkontinenz auch an eine Altersverwirrtheit als ein zugrunde liegendes Problem gedacht werden.

Diese Diagnose erfordert aber Bestätigung bzw. Ausschluss durch weiter gehende Untersuchungen und darf auf keinen Fall unangemessen früh gestellt werden.

Zuletzt sollen noch Krampfadern im Bereich des Enddarms (Hämorrhoiden) erwähnt werden; sie können – durch verschmutzte Wäsche – eine Stuhlinkontinenz vortäuschen. Hämorrhoiden können erhebliche Schmerzen verursachen und werden dem Arzt häufig aus Scham verschwiegen.

5.17.3 Unterstützende Maßnahmen, um wieder kontinent zu werden

Tritt das Unvermögen, Blase und Darm zu kontrollieren, plötzlich auf, ist die Wahrscheinlichkeit sehr groß, dass sich der Betroffene sowieso wegen des auslösenden akuten Ereignisses in ärztlicher Behandlung bzw. sogar im Krankenhaus befindet (Schlaganfall, Wirbelkörperfraktur mit Lähmungserscheinungen) und eine Behandlung somit gesichert ist.

Stellen sich die Probleme schleichend über einen längeren Zeitraum ein (Zuckerkrankheit, Altersverwirrtheit), wird die Inkontinenz häufig verschwiegen. So verständlich die Schamgefühle und Ängste der Betroffenen sind – sie sollten sie unbedingt überwinden und sich dem Arzt und auch besonders nahe stehenden Personen anvertrauen und mit ihnen darüber sprechen. Schließlich handelt es sich ja nicht um eine Charakterschwäche, sondern um die Symptome einer Erkrankung. Außerdem kann eine Behandlung und Beratung erst dann erfolgen, wenn die Inkontinenz bekannt ist und nach den Ursachen geforscht wurde.

Kontinenztraining

Neben den beschriebenen Behandlungsmöglichkeiten je nach Form der Inkontinenz können auch Maßnahmen nichtmedizinischer Art erheblich dazu beitragen, dass die Kontrolle über die Ausscheidungsfunktionen wiedererlangt wird.

Die im Folgenden zusammengestellten Aspekte eines sog. Kontinenztrainings bei der Urininkontinenz verbessern sowohl die Aufmerksamkeit des Betroffenen als auch das Umgehen damit, wenn eine Heilung nicht möglich ist. Zur Durchführung des Kontinenztrainings ist vielleicht zeitweise die Unterstützung von Angehörigen oder von Fachpersonal erforderlich:

Praxis-Tipp ▼
▶ Im Abstand von 2 Stunden die Toilette aufsuchen, auch wenn kein Harndrang besteht (Wecker stellen!).

- In der Nacht evtl. Toilettenstuhl oder Urinflasche benutzen, um lange Wege zu vermeiden.
- Bequeme, leicht zu öffnende Kleidung auswählen, besonders zu eng anliegende Kleidung mit komplizierten Verschlüssen und engen Gummibünden vermeiden. Tagsüber reichlich trinken.
- Ein Stunde vor dem Zubettgehen nichts mehr trinken.
- Im Bett immer eine – etwas zu große – Unterhose tragen, damit der Unterkörper gut gespürt wird, auch evtl. Nässe durch Urin wird dadurch eher erspürt.
- Harntreibende Getränke (Kaffee, Tee, Apfelsaft, Bier) vor geplanten Aktivitäten außerhalb der Wohnung vermeiden.
- Bettsocken tragen: warme Füße – gesunde Blase.

Ein entsprechendes Toilettentraining bei Stuhlinkontinenz sollte beinhalten:

Praxis-Tipp ▼
- Regelmäßiger Toilettengang ein- bis zweimal/Tag zu festgelegten Zeiten,
- bequemer Toilettensitz,
- warme Außenumgebung,
- kein »Antreiben«,
- klares Kennzeichnen der Toilette und Wegbeschreibung.

In Krankenhäusern und Alten- und Pflegeheimen beobachtet man häufig, dass auch die sozialen Kontakte und die Umgebung, in der Menschen mit Urin- oder Stuhlinkontinenz leben, einen erheblichen Einfluss haben: Das Umfeld ganz allgemein kann bei der Bewältigung der Inkontinenz helfen oder sie – im Gegenteil – sogar noch fördern. So ist z. B. auffällig, dass bei vielen inkontinenten Heimbewohnern an einem Ausflugtag »nichts passiert«: Sie sind angeregt und unternehmungslustig, haben sich schick angezogen, sitzen eng mit anderen Bewohnern zusammen im Bus oder im Lokal. Es ist ihnen ausgesprochen wichtig, gut auszusehen, gut zu riechen, keine Umstände zu machen, den Tag zu genießen. Die meisten anderen Tage hingegen sind vielleicht sehr arm an körperlichen und psychischen Anregungen, die Aufmerksamkeit ist herabgesetzt. In einer ähnlichen Lage befinden sich (ältere) Menschen im Krankenhausbett oder relativ isoliert lebend alleine in ihrer Wohnung.

Im Zusammenhang mit bereits erwähnten Erkrankungen wie dem Schlaganfall kann es dann sein, dass Harn- oder Stuhldrang, Nässe oder Stuhl am Körper und in der Wäsche nicht oder nicht rechtzeitig wahrgenommen werden.

Wichtig ▼
Ein anregendes Milieu, befriedigende soziale Kontakte und angemessene Hilfsmittel sind die Voraussetzungen für ein Kontinenztraining, ja auch für manche medizinischen Behandlungsmaßnahmen.

Harnableitende und -aufsaugende Systeme

Die beiden möglichen Formen der künstlichen Harnableitung wurden bereits erwähnt: die Ableitung durch die Harnröhre mittels transurethralem Blasenkatheter und die Ableitung durch die Bauchdecke mittels suprapubischem Katheter. Ein Blasenkatheter muss – vorübergehend oder auf Dauer – gewählt werden, wenn z. B. der Betroffene ein Druckgeschwür hat, welches ansonsten immer wieder mit Urin in Berührung käme. Auch eine schwere Hautreizung oder eine große Unbeweglichkeit, z. B. massives Übergewicht bei schwerer Erkrankung oder Behinderung, können einen Katheter erforderlich machen. Absolut notwendig ist der Blasenkatheter bei dauerndem Harnverhalt.

Für viele inkontinente ältere Menschen ist es jedoch völlig ausreichend, ein harnaufsaugendes oder -auffangendes System zu benutzen. Urinauffangende Systeme gibt es für Männer und Frauen: Urindeflektoren bzw. Kondomurinale mit Ableitungsschlauch und Auffangbeutel zum Befestigen am Bein.

Handhabung und Sicherheit sind jedoch nicht immer zufriedenstellend. Daher benutzen sehr viele Betroffene aufsaugendes Einmalmaterial. Diese Slips und Einlagen gibt es in vielen verschiedenen Größen und Zuschnitten, so dass je nach Urinmengen, äußerem Anlass und nicht zuletzt nach Geschlecht das passende Material ausgewählt werden kann (hierfür ist in der Regel Fachberatung erforderlich). Da die Haut mit Urin in Berührung kommt und außerdem ein gewisser Wärme- und Feuchtigkeitsstau durch das Einmalmaterial unvermeidlich ist, muss sie penibel beobachtet und gepflegt werden. Über auftretende Hautveränderungen und Juckreiz sollte mit dem Arzt gesprochen werden.

Praxis-Tipp ▶ Inkontinenzmaterial kann prinzipiell vom Arzt verordnet werden; die Rezeptaufschrift sollte eine Begündung enthalten.

Zu den Inkontinenzmaterialien zählen:
- Katheter,
- Urinal,
- Urin- und Stuhlauffangbeutel,
- Kondomurinal,
- Fixationshilfen,
- Unterlagen,
- Vorlagen,
- Windeln,
- Windelhosen.

5.18 Dekubiti (Druckgeschwüre)

Definition ▼
Unter einem Dekubitus (Druckgeschwür) versteht man eine durch Druckeinwirkung mit Kompression von Blutgefäßen und lokaler Minderdurchblutung hervorgerufene Gewebestörung meist der Haut und des Unterhautgewebes, die zu einer Unterbrechung der Hautkontinuität (Mazeration) und zum Absterben von Gewebe (Nekrose) und oft zu Infektionen führt.

5.18.1 Verschiedene Ursachen

Entscheidender Faktor bei der Entstehung eines Dekubitus ist die Drucküberlastung des Gewebes. Diese kann durch verschiedene Ursachen begünstigt werden:
- Bettlägerigkeit,
- anhaltend ungünstige Sitzposition,
- Sensibilitätsstörungen,
- unzureichende Nahrungs- und Flüssigkeitszufuhr,
- Lähmungen,
- Depression,
- Unkenntnis.

Bettlägerigkeit

Entscheidende Faktoren für die Ausbildung von Druckgeschwüren sind die Zeitdauer eines einwirkenden Drucks und die Stärke des Auflagedrucks auf die Unterlage. Ständig bettlägerige Menschen sind besonders stark gefährdet, ein Druckgeschwür zu entwickeln. Im Pflegedienst sind deshalb eingehende Kenntnisse der entsprechenden Lagerungstechniken essentiell notwendig.

Anhaltend ungünstige Sitzposition

Auch im Sitzen können Druckgeschwüre entstehen. Dies gilt besonders für Menschen, die wegen einer anderen Erkrankung (z.B. eines früheren Schlaganfalls) weitgehend auf einen Rollstuhl angewiesen sind. Hier ist eine genaue Anpassung (Abmessungen, Sitzeinlagen) durch eine Ergotherapeutin notwendig, um das Risiko zu verringern, verbunden mit weiteren Maßnahmen der Druckentlastung.

Sensibilitätsstörungen

Durch unterschiedliche Erkrankungen, z.B. durch einen früheren Schlaganfall oder durch Diabetes mellitus, kann die Schmerzempfindung herabgesetzt sein. Dies führt dazu, dass Überlastungen des Gewebes nicht frühzeitig bemerkt und die Liege- oder Sitzposition zu selten verändert und damit der Entstehung eines Druckgeschwürs Vorschub geleistet wird.

Unzureichende Nahrungs- und Flüssigkeitszufuhr

Alte Menschen haben meist nur noch ein geringes Durstgefühl und nehmen daher viel zu wenig Flüssigkeit zu sich. Dies wird manchmal bei eingeschränkter Beweglichkeit durch Furcht vor vermehrten Toilettengängen oder gestörter Blasenkontrolle (Urininkontinenz) verstärkt (»abends trinke ich nichts mehr, weil ich in der Nacht nicht schnell genug zur Toilette komme«).

Auch die Ernährung alter Menschen ist nicht immer ausgewogen. Dadurch kommt es zu einer verminderten mechanischen Belastbarkeit der Haut mit entsprechenden Risiken für die Entstehung eines Dekubitus.

Lähmungen

Lähmungen unterschiedlicher Ursache führen einerseits zu einer Abnahme des Weichteilpolsters über Knochenvorsprüngen (Muskelschwund) und mindern andererseits die Beweglichkeit und damit die Fähigkeit, den auf den gefährdeten Stellen lastenden Druck zu verringern.

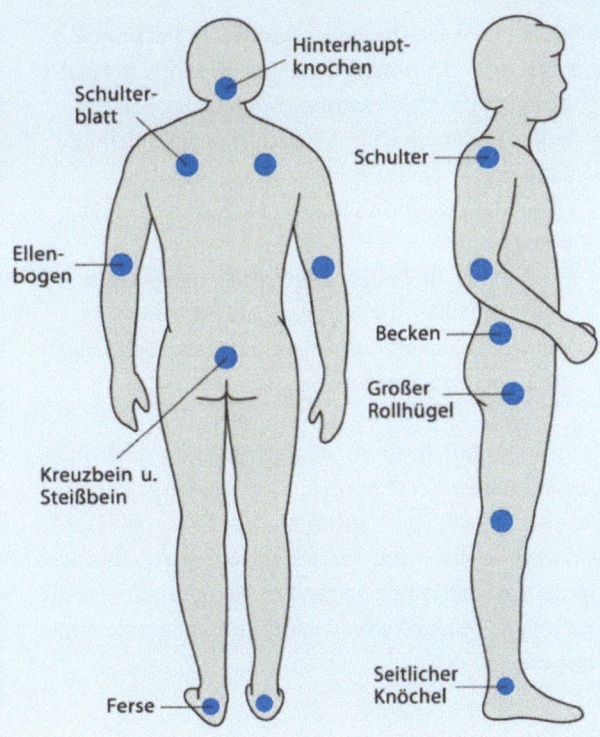

Abb. 5.85. Besonders gefährdete Körperstellen

Nicht selten sind Lähmungserscheinungen auch mit Störungen des Druck- und Schmerzempfindens kombiniert.

Depression

Depressiv verstimmte Menschen fühlen sich oft innerlich leer und starr, es fehlt der innere Antrieb zu Unternehmungen. So verharren sie oft stundenlang in unveränderter Position und überlasten damit das Gewebe.

Unkenntnis

Eine häufige Ursache in der Entstehung von Dekubitalgeschwüren besteht in der mangelnden Aufklärung von Patienten und pflegenden Angehörigen. Oftmals erfahren die Betroffenen erst dann von der Notwendigkeit häufiger Lagewechsel, wenn das Geschwür bereits entstanden ist (Abb. 5.85). Doch auch beim Fachpersonal lassen die Kenntnisse manchmal zu wünschen übrig. Dabei besteht für Pflegedienstmitarbeiter auch ein forensischer Aspekt: Das Entstehen eines Dekubitus an manchen Stellen, z.B. über dem Trochanter major, wird als Kunstfehler gewertet!

5.18.2 Erste Anzeichen: Schmerz und Hautrötung

Jedes längere Aufliegen auf gefährdeten Bezirken muss bereits als drohendes Druckgeschwür verstanden werden. Auch ohne jegliches sichtbares Zeichen an der Haut müssen Schmerzäußerungen des Patienten sehr ernst genommen werden und zu sofortigen Maßnahmen Anlass geben.

5.18.3 Vollbild der Erkrankung

Beim Vollbild der Erkrankung zeigen sich Hautschäden, die von oberflächlichen Abschürfungen bis hin zu tiefen Gewebedefekten reichen können.

Stadieneinteilung bei der Entstehung von Druckgeschwüren

Die Entstehung von Druckgeschwüren wird in 4 Stadien eingeteilt, die sich wie folgt unterscheiden:

- **Stadium I.** Anzeichen eines drohenden Dekubitus.
- **Stadium II.** Zur Rötung der Hautstelle tritt ein Hautdefekt hinzu. Dabei kann es sich um eine Blasenbildung oder um eine oberflächliche Abschürfung handeln.
- **Stadium III.** Es sind auch tiefere Schichten der Haut betroffen.
- **Stadium IV.** Die Gewebezerstörung erreicht noch tiefere Schichten als das Unterhautfettgewebe. Es können Muskulatur und im schlimmsten Falle sogar der Knochen betroffen sein.

Stadium I kann noch als Anzeichen eines drohenden Dekubitus aufgefasst werden: Über einem gefährdeten Bezirk zeigt sich eine Hautrötung, ohne dass ein Hautdefekt nachweisbar wäre. Diese Hautrötung verschwindet nach Druckentlastung folgenlos. Dagegen müssen die Stadien II–IV einem Vollbild der Erkrankung zugeordnet werden.

Wichtig ▼
Vorbeugen ist besser als heilen!

5.18.4 Möglichkeiten der Behandlung und Vorbeugung

Die Behandlung eines einmal entstandenen Dekubitalgeschwürs ist aufwendig und dauert lange. Deshalb ist eine konsequente Vorbeugung sehr wichtig, die oft durch geeignete Lagerungstechniken möglich ist. Folgende prophylaktische Maßnahmen können ergriffen werden:
- Druckentlastung,
- Durchblutungsförderung,
- Hautpflege,
- allgemeine Maßnahmen,
- chirurgische Maßnahmen, Infektionsprophylaxe.

Druckentlastung

Da besonders die Druckbelastung der Haut (an exponierten Stellen) für die Entstehung eines Druckgeschwürs verantwortlich ist, kommt der Entlastung der gefährdeten Hautbezirke eine besondere Bedeutung zu. Kranke, die eingeschränkt bewegungsfähig sind und sich spontan nur wenig bewegen, müssen sich angesichts der großen Gefahr, die ein Druckgeschwür darstellt, Bewegung und Lagewechsel bewusst vornehmen und sie fest in ihren Tagesablauf einplanen. Sie sollten im Bett häufig die Lage wechseln und überhaupt das Bett nur für die Nachtruhe und evtl. für einen Mittagsschlaf nutzen, darüber hinaus jedoch tagsüber nicht liegen.

Wer gezwungen ist, viele Stunden zu sitzen (beispielsweise in einem Rollstuhl), sollte seine Sitzposition immer wieder aktiv verändern oder sich dabei helfen lassen. Am besten ist es, zwischendurch immer einmal wieder ein paar Schritte zu gehen oder – wenn dies nicht möglich ist – an einem geeigneten Haltepunkt in der Wohnung kurz aufzustehen. Hierzu eignet sich ein festmontierter Haltegriff im Badezimmer, ein Handlauf im Flur, eine etwas höhere Kommode oder eine für diese Zwecke angeschaffte Sprossenwand.

Praxis-Tipp ▶ Antidekubitussitzkissen und -matratzen spielen in der Vorbeugung und Therapie erst dann eine Rolle, wenn häufige Lagewechsel und aktive Bewegung nicht möglich sind bzw. durch das Vorhandensein spezieller Risikofaktoren diese Aktivitäten alleine nicht ausreichen.

Schwerkranke und bewegungsunfähige Patienten, die für eine längere oder auf unabsehbare Zeit im Bett liegen, müssen spätestens alle 2 Stunden schonend umgelagert werden – auch nachts. Bei der Umlagerung selbst müssen Reibung und Zerrung der gefährdeten Hautbezirke unbedingt vermieden werden. Empfehlenswert ist, die Lagewechsel nach diesem Schema vorzunehmen: Rückenlage – rechte Seitlage 30° – Rückenlage – linke Seitlage 30° – Rückenlage usw. Je nach betroffener Körperstelle ergeben sich zusätzliche Erfordernisse, beispielsweise bei einem Druckgeschwür an der Ferse. Es ist dringend erforderlich, dass sich pflegende Angehörige den Lagewechsel und die korrekte Lagerung von einer Pflegefachkraft (Sozialstation, ambulanter Pflegedienst) zeigen lassen. Vielleicht ist auch der Einsatz eines Pflegehilfsmittels sinnvoll, um den Vorgang für alle Beteiligten angenehmer zu gestalten bzw. die Haut des Betroffenen zu schonen (Gleitmatte, Hebekissen). Zur Unterstützung bzw. Optimierung der Maßnahmen kann bei besonderer Gefährdung bzw. bei schon bestehendem Druckgeschwür eine spezielle Matratze erforderlich sein (Wechseldruckmatratze, superweiche Matratze, Schaumstoffmatratze, Schaffell, Gelkissen).

Praxis-Tipp ▶ Die beste Vorbeugung eines Druckgeschwürs im Alter: Bettlägerigkeit vermeiden!

Oftmals liegen alte Menschen tagsüber im Bett, weil sie deprimiert sind, keinen Lebenssinn sehen, keine Aufgaben und Interessen haben, unter Schmerzen leiden, sich schwach fühlen und weil ihnen jede Bewegung schwer fällt. Chronisch kranke und behinderte Ältere verbringen nur deshalb manchmal ihre Tage im Bett, weil niemand den Angehörigen beisteht oder sie angeleitet hat, wie das Umsetzen vom Bett in einen Rollstuhl vonstatten geht. Oder es fehlt an geeigneten Hilfsmitteln, die ein Umsetzen und ein beschwerdefreies Aufsein über mehrere Stunden ermöglichen (Hebegeräte, angepasster Rollstuhl, rollstuhlgerechte Toilette). So ist ein scheinbar unvermeidliches Druckgeschwür oft nur deshalb entstanden, weil es am rechten »Management« und an fachlich versierter Hilfe fehlte.

Durchblutungsförderung

Durchblutungsfördernden Maßnahmen kommt, entgegen früheren Annahmen, eine ganz untergeordnete Bedeutung zu. Für den Betroffenen sind Einreibungen der Haut und leichte Massagen sicher angenehm, sie haben jedoch lediglich ergänzenden Wert. Auch hier ist die Wahl der Mittel mit Pflegefachkräften zu besprechen. Einreibemittel mit einem hohen Alkoholanteil, z.B. Franzbranntwein, trocknen die Haut eher aus als ihre natürliche Schutzfunktion zu unterstützen.

Hautpflege

Anders ist es mit der gezielten Hautpflege. Ihr kommt eine große ergänzende Bedeutung zu, da die Haut mit zunehmendem Alter dünner und trockener und dadurch verletzungsanfälliger wird. Durch bestimmte Erkrankungen wird die Verletzungsanfälligkeit zusätzlich stark erhöht: Stoffwechselerkrankungen, Mangelernährung, Feuchtigkeit durch Schweiß oder Urin, Mangeldurchblutung durch Arteriosklerose und Sensibilitätsstörungen (Zuckerkrankheit, Schlaganfall) stellen besondere zusätzliche Risiken dar. Eine tägliche Reinigung mit purem Wasser oder pH-neutralen Seifen und gründliches, aber schonendes Abtrocknen sind die Basis. Die Rückfettung der Haut sollte durch Hautschutzsalben unterstützt werden, die Wirkstoffe wie Lanolin oder Lebertran enthalten. Bereits bestehende Dekubiti werden heute in der Regel bei sauberem Wundgrund mit Hydrokolloid-Verbänden versorgt.

Allgemeine Maßnahmen

Eine sorgfältige Behandlung der Grunderkrankung, die die Immobilität verursacht, sollte selbstverständlich sein. Oft wird jedoch nicht nach der Grunderkrankung gesucht, weil der Zustand der Immobilität mit dem vielleicht hohen Alter des Betroffenen ausreichend erklärt scheint. Bessern sich Krankheits- und Allgemeinzustand, bestehen gute Aussichten, einem Druckgeschwür vorzubeugen bzw. einen bestehenden Dekubitus rasch zum Abheilen zu bringen.

Allgemein sollten alle beteiligten Mitarbeiter und die pflegenden Angehörigen auf eine ausgewogene Ernährung und ausreichendes Trinken achten. Eventuell muss die erforderliche Trinkmenge mit dem behandelnden Arzt abgesprochen und für ein paar Tage protokolliert werden.

Chirurgische Maßnahmen, Infektionsprophylaxe

Bei tiefen Druckgeschwüren im Stadium IV (Zerstörung tiefer Gewebeschichten) muss abgestorbenes Gewebe (dieses sieht meist schwarz aus) entfernt werden, da es eine ideale Lebensgrundlage für Bakterien darstellt und es so unbemerkt zu fortschreitenden Entzündungen kommen kann. Dieser Eingriff erfolgt unter örtlicher Betäubung nach vorheriger Gabe eines Schmerzmittels. Nach einer solchen Säuberung werden vom Arzt je nach Stadium der Heilung unterschiedliche Verbandstechniken verordnet, die zu einer zunehmenden Abheilung der Wunde führen. Dabei ist die Durchführung des Verbandswechsels durch eine gut geschulte Person, in der Regel eine Krankenschwester oder Altenpflegerin, notwendig.

Bei sehr tiefen und ausgedehnten Druckgeschwüren ist mitunter ein Eingriff durch einen plastischen Chirurgen notwendig, der den Defekt mit Hilfe verschiedener Operationsmethoden mit Haut aus anderen Körperbereichen deckt.

5.18.5 Verschlechterungen und Folgeschäden entgegenwirken

Ein einmal entstandenes Dekubitalgeschwür neigt zu weiterem Fortschreiten mit Zerstörung immer tieferer Gewebeschichten. Einem solchen Verlauf, der außer zu Schmerzen auch zu lebensgefährlichen Komplikationen führen kann, muss dringend entgegengewirkt werden.

Lagerungstechniken beibehalten, Infektionen vorbeugen

Bereits bei drohendem Druckgeschwür wie auch nach erfolgreicher Abheilung eines solchen Dekubitus müssen die oben angesprochenen vorbeugenden und therapeutischen Maßnahmen kontinuierlich beibehalten werden, um erneute Probleme zu verhindern. Bei in Abheilung begriffenen Dekubiti können nach Anweisung des Arztes mehrfach Behandlungen mit Medikamenten zum Abtöten von Bakterien (Antibiotika) notwendig werden, da aus Infektionen von Druckgeschwüren oft eine Sepsis (Blutvergiftung) mit tödlichen Folgen entsteht.

Wohnen im Alter

6.1 Lebensmittelpunkt »Wohnung« 156

6.2 Einsatz von Hilfsmitteln und Pflegehilfsmitteln 161

6.3 Hilfsmittelversorgung 164

6.4 Passender Rollstuhl 165

6.1 Lebensmittelpunkt »Wohnung«

Die Wohnung ist weit mehr als nur ein Dach über dem Kopf. Sie ist uns auch in tieferem Sinn Zuflucht und Heimat; indem sie den privaten vom öffentlichen Lebensraum trennt, schützt sie uns vor unerwünschten Einblicken und bildet den Rahmen zur persönlichen Entfaltung. Sie birgt Erinnerungen und bietet die Möglichkeit, mit erinnerungsträchtigen Gegenständen zu leben, die einen Teil der eigenen Lebensgeschichte ausmachen. Nicht zuletzt ist sie auch der einzige Raum, in dem wir weitgehend selbstbestimmt leben können.

6.1.1 Veränderte Bedürfnisse im Alter

Mit dem Wegfall beruflicher Verpflichtungen und reduzierten familiären Aufgaben halten sich alte Menschen zunehmend mehr in ihrer Wohnung auf; der »Lebensraum Wohnung« erhält also einen höheren Stellenwert als in jüngeren Jahren. Und doch ist es noch lange nicht selbstverständlich, die Lebensräume Wohnung und Wohnumfeld den veränderten Bedürfnissen im Alter anzupassen. Die allgemeine Neigung, an Gewohntem festzuhalten, auch wenn es beschwerlich ist, führt oft dazu, dass sich Mieter und auch Eigentümer mit sehr unpraktischen oder gar gefährlichen Ausstattungsmängeln arrangieren. Sind ihnen diese Mängel bewusst, finden sie oft kein Gehör bei Vermietern, Wohnungsgenossenschaften, Architekten und Politikern. So erfordert die Benutzung mancher Einrichtungen eine körperliche Geschicklichkeit und Kraft, die mit zunehmendem Alter nicht mehr aufgebracht werden können oder zu Überlastungen, Stürzen u. a. führen.

Beispiel ▶ Beispielhaft seien hier erwähnt:
- Badezimmerfenster die sich nur öffnen lassen, indem man in die Badewanne klettert.
- Haustüren mit Schließautomatik, die so schwergängig sind bzw. eingestellt wurden, dass sie nur unter großem Kraftaufwand aufgedrückt werden können.

Wichtig ▼
Im Wohnungsbau müssen zukünftig die Erfahrungen und Wünsche der Senioren und das Fachwissen von medizinischen und sozialen Fachleuten verstärkt einbezogen werden.

6.1.2 Seniorengerechtes Wohnen

Die Wohnverhältnisse alter Menschen sind geprägt von:
- dem Lebensstil,
- den individuellen Wünschen und Vorstellungen und
- – ganz entscheidend
- von ihren ökonomischen Möglichkeiten.

Das »Normale« ist breit gefächert; der Bogen spannt sich von der ausgebauten Gartenlaube bis zum ebenerdigen Bungalow mit luxuriöser Ausstattung.

Wohnstandard in Deutschland

Dem allgemeinen Wohlstand in Deutschland entsprechend gelten Wohnungen dann als akzeptabel ausgestattet, wenn sie insbesondere über ein zeitgemäßes Heizungssystem verfügen und sich Bad und WC innerhalb der Wohung befinden. Der Anteil der entsprechend ausgestatteten Wohnungen hat sich in den letzten 10 Jahren erhöht, ist jedoch noch nicht wirklich zufriedenstellend: Ausgerechnet unter den 70–85jährigen Mietern bzw. Wohungs- und Hauseigentümern ist der Anteil der Wohnungen mit zu niedrigem Standard am größten. Eine Erhebung des Deutschen Zentrums für Altersfragen Berlin über die Wohnqualität der 70- bis 85jährigen ergab nach den Angaben der Befragten für 1996 z.B. folgende Werte:

- Weder Bad noch Dusche in der Wohnung:
  - alte Bundesländer und West-Berlin: 2,2 %,
  - neue Bundesländer und Ost-Berlin: 11,8 %.
- Kein WC innerhalb der Wohnung:
  - alte Bundesländer und West-Berlin: 6,9 %,
  - neue Bundesländer und Ost-Berlin: 11,3 %.
- Ohne Zentral- oder Sammelheizung:
  - alte Bundesländer und West-Berlin: 8,6 %,
  - neue Bundesländer und Ost-Berlin: 29,7 % (!).
- Mängel in der baulichen Ausstattung:
  - alte Bundesländer und West-Berlin: 15,3 %,
  - neue Bundesländer und Ost-Berlin: 34,9 % (!).

Trotz individueller Unterschiede, die immer gegeben sein werden, ist es gerade im Alter besonders wichtig, einen Wohnstandard nutzen zu können, der eine gewisse Bequemlichkeit bietet und somit die Selbständigkeit unterstützt.

Notwendige Modernisierungsmaßnahmen scheitern jedoch nicht selten an fehlenden Finanzierungsmöglichkeiten; die Eigenmittel reichen in vielen Fällen nicht aus.

Wichtig ▼
Besonders *ältere Frauen* sind oft nicht in der Lage, notwendige Umbauten zu realisieren, weil sie in relativer Armut leben.

Der Begriff »Armut« wird allgemein dann verwendet, wenn ein Einkommen (Rente) erzielt wird, das um 50 % und mehr unter dem nationalen Durchschnitt liegt.

Befragungen haben ergeben, dass die überwiegende Mehrheit älterer Menschen auch dann, wenn schwerwiegende Mängel vorliegen, in der ihnen vertrauten Wohnung bleiben möchte. Vielmehr begrüßen sie Anpassungsmaßnahmen und personelle Hilfen in der alten Wohnung.

Wünschenswerte Veränderungen, damit aus einer Wohnung eine seniorengerechte Wohnung wird

Auch bei relativer Gesundheit im Alter erleichtern bestimmte Veränderungen im und am Haus den Alltag und erhalten die Freude an Aktivitäten:

▶ **Hauseingang:**
  - Eingangsstufen durch Haltemöglichkeiten an beiden Seiten absichern,
  - Moosbildung u.ä. wegen der damit verbundenen Rutschgefahr bei Nässe verhindern.

▶ **Eingangstür:**
  - Schließautomatik überprüfen und ggf. schwächer einstellen,
  - Gegensprechanlage.

▶ **Treppen:**
  - Keine Wendelung,
  - keine vorkragenden Trittstufen,
  - Stufen nicht bohnern,
  - abgetretene Gummikanten und gelösten Belag erneuern,
  - wünschenswert ist ein Geländer auf beiden Seiten,
  - Geländer ausreichend lang, damit ein Nachfassen über die letzte Stufe hinaus möglich ist,
  - ausreichende Beleuchtung,
  - Treppenhausbeleuchtung auf längere Phase einstellen lassen,
  - defekte Glühbirnen sofort auswechseln lassen,
  - Sitzmöglichkeit zwischen den Stockwerken zum Ausruhen.

Zur Überwindung unvermeidlicher Treppen mit dem Rollstuhl sollte – wann immer möglich – baulichen Veränderungen (Rampen, stationäre Liftanlagen) der Vorzug vor Treppensteigvorrichtungen (z. B. Scalamobil) gegeben werden, die im Bedarfsfall am Rollstuhl selbst befestigt werden.

▶ **Wohnungstür:**
  - Türklingel und Gegensprechanlage in erhöhter Lautstärke und Deutlichkeit,
  - Weitwinkelspion,
  - die Tür innen mit einem Drehknopf verriegeln, nicht mit dem Schlüssel.

▶ **Türen:** Sollten eine Mindestbreite von 80 cm haben, damit sie sowohl mit einem Rollstuhl durchfahren als auch mit einem Stock bequem durchschritten werden können.

▶ **Türschwellen:** Entfernen.

▶ **Bodenbeläge:**
  - Fest und glatt,
  - Brücken und Läufer auf glatten Böden entfernen oder unterwärts mit Antirutschteppichgitter versehen.

▶ **Elektro- und Telefonkabel:**
  - So weit wie möglich vom Fußboden entfernen,
  - für das Telefonkabel gibt es eine Aufrollautomatik.

Für die Benutzung eines (schnurlosen) Mobiltelefons als Alternative ist zu bedenken, dass die Handhabung für ältere Menschen neue Probleme aufwerfen kann (zu kleine Tasten, Batteriewechsel usw.).
Falls es der Zuschnitt der Wohnung nicht erlaubt, das Telefon mit ans Bett zu nehmen, 2. Anschluss (in bequemer Höhe) legen lassen.

▶ **Bad/WC:**
  - Diese Räume sind oft sehr klein, so dass die Nutzung durch Rollstuhlfahrer oder der Einsatz von Gehhilfen nur durch bauliche Veränderungen möglich ist. Der Einbau einer Schiebe- oder

Schwingtür schafft wertvollen Bewegungsraum; evtl. kann bei herkömmlichen Türen die Anschlagseite getauscht und somit erreicht werden, dass die Tür nach außen statt nach innen aufgeht (dies ist auch von Vorteil, wenn Hilfspersonen im Notfall schnell ins Bad gelangen müssen),
- rutschende Vorlagen entfernen,
- evtl. höheres WC-Becken einbauen lassen,
- Duschen statt Baden durch Nutzung der vorhandenen Wanne oder Umbau des Badezimmers ermöglichen.

Falls Wanne oder Duschbecken sowieso erneuert werden sollen, ist Acryl dem bisher üblichen Sanitärporzellan vorzuziehen, da Acryl deutlich weniger rutschig ist.
- Wanne kann zum Duschen genutzt werden, wenn ein Duschvorhang angebracht wird (erspart anschließendes Trockenwischen), ggf. sollte noch ein Hilfsmittel zum gefahrlosen Ein- und Ausstieg angebracht werden (s. Kap. 6.2).
- Duschbecken und Badewanne nur mit Antirutschmatten (Sicherheitsmatten) benutzen,
- für zweckmäßig angebrachte und fest montierte Haltegriffe sorgen,
- selbständiges und sicheres Baden ist manchmal nur durch den Einsatz eines Badewannenlifters möglich.
▶ **Fenster:** Mit einem Handwerker gemeinsam überlegen, wie ungünstig gelegene oder unvermeidlich verstellte Fenster, ohne sich zu recken oder zu klettern, geöffnet werden können.

Praxis-Tipp ▼
Erfragen Sie die bisherigen Gewohnheiten und lassen Sie sich einige »kritische« Tätigkeiten zeigen, damit Sie Gefahrenquellen erkennen und Beratung anbieten können.

▶ **Bett:**
- Auf eine bequeme Sitzhöhe achten, dies lässt sich preiswert durch Tischlerarbeit erreichen.
- Ein elektrisch verstellbarer Lattenrost ist ein kleiner Luxus, den sich alte Menschen – wenn irgend möglich – leisten sollten, weil es den Lagewechsel erleichtert und auch das Sitzen im Bett (z.B. zum Lesen oder Fernsehen) ermöglicht.

▶ **Möbel:** Um Bewegungsraum zu gewinnen, ist es vielleicht nötig, sich von einigen Möbelstücken zu trennen oder sie umzustellen.

Es fällt Älteren nicht immer leicht, sich zu notwendigen Veränderungen durchzuringen. Die Informationsbeschaffung vor einer Entscheidung, frühere negative Erfahrungen mit Handwerkern sowie Angst vor Schmutz und Staub in der Wohnung lassen viele vor einer Veränderung zurückschrecken. Außerdem können die notwendigen Vorarbeiten wie das Ausräumen eines Zimmers, das Wegrücken von Möbeln u.ä. zu einem unüberwindlichen Hindernis werden – sofern man niemanden hat, der einen mit Rat und Tat unterstützt.

Die möglichen Hilfen über beispielsweise soziale Einrichtungen sind regional sehr unterschiedlich abrufbar. Oft haben die Mitarbeiter der Sozialstationen wertvolle Tipps bzw. kennen auch Handwerker, die bereit sind, sich auf die besonderen Bedürfnisse älterer Menschen einzustellen.

Praxis-Tipp ▼
Wer über ein zu geringes Einkommen verfügt, um die notwendige Renovierung selbst bezahlen zu können, sollte sich an das Sozialamt wenden: Renovierungsbeihilfen sind vom Bundessozialhilfegesetz als mögliche Leistung vorgesehen.

6.1.3 Betreutes Wohnen

Betreutes Wohnen gilt als eine Wohnform der Zukunft. Es ermöglicht eine selbständige Lebensführung trotz Hilfs- und Pflegebedürftigkeit durch zwei wesentliche Komponenten:
▶ Wohnung und Wohnumfeld sind barrierefrei und kommunikationsfördernd gestaltet und ausgestattet.
▶ Aus einem rund um die Uhr bereitgehaltenen Betreuungs- und Pflegeangebot können unterstützungs- und pflegebedürftige ältere Menschen entsprechend ihrem Bedarf die notwendigen Dienstleistungen frei wählen.

6.1.4 Rollstuhlgerechtes Wohnen

Damit eine Wohnung das Prädikat »rollstuhlgerecht« verdient, müssen bestimmte Bedingungen erfüllt sein. Leider halten viele staatlich geförderte und von Behörden zugewiesene Wohnungen dem notwendigerweise anzulegenden Maßstab nicht stand.

Beispiel ▼
- Es werden Fahrstühle gebaut, in die ein Rollstuhlfahrer mit seinem Gefährt nur hineinpasst, wenn er vorher die Beinstützen abnimmt.
- Eine Balkonbrüstung ist so hoch angesetzt, dass dem Rollstuhlfahrer der Blick ins Freie verwehrt ist.

Die wesentlichen Merkmale einer rollstuhlgerechten Wohnung sind:
- Die Wohnfläche beträgt ca. 20 % mehr als normalerweise pro Person veranschlagt wird.
- Der Zugang zur Wohnung ist stufenlos, ggf. über eine Rampe möglich.
- Die Haustür hat eine Mindestdurchgangsbreite von 95 cm, die Türen innerhalb der Wohnung sind mindestens 80 cm breit, am günstigsten jedoch 90 cm.
- Der Aufzug ist bequem nutzbar, auch für einen ausladenden Rollstuhl (Elektrostraßenfahrer, Handhebelrollstuhl) inklusive Beinstützen.
- Innerhalb der Wohnung befinden sich keine Schwellen (an Balkontüren jedoch unvermeidlich); der Teppichboden hat einen niedrigen Flor. Bei dauerndem Gebrauch des Rollstuhls oder reduzierten Kräften haben sich fest verklebte Rips- und Nadelfilzbeläge bewährt, da sie den Rollstuhlreifen wenig Widerstand bieten bzw. die Reifen nicht in den Belag einsinken können.
- An den wichtigsten Punkten in der Wohnung ist eine Bewegungsfläche von 1,40 m gegeben:
  – im Sanitärbereich,
  – an Kücheninstallationen,
  – am Essplatz,
  – im Flur,
  – am Bett und
  – auf der Terasse.
- Das Lüften der Wohnung ist vom Rollstuhl aus möglich; dafür sind einige Fenster speziell ausgestattet (z.B. mit Kippflügeln), oder es wurde eine andere Lösung gefunden.
- Eine stufenlose Dusche und das WC sind nebeneinander angeordnet, das Waschbecken ist fest montiert, ein tief montierter oder kippbarer Spiegel und eine Grundausstattung mit Haltegriffen sind vorhanden und sollten für den individuellen Fall ergänzt oder geändert werden dürfen.
- Alle Bedienungsvorrichtungen wie Steckdosen, Armaturen, Griffe, Türdrücker u.a. sind im Greifbereich des Rollstuhlbenutzers angeordnet.

Diese kleine Checkliste soll dazu beitragen, eine dem Patienten oder Klienten zugewiesene Wohnung auf ihre Tauglichkeit zu prüfen bzw. Umbaumaßnahmen zu planen.

6.1.5 Finanzierungsmöglichkeiten

Um die Wohnung den veränderten Bedürfnissen im Alter oder körperlichen Einschränkungen anzupassen, sind neben guten Ideen oft auch finanzielle Mittel erforderlich. Wichtig für Finanzierungsüberlegungen ist die Unterscheidung in:
- Eigenmittel,
- Fremdmittel.

▶ **Eigenmittel.** Das monatliche Einkommen und die Höhe der Ersparnisse sind zwar sehr verschieden, jedoch besitzen nicht wenige ältere Menschen ein beträchtliches Sparguthaben. Zur Sparsamkeit erzogen und noch unter dem Eindruck der durchlebten Notzeiten fällt es ihnen manchmal schwer, etwas für sich selbst auszugeben, noch dazu, wenn es »nur« der Bequemlichkeit dient.

Pflegefachkräfte, Therapeuten und Ärzte sollten den Älteren raten, einen Teil der Ersparnisse in deren eigene Sicherheit und somit in den Erhalt ihrer Selbständigkeit zu investieren.

▶ **Fremdmittel.** Über die Unterstützung von Baumaßnahmen durch Fremdmittel informiert Kap. 7.4.1 (Die Pflegeversicherung).

Beratungsstellen für seniorengerechtes Wohnen und Wohnungsanpassung

Informationen und Rat allgemeiner Art erteilen:
- die Sozialämter der Städte, Gemeinden und Kreise,
- kirchliche und freie Wohlfahrtsverbände.

Broschüren sind auf Anfrage bei den örtlichen Architektenkammern, den Sozialministerien der Länder oder bundesweiten Einrichtungen zu erhalten. Die Polizei berät über die »sichere Wohnung«.

6.1.6 Vereinfachte Haushaltsführung

Es entspricht dem Wunsch vieler älterer Menschen, möglichst viele der täglichen Arbeiten selbst zu erledigen. Dies ist aus medizinischer und therapeutischer Sicht unterstützenswert. Die Eigenständigkeit:
- verhilft zu der nötigen Bewegung,
- verschafft Kontakte nach draußen,
- strukturiert den Tag bzw. die Woche,
- hilft, den inneren Bezug zu den alltäglichen Dingen zu behalten.

Abhängigkeit von der Hilfe anderer bedeutet, vieles nicht mehr selbstbestimmt tun zu können. Außerdem haben Dienstleistungen ihren Preis.

Allgemeine Ratschläge zur Vereinfachung

Vorrangig sollte man sich die Frage stellen, ob manche Gewohnheiten und Regelungen unabdingbar notwendig sind:
- Ist es wirklich wichtig, im Wohnzimmer jeden 2. Tag Staub zu saugen?
- Müssen Gardinen in der bisher gewohnten Häufigkeit gewaschen werden?
- Muss das Badezimmer tatsächlich ständig blinken und blitzen?

Ältere Menschen können sich folgende Erleichterungen in ihrem täglichen Leben zur Gewohnheit machen:
- **Unnötige Wege einsparen.** Wenn mehrere Etagen bewohnt werden, sollte ständig an der Treppe ein leichter Henkelkorb abgestellt sein, in dem nach oben oder nach unten zu transportierende Gegenstände (Wäscheteile, Bücher, Wärmflasche, Abfall u.a.) gesammelt und beim nächsten sowieso fälligen Weg über die Treppe mitgenommen werden.
- **Reinigung.** Ein leistungsstarker Staubsauger erspart viel Mühe, ein Kehrblech »am Stiel« macht das Bücken überflüssig.
- **Wäsche.** Nasse Wäsche ist sehr schwer. Anstatt sie auf den Boden oder in den Garten zu tragen, kann sie auf Wäscheständern in der Wohnung getrocknet werden, vorausgesetzt, der Raum wird gut gelüftet. Noch einfacher ist es, einen Wäschetrockner in unmittelbarer Nähe zur Waschmaschine aufzustellen.
  Man sollte sich überlegen, ob alle Wäscheteile unbedingt gebügelt werden müssen. Durch die Benutzung eines Trockners reduziert sich die Bügelwäsche zusätzlich.
- **Einkäufe.** Getränke und ein Vorrat an haltbaren Lebensmitteln mit erheblichem Eigengewicht (H-Milch, Konserven) sollten ins Haus gebracht werden können, entweder vom Geschäft selbst oder durch die Hilfe von Angehörigen. Vertraute Besucher können gebeten werden, auf ihrem Weg kleinere Einkäufe zu tätigen, wenn man selbst kein Reformhaus, keine Drogerie o.ä. in erreichbarer Nähe hat.
  Aber: Tägliche kleine Einkäufe und die damit verbundenen Bewegungs- und Kontaktmöglichkeiten sind für viele ältere Menschen eine willkommene Gelegenheit, ihre Wohnung zu verlassen. Außerdem macht das Umherschauen in den Läden, das Auswählen und Nach-Hause-Bringen vielen Menschen auch Spaß. Wer sich den Weg alleine nicht mehr zutraut, sollte andere Personen um Begleitung bitten.
- **Einrichtung der Küche.** Meist ist zu wenig Platz in den Schränken und Schubladen. Mit einem inneren »Ruck« gelingt es vielleicht, sich von Gegenständen zu trennen, die seit Jahren nicht mehr benutzt werden: Waffeleisen, Teigrolle, Kuchenformen, große Töpfe und Schalen nehmen wertvollen Platz weg, der für die täglich benötigten Gegenstände in bequemer Höhe gebraucht wird. Wenn das Bücken schwer fällt, können Kunststoffkörbe in den unteren Fächern der Schränke sehr hilfreich sein. Indem man einzelne Körbe herauszieht, hat man eine gute Übersicht über den Inhalt und kann den benötigten Gegenstand leicht entnehmen.

- **Kühlschrank.** Er sollte erhöht stehen, damit auch die unteren Fächer erreicht werden können, ohne in die Knie zu gehen.
- **Essenzubereitung.** Die Zubereitung warmer Mahlzeiten muss nicht aufwendig sein:
  - Besonders in kleinen Haushalten ist es meist vorteilhaft, für mehrere Mahlzeiten gleichzeitig zu kochen bzw. Teile der Lebensmittel für ein anderes Gericht am nächsten Tag mengenmäßig miteinzuplanen.
  - In einem Mikrowellengerät können vorbereitete Speisen oder Fertiggerichte direkt im Essgeschirr rasch erwämt werden.
  - Die Kochtöpfe sollten leicht, nicht größer als nötig und mit guten, wärmeisolierenden Griffen versehen sein.
  - Einige elektrische Kleingeräte sind besonders bei eingeschränkter Handkraft zu empfehlen: ein elektrischer Dosenöffner, ein Handrührgerät und ein Elektromesser.
- **Geschirrspülen per Hand.** Wenn mit sehr heißem Wasser gespült wird (Gummihandschuhe), ist Abtrocknen meist überflüssig.
- **Bewirtung von Gästen.** Die Vorbereitungen werden oft übertrieben; sind die Gäste eingetroffen, ist man erschöpft und bleibt anschließend mit einem großen Berg schmutzigen Geschirrs alleine zurück. Es geht auch anders. Gemeinsames Kochen kann viel Spaß bringen, und es plaudert sich besonders gut beim Abwasch. Außerdem dürften Einladungen, bei denen man sich auf eine Tasse Kaffee o.ä. beschränkt, all denen entgegenkommen, die sich diätetisch ernähren müssen. Verabredungen in einem Restaurant oder Café können besonders erholsam und kommunikativ sein, weil niemand durch Gastgeberaufgaben abgelenkt ist. Und warum sollte man nicht auch Jüngeren ,mal etwas abschauen: Die Einladung unter dem Motto »Jeder kann mitbringen« entlastet die Gastgeber und sorgt für Abwechslung und nette Überraschungen.

Fremde Hilfe

Falls bestimmte Arbeiten jedoch zunehmend schwer fallen und nur noch unter Mühen und Gefahren erledigt werden können, ist der Zeitpunkt gekommen, über fremde Hilfe nachzudenken. So sind es vor allem die schwereren Hausarbeiten, die abgegeben werden müssen:

- Fußboden- und Fensterreinigung,
- Einkauf,
- Wäschepflege,
- Gartenpflege.

Außerdem gehören die Benutzung von Badewanne oder Dusche zu den Verrichtungen, für die am ehesten Hilfe benötigt wird.

6.2 Einsatz von Hilfsmitteln und Pflegehilfsmitteln

6.2.1 Hilfsmittel

Im Sozialgesetzbuch V ist geregelt, was unter einem ▶ Hilfsmittel zu verstehen ist und wann Anspruch darauf besteht, dass die Krankenkasse oder eine andere Einrichtung die Kosten für dieses Hilfsmittel übernimmt.

§ 33 Abs. 1 und 2 SGB V (Sozialgesetzbuch V) »Hilfsmittel«:

»Versicherte haben Anspruch auf Versorgung mit Seh- und Hörhilfen, Körperersatzstücken, orthopädischen und anderen Hilfsmitteln, die im Einzelfall erforderlich sind, um den Erfolg der Krankenbehandlung zu sichern oder eine Behinderung auszugleichen, soweit die Hilfsmittel nicht als allgemeine Gebrauchsgegenstände des täglichen Lebens anzusehen oder nach § 34 Abs. 4 ausgeschlossen sind«.

Für welche Hilfsmittel eine Leistungspflicht besteht, legen die Spitzenverbände der Krankenkassen in einem Hilfsmittelverzeichnis fest. Dieses Verzeichnis wird in bestimmten Zeitabständen überarbeitet und aktualisiert.

Die meisten Hilfsmittel, die von älteren Menschen in der Wohnung benötigt werden, gehören zur Gruppe der orthopädisch-technischen Hilfen (Abb. 6.1 und 6.2). Darüber hinaus kommen vereinzelt elektronische Hilfen, z.B. eine Fernbedienung für Lichtschalter, Türöffner u.ä.,

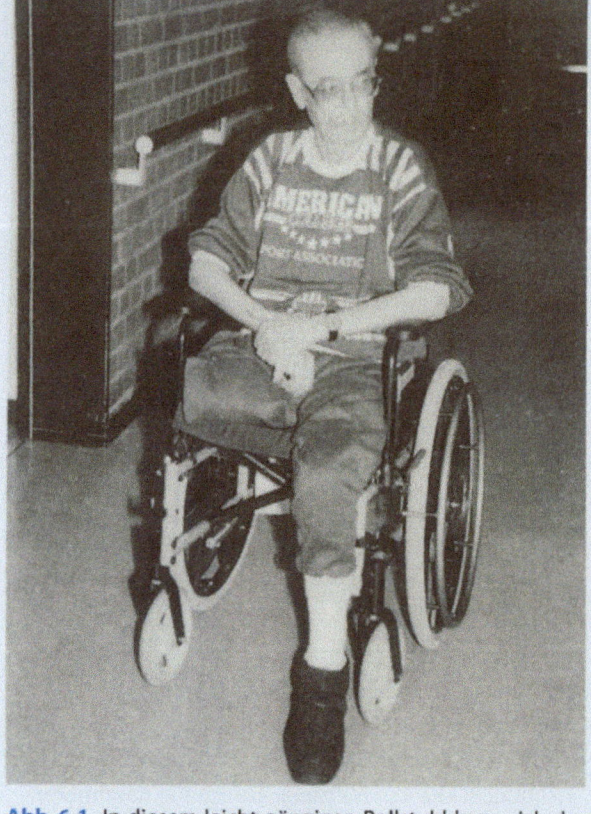

Abb. 6.1. In diesem leicht gängigen Rollstuhl kann sich der Betroffene alleine fortbewegen

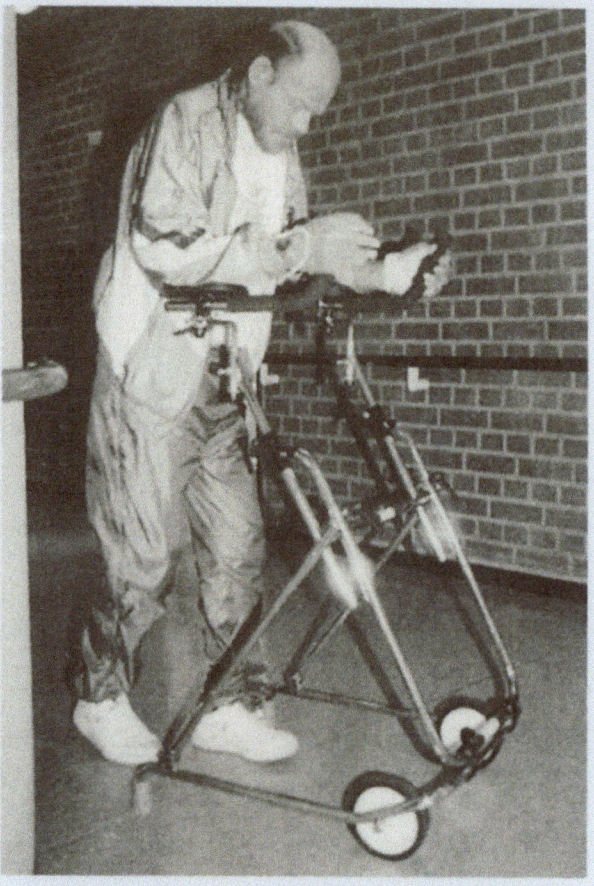

Abb. 6.2. Auch individuell erforderliche Änderungen eines Hilfsmittels sind eine Kassenleistung: hier Gehhilfsmittel für einen Beinprothesenträger, der sich mit den Händen nicht ausreichend abstützen kann

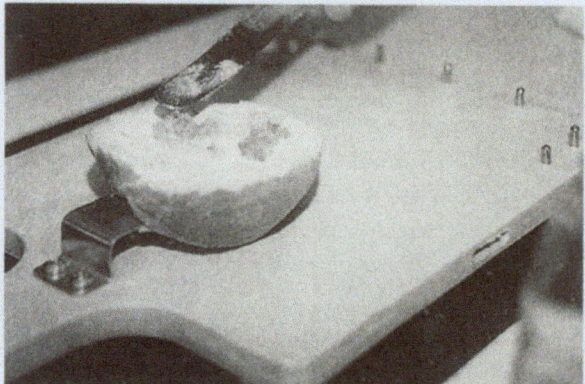

Abb. 6.3. Die spezielle Ausstattung des Frühstücksbretts erlaubt, die Brötchenhälfte zum Streichen zu fixieren. Brotscheiben können durch die Stifte am Rand des Brettes gehalten werden

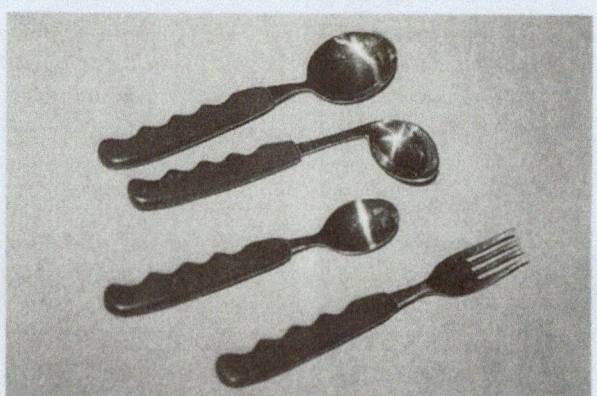

Abb. 6.4. Es gibt eine Vielzahl spezieller Bestecke, die trotz Bewegungseinschränkungen in Arm und Hand ein selbständiges Essen ermöglichen

ein elektronisches Blattwendegerät oder eine Lesehilfe zum Einsatz.

Einer Behinderung angepasste Arbeitshilfen für die Küche, den Haushalt und andere alltägliche Aufgaben sind in dem Hilfsmittelverzeichnis überwiegend nicht enthalten; sie werden eher den Gebrauchsgegenständen des täglichen Lebens zugeordnet. Und dies, obwohl sie meist ein Vielfaches dessen kosten, was ein Nichtbehinderter für einen entsprechenden Gegenstand ausgeben müsste. So kann man beispielsweise ein übliches Frühstücksbrett für ca. 3 Eur erhalten, ein Frühstücksbrett für einhändigen Gebrauch kostet jedoch ein Mehrfaches (Abb. 6.3).

Hilfsmittel dienen dem Zweck, eine bestehende Behinderung auszugleichen oder abzumildern, die Selbständigkeit ganz oder teilweise wiederherzustellen und evtl. Folgeschäden vorzubeugen. So ermöglicht ein Rollstuhl dem gehbehinderten älteren Menschen eine selbständige Fortbewegung, ein Rollator gibt ihm Sicherheit beim Gehen, und der Toilettenaufsatz ermöglicht ihm, sich ohne Schmerzen und wesentliche Anstrengung niederzusetzen und wieder zu erheben.

Allen angeführten Beispielen ist eines gemeinsam: Sie gehen von einem aktiven Gebrauch des Hilfsmittels aus; ob völlig selbständig oder nur in Teilbereichen ist dabei unerheblich (Abb. 6.4 und 6.5).

Wichtig ▼
Hilfsmittel haben folgende Funktionen:
sie geben Sicherheit,
- ersetzen fehlende Beweglichkeit,
- lindern Schmerzen und
- sparen Kräfte bzw. ermöglichen es dem Behinderten, seine Restkräfte einzusetzen.

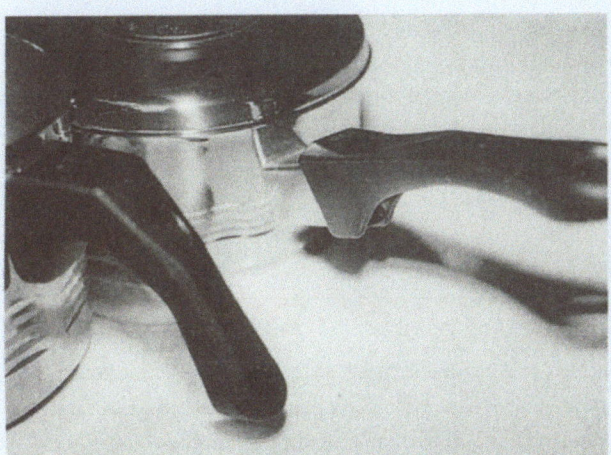
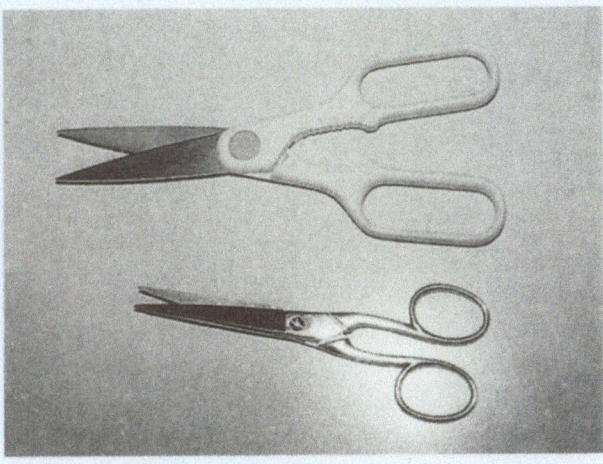
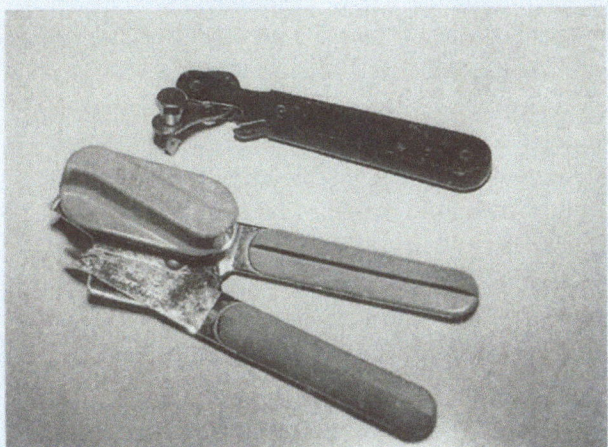

Abb. 6.5 a–c. Nicht immer sind Artikel aus dem Sanitätsfachhandel erforderlich, auch bei normalen Haushaltsartikeln können kleine Unterschiede viel Erleichterung bedeuten. a Leichte Stieltöpfe ermöglichen einhändiges Arbeiten. b Die untere Schere ist schwer zu bedienen, die obere Schere hat ergonomisch geformte Handgriffe und ist dadurch kräftesparend. c Große Griffflächen am unteren Dosenöffner erleichtern den Umgang, der obere Dosenöffner ist nur mit viel Kraft in das Dosenblech einzudrücken und zu bedienen

6.2.2 Pflegehilfsmittel

Im Sozialgesetzbuch XI (Soziale Pflegeversicherung) ist geregelt, was unter Pflegehilfsmitteln zu verstehen ist und wann Anspruch darauf besteht, dass die Pflegeversicherung die Kosten für Hilfsmittel und Pflegeverbrauchsmittel übernimmt.

▶ § 40 Abs. 1 SGB XI »Pflegehilfsmittel und technische Hilfen«:
»Pflegebedürftige haben Anspruch auf Versorgung mit Pflegehilfsmitteln, die zur Erleichterung oder zur Linderung der Beschwerden des Pflegebedürftigen beitragen oder ihm eine selbständige Lebensführung ermöglichen, soweit die Hilfsmittel nicht wegen Krankheit oder Behinderung von der Krankenversicherung oder anderen zuständigen Leistungsträgern zu leisten sind...«

▶ § 40 Abs. 3 SGB XI »Pflegehilfsmittel und technische Hilfen«:
»... Der Anspruch umfasst auch die notwendige Änderung, Instandsetzung und Ersatzbeschaffung von Hilfsmitteln sowie die Ausbildung in ihrem Gebrauch...«

So können also die in Kap. 6.2.1 aufgeführten Hilfsmittel (Rollstuhl u.a.) zu Pflegehilfsmitteln werden, weil der Zustand des Kranken einen aktiven Gebrauch nicht zulässt und er mit Hilfe dieser Gegenstände gepflegt und betreut wird. Die Grenze zwischen »Hilfsmittel« und »Pflegehilfsmittel« ist trotz der gesetzlichen Definitionen manchmal schwierig zu ziehen; sie können von Kostenträger zu Kostenträger verschieden sein und erscheinen im Einzelfall nicht selten willkürlich.

Oft sind ein höhenverstellbares Pflegebett oder ein mobiles Hebegerät für die häusliche Pflege bei schweren Behinderungen und Mehrfacherkrankungen unabdingbar. Beide dienen sowohl dem Kranken als auch den Pflegepersonen und tragen erheblich dazu bei, dass die häusliche Pflege auch über längere Zeit durchführbar und für alle Beteiligten zumutbar wird. Die Pflegeversicherung ermöglicht es erstmals, auch die Belange der Pflegepersonen zu berücksichtigen, indem ihnen körperlich entlastende Hilfsmittel zur Verfügung gestellt werden.

Die Pflegebegutachtung bzw. die Einstufung in eine der drei Pflegestufen muss der Leistungsbewilligung grundsätzlich vorausgehen. Der von der ambulanten Pflegekraft, dem Behinderten selbst, der behandelnden Therapeutin oder den Angehörigen formulierte Bedarf wird direkt vom Medizinischen Dienst der Krankenkasse aufgenommen und geprüft.

6.3 Hilfsmittelversorgung

6.3.1 Bedarfsermittlung

Der individuelle Bedarf an Hilfsmitteln muss sehr sorgfältig ermittelt werden. Neben dem Gespräch mit dem Betroffenen, evtl. unter Einbeziehung von Angehörigen, ist es von großem Vorteil, wenn Hilfsmittel vor der Beschaffung ausprobiert werden können.

Steht der konkrete Bedarf fest, erfolgt die Beschaffung nach den Vorgaben des jeweiligen Kostenträgers. Wünsche der Versicherten, z.B. nach einem bestimmen Sanitätshaus, werden nur noch selten berücksichtigt.

Mit der Übergabe eines Hilfsmittels an den Empfänger sollte stets eine Einweisung und ggf. eine Gebrauchsschulung verbunden sein.

6.3.2 Beschaffung

Rezeptierung

Sofern es sich bei dem erforderlichen Gerät eindeutig um ein Hilfsmittel nach Krankenkassenrecht handelt, ist weiterhin eine ärztliche Verordnung Voraussetzung für die Übernahme der Kosten durch die Krankenkassen. Es muss besonders die für das notwendige Hilfsmittel bedeutsamen Diagnosen und darüber hinaus eine möglichst genaue Beschreibung des verordneten Hilfsmittels enthalten. Bei der Auswahl des geeigneten Hilfsmittels ist der Arzt in der Regel auf die Zusammenarbeit mit Therapeuten, den Reha-Beratern der Krankenkassen und/oder dem Fachhandel (den Sanitätshäusern) angewiesen.

Handelt es sich jedoch um ein Pflegemittel/Pflegehilfsmittel nach Pflegeversicherungsrecht, ist ein gesondertes Rezept nicht erforderlich, da die Mitteilung über den Bedarf in jedem Fall vom Medizinischen Dienst der Krankenkasse (MDK) geprüft wird.

Therapeutischer Hausbesuch

Eine gezielte, individuelle und auch sparsame Hilfsmittelversorgung ist meist erst nach einem therapeutischen Hausbesuch möglich. Im Verlauf einer stationären Rehabilitationsbehandlung ist dieser Hausbesuch schon fast zu einer Selbstverständlichkeit geworden. In der ambulanten Betreuung ist er jedoch noch sehr selten. Dabei bietet das Sozialgesetzbuch V in dem bereits angeführten Paragraphen auch hierfür die Voraussetzungen:

»Der Anspruch umfasst auch die notwendige Änderung, Instandsetzung und Ersatzbeschaffung von Hilfsmitteln sowie die Ausbildung in ihrem Gebrauch«.

In vielen Fällen müssen auch die Angehörigen in den Gebrauch des Hilfsmittels eingewiesen werden, wenn es um den größtmöglichen Nutzen oder um die Abwendung von Gefahr geht.

Beratung, Auswahl und Gebrauchsschulung

Ergotherapeuten sind aufgrund ihrer Ausbildung besonders geeignet, die Betroffenen hinsichtlich einer Wohnraumanpassung und ggf. einer Hilfsmittelversorgung zu beraten und später die notwendige Schulung vorzunehmen. Sie suchen gemeinsam mit den Betroffenen nach Lösungen, die möglichst wenig aufwendig sind, wenig Umstellung erfordern und auch von den im selben Haushalt lebenden Angehörigen akzeptiert werden. Manche Probleme lassen sich nur durch ein Hilfsmittel im oben genannten Sinn lösen, andere erfordern kleine Veränderungen in der Wohnung, und wieder andere sind leider ausschließlich durch bauliche Veränderungen zu beseitigen, etwa durch die Verbreiterung einer zu engen Tür oder den Bau einer rollstuhlgerechten Rampe im Eingangsbereich des Hauses.

Falls der Arzt keine ergotherapeutische Praxis in der Umgebung kennt, kann in der nächst gelegenen Klinik mit ergotherapeutischer Abteilung oder beim Berufsverband der Ergotherapeuten nachgefragt werden.

Wenn die Krankenkasse die Kosten für ein rezeptiertes Hilfsmittel nicht übernimmt

Im Fall einer Ablehnung ist zu empfehlen, dass der Versicherte selbst, seine Angehörigen oder der verordnende Arzt noch einmal mit dem Sachbearbeiter der Krankenkasse spricht und die Gründe für die Verordnung darlegt. Manchmal sieht der Sachbearbeiter eine Möglichkeit der erneuten Prüfung, wenn er zusätzlich zu dem Rezept eine ausführlichere schriftliche Begründung des verordnenden Arztes nachgereicht bekommt. Es kann auch sein, dass sich ein Mitarbeiter des Medizinischen Dienstes der Krankenkasse durch persönlichen Augenschein – im Rahmen eines Hausbesuchs – ein Bild darüber machen möchte, ob das Hilfsmittel erforderlich ist.

Praxis-Tipp ▼

Bleibt es bei dem ablehnenden Bescheid, muss die Finanzierung aus eigenen Mitteln erfolgen.

Alle Unterlagen, auch der ablehnende Bescheid der Krankenkasse und die ärztliche Verordnung, sollten dann aufgehoben und die getätigte Ausgabe in der nächsten Steuererklärung aufgeführt werden. Falls die Eigenfinanzierung nicht möglich ist, kann das zuständige Sozialamt mit der Prüfung der Anspruchsberechtigung beauftragt werden

Praxis-Tipp ▼

Wenn der Arzt sich an dem offiziellen Hilfsmittelverzeichnis orientiert und vor der Formulierung der Rezeptaufschrift mit Therapeuten oder dem Fachhandel Rücksprache hält, wird der Versicherte in aller Regel das notwendige Hilfsmittel erhalten.

6.4 Passender Rollstuhl

Mehr als die Hälfte aller Rollstuhlbenutzer in Deutschland sind älter als 66 Jahre. Während Auswahl und Anpassung an Rollstühle für junge Behinderte meist mit viel Sorgfalt und Akribie erfolgen, sind ältere Menschen noch oft mit unzweckmäßigen, schlecht angepassten Rollstühlen versorgt.

Praxis-Tipp ▼

Die Rollstühle, die man älteren Menschen zur Verfügung stellt, sind oft zu schwer, zu breit, schwer lenkbar und unzweckmäßig ausgestattet.

Abb. 6.6. Bereits das selbständige Verlassen des Krankenzimmers ist eine wichtige, selbstbestimmte Aktivität

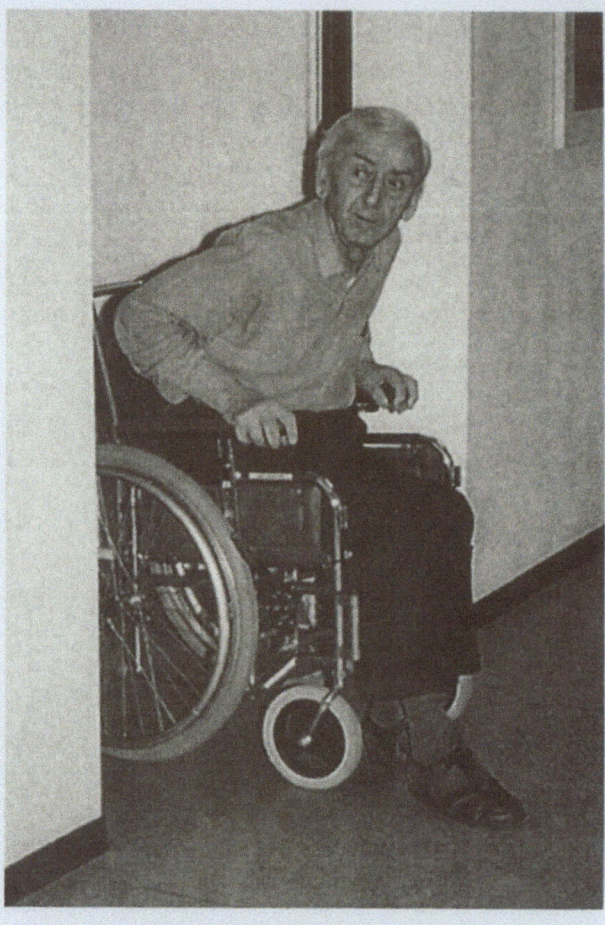

Dies lässt sich im Wesentlichen dadurch erklären, dass der behinderte oder kranke Ältere weder eine ausreichende Beratung und Erprobungsmöglichkeit vor der Modellwahl erhielt noch seine Körpermaße und die Wohnverhältnisse bei der Auswahl des Rollstuhls berücksichtigt wurden. Es wird vielfach noch angenommen, dass sich der ältere Rollstuhlbenutzer ausschließlich von Helfern schieben lässt – bei einem reinen Transportrollstuhl kommt es tatsächlich auf einige Zentimeter nicht an. Hierbei bleibt jedoch unberücksichtigt, dass fast alle Älteren in der Lage sind, sich in einem gut angepassten Rollstuhl, der ihren Fähigkeiten und Körpermaßen entspricht, selbst fortzubewegen.

Es ist ein wirkliches Stück Unabhängigkeit und somit Lebensqualität, wenn kleine Wege in geschlossenen Räumen alleine zurückgelegt werden können:

- sich ein Taschentuch holen,
- eine Blume gießen,
- die Wohnungstür öffnen,
- das WC aufsuchen,
- zum Speiseraum im Altenheim fahren,
- Zimmernachbarn besuchen.

Dies sind Aktivitäten, die durch eine fachgerechte Rollstuhlversorgung ermöglicht werden (Abb. 6.6).

6.4.1 Anforderungen an einen Rollstuhl

Die Mühe und Sorgfalt, die jungen Behinderten in der Rollstuhlauswahl und -anpassung zuteil wird, sollte daher auch für Ältere eine Selbstverständlichkeit sein. Alte Menschen müssen auch von den überwiegend für jüngere entwickelten technischen Neuerungen profitieren dürfen, sind sie doch durch Mehrfachbehinderungen, allgemeine Koordinationsprobleme und nachlassende Kraft primär »schlechtere« Rollstuhlfahrer. Man kann daraus geradezu eine Formel ableiten:

Wichtig ▼
Mit sinkendem Fahrvermögen steigt der Bedarf an technischem Know-how für das Hilfsmittel »Rollstuhl«.

Daher sind moderne Rollstühle mit ihren vielen Verstellmöglichkeiten, sog. Aktivrollstühle, den herkömmlichen sog. Standardrollstühlen oft vorzuziehen.

So ist nicht nur eine gute Auswahl und Anpassung bei der Auslieferung gewährleistet, sondern auch nachträgliche Veränderungen können ohne großen Aufwand vorgenommen werden. Schließlich bemerkt der Benutzer manche Probleme erst nach 2–3 Wochen des intensiven Gebrauchs.

6.4.2 Serviceleistungen des Fachhandels

Die primären Verstellmöglichkeiten eines Rollstuhls können jedoch nur so gut genutzt werden, wie auch der örtliche Sanitätsfachhandel geschult und in der Lage ist, den Service zu übernehmen. Zu einem guten Service müssen, neben der bereits erwähnten Beratung, besonders folgende Leistungen gerechnet werden:

- **Reinigung.** Sofern es sich um einen gebrauchten Rollstuhl handelt, der eingelagert war und jetzt zum Wiedereinsatz kommt, muss er gründlich gereinigt sein. Moderne Stoffbezüge lassen sich nicht immer zufriedenstellend reinigen – sie müssen oft vor der Ausgabe an einen neuen Benutzer ausgewechselt werden.
- **Auslieferung des Rollstuhls.** Wer den Rollstuhl ausliefert, darf ihn nicht an der Wohnungstür abgeben wie eine beliebige Ware. Der Rollstuhlbenutzer und seine Angehörigen können die Adaption des Rollstuhls und eine Einweisung verlangen, die folgende Aspekte beinhaltet:
  - dem Behinderten in den Rollstuhl helfen,
  - Position der Räder (Radstände) prüfen und ggf. auf den Benutzer einstellen,
  - Länge der Beinstützen und Höhe der Armlehnen exakt einstellen,
  - evtl. vorhandene Schutzfolie von den Edelstahlseitenteilen abziehen,
  - Broschüre mit Hinweisen zum sicheren Gebrauch des Rollstuhls und zur Wartung aushändigen,
  - Rollstuhlbenutzer und Angehörige über Faltbarkeit, Verriegelungsmechanismus der Armlehnen und Beinstützen informieren,
  - Erreichbarkeit im Reparaturfall hinterlassen,
  - in die Fahrtechnik einweisen (dies kann unter den gegebenen Umständen nur oberflächlich geschehen, ist ein regelrechtes Rollstuhltraining erforderlich, sollte dies von einer Therapeutin übernommen werden).
- **Nachstellen der (Druck-)Bremsen,** wenn diese zu schwer zu bedienen sind oder nicht optimal bremsen.
- Optimalen Luftdruck auf allen Reifen einstellen.
- Nachbesserung festgestellter Mängel bis zu einer Woche nach Auslieferung ohne Berechnung für die Krankenkasse (d.h. auch: ohne Reparaturrezept vom Hausarzt).
- Rücknahme größeren Verpackungsmaterials.

Es kommt immer wieder vor, dass der Benutzer mit seinem Rollstuhl nicht zufrieden ist. Gründe für eine Reklamation nach der Auslieferung können sein.
- defekte Bremsen,
- defekte Verriegelungen von Seitenteilen und Beinstützen,
- Schleifgeräusche,
- schwerer Lauf eines Rads,
- ein Links- oder Rechtsdrall beim Fahren.

Was im Reparaturfall zu tun ist, sollte man mit dem Sanitätsfachgeschäft absprechen. Für kleinere Reparaturen kommt evtl. ein Mechaniker mit dem Werkstattwagen nach Hause. Muss der Rollstuhl in die Werkstatt geholt werden, hat das Sanitätsfachgeschäft für die Ausfallzeit einen Ersatzrollstuhl zu stellen. Wenn der Rollstuhl durch einen Defekt nicht mehr benutzbar ist, muss der Ersatzrollstuhl am gleichen Tag gebracht werden.

Wenn der Service des Lieferanten bezüglich Anpassung, Lieferung, Wartung und Reparatur nicht zufriedenstellend ist und eine Besserung nicht erreicht werden kann, sollten der Rollstuhlbenutzer oder seine Angehörigen die Krankenkasse darüber informieren.

6.4.3 Bewährte Ausstattungsdetails

Für ältere Rollstuhlbenutzer hat sich, neben einer optimalen Anpassung an die Körpermaße und die Behinderung, folgendes besonders bewährt:

- Eine Sitzhöhe, die es ermöglicht, die Füße beim Fahren auf dem Boden mitzubewegen – eine sinnvolle Aktivität der Beine im Sitzen.
- Die Benutzung des Rollstuhls innerhalb geschlossener Räume folglich möglichst ohne Beinstützen (Vorsicht bei Sensibilitätsstörungen nach einem Schlaganfall und anderen Erkrankungen, welche die Kontrolle über das Bein erschweren), da Beinstützen den Platzbedarf beim Fahren und Wenden erhöhen und zusätzlich oft eine Sturzgefahr darstellen.
- Eine gerade Sitzfläche (nicht nach hinten schräg abfallend).
- Normal lange, jedoch höhenverstellbare Armlehnen.
- Schmale, harte Vorderräder (Lenkräder) zum leichteren Fahren, Lenken und Wenden in der Wohnung, im Gegensatz zu der früher durchgängig üblichen Ballonbereifung.

Praxis-Tipp ▼

Eine ganz entscheidende Voraussetzung zum guten Fahren haben die Benutzer bzw. ihre Betreuer selbst in der Hand: den guten, gleichmäßigen Luftdruck auf allen Reifen. Der erforderliche Druck ist in der Regel direkt auf dem Reifen angegeben (Abb. 6.7).
Es gibt Fußluftpumpen mit Luftdruckmesser (Manometer) zu kaufen; bequemer ist es, den Rollstuhl an einer Tankstelle oder im Fahrradgeschäft aufpumpen zu lassen.

6.4.4 Fehlversorgungen erkennen

Der Rollstuhl ist unpassend gewählt, hat unpassende Bauteile oder ist falsch eingestellt, wenn:

- bei anliegender Kleidung zwischen Gesäß/Oberschenkeln und den Seitenteilen auf beiden Seiten ein sichtbarer Freiraum ist (zu große Sitzbreite),
- mit einem ausreichend und koordiniert beweglichen Fuß, genauer mit der Ferse, der Boden nicht erreicht werden kann und somit Trippeln nicht möglich ist (Rollstuhl zu hoch bzw. Sitzkissen zu dick),
- die Oberschenkel so kurz sind, dass die Kniekehlen in Ruhe oder beim Trippeln den Sitz berühren (zu große Sitztiefe) oder zwischen Kniekehle und Beginn des Sitzes mehr als etwa zehn Zentimeter Freiraum sind (zu geringe Sitztiefe),
- bei dem Versuch, die Arme auf den Armlehnenpolstern abzulegen, der Rücken gekrümmt werden muss (Armlehnen zu niedrig) oder die Schultern um mehr als zwei Zentimeter hochgedrückt werden (Armlehnen zu hoch),
- die Arme keine ausreichende Auflage auf den Seitenteilen finden und ein sicheres Abstützen beim Aufstehen und Hinsetzen nicht möglich ist, weil die Armlehnen zu kurz sind (sog. Desk-Seitenteile sind für Ältere ungünstig bis gefährlich),
- das auf der Fußraste abgestellte Bein am Unterschenkel abgedrückt wird (Beinstütze zu lang eingestellt) oder die Unterschenkel nicht auf dem Sitz aufliegen, sondern überwiegend schweben (Beinstützen zu kurz eingestellt),
- die Rückenlehne keinen Lumbalknick aufweist (unter ergonomischen Gesichtspunkten die Mindestausstattung) und der Benutzer dadurch eine schlechte Sitzhaltung hat oder über Rückenschmerzen klagt,
- trotz Lumbalknick und guter Sitzauflage immer wieder Rückenschmerzen auftreten (Rückenlehne zu steil, zu hart, stützt nicht im Lumbalbereich ab, lässt sich dem altersverformten Rücken nicht anpassen),
- sich der Rollstuhl nur unter großem Kraftaufwand drehen lässt (zu breite Vorderräder mit relativ weicher Auflage statt schmaler, harter Vorderräder),
- mit den Vorderrädern auch niedrige Kanten nicht überfahren werden können (zu kleiner Durchmesser),
- der Benutzer den blanken Metallgreifreifen bedienen muss (ohne Überzug zu dünn und glatt zum Anfassen, oft zu kalt, hin und wieder zu heiß).

Hilfen technischer Art spielen bei der Wiedererlangung von Selbständigkeit – und sei es auch nur in Teilbereichen – eine bedeutende Rolle. Und gerade ein sorgfältig angepasster und funktionstüchtiger Rollstuhl gehört bei vielen Behinderungen im Alter zu den unabdingbaren Voraussetzungen zur Erreichung dieses Ziels.

6.4.5 »Pflegerollstuhl«

Spezialrollstühle ermöglichen auch schwerst kranken und sehr schwachen Menschen, die nicht (mehr) in der Lage sind, sich in einem Rollstuhl selbständig fortzubewegen, sich für mehrere Stunden am Tag außerhalb des Bettes aufzuhalten (Abb. 6.8). Die negativen Auswirkungen von Bettlägerigkeit auf körperliche und geistige Funktionen können dadurch reduziert werden. Ein qualitativ zufriedenstellender Rollstuhl für diesen Personenkreis muss vor allem Sitzkomfort und Sicherheit gewährleisten; die selbständige Bedienung des Rollstuhls ist ein nachrangiger oder bedeutungsloser Aspekt.

Da sehr schwache, kranke und behinderte Menschen in der Regel ihre Sitzposition nicht selbständig verändern und korrigieren können, würden immer die gleichen Körperpartien punktuell belastet, die für das Sitzen notwendige Haltearbeit von Rumpf und Kopf könnte nicht lange geleistet werden. Daraus ergibt sich die Notwendigkeit vielfältiger Verstellmöglichkeiten am Rollstuhl.

Die Konstruktion eines sog. Pflegerollstuhl sollte Folgendes bieten:

- Gesonderte Winkelverstellung der Rückenlehne 0 bis etwa 60° und der Sitzfläche 0 bis etwa 20°.
- Winkelverstellung der Sitzeinheit (Rücken- und Sitzfläche) in einem.
- Ausreichend lange und breite, höhenverstellbare Armlehnenpolster, die auch bei stark geneigter Rückenlehne seitlich lückenlosen Halt bieten; im Einzelfall ist es vielleicht wichtig, einen Rollstuhltisch aufschieben zu können.
- Höhenverstellbare Beinstützen mit ebenfalls in der Höhe einstellbaren Wadenplatten und leicht zu bedienender Längeneinstellung.
- Vorrichtungen für die Anbringung von Seitenpelotten, Kopfstütze, Sicherheitsgurt und eventuell Abduktionskeil bei Bedarf.

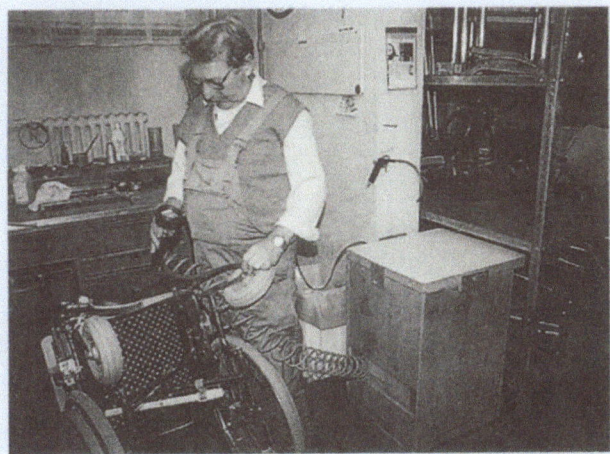

Abb. 6.7. Optimale Fahreigenschaften hat der Rollstuhl, wenn er routinemäßig alle 2–3 Wochen nachgepumpt wird. Mit einer guten Fußpumpe oder bei der Tankstelle in der Nähe lässt sich dies leichter durchführen als mit einer normalen Fahrradpumpe

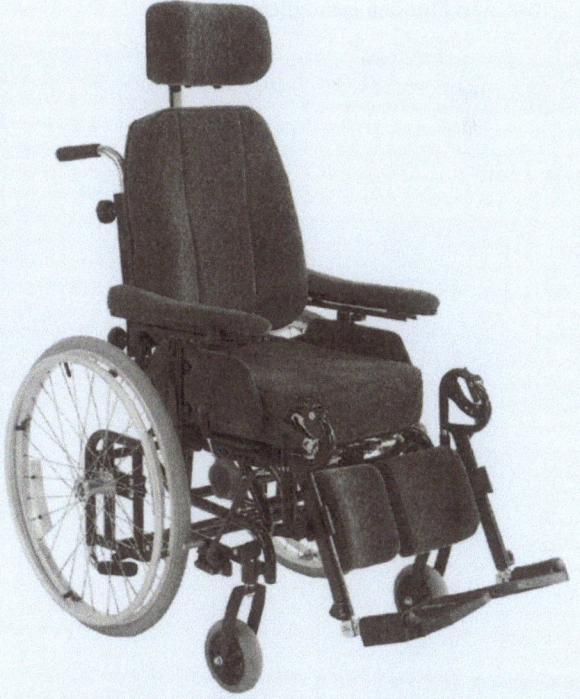

Abb. 6.8. Multifunktionsrollstuhl (»Pflegerollstuhl«). (Mit freundl. Genehmigung der Fa. INVACARE, Bad Oeynhausen)

▶ **Hochwertige Sitzpolsterung** mit einem leicht zu reinigenden Bezug.

Wünschenswert sind zudem ein in der Tiefe verstellbarer Sitz, mit dem man sich der Oberschenkellänge anpassen kann und eine Rückenlehne, die in Höhe wie Form (Bespannung) eine individuelle Einstellung ermöglicht. Ist die Rückenlehne leicht schalenförmig, bietet sie dem Benutzer guten Halt und somit viel Sicherheit gegen unkontrolliertes Zur-Seite-Sinken.

Im Gegensatz zu einem aktiv genutzten Rollstuhl ist beim Pflegerollstuhl eine etwas **größere Sitzbreite** von Vorteil. Sie lässt den Händen der Helfer Platz für Verrichtungen, z.B. um die Kleidung zu ordnen, mit den Händen unter dem Gesäß die Sitzposition zu korrigieren oder den Gurt eines Lifters anzulegen.

Es muss sich für den Behinderten oder Kranken (und seine Helfer) lohnen, das Bett zu verlassen. Um die Zeiten außerhalb des Bettes möglichst zu verlängern, bedarf es:

▶ der Wahl einer für den Kranken günstigen (leistungsstarken) Tageszeit,

▶ einer Ausstattung, die beschwerdefreies Sitzen über etwa zwei Stunden ermöglicht,

▶ Anregungen in Form von:
 - Mahlzeiten,
 - Besuch,
 - Beobachtungen von Aktivitäten im Haushalt (dabeisein),
 - Radio- und Fernsehsendung,
 - Aufenthalt an der frischen Luft (Spazierfahrt, Balkon),
 - Kontakt mit Musik, Blumen und Tieren (Angehörige kennen in der Regel die Neigungen des zu Betreuenden).

Da man auch von schläfrig, abwesend oder verwirrt wirkenden Kranken nie mit Bestimmtheit sagen kann, was und wieviel sie aus ihrer Umgebung wahrnehmen, sollten sich alle Helfer grundsätzlich um ein zwar ruhiges, aber anregendes Umfeld mit persönlicher Ansprache bemühen und die Angehörigen dahingehend beraten.

Machen Betroffene die Erfahrung, dass sie im Rollstuhl sitzend der Langeweile und Ödnis überlassen werden, streben sie um so eher in den sicheren »Hort« zurück, in ihr Bett.

Soziale Hilfen zur Erhaltung der Selbständigkeit im Alter

7.1 Vernetzungssysteme in der Altenhilfe 172

7.2 Soziale Integration und Erhaltung der Kompetenz im Alter 173

7.3 Professionelle soziale Dienste und Einrichtungen zur Bewältigung des Alltags 175

7.4 Persönliche und finanzielle Hilfen durch den Gesetzgeber zur Grundversorgung bei Hilfsbedürftigkeit 181

7.5 Aspekte zur Altenhilfepolitik 200

Ältere Menschen beschreiben als bedeutsames Ziel für die Zukunft immer wieder die Aufrechterhaltung eines selbständigen Lebens in Gesundheit. Sie sind eher besorgt, pflegebedürftig und geistig verwirrt zu werden als dass sie sich vor Tod und Sterben ängstigen. Tritt ein Verlust an Selbständigkeit ein, so verlangt das, sich intensiv damit auseinanderzusetzen, Wege zu finden, mit diesem Verlust umgehen zu lernen und Unterstützung und Hilfen anzunehmen. Alle alten Menschen haben in ihrem Lebenslauf individuell verschiedene Formen der Auseinandersetzung mit Belastungen, Krisen und Konflikten entwickelt und reagieren im Krankheitsfall auch individuell verschieden auf den Verlust an Selbständigkeit (individuelle Ressourcen). Diese unterschiedlichen Reaktionen hängen sehr eng zusammen mit:

- der sozialen Integration,
- der Qualität der Beziehung zu unterstützenden Personen und
- dem Ausmaß der institutionellen Unterstützung. Wesentlich dabei sind auch:
- Wohnqualität,
- materielle Grundlagen und
- Bildungsstand (umweltbezogene Ressourcen).

Wichtig ▼
Soziale Hilfen im Alltag werden im Alter nötig, damit ein hohes Maß an Selbständigkeit erhalten bleibt.

7.1 Vernetzungssysteme in der Altenhilfe

Hilfe für alte Menschen soll dazu beitragen, die besonderen Belastungen, die das Alter mit sich bringt, zu verhindern, zu vermindern und auszugleichen. Zur Altenhilfe gehören Angebote und Tätigkeiten, die zur Verbesserung der Lebensqualität älterer Menschen beitragen. In Deutschland hat sich ein hoch differenziertes Geflecht von familiären und nachbarschaftlichen sozialen Leistungen und Leistungen von gemeinnützigen, kommunalen und gewerblichen Anbietern und Einrichtungen entwickelt. Hinzu kommen die persönlichen und finanziellen Hilfen der Grundversorgung bei Hilfsbedürftigkeit durch den Gesetzgeber. Alle Angebote reagieren auf altersspezifische Probleme und Bedürfnisse und bieten der Zielgruppe Senioren ein weit gefächertes Angebot der Unterstützungsmöglichkeiten.

Wichtig ▼
Im gesamten Bereich der Altenarbeit kann das große Netz der Hilfsangebote durch eine *gute Koordination der Hilfen* sinnvoll genutzt werden. Es ist dafür gesorgt, dass für jeden individuellen Hilfebedarf die nötige Form der Hilfe vorhanden ist und für den alten Menschen auch erreichbar wird.
Ziel aller angebotenen Hilfen sollte immer sein, dass der ältere Mensch über den Umfang seines Bedarfs an Hilfe selbst bestimmt.

Dieses auf den Einzelfall bezogene Unterstützungsmanagement (Case Management) bezieht gezielt individuelle und strukturelle Ressourcen in die Hilfeplanung mit ein, und soll somit die Selbsthilfekompetenz der Betroffenen stärken. Inwieweit der alte Mensch das soziale Netz nutzen möchte, unterliegt mit zunehmendem Alter auch den Veränderungen in der eigenen Lebenssituation, speziell der eigenen Gesundheit. Dem familiären System kommt zunächst die größte Bedeutung im Unterstützungsmanagement zu. Die Familie ist der größte Pflegedienst Deutschlands, und wenn diese Hilfe nicht ausreicht, ergänzt werden muss oder nicht vorhanden ist, muss nach anderen Unterstützungssystemen, nach Vernetzung in der Altenhilfe Ausschau gehalten werden. Wenn wir davon ausgehen, dass das soziale Netzwerk für den Menschen in jedem Lebensalter Grundlage seines psychischen und auch seines physischen Wohlbefindens ist, so ist es im Alter noch wichtiger, diese Unterstützung individuell anzubieten. Die Sozialarbeit ist dabei ein wichtiges Bindeglied zwischen dem Einzelnen, seiner Familie, seinem sozialen Umfeld und zwischen den verschiedenen beteiligten Berufsgruppen und Einrichtungen.

Wichtig ▼
Beratung und Unterstützung in der sozialen Arbeit mit älteren Menschen soll der Erhaltung und Verbesserung ihrer physischen, psychischen und sozialen Kompetenz dienen und die soziale Integration fördern.

7.2 Soziale Integration und Erhaltung der Kompetenz im Alter

7.2.1 Soziale Integration

Inwieweit ältere Menschen Einrichtungen, die der sozialen Integration förderlich sind, nutzen oder besuchen, hängt von der sozialen Entwicklung im individuellen Lebenslauf des Einzelnen ab. Der in der Biographie entwickelte Kontakt- und Kommunikationsstil, die Art und Weise, wie der ältere Mensch soziale Beziehungen gestaltet, sind ausschlaggebend für die Kontinuität der vorhandenen Beziehungen und für die Aufnahme neuer Beziehungen. Somit ist es ganz verschieden, wie alte Menschen bestimmte Angebote der sozialen Integration annehmen. Im Alter Zufriedenheit mit dem eigenen Leben zu gewinnen, geht Hand in Hand mit der Fähigkeit zum Aufbau außerfamiliärer Aktivitäten und Beziehungen. Mehr Aktivität sorgt bekanntlich nicht nur bei der älteren Generation für Anregungen, Informationen, für einen größeren Interessensradius, aber auch für mehr Zugewandtheit zu anderen Menschen und der Umgebung.

Wichtig ▼
Auch bei körperlichen Einschränkungen sind Anregungen und Aktivitäten förderlich für die Selbstbestätigung und für ein positives Selbsterleben im Alter.

Rückzug aus dem gesellschaftlichen Leben, Passivität und wenig Sozialkontakte bedeuten Verkümmerung aller Lebensbezüge und können zu sozialer Deprivation führen. Um dem entgegenzuwirken, gibt es spezielle Angebote für ältere Menschen, beispielsweise:
- Seniorenreisen,
- Seniorensport,
- geistige, kreative und kulturelle Angebote,
- Selbsthilfegruppen,
- Seniorenbüros,
- Informations-, Anlauf- und Vermittlungsstellen (IAV-Stellen),
- Alltags- und Nachbarschaftshilfen und
- viele Initiativen von älteren Menschen für ältere Menschen.

Die aktiven Senioren bauen Dienstleistungen für hilfsbedürftige ältere Mitmenschen fast immer auf ehrenamtlicher Basis auf. Dabei sehen sie sich nicht nur in der Rolle des Ehrenamtlichen, sondern wollen auch spätere Nutzer dieser Initiativen sein. Zwei dieser Initiativen sollen hier beschrieben werden.

Besuchsdienste

Manche ältere Menschen sind nicht mehr so mobil, dass sie ihre Wohnung allein verlassen können. Wenn Angehörige und Freunde fehlen, kann der Besuchsdienst einer der wenigen Kontakte nach außen sein.

Um Isolation und Einsamkeit entgegenzuwirken, haben sich in vielen Städten und Gemeinden Besuchsdienste für ältere Menschen gebildet. Mitarbeiter der Besuchsdienste haben Freude am Kontakt mit älteren Menschen und bieten ihre Zeit an. Sie führen Gespräche, lesen aus der Zeitung vor, machen kleinere Besorgungen, begleiten den alten Menschen bei kurzen Spaziergängen oder hören einfach einmal zu. Für den älteren Menschen ist dies eine schöne Abwechslung im Alltag und häufig entstehen dadurch intensive Freundschaften (Abb. 7.1). Besuchsdienste sind auch in einigen Seniorenbüros anzutreffen.

Seniorenbüros

Mit dem Modellprogramm des Bundesministeriums für Familie und Senioren wurden die Seniorenbüros aus Mitteln des Bundesaltenplans ins Leben gerufen. Ziel der Seniorenbüros ist es, für die nachberufliche Lebensphase neue **ehrenamtliche Tätigkeitsbereiche** aufzuzeigen und zu vermitteln, d.h. Kontakte zwischen den Menschen zu ermöglichen und gemeinsames Handeln anzuregen.

Praxis-Tipp ► Ehrenamtliche Aufgaben sollen zum einen ältere Menschen mit Ressourcen mobilisieren, zum anderen ein gezieltes Zugehen auf ältere Menschen mit mangelnden Ressourcen ermöglichen (zugehende Alten- und Sozialarbeit).

Als Aufgabenbereiche der Seniorenbüros werden beschrieben: Information, Motivation, Beratung, Vermittlung und Begleitung von Menschen, die eine Aufgabe im sozialen Bereich oder in wirtschaftlichen Unterneh-

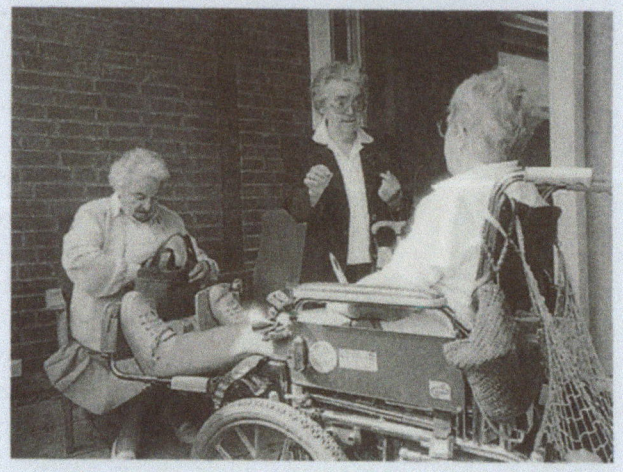

Abb. 7.1. Die Teilnahme am Besuchsdienst ist häufig nicht nur für den Besuchten ein echter Gewinn

mungen suchen. Dazu gehört auch der Aufbau und die Beratung von Selbsthilfegruppen

Die Seniorenbüros, in denen **hauptamtliche Mitarbeiter** (Sozialarbeiter) die Aktivitäten koordinieren, haben **unterschiedliche Schwerpunkte** gesetzt:

- Einige sind Informations- und Kontaktbüros geworden,
- andere legen die Akzente auf Bildung, Freizeit oder Gesundheit,

aber auch auf:

- Dienste wie »Großeltern auf Zeit«,
- Mithilfe bei handwerklichen Tätigkeiten,
- Besuchsdienste und Wohnberatung.

7.2.2 Erhaltung der Kompetenz

Ob soziale Kompetenz im Alter erhalten bleibt oder ob ein Rückgang an Kompetenz zu beobachten ist, korrespondiert mit der Wechselbeziehung des älteren Menschen zu seinen wichtigsten Bezugspersonen.

Wichtig ▼
Die Erhaltung der Kompetenz bei Eintritt der Pflegebedürftigkeit oder beim Auftreten von Unsicherheiten in der Bewältigung des Alltags hängt stark von dem Verhalten der Familie ab.

Beispiel ▶ Die wichtigsten Bezugspersonen sind der Überzeugung, dass ein älterer Angehöriger nicht mehr in der Lage ist, bestimmte Verrichtungen auszuführen, obwohl er es eigentlich noch kann. Durch dieses Verhalten gelangt der alte Mensch bald selbst zu der Überzeugung, dass er nicht mehr zu einem selbständigen Leben fähig ist. Das Bemühen, trotz körperlicher Einschränkungen noch bestimmte vertraute Tätigkeiten auszuüben, geht immer weiter zurück und die Motivation, ein selbstbestimmtes Leben zu führen, schwindet zunehmend.

Von den Angehörigen wird der Rückgang der Motivation und Aktivität als eine natürliche Begleiterscheinung des Alterns gewertet. Folglich wächst die Tendenz, dem älteren Menschen weitere Tätigkeiten abzunehmen. Somit tritt durch negative Fremd- und Selbsteinschätzung langfristig tatsächlich ein **objektiver Kompetenzverlust** ein. Dem kann nur entgegengewirkt werden, indem man dem älteren Menschen bewusst selbständige Tätigkeiten und Entscheidungen belässt. Auch in stationären Einrichtungen ist ein solches Verhalten festzustellen. Falsche Fürsorge, mangelndes Wissen und mangelnde Zeit führen dazu, Heimbewohnern Tätigkeiten abzunehmen, die sie noch allein ausführen können, und führen damit zum Verlust von Kompetenz.

Wichtig ▼
Ziel einer *aktivierenden Pflege* ist es, die Kompetenz des alten Menschen soweit wie möglich zu erhalten und verlorene Fähigkeiten durch Training wieder zu erlangen.

Durch Reflexion, Fortbildung und Supervision der Mitarbeiter kann jeder sein eigenes Verhalten überprüfen, es können Ziele in der Arbeit mit alten Menschen gesetzt werden, um die Erhaltung der Kompetenz im Alter zu fördern.

7.3 Professionelle soziale Dienste und Einrichtungen zur Bewältigung des Alltags

7.3.1 Hilfen bei der Grundversorgung

Mobile und stationäre Mahlzeitendienste

Essen auf Rädern ist für ältere Menschen eine bekannte und gut angenommene Dienstleistung. Täglich liefern Mahlzeitendienste der Wohlfahrtsverbände, aber auch private Anbieter (Menü-Service) Mahlzeiten für verschiedene Bedürfnisse und Geschmäcker ins Haus. Angeboten werden normale Vollkost, Diabetikermenüs, Schonkost, vegetarische Kost und andere Spezialmahlzeiten. Eine Mahlzeit kostet zwischen 3,50 und 5 Eur. Es kann ausgewählt werden zwischen Tiefkühlgerichten, die einmal pro Woche geliefert und täglich selbst aufgewärmt werden, und frisch zubereiteten Menüs, die täglich warm geliefert werden.

Der stationäre Mittagstisch ist ein anderes Angebot für Senioren, die nicht mehr gern für sich allein kochen oder denen das Kochen zu mühsam geworden ist. Senioren, die noch mobil sind, treffen sich in sozialen Einrichtungen regelmäßig zum Mittagessen. Hier können Kontakte gepflegt, Gespräche geführt und Verabredungen getroffen werden.

Hausnotrufsystem

Für allein stehende ältere Menschen ist ein Hausnotrufsystem eine sinnvolle Einrichtung, denn es vermittelt Sicherheit, ohne dass ständig eine zweite Person anwesend sein muss. Falls eine gefährliche Situation eintritt, kann per Knopfdruck Hilfe herbeigeholt werden. Hausnotrufsysteme werden von verschiedenen Wohlfahrtsverbänden und von privaten Firmen angeboten. Sie bestehen aus einem Zusatzgerät zum Telefon und einem Sender, der als Funkfinger, z.B. in Form einer Armbanduhr oder Kette, immer getragen werden muss. Dieser enthält einen Alarmknopf, der bei Betätigung automatisch den Kontakt zur Notrufzentrale über das Telefon herstellt und eine Freisprechanlage einschaltet, damit auch bei Unerreichbarkeit des Telefons Sprechkontakt hergestellt werden kann (Abb. 7.2 und 7.3).

Von der Zentrale werden dann je nach Sachlage Angehörige, Nachbarn, der zuständige Pflegedienst, der Hausarzt oder – falls erforderlich – der Rettungsdienst benachrichtigt. Die Notrufanlage bietet noch weitere Zusatzfunktionen wie Informationsdienst, Memodienst, Meldetaste, Entgegennahme von Telefongesprächen

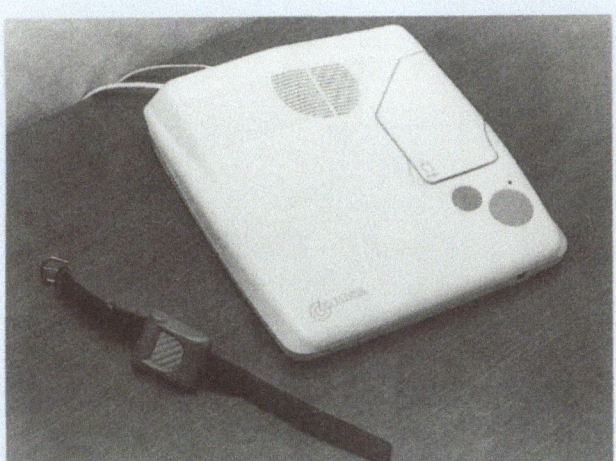

Abb. 7.2. Das Hausnotrufgerät, versehen mit der Tagesmeldetaste und dem Alarmknopf wird an die Telefonsteckdose angeschlossen

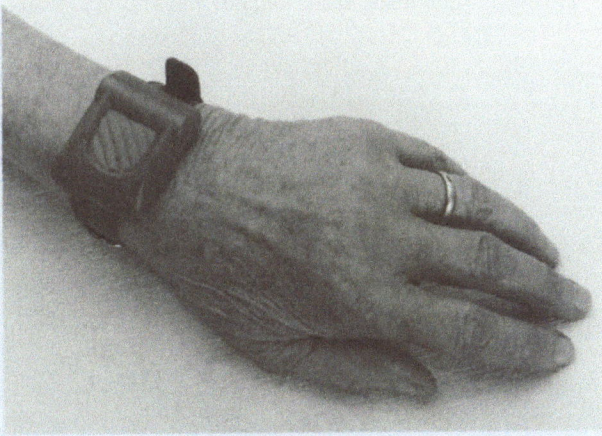

Abb. 7.3. Der Notrufsender in Form einer Armbanduhr sollte auch beim Baden und Duschen am Handgelenk verbleiben

ohne aufzustehen. Die Grundgebühren für das Hausnotrufsystem werden von der Pflegekasse nur auf Antrag bei Einstufung in eine Pflegeklasse bis zu 17,90 Eur monatlich übernommen. Je nach Leistungsumfang und Anbieter liegen die monatlichen Kosten für ein Hausnotrufsystem zwischen 18 und 40 Eur.

Eine weitere Absicherung für allein stehende ältere Menschen sind die Telefonketten. Sie werden meistens von Wohlfahrtsverbänden organisiert und bestehen aus ungefähr 10 Mitgliedern. Jeden Tag bringt der Erste in der Runde zu einer bestimmten Zeit die Telefonkette in Gang. Nach einer kurzen Bestätigung, dass beim Partner alles in Ordnung ist, ruft dieser den nächsten der Kette an, bis das Gespräch zum »Kettenkapitän« zurückkommt. Falls sich ein Kettenmitglied nicht meldet, wird Hilfe herbeigerufen. Diese Telefonketten sind preiswert und bringen Kommunikation und Kontakt der Kettenmitglieder untereinander mit sich.

Behindertenfahrdienste

Ältere Menschen, die auf einen Rollstuhl angewiesen sind, können den Behindertenfahrdienst in Anspruch nehmen. Die Wohlfahrtsverbände verfügen über rollstuhlgerechte Fahrzeuge mit Rampe oder Hebebühne und bieten Schwerbehinderten, die keine sonstigen privaten oder öffentlichen Verkehrsmittel benutzen können, diesen Fahrdienst an. Der Fahrdienst ermöglicht diesem Personenkreis Flexibilität und Teilnahme an Veranstaltungen außer Haus (Abb. 7.4). Die Fahrten müssen in der Regel selbst bezahlt werden. Schwerbehinderte mit dem Merkzeichen »aG« (außergewöhnliche Gehbehinderung) im Schwerbehindertenausweis können auf Antrag vom Sozialamt einen Fahrausweis für eine bestimmte Anzahl kostengünstiger privater Fahrten mit diesen Behindertenfahrzeugen erhalten. Die Kosten für Fahrten zum Arzt, Zahnarzt usw. werden bei Zuzahlungsbefreiung von den Krankenkassen übernommen. Jedes Sozialamt gibt nähere Auskunft über die Zuschüsse für die örtlichen Behindertenfahrdienste.

Mobile Soziale Hilfsdienste (MSH)

Regional unterschiedlich werden Leistungen für ältere Menschen zur Bewältigung des Alltags angeboten. Dazu gehören einerseits Hilfe für hauswirtschaftliche Tätigkeiten wie Einkaufen und Putzen, andererseits werden Leistungen wie Fahr- und Begleitdienste, Fuß- und Haarpflegedienste, Reparaturdienste, Vorlese- und Schreibdienste zur Verfügung gestellt. Oft sind es die Sozialstationen oder Wohlfahrtsverbände, denen diese Dienste angeschlossen sind. Den Zivildienstleistenden kommt in diesem Bereich eine tragende Funktion zu. Somit können diese Dienste oftmals kostengünstig angeboten werden. In einigen Städten gibt es auch wirtschaftliche Unternehmen, die Sozialhilfeempfänger beschäftigen und in Zusammenarbeit mit dem Sozialamt kostengünstig Alltagshilfen für ältere Menschen anbieten können.

Praxis-Tipp ▶ Wenn es möglich ist, durch mobile soziale Hilfsdienste einen Heimaufenthalt des älteren Menschen zu verhindern, kann bei zu geringer Rente das Sozialamt

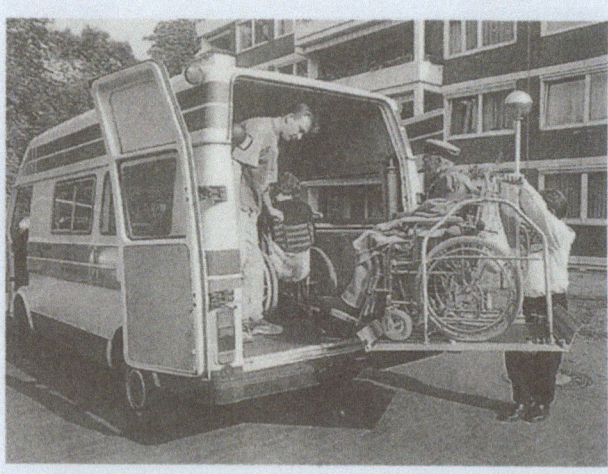

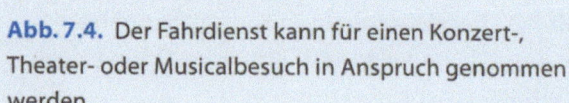

Abb. 7.4. Der Fahrdienst kann für einen Konzert-, Theater- oder Musicalbesuch in Anspruch genommen werden

im Rahmen der Hilfe in besonderen Lebenslagen Hilfe zur Weiterführung des Haushalts gewähren (s. Kap. 7.4.2).

7.3.2 Hilfen bei Krankheit und Pflegebedürftigkeit

Für viele ältere Menschen ist es schwer, sich mit einer Situation, die von Krankheit und Pflegebedürftigkeit durchzogen ist, auseinanderzusetzen. In vielen Fällen ist es kaum möglich, eine solche Situation allein zu bewältigen. Die seelische Begleitung ist genau so wichtig wie die pflegerische Versorgung des kranken Menschen. Bei Krankheit und Behinderung im Alter sind alle Lebensbereiche in Mitleidenschaft gezogen. Gerade deswegen sollte eine Zukunftsperspektive aufgebaut werden, die alle Bereiche miteinbezieht. Die Familie und weitere Angehörige können durch ihre Unterstützung einen großen Teil dazu beitragen. In der ambulanten Versorgung unterstützen neben der Familie auch die Sozialstationen und Pflegedienste die pflegebedürftigen alten Menschen.

Tritt nach einem Krankenhausaufenthalt Pflegebedürftigkeit ein, ist der Sozialdienst im Krankenhaus eine erste Adresse für die Patienten und deren Angehörige, sich individuelle Beratung zukommen zu lassen.

Sozialdienst im geriatrischen Krankenhaus

Der Sozialdienst in der Geriatrie berät in vielfältigen sozialen und sozialversicherungsrechtlichen Fragen und gibt Informationen über die verschiedenen Versorgungsangebote. Der Mitarbeiter des Sozialdienstes ist Mitglied des geriatrischen Teams und verfügt aus der interdisziplinären Zusammenarbeit über viele Informationen, die für eine gute Planung der Entlassung wichtig sind. Ausgehend von der individuellen Hilfsbedürftigkeit des Patienten bezieht der Sozialarbeiter die sozialen, familiären und psychischen Lebensbedingungen des kranken älteren Menschen mit ein.

Wichtig ▼
Für die Erstellung eines guten Hilfeplans müssen durch Gespräche mit dem Patienten *seine* Wünsche, Bedürfnisse und Ziele in die familiären Bezugssysteme und in die weiteren sozialen Hilfen von außen (systemische Sichtweise) eingebettet werden.

Der Sozialarbeiter muss dabei alle notwendigen Maßnahmen koordinieren, die Finanzierung der Hilfsangebote überschauen und gegebenenfalls die nötigen Anträge (Pflegeversicherung, Sozialhilfe, Schwerbehindertenausweis, Wohngeld, Betreuung usw.) zusammen mit dem Patienten bei den zuständigen Behörden und Versicherungen stellen. Eine weitere wichtige Aufgabe des Sozialdienstes ist die Stärkung der persönlichen Ressourcen des Patienten zur Krankheitsbewältigung und die Angehörigenberatung.

Wichtig ▼
Pflegebedürftigkeit stellt für alle Beteiligten einen Lebensabschnitt dar, bei dem nicht auf erprobte Regeln und Vorerfahrung zurückgegriffen werden kann. Alle Beteiligten müssen erst lernen, mit der neuen Situation umzugehen.

Nicht selten brechen unter einer solchen Belastungssituation unterschwellige Konflikte und Krisen hervor und erschweren die Lösung gegenwärtiger Probleme. Bei manchen Familien ist es dann vorrangig nötig, klare abgrenzende Strukturen zu erarbeiten oder eine weitere Bearbeitung der familiären Probleme zu empfehlen, damit die gegenwärtige Situation bewältigt werden kann. Spezielle Beratungsstellen zur psychosozialen Unterstützung stehen für ältere Menschen und ihre pflegenden Angehörigen leider nicht flächendeckend zur Verfügung. Sind Beratung und Begleitung des Patienten und der Angehörigen über den Krankenhausaufenthalt hinaus nötig, vermittelt der Sozialarbeiter auch die Kontakte zum Allgemeinen Sozialdienst (ASD) oder zum Sozialpsychiatrischen Dienst (SPD) der Stadt oder zu anderen Beratungsstellen und Institutionen. Bei Pflegebedürftigkeit vermittelt der Sozialdienst den Kontakt zu Pflegediensten und Sozialstationen, welche die Familie bei ihrer Pflegetätigkeit unterstützen oder auch alleinstehende Pflegebedürftige versorgen. Ist nach einem Krankenhausaufenthalt die Aufnahme in ein Pflegeheim nötig, berät der Sozialdienst bei allen Fragen der vollstationären Versorgung und ist bei der Suche nach einem Heimplatz behilflich. Auch bei der teilstationären Versorgung in Einrichtungen der Tages- oder Nachtpflege und bei einer geplanten Aufnahme in Einrichtungen des Betreuten Wohnens bietet er Beratung und Unterstützung an.

Ambulante Versorgung durch Familie, Sozialstationen und Pflegedienste
Familie

Viele pflegebedürftige ältere Menschen sind auf Hilfen zu Hause angewiesen. Die Familie, meistens sind es die Töchter, Ehefrauen und Schwiegertöchter, betreuen zum überwiegenden Teil ihre pflegebedürftigen Angehörigen (Abb. 7.5). Diesen Familien sollte Unterstützung und Hilfe bei der Pflege gewährt werden, die durch Pflegedienste und Sozialstationen angeboten wird. Finanzielle Unterstützung erhalten die Betroffenen nach Einstufung durch die Leistungen der Pflegeversicherung; bei Konflikten und Krisen stehen Beratungsstellen und Gesprächskreise für pflegende Angehörige zur Verfügung.

Wichtig ▼
Trotz aller Hilfen kann die Pflegebedürftigkeit für die pflegenden Angehörigen schwere Belastungen mit sich bringen.

Dazu gehören vor allem:
- Mangel an Zeit,
- Mangel an Freizeit,
- eingeschränkte Erwerbstätigkeit,
- Einschränkung der Privatsphäre durch geringen Wohnraum,
- Einschränkung bzw. Verlust an sozialen Kontakten,
- Belastung durch den Krankheitsverlauf des Pflegebedürftigen,
- negative Auswirkungen auf die eigene finanzielle Situation.

Entlastung finden pflegende Angehörige durch das Konzept »Urlaub von der Pflege«, das von manchen Kurzzeitpflegeeinrichtungen angeboten wird. Die Zielgruppe sind vor allem erholungsbedürftige pflegende Angehörige, die physisch und psychisch überlastet sind, sich aber aus verschiedenen Gründen nur schlecht eine Zeit lang von dem Pflegebedürftigen trennen können. Dabei wird der Pflegebedürftige in eine Kurzzeitpflegeeinrichtung aufgenommen, und der pflegende Angehörige erhält im gleichen Haus oder in einer nahe gelegenen Pension eine Unterkunft. Der zu Pflegende wird gut versorgt, der Angehörige ist in der Nähe, er kann sich aber einmal nur um sich kümmern und Urlaub von der Pflege machen. Meistens sorgen die Kurzzeitpflegeeinrichtungen für spezielle Erholungsangebote wie Ausflüge ins Umland, kreative und entspannende Angebote. Vereinzelt finden sich diese Angebote in Kurorten, so dass der Angehörige über seine Krankenkasse einen Kururlaub beantragen und sich somit auch Kuranwendungen verschreiben lassen kann.

Ambulante Pflegeeinrichtungen sind im Sinne des Pflegeversicherungsgesetzes selbständig wirtschaftende Einrichtungen, die Pflegebedürftige in ihrer Wohnung pflegen und hauswirtschaftlich versorgen. Sie stehen unter ständiger Verantwortung einer ausgebildeten Pflegefachkraft und müssen mit der Pflegekasse einen Versorgungsvertrag schließen, in dem Art, Inhalt und Umfang der allgemeinen Pflegeleistungen festgelegt sind. Sozialstationen und ambulante Pflegedienste entlasten die Familien, die einen Angehörigen pflegen. Sie unterstützen allein stehende ältere Menschen und Haushalte älterer Ehepaare. Die Hilfen können vorübergehend bei einer akuten Erkrankung, aber auch kontinuierlich bei Pflegebedürftigkeit notwendig sein.

Praxis-Tipp ▶ Bei der häuslichen Pflege sollten die Beziehungspflege und die aktivierende Pflege selbstverständlich sein, d.h. die Schwestern und Pfleger der Sozialstationen und Pflegedienste versorgen – soweit möglich – immer dieselben Patienten.

Ausgehend vom Hilfebedarf wird der zu Pflegende in die Aktivitäten miteinbezogen. Sozialstationen und Pflegedienste kümmern sich schwerpunktmäßig um die Grundpflege und die medizinische Behandlungspflege, sie bieten ihre Dienste aber auch für die hauswirtschaftliche und soziale Betreuung an (Abb. 7.6). Zur Grundpflege gehören:
- Hilfe beim Waschen, Duschen, Baden, Anziehen,
- Betten und Lagern,
- Hilfe bei der Haut- und Haarpflege, Fuß- und Nagelpflege, Reinigung der Zahnprothesen, Mundhygiene,
- Hilfe beim Aufstehen und Gehen,
- Hilfe beim Zubereiten der Mahlzeiten, Hilfe beim Essen,

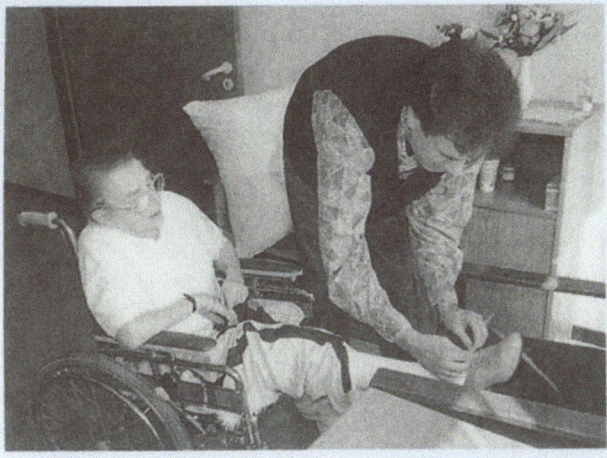

Abb. 7.5. Neben den pflegerischen Tätigkeiten bleibt häufig auch noch Zeit für ein kurzes Gespräch

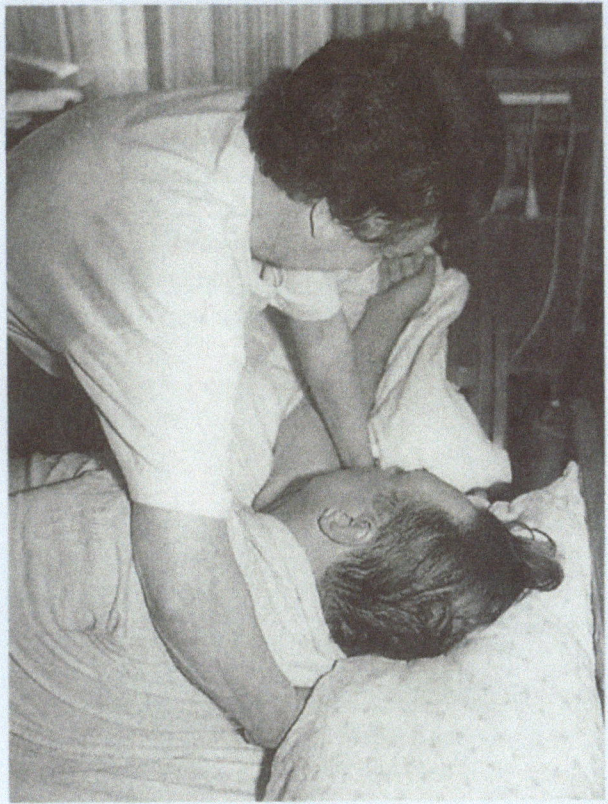

▶ **Abb. 7.6.** Trotz aller Hilfsmittel und Unterstützung erbringen Angehörige den größten Teil der Pflege

- vorbeugende Maßnahmen gegen:
  - Wundliegen (Dekubitusprophylaxe),
  - Lungenerkrankungen,
  - Durchblutungsstörungen,
- kontinuierliche Beobachtung des Gesundheits- und Allgemeinzustands und
- Rücksprache mit dem behandelnden Arzt.

Wichtig ▼
Die *Grundpflegeleistungen* gehören entweder zu den Leistungen der Pflegeversicherung oder bei vorübergehenden Erkrankungen zu den Leistungen der Krankenkassen.

Zur Behandlungspflege gehören pflegerische Maßnahmen, die von examinierten Kranken- und Altenpflegefachkräften in Zusammenarbeit mit dem behandelnden Arzt ausgeführt werden.

Wichtig ▼
Die *medizinische Behandlungspflege* erfolgt immer auf ärztliche Verordnung und ist im Rahmen der ambulanten Pflege eine Leistung der Krankenkassen.

Zur Behandlungspflege gehören:
- Wundbehandlung,
- Verbände wechseln,
- Injektionen, die vom Arzt der Pflegekraft übertragen wurden,
- Katheterhygiene,
- Assistenz beim Anlegen von Infusionen, Überwachung und Wechsel von Infusionsflaschen,
- Patienten nachversorgen und Instrumente reinigen,
- Austausch mit dem behandelnden Arzt über den Gesundheitszustand des Patienten.

Das Angebot in Bezug auf die hauswirtschaftliche und soziale Betreuung ist bei den einzelnen Sozialstationen und Pflegediensten unterschiedlich. Es ist abhängig von der personellen Besetzung und dem Arbeitsanfall in der jeweiligen Region.

Mittlerweile gibt es jedoch sehr viele Anbieter, so dass für den individuellen Bedarf die Hilfen ortsnah zur Verfügung stehen. Für den hauswirtschaftlichen Bereich, aber auch für Kontakt- und Vermittlungsdienste stehen meistens Zivildienstleistende zur Verfügung (Essen auf Rädern, Begleitdienste). Die Hilfe bei der Weiterführung des Haushalts beinhaltet:

▸ Wohnung säubern,
▸ Wohnung heizen,
▸ Wäschepflege,
▸ Einkauf,
▸ Mahlzeiten zubereiten,
▸ Patienten bei Behörden- oder Arztbesuchen begleiten,
▸ Hausbesuche, um zu klären, ob weitere Hilfen notwendig sind.

Bei einer Einstufung in eine Pflegestufe ist die hauswirtschaftliche Versorgung in der Pflegesachleistung der Sozialstation oder des Pflegedienstes in zeitlich beschränktem Umfang mitenthalten und wird bis zu den festgelegten Höchstsätzen von der Pflegekasse bezahlt. Ebenso werden bei einer akuten Erkrankung die Kosten notwendiger hauswirtschaftlicher Versorgung bei Verordnung durch den Arzt von der Krankenkasse zeitlich befristet übernommen. In allen anderen Fällen muss der Hilfsbedürftige die hauswirtschaftliche Hilfe selbst bezahlen.

Manche Sozialstationen haben einen eigenen Bestand an Hilfsmitteln, so dass auch schnell ein Pflegebett oder ein Rollstuhl bis zum Eintreffen des verordneten, auf die persönlichen Bedürfnisse abgestimmten Hilfsmittels zur Verfügung gestellt werden kann.

Pflegedienste und Sozialstationen geben Anleitungen zur häuslichen Krankenpflege für pflegende Familienangehörige. Das geschieht entweder im häuslichen Umfeld oder in Kursen. Des Weiteren vermitteln sie Gesprächskreise und Selbsthilfegruppen und sind in engem Kontakt mit verschiedenen Mobilen Sozialen Hilfsdiensten und Diensten auf ehrenamtlicher Basis.

Stationäre Versorgung: Heime

Stationäre Pflegeeinrichtungen oder Pflegeheime sind im Sinne des Pflegeversicherungsgesetzes selbständig wirtschaftende Einrichtungen, die den Pflegebedürftigen unterbringen und verpflegen. Die Pflegeheime bieten folgende Betreuungsmöglichkeiten an:

▸ ganztägig (vollstationär),
▸ nur tagsüber (Tagespflege) oder
▸ nur nachts (Nachtpflege).

▸ **Vollstationäre Versorgung: ganztägig.** Pflegebedürftige alte Menschen, die nicht mehr in ihrer Familie oder in ihrer eigenen Wohnung versorgt werden können, sind auf vollstationäre Pflege in einem Pflegeheim angewiesen. Das Pflegeheim ist Wohn- und Lebensraum für pflegebedürftige Menschen und sollte mehr als Grundpflege, Unterkunft und Verpflegung bieten.

Der Pflegebedürftige sollte im Heim Lebensqualität und Wohnqualität finden, damit er trotz des Hilfebedarfs ein selbstbestimmtes Leben führen kann. Ärztliche Versorgung, aktivierende Pflege und soziale Betreuung soll die verbliebenen Kräfte stärken und zu einer Verbesserung des Allgemeinzustands beitragen. Soziale Beratung und Begleitung im Heim sind wichtig, um mit den Belastungen der Pflegebedürftigkeit fertig zu werden. Für viele alte Menschen bedeutet die Heimaufnahme einen unermesslichen Verlust ihrer Lebensbezüge. Sie beinhaltet den Verzicht auf viele persönliche Dinge und die Aufgabe der Wohnung aus finanziellen Gründen. Damit geht ein Stück Lebensqualität verloren.

Es wäre wünschenswert, die Übergänge in die Pflegeheime gleitender zu gestalten und dem Pflegebedürftigen bei diesem Schritt Begleitung zukommen zu lassen. Der Einzelne empfindet den Schritt der Heimaufnahme auch deshalb so schmerzlich, da oft direkt nach einem Krankenhausaufenthalt die Heimaufnahme ansteht und der Pflegebedürftige keine Zeit und Möglichkeit mehr hat, noch einmal von seiner Wohnung Abschied zu nehmen und seine Dinge zu ordnen. In der Regel ist eine Rückkehr in die eigene Wohnung aufgrund der Pflegebedürftigkeit nicht möglich und lässt sich auch aus finanziellen Gründen kaum realisieren. In der stationären Altenhilfe beraten Sozialarbeiter die älteren Menschen und deren Angehörige bei dem Übergang in ein Heim, wobei die Finanzierung und die Hilfe bei der sozialen Integration des neuen Heimbewohners eine zentrale Rolle spielt.

Abb. 7.7. Aus dem Therapieangebot entwickeln sich manchmal Freizeitaktivitäten

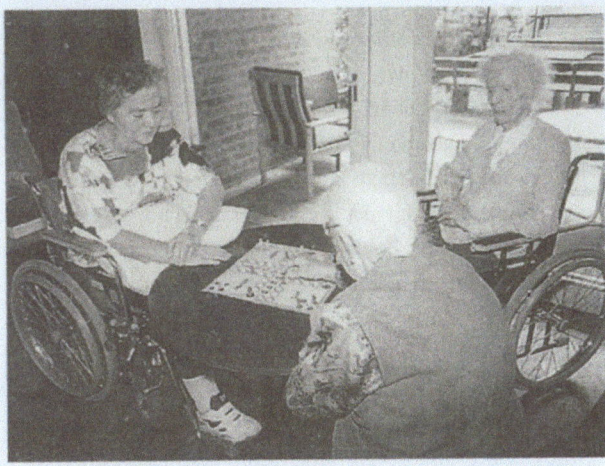

Wichtig ▼
Damit ein Pflegebedürftiger Leistungen aus der Pflegeversicherung erhält, muss die vollstationäre Pflege vom Medizinischen Dienst der Krankenkassen (MDK) befürwortet werden und eine Einstufung in die Pflegeversicherung vorgenommen werden.

Die Pflegeheime bieten zudem die Kurzzeitpflege an, wenn ein Pflegebedürftiger für eine befristete Zeit nicht zu Hause gepflegt werden kann.

▶ **Teilstationäre Versorgung: Tagespflege.** In der Regel können die Tagespflegeeinrichtungen zwischen 8.00 Uhr und 17.00 Uhr in Anspruch genommen werden. Manche Einrichtungen haben auch am Wochenende geöffnet. Die Besuchstage, aber auch die Länge der Besuche in den Tagespflegeeinrichtungen können sehr individuell und flexibel gehandhabt werden. Zielgruppe der Tagespflege sind ältere, hilfsbedürftige Personen, allein lebende und vereinsamte Menschen sowie Hilfebedürftige, die von ihren Angehörigen gepflegt werden.

Wichtig ▼
Die Tagespflegeeinrichtungen möchten alten Menschen ermöglichen, ihre Unabhängigkeit solange wie möglich zu bewahren, und sie wollen Angehörige durch ihr Angebot entlasten.

Zum Angebot gehören:
- Unterstützung bei der Grundpflege,
- Mahlzeiten,
- therapieunterstützende Maßnahmen wie Gymnastik, Gedächtnistraining und Gruppenaktivitäten.

Die Besucher werden von einem Fahrdienst abgeholt und wieder nach Hause gebracht. Sie können bei individuellen Problemen Beratung durch die Mitarbeiter erhalten, haben Rückzugsmöglichkeiten und können Ruhezeiten in Anspruch nehmen. Tagespflege fördert das gesellige Beisammensein und die Kontakte untereinander (Abb. 7.7). Die Kosten der Tagespflege werden bei Einstufung in die Pflegeversicherung durch diese zum Teil übernommen.

7.4 Persönliche und finanzielle Hilfen durch den Gesetzgeber zur Grundversorgung bei Hilfsbedürftigkeit

7.4.1 Die Pflegeversicherung (SGB XI)

Als eigenständiger Zweig der Sozialversicherung wurde die »Soziale Pflegeversicherung« ab 1.4.1995 für die Leistungen im häuslichen Bereich und ab 1.7.1996 für die Leistungen im stationären Bereich eingeführt. In die Pflegeversicherung sind alle Personen einbezogen, die in der gesetzlichen Krankenversicherung versichert sind. Träger der Pflegeversicherung sind die Pflegekassen, die den gesetzlichen Krankenkassen angegliedert sind. Alle in einer privaten Krankenkasse Versicherten müssen eine private Pflegeversicherung abschließen.

Die Pflegeversicherung wird durch die Beiträge der Mitglieder und der Arbeitgeber finanziert. Seit dem 1.7.1996 sind als Beitrag insgesamt 1,7 % des Bruttoeinkommens zu zahlen. Auch Rentner und Pflegebedürftige müssen Beiträge zur Pflegeversicherung zahlen. Bei Rentnern trägt der Rentenversicherungsträger die zweite Hälfte des Beitrags. Für mitversicherte Familienangehörige werden keine Beiträge erhoben.

Wichtig ▼
Aufgabe der Pflegeversicherung ist es, Pflegebedürftigen Hilfe zu leisten, die aufgrund der Schwere der Pflegebedürftigkeit auf solidarische Hilfe und Unterstützung angewiesen sind.

Die Leistungen der Pflegeversicherung zielen darauf ab, dem Pflegebedürftigen trotz seines Hilfebedarfs ein möglichst selbständiges und selbstbestimmtes Leben, das der Würde des Menschen entspricht, zu ermöglichen.

Praxis-Tipp ▶ Die häusliche Pflege und die Pflegebereitschaft der Angehörigen soll durch die Leistungen der Pflegeversicherung unterstützt werden, d.h.:
- ambulante Pflege hat Vorrang vor stationärer Pflege,
- Leistungen der teilstationären Pflege und der Kurzzeitpflege gehen den Leistungen der vollstationären Pflege vor,
- Prävention und Rehabilitation stehen vor Pflege.

Die Pflegeversicherung soll dazu beitragen, die aus der Pflegebedürftigkeit entstandenen Belastungen zu mildern, die sich im physischen, psychischen und finanziellen Bereich äußern. Sie soll eine Grundversorgung sicherstellen und die Zahl der Betroffenen, die aufgrund ihrer Pflegebedürftigkeit auf Sozialhilfe angewiesen wären, mindern. Als Voraussetzung für den Erhalt von Leistungen aus der Pflegekasse gelten Pflegebedürftigkeit und gewisse Vorversicherungszeiten. Ab 2000 gilt eine Mindestvorversicherungszeit (Mindestbeitragszeit) von 5 Jahren innerhalb der letzten 10 Jahre vor Antragstellung. Ehegatten und Kinder ohne oder nur mit geringem Einkommen sind beitragsfrei mitversichert.

Der Gesetzgeber hat den Begriff der Pflegebedürftigkeit genau definiert. Ob Pflegebedürftigkeit vorliegt, wird vom Medizinischen Dienst der Krankenversicherung (MDK) geprüft. Dieser bestimmt auch, in welche der drei Pflegestufen der Betroffene eingeordnet wird.

Praxis-Tipp ▶ Als pflegebedürftig werden Personen eingestuft, die aufgrund körperlicher, geistiger oder seelischer Krankheit oder Behinderung für die gewöhnlichen und regelmäßigen wiederkehrenden Verrichtungen im Ablauf des täglichen Lebens auf Dauer, voraussichtlich für mindestens 6 Monate, in erheblichem oder höheren Maße der Hilfe bedürfen.

Dabei besteht die Hilfe in der Unterstützung, in der teilweisen oder vollständigen Übernahme der Verrichtungen im Alltag oder in der Beaufsichtigung oder Anleitung mit dem Ziel der eigenständigen Übernahme dieser Verrichtungen (aktivierende Pflege).

Als **Krankheit oder Behinderung gelten:**
- Verluste, Lähmungen oder andere Funktionsstörungen am Stütz- und Bewegungssystem,
- Funktionsstörungen der inneren Organe oder der Sinnesorgane,
- Störungen des Zentralnervensystems wie Antriebs-, Gedächtnis- oder Orientierungsstörungen und endogene Psychosen, Neurosen oder geistige Behinderungen.

Zu den gewöhnlichen und wiederkehrenden Verrichtungen im Alltag zählen vier Bereiche:
- **Bereich der Körperpflege.** Waschen, Duschen, Baden, Zahnpflege, Rasieren (Abb. 7.8), Kämmen, Darm- und Blasenentleerung.
- **Bereich der Ernährung.** Mundgerechtes Zubereiten oder Aufnahme der Nahrung.
- **Bereich der Mobilität.** Selbständiges Aufstehen und Zubettgehen, An- und Auskleiden, Gehen, Stehen, Treppensteigen oder Verlassen und Wiederaufsuchen der Wohnung.
- **Bereich der hauswirtschaftlichen Versorgung.** Einkaufen, Kochen, Reinigen der Wohnung, Spülen, Wechseln und Waschen der Wäsche und Kleidung sowie das Beheizen der Wohnung.

Verfahren

Leistungen der Pflegeversicherung werden nur auf Antrag erbracht. Das gilt bei der häusliche Pflege wie

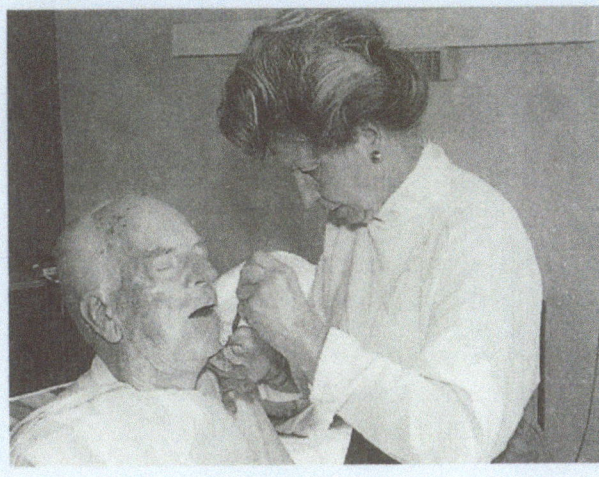

Abb. 7.8. Auf die gewohnte Nassrasur möchten viele ältere Männer nicht verzichten

auch bei der stationären Pflege. Anträge können formlos bei der jeweils zuständigen Pflegekasse gestellt werden. Die Pflegekassen halten auch spezielle Antragsvordrucke bereit.

Praxis-Tipp ▶ Um keine Leistungen zu verlieren, empfiehlt es sich, den Antrag umgehend zu stellen, sobald Pflegebedürftigkeit entsteht. Die Leistungen der Pflegekasse werden nämlich nur vom Zeitpunkt der Antragstellung an gewährt, jedoch frühestens ab dem Zeitpunkt, an dem die Pflegebedürftigkeit im Sinne des Pflegeversicherungsgesetzes vorliegt.

Da der MDK die Anspruchsvoraussetzungen prüfen muss, kann eine längere Zeit vergehen, bis eine Entscheidung bezüglich der Einstufung erfolgt. Das heißt nicht, dass ein Anspruchsberechtigter erst ab der Einstufung Hilfe in Anspruch nehmen darf. Wenn ein Anspruch auf Pflegeleistung festgestellt wird, werden auch rückwirkend ab Antragstellung erbrachte Pflegeleistungen erstattet, nur im Falle einer Nichteinstufung hat der Antragsteller keinen Anspruch auf Erstattung. Falls der Pflegebedürftige in dem Zeitraum zwischen Antragstellung und Begutachtung verstirbt, ist eine Feststellung nach Aktenlage und damit ebenfalls eine rückwirkende Gewährung der Leistung möglich.

Für die Prüfung der Anträge sind zwei verschiedene Gutachtergremien zuständig:
- Die Pflegekassen der gesetzlichen Krankenversicherungen beauftragen den Medizinischen Dienst der Krankenversicherung (MDK) mit der Begutachtung des Antragstellers.
- Bei den privaten Pflegeversicherten prüft die Gesellschaft für medizinische Gutachten (MEDICPROOF) die Voraussetzungen der Pflegebedürftigkeit und welche Pflegestufe vorliegt.

Wichtig ▼
Zur Begutachtung ist der Versicherte in seinem häuslichen Umfeld oder in der vollstationären Pflegeeinrichtung, in der er sich bereits befindet, zu untersuchen.

Der Gutachter, der ein Arzt oder eine Pflegefachkraft sein kann, kündigt seinen Besuch vorher an.

Praxis-Tipp ▶ Es ist sehr hilfreich, vom Beginn der Pflege an ein sog. Pflegetagebuch zu führen, um dem Gutachter eine realistische Darstellung des täglichen Pflegeaufwands aufzuzeigen. Sollte bereits ein Pflegedienst tätig sein, ist es sinnvoll, die Pflegefachkraft dieses Pflegedienstes ebenfalls zu diesem Termin einzuladen.

Einige Pflegekassen stellen Pflegetagebücher zur Verfügung. Darin wird der Hilfebedarf in Körperpflege, Ernährung, Mobilität und hauswirtschaftliche Versorgung unterteilt. Es kann dann eingetragen werden, wie oft am Tag und wie lang – in Minuten – Hilfestellung nötig war.

Nach der gutachterlichen Feststellung bekommt der Pflegebedürftige einen Leistungsbescheid von sei-

Tabelle 7.1. Die Pflegestufen nach SGB XI

Art der Pflegebedürftigkeit	Zeitaufwand
Stufe I Erhebliche Pflegebedürftigkeit	Hilfebedarf mindestens 1 mal täglich bei wenigstens zwei Verrichtungen aus den Bereichen Körperpflege, Ernährung und Mobilität und zusätzlich mehrfach wöchentlich Hilfe bei der hauswirtschaftlichen Versorgung. (Grundpflege mindestens 45 min, inklusive Hauswirtschaft 90 min)
Stufe II Schwerpflegebedürftige	Hilfebedarf mindestens 3mal täglich zu verschiedenen Tageszeiten aus den Bereichen Körperpflege, Ernährung oder Mobilität und zusätzlich mehrfach in der Woche hauswirtschaftliche Unterstützung. (Grundpflege mindestens 2 Stunden, inklusive Hauswirtschaft 3 Stunden)
Stufe III Schwerstpflegebedürftige	Hilfebedarf rund um die Uhr auch nachts bei der Ernährung, Körperpflege, Mobilität und zusätzlich mehrfach in der Woche Hilfe bei der hauswirtschaftlichen Versorgung. (Grundpflege mindestens 4 Stunden, inklusive Hauswirtschaft 5 Stunden)
Regelung für Kinder	Für die Zuordnung ist der zusätzliche Hilfebedarf gegenüber einem gesunden gleichaltrigen Kind als Maß anzunehmen.

ner Pflegekasse. Gleichzeitig sollte ihm eine Beratung angeboten werden, welche Pflegeleistungen seiner persönlichen Situation am besten gerecht werden. Das Pflegeversicherungsgesetz teilt die Pflegebedürftigen in 3 Pflegestufen (Tabelle 7.1) ein.

Praxis-Tipp ► Kriterien für die Zuordnung zu einer Pflegestufe sind nicht die Vielfalt und Schwere der Erkrankungen, sondern die Häufigkeit des Hilfebedarfs und ein zeitlicher Mindestaufwand.

Ambulante Pflege

Die meisten pflegebedürftigen Menschen, die zu Hause leben, werden von Familienangehörigen versorgt. Ein Pflegebedürftiger möchte in der Regel solange wie möglich in seiner vertrauten Umgebung gemeinsam mit seinen Angehörigen leben. Deshalb hat häusliche Pflege Vorrang vor einer stationären Unterbringung. Die Pflegebedürftigen im häuslichen Bereich haben bei den Leistungen der Pflegeversicherung folgende Auswahlmöglichkeiten:

► eine monatliche Geldleistung,
► eine monatliche Sachleistung oder
► eine Kombination aus beiden Leistungen.

Geldleistung ist die direkte Inanspruchnahme des Pflegegelds der jeweiligen Pflegestufe. Wer Pflegegeld beantragt, muss selbst sicherstellen, dass die Pflege und die hauswirtschaftliche Versorgung von Angehörigen, Nachbarn oder Freunden übernommen wird. Ob eine ausreichende private Pflege sichergestellt ist, prüft der MDK bereits bei der Erstbegutachtung. Auch später sind sog. Qualitätssicherungsbesuche mit zusätzlicher Beratung vorgeschrieben. Diese müssen vom Pflegebedürftigen an einen frei wählbaren professionellen Pflegedienst in Auftrag gegeben werden.

Wichtig ▼
Sinn der Besuche des MDK ist es, eine ausreichende Versorgung für den Pflegebedürftigen sicherzustellen und die Pflegeperson vor Überforderung zu schützen.

Tabelle 7.2. Die Leistungen der Pflegekassen nach SGB XI

Leistungen bei häuslicher Pflege	Stufe I	Stufe II	Stufe III
Pflegegeld monatlich	205 Eur	410 Eur	665 Eur
Pflegesachleistung monatlich bis zu	384 Eur	921 Eur	1432 Eur
In besonderen Härtefällen bis zu			1918 Eur
Urlaubs- und Verhinderungspflege für bis zu 4 Wochen im Jahr (Voraussetzung: vorherige 12 monatige Pflege) maximal 1432 Eur pro Jahr und zwar.			
a) Bei Verhinderungspflege durch professionelle Pflegedienste oder bei notwendiger vollstationärer Kurzzeitpflege bis zu	1432 Eur	1432 Eur	1432 Eur
b) Bei Vertretung der ständigen Pflegeperson durch nicht erwerbsmäßige Pfleger (Familienangehörige oder Freunde) Nachweislich höhere Aufwendungen können von der Pflegekasse bis zu insgesamt 1432 Eur erstattet werden.	205 Eur	410 Eur	665 Eur
Tages- und Nachtpflege in einer teilstationären Einrichtung monatlich bis zu	384 Eur	921 Eur	1432 Eur
Kurzzeitpflege bis zu 4 Wochen im Jahr in einer vollstationären Einrichtung nach stationärer Behandlung im Krankenhaus oder in einer Rehabilitationseinrichtung	1432 Eur	1432 Eur	1432 Eur
Pflegehilfsmittel (Pflegebett, Haltegriffe) Zuschüsse zum pflegebedingten Umbau der Wohnung: bis zu 2557 Eur je Maßnahme			
Pflegekurse für pflegende Angehörige			
Soziale Sicherung der Pflegepersonen (Rentenversicherung für Pflegepersonen)			

In der Pflegestufe I und II muss alle 6 Monate und in Pflegestufe III alle 3 Monate der Besuch eines Pflegedienstes vom Pflegebedürftigen angefordert werden. Die Kosten für diese Besuche werden von der zuständigen Pflegekasse, bei privat Pflegeversicherten von dem zuständigen Versicherungsunternehmen ersetzt.

Pflegesachleistung ist die Inanspruchnahme der Pflegeleistungen von einem Vertragspartner der Pflegekasse, z. B. Pflegedienste oder Sozialstationen.

Die Pflegesachleistungen werden vom Pflegedienst direkt mit der Pflegekasse abgerechnet, allerdings nur bis zum Höchstbetrag der jeweiligen Pflegestufe. Darüber hinausgehende Sachleistungen muss der Pflegebedürftige privat bezahlen.

Kombinationsleistung ist teils Bezug von Pflegegeld und teils Bezug von Sachleistung. Hierbei wird der nicht genutzte Prozentsatz der Pflegesachleistung anteilsmäßig als Pflegegeld ausbezahlt. Wenn pflegende Angehörige teilweise Unterstützung und Entlastung durch einen professionellen Dienst möchten, ist die Kombinationsleistung sinnvoll. Die Entscheidung für die Kombinationsleistung gilt für mindestens 6 Monate, sie kann aber bei der Pflegekasse in begründeten Fällen (Verschlechterung der Pflegesituation, Erkrankung der Pflegeperson) auch kurzfristig geändert werden (Tabelle 7.2).

Bei Urlaub oder sonstiger Verhinderung der Pflegeperson (Krankheit) besteht ein Anspruch auf eine Pflegevertretung bis zu 4 Wochen im Jahr. Die Aufwendungen dürfen 1432 Eur im Jahr nicht überschreiten. Somit kann die Pflegekraft einmal ausspannen und der Pflegebedürftige kann in seiner häuslichen Umgebung weiter gepflegt werden. Es besteht eine Wahlmöglichkeit zwischen Vertretung durch professionelle Pflege oder durch eine nicht erwerbsmäßige Pflegekraft.

Kurzzeitpflege

Kurzzeitpflege ist eine zeitlich befristete stationäre Ganztagsbetreuung für pflegebedürftige Menschen, die ansonsten zu Hause gepflegt werden. Kann die häusliche Pflege vorübergehend nicht, noch nicht oder nicht im erforderlichen Umfang erbracht werden, und reicht auch teilstationäre Pflege nicht aus, besteht Anspruch auf Pflege in einer vollstationären Einrichtung (Abb. 7.9). Sie kann nach einem Krankenhausaufenthalt oder in sonstigen Krisensituationen oder als Urlaubsverhinderungspflege in Anspruch genommen werden. Die Pflegekasse bezahlt bei Einstufung in eine der drei Pflegestufen für Kurzzeitpflege bis zu 1432 Eur im Jahr. Darin sind die Kosten für die Grundpflege, die soziale Betreuung und die medizinische Behandlungspflege enthalten.

Gründe für die Inanspruchnahme der Kurzzeitpflege können sein:
- Entlastung der Pflegeperson bei Urlaub und Krankheit,
- nötige Nachsorge nach einem Krankenhausaufenthalt,
- nicht abgeschlossener pflegegerechter Umbau der Wohnung,
- Überbrückung der Zeit bis zum Freiwerden eines Dauerheimplatzes.

Praxis-Tipp ▶ Wer Kurzzeitpflege wegen eines Urlaubs der Pflegeperson in Anspruch nehmen will, sollte sich rechtzeitig um einen Pflegeplatz bemühen.

Tages- und Nachtpflege (teilstationäre Pflege)

Um die Pflegebereitschaft im häuslichen Bereich zu fördern und zu erhalten, hat der Gesetzgeber Hilfen auch für den Fall vorgesehen, dass häusliche Pflege nicht oder nicht in ausreichendem Maß sichergestellt werden kann. Um dem Prinzip »häusliche Pflege hat Vorrang vor stationärer Pflege« Folge zu leisten, ist es nötig, Pflegebedürftigen und ihren Pflegepersonen Leistungen anzubieten, die sie in Krisensituationen entlasten.

Wichtig ▼
Pflegebedürftige haben einen gesetzlichen Anspruch auf teilstationäre Pflege in Einrichtungen der Tages- und Nachtpflege.

Je nach Stufe der Pflegebedürftigkeit werden die Aufwendungen für die Grundpflege, für die soziale Betreuung und falls notwendig auch für die medizinische Behandlungspflege übernommen (Abb. 7.10). Die teilstationäre Pflege schließt die Beförderung des Pflegebedürftigen von der Wohnung zur Einrichtung der Tages- und Nachtpflege mit ein. Die Kostenübernahme der Tages- und Nachtpflege schließt ein anteiliges Pflegegeld für die häusliche Pflege nicht aus, wenn der für die jeweilige Pflegestufe vorgesehene Höchstwert der Sachleistung nicht voll ausgeschöpft wurde.

In der Praxis zeigt sich, dass die Tagespflegeeinrichtungen von den Pflegebedürftigen zwischen ein- bis mehrmals wöchentlich besucht werden. Gründe für die Inanspruchnahme sind:
- die pflegenden Angehörigen entlasten,
- soziale Kontakte pflegen,
- den rehabilitativen Ansatz der Einrichtungen nutzen und
- Gruppenaktivitäten mitgestalten und nutzen.

Nur Menschen, die eine Einstufung in eine Pflegestufe haben, erhalten Zuschüsse aus der Pflegekasse für die Tagespflege. Es gibt aber auch viele Menschen der sog. Pflegestufe 0, d.h. Menschen, die an der Grenze zur Pflegebedürftigkeit stehen, für die dieses Angebot ebenfalls nützlich ist. In vielen Fällen können es sich die Betroffenen aber kaum leisten, eine Tageseinrichtung zu besuchen, da sie keine Zuschüsse erhalten und die Rente zu gering ist. Für diesen Personenkreis gibt es unter bestimmten Voraussetzungen Unterstützungsmöglichkeiten durch den Sozialhilfeträger (s. Kap. 7.4.2).

Soziale Sicherung der Pflegeperson

Die Pflegekassen entrichten für die Pflegepersonen, die mindestens 14 Stunden wöchentlich nicht erwerbsmä-

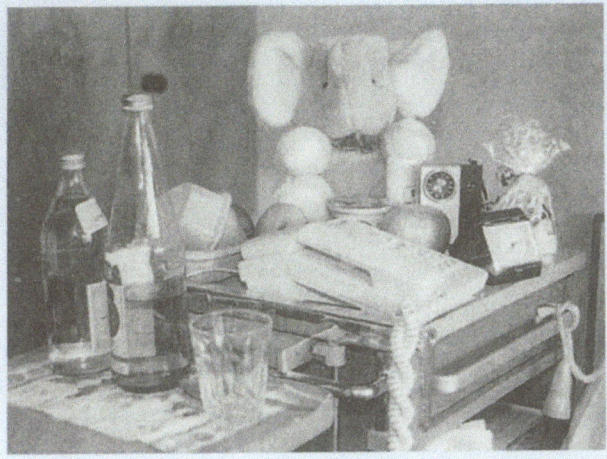

Abb. 7.9. In fremder Umgebung können liebgewordene Gegenstände Trost spenden

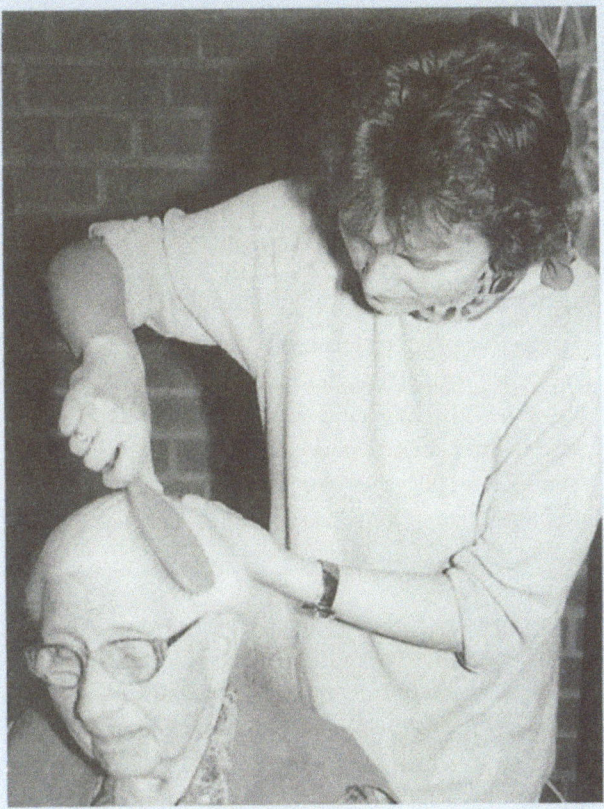

▶ **Abb. 7.10.** Gepflegtes Aussehen steigert das Wohlbefinden

ßig die häusliche Pflege eines Pflegebedürftigen übernehmen und nicht mehr als 30 Stunden wöchentlich erwerbstätig sind, Beiträge zur gesetzlichen Rentenversicherung. Außerdem ist die Pflegeperson während der Pflegetätigkeit in den Versicherungsschutz der gesetzlichen Unfallversicherung einbezogen. Die Kosten dafür tragen die Kommunen. Voraussetzung dafür ist, dass die Pflege nicht erwerbsmäßig ausgeübt wird. Beträgt die Pflegezeit weniger als 14 Stunden wöchentlich, kann die Pflegeperson freiwillig Beiträge zur gesetzlichen Rentenversicherung einbezahlen, z.B. vom Pflegegeld. Nach den Bestimmungen des SGB XI haben Pflegepersonen, die nach der Pflege in das Berufsleben zurückkehren, Anspruch auf Unterhaltsgeld nach dem Arbeitsförderungsgesetz. Seit Januar 1998 geht auch der Anspruch auf Leistungen der Arbeitslosenversicherung durch Übernahme der Pflege eines Angehörigen, der eine der 3 Pflegestufen hat, nicht mehr verloren, wenn jemand mehr als 14 Wochenstunden in der Pflege tätig ist. Die Zeit der Pflege wird seither nicht mehr auf die 3jährige Rahmenfrist für den Anspruch auf Arbeitslosengeld angerechnet, d.h. die Rahmenfrist verlängert sich um die Zeiten der Pflege, und erworbene Ansprüche gehen nicht mehr durch Pflegetätigkeit verloren.

Pflegehilfsmittel

Die Pflegekassen stellen dem Pflegebedürftigen zusätzlich Pflegehilfsmittel und technische Hilfen im Haushalt zur Verfügung, die eine Erleichterung der Pflege und eine selbständigere Lebensführung ermöglichen.

Praxis-Tipp ▶ Die Kosten für medizinische Hilfsmittel trägt die jeweilige Krankenkasse.
Für Pflegehilfsmittel und technische Hilfen, deren Kosten weder von der Krankenkasse noch von sonstigen Einrichtungen übernommen werden, stellt die Pflegeversicherung Mittel zur Verfügung.

Dazu prüft die Pflegekasse durch eine Pflegefachkraft oder durch den MDK, ob eine Versorgung mit den beantragten Pflegehilfsmittel notwendig ist. Für zum Verbrauch bestimmte Hilfsmittel gilt eine Höchstgrenze von monatlich 31 Eur (Einmalhandschuhe, Desinfektionsmittel, Vorlagen). Technische Pflegehilfsmittel werden vorrangig leihweise zur Verfügung gestellt (z.B. Pflegebetten, Polster für die Lagerung). Es ist eine Eigenbeteiligung von 10%, höchstens 26 Eur je Hilfsmittel vorgesehen. Eine Befreiung ist möglich, wenn die Härtefallregelung zum Tragen kommt.

Verbesserung des Wohnumfelds

Pflegekassen können finanzielle Zuschüsse für Maßnahmen zur Verbesserung des individuellen Wohnumfelds gewähren. Die Zuschüsse dürfen maximal 2557 Eur je Maßnahme betragen, wobei eine vom individuellen Einkommen des Pflegebedürftigen abhängige angemessene Eigenbeteiligung vorgesehen ist. Im Einzelfall sollen finanzielle Zuschüsse für Maßnahmen gewährt werden, wenn:

- die häusliche Pflege dadurch erst ermöglicht wird,
- die häusliche Pflege für den Pflegebedürftigen und die Pflegekraft dadurch erleichtert wird,
- eine möglichst selbständige Lebensführung dadurch erreicht werden kann.

Die Pflegekassen können z.B. Türverbreiterungen, Umbauten im Bad und Einbau von Rampen bezuschussen (Abb. 7.11).

Pflegekurse für Angehörige und ehrenamtliche Pflegepersonen

Pflegekassen bieten Pflegekurse vor Ort unentgeltlich an, um:

- soziales Engagement im Bereich der Pflege zu fördern und zu stärken,
- Pflege und Betreuung zu erleichtern und zu verbessern,
- pflegebedingte körperliche und seelische Belastungen zu mindern.

Die Kurse vermitteln hilfreiche praktische Kenntnisse zur Pflege und bieten eine individuelle Beratung über angemessene Hilfsmittel. In der Praxis ergeben sich daraus häufig Gesprächskreise für pflegende Angehörige, die sich gegenseitig stützen und Entlastung vom Pflegealltag bringen können.

Vollstationäre Pflege

Anspruch auf Pflege in vollstationären Einrichtungen haben Pflegebedürftige, wenn häusliche oder teilstationäre Pflege nicht möglich ist oder wegen der Besonderheit des Einzelfalls nicht in Betracht kommt. Die Pflegekasse trägt die Kosten für die Pflege, für die soziale Betreuung und für die medizinische Behandlungspflege. Diese Leistungen werden nicht getrennt abgerechnet, sondern sind in den Pauschalen enthalten.

Wichtig ▼
Die Pflegekasse zahlt für die vollstationäre Pflege bis zu folgenden Höchstbeträgen:

- in Stufe I: 1023 Eur,
- in Stufe II: 1279 Eur,
- in Stufe III: 1432 Eur,
- in besonderen Härtefällen: bis 1688 Eur monatlich.

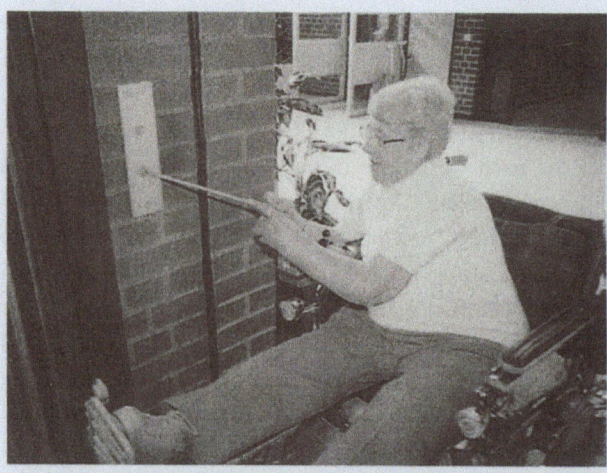

Abb. 7.11. Rollstuhlfahrer können das Haus in der Regel nur mit einem Lift selbständig verlassen – und auch hier ist die Bedienung oft erschwert. Der Zugang zum Haus ist oft nur über Rampen möglich

Da die Heimkosten im Allgemeinen sehr hoch liegen, sind das auch die überwiegend tatsächlich gezahlten Sätze. Pro Pflegekasse ist die Zahl der erlaubten Härtefälle auf maximal 5% der Pflegebedürftigen der Pflegestufe III beschränkt. Seit 1998 werden Heimkosten zwischen den Pflegekassen und jedem Heim individuell ausgehandelt. Insgesamt darf die einzelne Pflegekasse pro Jahr im Durchschnitt nicht mehr als 15339 Eur je Pflegebedürftigen aufwenden. Dies muss zum 1. Januar und 1. Juli jeden Jahres überprüft werden, und bei Überschreitung muss die Pflegekasse die Leistungen kürzen. Daher sollen die Leistungsbescheide höchstens für die Dauer von 6 Monaten ausgestellt werden. Unterkunft und Verpflegung (sog. Hotelkosten) muss der Pflegebedürftige selbst tragen und zwar mindestens 25% der gesamten Heimkosten. Da auch die Kosten für medizinische Behandlungspflege zur Zeit von der Pflegekasse zu tragen sind, fällt wegen der festgesetzten Höchstsätze für Pflege der Eigenanteil der Pflegebedürftigen höher aus.

Im Pflegegesetz ist vorgesehen, dass die Bundesländer die Investitionskosten der Heime vollständig zu tragen haben. Da die Länder dieser Verpflichtung aber nur zu 50-80% und fast nur für Neuinvestitionen nachkommen, muss der Pflegebedürftige in unterschiedlichem Umfang über die Pflegeentgelte Investitionskosten selbst aufbringen. Dies führt dazu, dass weiterhin eine größere Anzahl Pflegebedürftiger auf zusätzliche Leistungen der Sozialhilfe angewiesen ist.

Einige Bundesländer (Niedersachsen, Nordrhein-Westfalen, Schleswig-Holstein und das Saarland) haben daher das sog. Pflegewohngeld eingeführt. Das Pflegewohngeld unterscheidet sich in den einzelnen Bundesländern in der Höhe, den Einkommensgrenzen und den Berechnungsmethoden. Es führt aber zur Senkung des finanziellen Eigenanteils der Heimbewohner. Für die neuen Bundesländer gilt eine andere Regelung: Die Investitionskosten für Heime werden bis zum Jahr 2002 weitgehend durch die Finanzhilfen für Investitionen in Pflegeeinrichtungen durch das Bundesministerium für Arbeit und Soziales abgedeckt. Die dazu abgeschlossene Verwaltungsvereinbarung schließt eine Belastung der Pflegebedürftigen mit Investitionskosten bis 2002 aus. (Eine Sonderregelung gilt für Sachsen).

Alle aufgeführten Leistungen stehen auch für jüngere pflegebedürftige Behinderte in vollem Umfang zur Verfügung. Für diesen Personenkreis zahlt die Pflegekasse ebenfalls bei Betreuung in vollstationären Einrichtungen der Behindertenhilfe, die keine Pflegeeinrichtungen sind, sondern in denen die berufliche und soziale Eingliederung, die schulische Ausbildung oder die Erziehung Behinderter im Vordergrund steht, 10% des Heimentgelts, höchstens 256 Eur.

Zahlen

Heute ist die Pflegeversicherung nicht mehr aus unserem Sozialsystem wegzudenken. Keine andere Stelle könnte diese finanziellen Leistungen erbringen. Das belegen folgende Zahlen:

- 81 Millionen Bürger erhielten mit der Einführung der Pflegeversicherung einen Versicherungsschutz bei Pflegebedürftigkeit, den es vorher nicht gab.
- 1,95 Millionen Menschen in der Bundesrepublik sind heute ständig auf Pflege angewiesen.
- 0,61 Millionen davon leben in Heimen.
- 1,34 Millionen Pflegebedürftige werden zu Hause versorgt.

7.4.2 Das Bundessozialhilfegesetz (BSHG)

Das BSHG trat 1962 in Kraft und gilt in den neuen Bundesländern seit dem 1.1.1991. Seitdem wurde es mehrfach geändert, um die Leistungen der Sozialhilfe an die veränderten Verhältnisse anzupassen. Die Sozialhilfe ist eine staatliche Leistung, auf die jeder Bürger unter bestimmten Voraussetzungen einen Anspruch hat: Sie wird in Notlagen denen ausbezahlt, deren Angehörige nach Prüfung durch das Sozialamt selber finanziell nicht in der Lage sind, den Betroffenen zu unterstützen. Dabei spielt es keine Rolle, wodurch jemand in Not geraten ist.

Wichtig ▼
Die Sozialhilfe geht von dem Prinzip *Hilfe zur Selbsthilfe* aus. Sie soll jedem ermöglichen, aus eigener Kraft am Leben in der Gemeinschaft teilzunehmen, und wenn die eigene Kraft nicht ausreicht, soll sie solange wie erforderlich die Unterstützung bringen, die für die Führung eines menschenwürdigen Lebens nötig ist.

Auf Sozialhilfe sind zahlreiche ältere Menschen angewiesen, deren Einkommen nicht zur Führung eines menschenwürdigen Lebens ausreicht. Oft sind sie aufgrund von Krankheit, Behinderung oder Pflegebedürftigkeit auf Sozialhilfe angewiesen, besonders dann, wenn ein Heimaufenthalt wegen Pflegebedürftigkeit notwendig wird. Noch immer trifft gerade für diesen Personenkreis häufig zu, dass Sozialhilfe zu beantragen als Schande empfunden wird. Daher ist es wichtig zu betonen:

Wichtig ▼
Sozialhilfe ist ein gesetzlich garantiertes Recht aller Bürger. Allerdings ist Sozialhilfe immer eine »nachrangige Hilfe«, d.h. zuerst müssen alle anderen Möglichkeiten der Hilfe ausgeschöpft sein wie:
- Selbsthilfe,
- Hilfe durch unterhaltspflichtige Angehörige (Eltern, Kinder, Ehegatte),
- Eigenmittel (Vermögen, Arbeitslohn, Mieteinnahmen, Renten, Krankengeld, Arbeitslosengeld, Kindergeld, Wohngeld und andere Einkünfte).

Wer genug Einkommen oder Vermögen hat, hat keinen Anspruch auf Sozialhilfe.

Bei Vermögen zählt jedoch nur das zumutbar einzusetzende Vermögen. Niemandem wird zugemutet, seinen letzten Pfennig einzusetzen, um leben zu können. Nach dem Gesetz gibt es »Schonbeträge« von 1278–4090 Eur, hinzu kommen noch Familienzuschläge. Es wird auch nicht zugemutet, dass ein angemessenes selbstgenutztes Haus oder angemessener Hausrat verkauft werden muss, bevor Sozialhilfe gewährt wird.

Sozialhilfe muss bei den örtlichen Sozialämtern beantragt werden und wird in unterschiedlicher Form gewährt:
- als Geldzuwendung, d.h. als laufende monatliche Zahlung oder als einmalige Leistung,
- als Sachleistung, d.h. als Bewilligung von Kleidung, Hausrat, Möbel und anderem,
- als ganz persönliche Hilfe, z.B. bei der Beschaffung einer Wohnung oder eines Heimplatzes,
- als Betreuung und Beratung eines Hilfesuchenden.

Praxis-Tipp ► Es werden zwei Arten von Sozialhilfe unterschieden:

- Hilfe zum Lebensunterhalt und
- Hilfe in besonderen Lebenslagen.

Hilfe zum Lebensunterhalt
Anspruch auf Hilfe zum Lebensunterhalt hat derjenige, der seinen Lebensunterhalt weder aus eigenen Mitteln noch mit Hilfe anderer bestreiten kann. Zum notwendigen Lebensunterhalt gehört:
- Bedarf an Nahrung,
- Unterkunft,
- Körperpflege,
- Hausrat,
- Heizung und
- persönliche Bedürfnisse des täglichen Lebens.

Hilfe zum Lebensunterhalt kann vorübergehend, aber auch für längere Zeit gewährt werden. Sie richtet sich immer nach dem persönlichen Bedarf des Empfängers.

Wichtig ▼
Als Faustregel für die laufende Hilfe zum Lebensunterhalt gilt: Bedarf minus Einkommen = Höhe der Leistung.

Bei der Hilfe zum Lebensunterhalt wird jedes Einkommen in voller Höhe auf die Sozialhilfe angerechnet. Nach dem BSHG gehören zum Einkommen alle Einkünfte in Geld oder Geldwert wie beispielsweise:
- Arbeitseinkommen,
- Arbeitslosengeld,
- Renten,
- Kindergeld,
- Leistungen nach dem Unterhaltsvorschussgesetz und
- Wohngeld.

Nicht zum Einkommen gehören:
- die Grundrente nach dem Bundesversorgungsgesetz,
- das Erziehungsgeld und
- die Kindererziehungsleistungen für Mütter, die vor 1921 geboren sind.

Die Höhe des Bedarfs zum laufenden Lebensunterhalt richtet sich nach Regelsätzen, die der allgemeinen Preisentwicklung angepasst werden. Für die einzelnen Bundesländer gelten etwas unterschiedliche Sätze, die in den neuen Bundesländern etwas unter denen der alten Bundesländer liegen.

Die Regelsätze betragen beispielsweise in den alten Bundesländern durchschnittlich 285 Eur für den Haushaltsvorstand und für weitere Familienmitglieder je nach Alter zwischen 142 und 258 Eur.

Ein Pflegeheimbewohner erhält nur 30 % des Regelsatzes eines Haushaltsvorstands, da er versorgt ist.

Das Sozialamt übernimmt zusätzlich angemessene Kosten der Unterkunft und Heizungskosten, bei Haus- und Wohnungseigentümern unter Umständen auch laufende Kosten für das Eigenheim (jedoch keine Tilgung). Für einen bestimmten Personenkreis gibt es zusätzlich Mehrbedarfszuschläge, die zwischen 20 und 60 % des jeweils geltenden Regelsatzes betragen. Diese können bei gleichzeitig vorliegenden Ansprüchen auf verschiedene Mehrbedarfszuschläge nebeneinander gewährt werden, höchstens aber bis zur Höhe von 100 % des maßgebenden Regelsatzes. An dieser Stelle relevant sind folgende Mehrbedarfszuschläge:

- Schwerbehinderte mit dem Merkzeichen »G« im Schwerbehindertenausweis, die das 65. Lebensjahr vollendet haben oder die unter 65 Jahre alt und erwerbsunfähig im Sinne der gesetzlichen Rentenversicherung sind, erhalten einen Zuschlag von 20 % des maßgebenden Regelsatzes.
- Kranke, die auf eine besondere Ernährung angewiesen sind, können angemessene Zuschläge erhalten. Für einzelne Krankheiten gibt es genaue Richtlinien bei den Sozialämtern.

Hilfe in besonderen Lebenslagen

Hilfe in besonderen Lebenslagen kann beispielsweise folgenden Personengruppen gewährt werden:
- Kranken,
- werdenden Müttern,
- Wöchnerinnen,
- Behinderten,
- Pflegebedürftigen und
- alten Menschen.

Kriterium für die Gewährung der Hilfe ist, dass Personen in einer besonderen Lebenssituation nicht zugemutet werden kann, sich aus ihrem eigenen Einkommen und Vermögen selbst zu helfen. Diese Hilfe bekommen auch Menschen, die zwar für ihren Lebensunterhalt noch selber sorgen können, aber wegen eines besonderen Bedarfs auf Hilfe angewiesen sind. Anders als bei der Hilfe zum Lebensunterhalt wird hier eigenes Einkommen nicht voll, sondern nur soweit zumutbar im Rahmen bestimmter Einkommensgrenzen angerechnet. Es wird im Einzelfall entschieden, welches Vermögen und Einkommen anzurechnen ist. So ist es z. B. bei Pflegebedürftigkeit nicht zuzumuten, ein kleines selbstgenutztes Haus zur Abdeckung der Pflegekosten zu verkaufen.

> **Wichtig** ▼
> Bei der Hilfe in besonderen Lebenslagen hat das BSHG generell festgelegt, dass die offene Hilfe Vorrang gegenüber der stationären Hilfe hat. An dieser Stelle kommt der Hilfe zur Pflege besondere Bedeutung zu, da sie zur Hilfe in besonderen Lebenslagen gehört.

Hilfe zur Pflege

Anspruch auf Hilfe zur Pflege hat, wer wegen einer Krankheit oder Behinderung für die gewöhnlichen und regelmäßig wiederkehrenden Verrichtungen im Ablauf des täglichen Lebens auf fremde Hilfe angewiesen ist. Sie wird nur gewährt, wenn der Pflegebedürftige die Pflegeleistungen weder aus der Pflegeversicherung erhält noch selbst tragen kann.

> **Wichtig** ▼
> Hilfe zur Pflege wird nicht nur gewährt, wenn der Pflegebedürftige – wie die Pflegeversicherung festlegt – voraussichtlich für mindestens 6 Monate pflegebedürftig ist, sondern auch, wenn er für *weniger* als 6 Monate der Pflege bedarf.

In der Praxis ist dies für pflegebedürftige Personen relevant, die bereits einen Antrag bei der Pflegeversicherung gestellt haben, der MDK noch nicht zur Begutachtung vor Ort war, die Pflege bereits von einem Pflegedienst übernommen wurde und Kosten entstanden sind, die der Pflegebedürftige selbst und seine unterhaltspflichtigen Angehörigen nicht tragen können. Hilfe zur Pflege kann auch denjenigen gewährt werden, die keine Einstufung in die Pflegeversicherung erhalten haben, somit einen geringeren Hilfebedarf haben, sich diese Hilfe aber aufgrund geringer Rente nicht leisten können.

Wichtig ▼
Hilfe zur Pflege kommt vor allem dann in Betracht, wenn die Leistungen aus der Pflegeversicherung nicht greifen oder nicht ausreichen.
Grundsätzlich sieht die Hilfe zur Pflege in Art und Umfang die gleichen Leistungen wie die Pflegeversicherung vor.

Das heißt: die Entscheidung des MDK über das Ausmaß der Pflegebedürftigkeit nach der Pflegeversicherung ist auch für die Entscheidung im Rahmen der Hilfe zur Pflege verbindlich. Die Eingruppierung in die Pflegestufen, und die entsprechende Höhe und Umfang der Leistungen sind identisch mit den Leistungen der Pflegeversicherung. Wenn in bestimmten Fällen, z.B. bei Schwerstpflegebedürftigen, die begrenzten Leistungen der Pflegeversicherung zur Sicherstellung der Pflege im häuslichen Bereich nicht ausreichend sind, kommen gegebenenfalls ergänzende Leistungen der Hilfe zur Pflege hinzu. Hilfe zur Pflege umfasst:
- häusliche Pflege,
- Hilfsmittel,
- teilstationäre Pflege,
- Kurzzeitpflege und
- vollstationäre Pflege.

Im Einzelfall können die Leistungen der Sozialhilfe im vollstationären Bereich noch über die Leistungen der Pflegeversicherung hinausgehen, denn die Sozialhilfe übernimmt bei Bedarf auch die Kosten für Unterkunft und Verpflegung sowie den Investitionskostenanteil bei Unterbringung im Heim. Außerdem wird ein Taschengeld zur persönlichen Verfügung gezahlt, das 30 % des Sozialhilfesatzes eines Haushaltsvorstands beträgt. Auch hier ist das Sparvermögen eines Heimbewohners bis 2301 Eur geschützt, d.h. es darf nicht zur Finanzierung der Heimkosten herangezogen werden und bleibt sein Vermögen. Ein weiterer Bereich der Hilfen in besonderen Lebenslagen ist die Altenhilfe.

Altenhilfe nach dem BSHG

Alte Menschen sollen grundsätzlich die Möglichkeit erhalten, am gesellschaftlichen Leben teilzunehmen. Zusätzlich zu den bisher beschriebenen Hilfestellungen soll nach dem BSHG Hilfe angeboten werden bei:

- der Beschaffung einer Wohnung, die den Bedürfnissen des alten Menschen entspricht,
- allen Fragen zur Heimplatzbeschaffung,
- Fragen der Inanspruchnahme altersgerechter Dienste,
- dem Besuch von geselligen oder kulturellen Veranstaltungen,
- der Kontaktpflege zu nahe stehenden Personen (Abb. 7.12),
- einer Betätigung, sofern der alte Mensch es wünscht,
- der Vorbereitung auf das Alter.

Wichtig ▼
Altenhilfe soll dazu beitragen, Probleme, die aufgrund des Alters entstehen, zu verhüten, zu überwinden oder zu mildern.

Soweit im Einzelfall persönliche Hilfe erforderlich ist, soll Altenhilfe unabhängig von der finanziellen Situation des alten Menschen gewährt werden.

Sozialhilfe und Pflegeversicherung

Die Leistungen der Pflegeversicherung gehen grundsätzlich den Ansprüchen der Hilfe zur Pflege nach dem BSHG vor. Geld- oder Sachleistung bleiben bei der Berechnung von Sozialhilfeleistungen als Einkommen des Pflegebedürftigen unberücksichtigt. Ebenso zählt weiter gereichtes Pflegegeld, das der Pflegebedürftige einer ihm nahe stehenden Person gibt, nicht zum anrechenbaren Einkommen der Pflegeperson, wenn diese selbst Sozialhilfe erhält und die Pflege nicht erwerbsmäßig ausführt.

7.4.3 Das Betreuungsgesetz (BtG)

Am 1.1.1992 wurde das Vormundschafts- und Pflegschaftsrecht durch das neue Betreuungsrecht abgelöst und zum 1.1.1999 in Teilbereichen geändert (BtG Änd.Gesetz). Das neue Betreuungsrecht soll erwachsenen Menschen, die wegen einer psychischen Krankheit oder einer körperlichen, geistigen oder seelischen Behinderung ihre eigenen Angelegenheiten nicht selbständig regeln können, unter Beibehaltung eines möglichst hohen Maßes an Selbstbestimmung Fürsorge und Rückhalt geben.

Abb. 7.12. Gerade, wenn man die Wohnung nur noch unter Mühen verlassen kann, ermöglicht das Telefon, Kontakte zu pflegen

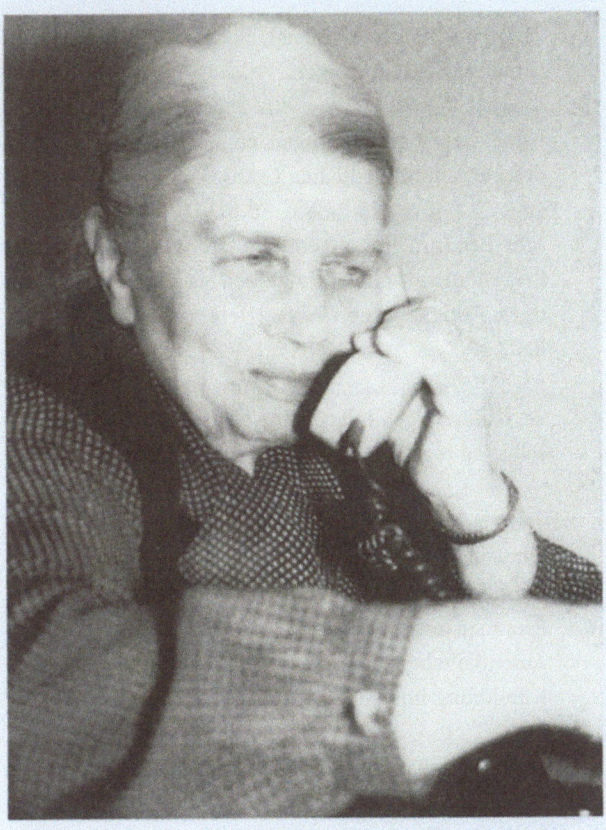

> **Wichtig** ▼
> An die Stelle von Entmündigung, Vormundschaft und Gebrechlichkeitspflegschaft ist mit dem neuen Betreuungsgesetz die *rechtliche Betreuung* getreten.

Niemand wird heutzutage mehr entmündigt, vielmehr muss der Betreuer stets die Bedürfnisse des zu Betreuenden im Auge behalten. Es gilt der Grundsatz »sowenig wie möglich, soviel wie nötig«. Der Betreute ist nicht geschäftsunfähig. Eine Betreuung wird nur angeordnet, wenn eine Person ihre Angelegenheiten ganz oder teilweise nicht mehr selbst erledigen kann. **Betreuung ist eine rechtliche Vertretung auf Zeit.** Sie kann von Vornherein befristet angeordnet werden, ansonsten wird das Gericht spätestens nach 5 Jahren überprüfen, ob eine weitere Betreuung nötig ist. Zudem können der Betroffene selbst oder der Betreuer eine Prüfung der Notwendigkeit beantragen.

Praxis-Tipp ▶ Betreuung muss gerichtlich angeordnet werden. Die Anregung einer Betreuung erfolgt meistens durch Angehörige, Nachbarn, Ärzte, Sozialarbeiter oder Behörden. Der Richter muss vor einer Entscheidung in Betreuungssachen den Betroffenen persönlich anhören und sich einen unmittelbaren Eindruck von ihm verschaffen. Dabei soll er sich hinreichend über die Persönlichkeit des Betroffenen informieren und bei der Auswahl des Betreuers die Wünsche des zu Betreuenden berücksichtigen.

Falls niemand vorgeschlagen wird, soll auf die verwandtschaftlichen Beziehungen Rücksicht genommen werden. Das neue Betreuungsrecht hat zur Folge, dass Betreuung zunehmend von Verwandten oder anderen ehrenamtlichen Betreuern übernommen wird, bei der Berufsbetreuung haben in der Mehrzahl Sozialarbeiter die früher überwiegend dabei tätigen Rechtsanwälte abgelöst. Voraussetzung für die Anordnung einer Betreuung nach §1896, Abs. 1 BGB ist Hilfsbedürftigkeit bei Vorliegen folgender Krankheiten und Behinderungen:

▶ **Psychische Krankheiten,** d.h. Krankheiten ohne körperliche Ursache bzw. seelische Störungen, die körperliche Ursachen haben (Hirnhautentzündungen,

Verletzungen des Gehirns), Süchte, Neurosen oder Persönlichkeitsstörungen.
- Geistige Behinderungen, d.h. angeborene oder durch frühe Gehirnschädigungen entstandene Intelligenzdefekte unterschiedlichen Grads.
- Seelische Behinderungen, d.h. dauerhafte psychische Beeinträchtigungen aufgrund von psychischen Erkrankungen oder infolge von nachlassenden geistigen Fähigkeiten im Alter (Demenz, Altersverwirrtheit).
- Körperliche Behinderungen nur, wenn der Betroffene dadurch gehindert wird, seine Angelegenheiten selbst zu regeln (z.B. Bewegungslosigkeit).

Betreuerisches Handeln ist in sog. Aufgabenkreise eingeteilt. Solche Aufgabenkreise sind beispielsweise:
- Vermögenssorge,
- Personensorge,
- Aufenthaltsbestimmung,
- Kündigung und Auflösung der Wohnung des Betreuten,
- ärztliche Behandlung des Betroffenen,
- Sterilisation des Betreuten,
- Postkontrolle,
- Überwachung eines Bevollmächtigten.

Ein Betreuer darf vom Vormundschaftsgericht nur für die Aufgabenkreise bestellt werden, in denen eine Betreuung erforderlich ist. Der Gerichtsbeschluss benennt die erforderlichen Aufgabenkreise und nur in diesen vertritt der Betreuer den Betroffenen. Behilflich kann der Betreuer dem Betroffenen auch in anderen Bereichen sein. Das persönliche Wohlergehen des Betreuten steht dabei immer an erster Stelle.

Betreuung mit Einwilligungsvorbehalt

Das Betreuungsrecht erhält dem Betreuten seine rechtliche Handlungsfähigkeit. Hierzu gibt es eine wichtige Ausnahme, das ist der Einwilligungsvorbehalt, der für einzelne Aufgabenkreise angeordnet werden kann. In diesem Fall benötigt der Betreute die Einwilligung seines Betreuers, um rechtswirksame Erklärungen abzugeben. Ein Einwilligungsvorbehalt wird vom Gericht nur dann angeordnet, wenn erhebliche Gefahr besteht, dass der Betroffene sich selbst oder sein Vermögen schädigt. Die Maßnahme dient als Schutz der Betreuten vor uneinsichtiger Selbsteinschätzung. Für Eheschließung und Errichtung von Testamenten gibt es keinen Einwilligungsvorbehalt. Unter Betreuung Stehende behalten ebenfalls das Wahlrecht, sofern nicht eine umfassende Betreuerbestellung für alle Angelegenheiten erfolgt ist.

Verfahrenspflege

Für alle im Zusammenhang mit der Betreuung anstehenden Entscheidungen sind Verfahrensweisen festgelegt. Grundsätzlich ist jeder über 14jährige Betroffene, auch wenn er geschäftsunfähig ist, verfahrensfähig, d.h. er hat jederzeit das Recht, Anträge zu stellen und Rechtsmittel einzulegen.

Praxis-Tipp ▶ Wenn der Betreute aufgrund von Krankheit und Behinderung nicht mehr in der Lage ist, seine eigenen Interessen hinreichend selbst wahrzunehmen, kann das Gericht zusätzlich zum Betreuer einen Verfahrenspfleger bestellen.

In der Praxis kommt dies z. B. bei Komapatienten und Schwerstkranken vor, die verständigungsunfähig sind.

Als Verfahrenspfleger werden Vertrauenspersonen aus dem Familien- oder Freundeskreis eingesetzt, es können aber auch Mitarbeiter von Betreuungsvereinen, Sozialarbeiter und Rechtsanwälte sein. Sie üben zusätzlich eine Kontrollfunktion aus und vertreten bei völligem Unvermögen des Betreuten dessen Belange gegenüber dem Gericht und dem Betreuer.

Vorsorgevollmacht

Wer verhindern will, dass es im Fall einer geistigen, körperlichen oder seelischen Behinderung oder einer psychischen Erkrankung zur gerichtlichen Bestellung eines Betreuers kommt, kann eine Vorsorgevollmacht für eine ihm vertraute Person ausstellen. Mit einer Vorsorgevollmacht überträgt eine geschäftsfähige Person für den Fall der eigenen Geschäftsunfähigkeit oder Betreuungsbedürftigkeit auf eine Person seines Vertrauens das Recht, entweder allgemein (Generalvollmacht) oder beschränkt (in bestimmten Angelegenheiten) an seiner Stelle Entscheidungen zu treffen. Die Geschäftsfähigkeit des Vollmachtgebers sollte durch ein ärztliches Attest oder eine Beurkundung dokumentiert werden.

Wichtig ▼
Eine Vorsorgevollmacht, auch *Altersvorsorgevollmacht* genannt, hat folgende Vorteile:
- der Betroffene kann die Personen selbst auswählen, von denen er im Alter vertreten werden möchte,
- im Krankheitsfall bleiben ihm die Umstände erspart, die ein gerichtliches Betreuungsverfahren mit sich bringt.

Im Unterschied zu einem gerichtlich eingesetzten Betreuer wird der Bevollmächtigte nicht vom Gericht überwacht. Dies bedeutet einerseits größere Selbstbestimmung, öffnet andererseits aber auch Missbrauchsmöglichkeiten, wenn der Bevollmächtigte später nicht so gewissenhaft handelt wie erwartet.

Praxis-Tipp ▶ Durch das Betreuungsänderungsgesetz gibt es seit dem 1.1.1999 auch die Möglichkeit, eine Vollmacht in medizinischen Behandlungsfragen zu erteilen. Das Betreuungsänderungsgesetz bestimmt weiterhin, dass ein Bevollmächtigter auch in Zwangsmaßnahmen einwilligen kann, vor allem in Freiheitsentziehungen, in Unterbringung und unterbringungsähnliche Maßnahmen. Der Bevollmächtigte muss hierfür allerdings wie ein gerichtlich bestellter Betreuer die richterliche Genehmigung einholen. Auch bei gefährlichen Heilbehandlung bedarf es der richterlichen Zustimmung. Vollmachten für diese Bereiche müssen schriftlich vorliegen.

Betreuungsverfügung

Für den Fall der Betreuungsbedürftigkeit kann jeder auch auf andere Weise Vorsorge treffen. In einer Betreuungsverfügung kann eine bestimmte Person dem Gericht zur Ernennung als Betreuer vorgeschlagen werden. Das Gericht ist nicht an die Betreuungsverfügung gebunden, wenn der Vorschlag dem Wohl des Betroffenen erkennbar zuwider läuft. Bekommt der Richter bei der persönlichen Anhörung Kenntnis davon, dass der Betroffene aktuell jemand anderen als Betreuer haben möchte, so hat er entgegen der Betreuungsverfügung diesem Wunsch zu entsprechen.

Wichtig ▼
In eine Betreuungsverfügung können *unterschiedliche Bestimmungen* aufgenommen werden wie beispielsweise:

- wo man im Alter wohnen möchte,
- welches Pflegeheim gewünscht wird,
- welches Krankenhaus oder welchen Arzt man wünscht,
- welcher Rechtsanwalt eingeschaltet werden soll.

Wer eine Betreuungsverfügung trifft, sollte dafür Sorge tragen, dass diese auch im Bedarfsfall dem Gericht bekannt wird. Man sollte andere Personen über die Existenz und den Aufbewahrungsort einer solchen Verfügung in Kenntnis setzen. Jeder, der Kenntnis von der Existenz einer Betreuungsverfügung hat, ist verpflichtet, dies dem Vormundschaftsgericht mitzuteilen.

Patiententestament (Patientenverfügung)

In einem Patiententestament können Verfügungen über medizinische Behandlungsformen im Falle unheilbarer Krankheit oder Bewusstlosigkeit getroffen werden. So kann man beispielsweise bestimmen:

- dass das Leiden nicht durch Einsatz von Geräten künstlich verlängert wird,
- inwieweit lebenserhaltende Maßnahmen voll ausgeschöpft werden sollen,
- ob bei Schmerzen schmerzstillende Medikamente verabreicht werden sollen, auch wenn dadurch der Tod eventuell früher eintreten kann,
- ob Organe zur Transplantation freigegeben werden dürfen oder nicht.

Das Patiententestament sollte handschriftlich verfasst werden und von einem Zeugen mitunterschrieben werden. Dem Arzt wird dadurch ermöglicht, Kenntnis von den Wünschen des Patienten zu erhalten und danach zu handeln. Das beinhaltet auch, dass der Arzt bestimmte medizinische Maßnahmen unterlassen kann, ohne dass er sich dem Vorwurf der unterlassenen Hilfeleistung aussetzt.

7.4.4 Das Schwerbehindertenrecht

Das bisherige Schwerbehindertengesetz wurde am 19.06.2001 als Teil 2 in das neue SGB IX integriert. Auch älteren behinderten Menschen bringt es Nachteilausgleiche im Alltag. Das SGB IX Teil 2 beinhaltet besondere

Regelungen zur Teilhabe schwerbehinderter Menschen in Arbeit, Beruf und Gesellschaft. Da ältere Menschen in der Regel nicht mehr in Arbeit und Beruf stehen, zeigt diese Formulierung, dass nur bestimmte Anteile dieser Regelungen für den älteren Menschen relevant sind, vor allem die Bestimmungen, welche eine bessere soziale Integration und höhere Mobilität fördern sollen.

Wichtig ▼
Als schwerbehindert gelten Personen mit einem Grad der Behinderung (*GdB*) von wenigstens 50.

Sie müssen ihren Wohnsitz und ihren gewöhnlichen Aufenthalt in Deutschland haben. Als Behinderung gelten längerfristige (mehr als 6 Monate) Funktionsbeeinträchtigungen im körperlichen, geistigen und seelischen Bereich, die von dem für das Lebensalter typischen Bereich abweichen. Bestimmte Alterserscheinungen wie verlangsamte Motorik, verlangsamte Gedächtnisleistung oder abnehmende Belastbarkeit zählen nicht zu den Behinderungen im Sinne des Schwerbehindertenrechts und führen bei der Beurteilung nicht zu einem Grad der Behinderung. Das für den Behinderten zuständige Integrationsamt prüft nur auf Antrag (Abb. 7.13 und 7.14) das Vorliegen einer Behinderung, den Grad der Behinderung und weitere gesundheitliche Merkmale für die Inanspruchnahme von Nachteilsausgleichen.

Der Antrag kann formlos gestellt werden, danach schickt das Integrationsamt einen Antragsvordruck zu. Nach Prüfung der Unterlagen erteilt das Integrationsamt einen Feststellungsbescheid, in dem die einzelnen Behinderungen und der GdB angegeben sind, auch wenn der festgestellte GdB weniger als 50, aber mindestens 20 beträgt.

Praxis-Tipp ▶ Beträgt der GdB wenigstens 50, stellt das Integrationsamt einen Schwerbehindertenausweis mit dem festgestellten GdB aus (Abb. 7.15 und 7.16).

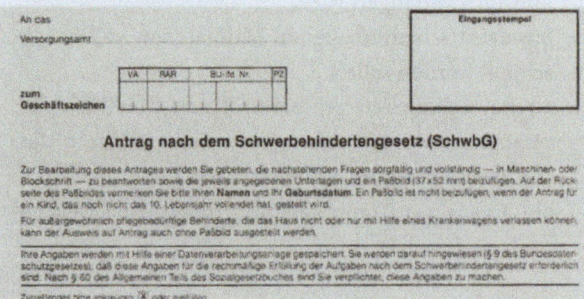

Abb. 7.13. Antragsformular

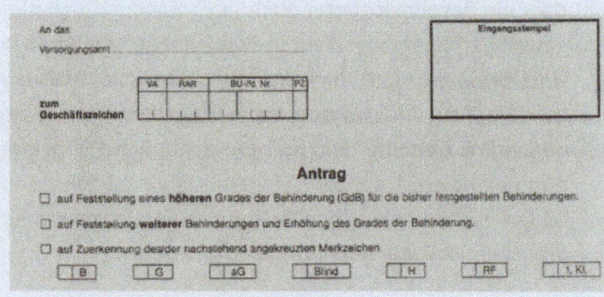

Abb. 7.14. Erhöhungsantrag

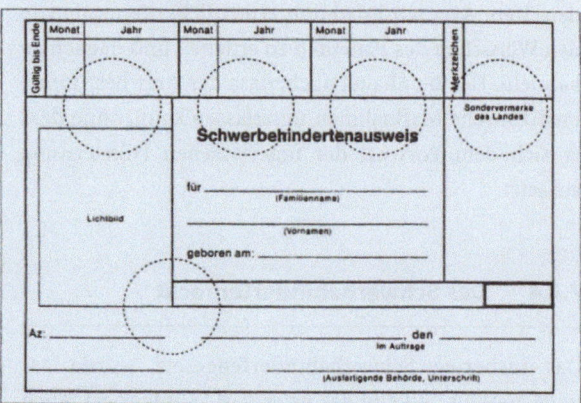

Abb. 7.15. Ausweis/Vorderseite

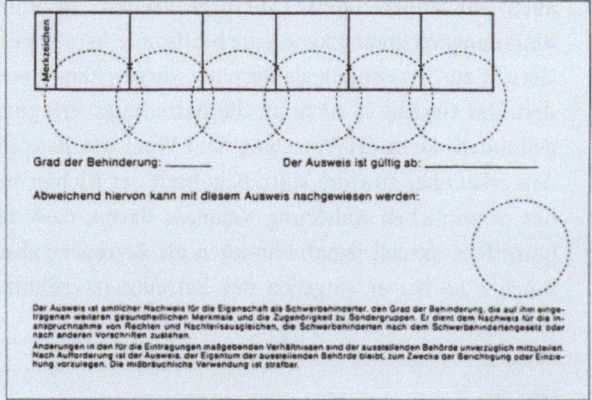

Abb. 7.16. Rückseite des Ausweises für Felder zur Eintragung der Merkzeichen

Das Integrationsamt prüft auch, welche weiteren gesundheitlichen Merkmale neben dem GdB Voraussetzung für die Inanspruchnahme von Nachteilsausgleichen sind. Um z.B. Freifahrten im öffentlichen Personenverkehr oder Rundfunkgebührenbefreiung zu erhalten, müssen besondere Merkzeichen im Ausweis enthalten sein. Folgende Merkzeichen können eingetragen werden:

- auf der Vorderseite: das Merkzeichen »B«,
- auf der Rückseite: die Merkzeichen »G«, »aG«, »H«, »RF«, »Bl« und »1.Kl.«

Bedeutung der Merkzeichen

Merkzeichen »B«

Definition ▼

Das Merkzeichen »B« steht für Begleitung und bedeutet, dass der Schwerbehinderte auf ständige Begleitung bei der Benutzung von öffentlichen Verkehrsmitteln angewiesen ist.

Es wird nur eingetragen, wenn zudem eine erhebliche Gehbehinderung (»G«) oder außergewöhnliche Gehbehinderung (»aG«) festgestellt wird. Ständige Begleitung ist erforderlich, um Eigen- oder Fremdgefährdung bei der Benutzung von öffentlichen Verkehrsmitteln auszuschließen, d.h. der Behinderte ist auf fremde Hilfe beim Ein- und Aussteigen oder während der Fahrt angewiesen. Ständige Begleitung ist beispielsweise in folgenden Fällen notwendig:

- um Hilfen zum Ausgleich von Orientierungsstörungen durch Sehbehinderung oder geistige Behinderung zu geben,
- bei Querschnittgelähmten,
- bei Menschen ohne Hände,
- bei Blinden oder erheblich Sehbehinderten,
- bei hochgradig Hörbehinderten,
- bei geistig Behinderten und Anfallskranken, bei denen eine deutliche Beeinträchtigung der Bewegungsfähigkeit im Straßenverkehr vorliegt,
- bei Menschen mit außergewöhnlicher Gehbehinderung,
- bei Menschen mit einer starken Hilflosigkeit.

Wer das Merkzeichen »B« auf der Vorderseite des Ausweises trägt, erhält einen grün/orangefarbenen Schwerbehindertenausweis. Dieser gilt als Freifahrtausweis und berechtigt zu unentgeltlicher Beförderung im öffentlichen Personenverkehr und zur unentgeltlichen Beförderung einer Begleitperson ohne Kilometerbegrenzung.

Merkzeichen »G«

Definition ▼

Das Merkzeichen »G« steht für Gehbehinderung und bedeutet eine erhebliche Beeinträchtigung in der Bewegungsfähigkeit im Straßenverkehr.

Gehbehindert kann jemand aus folgenden Gründen sein:

- infolge einer Einschränkung des Gehvermögens, aber auch
- infolge von inneren Leiden,
- Anfällen oder
- Störungen der Orientierungsfähigkeit.

Es wird geprüft, welche Strecken noch zu Fuß zurückgelegt werden können. Wer eine Wegstrecke von zwei Kilometern in einer halben Stunde nicht ohne erhebliche Schwierigkeiten und Gefahren gehen kann, erhält dieses Merkzeichen. Das »G« im Ausweis ist von Bedeutung bei:

- der Lohn- und Einkommensteuer,
- berechtigt zur unentgeltlichen Beförderung im Personenverkehr oder wahlweise zur Kraftfahrzeugsteuerermäßigung.

Auf Antrag gibt das Integrationsamt das Streckenverzeichnis für Freifahrten und ein Beiblatt mit Wertmarke heraus. Die Wertmarke kostet halbjährlich 30 Eur und ganzjährig 60 Eur und kann beim Integrationsamt gekauft werden. Für ältere behinderte Menschen bedeutet die Freifahrt auch für kurze Strecken eine enorme finanzielle Entlastung und kann weiterhin Flexibilität im Alltag bedeuten.

Merkzeichen »aG«

Definition ▼

Das Merkzeichen »aG« bedeutet eine außergewöhnliche Gehbehinderung.

Eine außergewöhnliche Gehbehinderung weisen folgende Personengruppen auf:

- querschnittgelähmte Personen,
- Doppel-Oberschenkelamputierte,
- Doppel-Unterschenkelamputierte,
- einseitig Oberschenkelamputierte, die keine Prothese tragen können.

Die Berechtigten, die dieses Merkzeichen in ihrem Ausweis erhalten, sind behinderte Personen, die in ihrer Fortbewegung auf einen Rollstuhl angewiesen sind und nur unter schwersten Anstrengungen ein Stück gehen können. Auch Schwerbehinderte mit dem Merkzeichen »aG« erhalten den grün/orangefarbenen Schwerbehindertenausweis, der folgende Vergünstigungen für die betroffene Person beinhaltet:

- Freifahrt im Personenverkehr. Das Streckenverzeichnis und die Wertmarke können beim Integrationsamt beantragt und gekauft werden.
- Befreiung von der Kraftfahrzeugsteuer,
- Parkerleichterungen.

Die blauen Parkausweise (Abb. 7.17) sind beim Straßenverkehrsamt erhältlich und sollten beim Parken gut sichtbar plaziert werden. Sie berechtigen zum Parken u.a. auf den markierten Behindertenparkplätzen mit Rollstuhlsymbol.

Merkzeichen »Bl«

Definition ▼

Das Merkzeichen »Bl« bedeutet blind. Als blind gilt der Behinderte, dem das Augenlicht vollständig fehlt. Auch Personen, bei denen die Sehschärfe nicht mehr als 2 % beträgt, erhalten das Merkzeichen »Bl«.

Diesen Personen steht das Landesblindengeld zu, das beim zuständigen Sozialamt beantragt werden muss. Die Eintragung »Bl« ist relevant:

- bei der Lohn- und Einkommensteuer,
- bei der Hundesteuer,
- bei der Berechtigung zur Freifahrt für Schwerbehinderte,
- beim Postversand,
- im Funk- und Fernsprechwesen,
- beim Parken für den Fahrer des Blinden.

Ferner können Blinde Kraftfahrzeugsteuerbefreiung und einen Beitragsnachlass in der Kraftfahrzeug-Haftpflichtversicherung erhalten. Das Fahrzeug muss dann auf den Namen des Schwerbehinderten zugelassen sein und von anderen Personen nur in seinem Beisein gefahren werden. Ausnahme: Fahrten, die im Zusammenhang mit dem Transport des Behinderten stehen (Rückfahrten).

Merkzeichen »H«

Definition ▼

Das Merkzeichen »H« bedeutet hilflos. Personen, die nicht nur vorübergehend bei den regelmäßig wiederkehrenden Verrichtungen des Alltags der Hilfe bedürfen, erhalten das Merkzeichen »H« im Ausweis.

Zu den Verrichtungen gehören:
- An- und Auskleiden,
- Nahrungsaufnahme,
- Körperpflege und
- Toilettengänge.

Ein Eintrag im Ausweis ist relevant für:
- Lohn- und Einkommensteuer,
- Hundesteuer,
- Freifahrt,
- Befreiung von der Kraftfahrzeugsteuer und
- Beitragsnachlass in der Kraftfahrzeug-Haftpflichtversicherung.

Merkzeichen »RF«

Definition ▼

Das Merkzeichen »RF« bedeutet die Befreiung von der Rundfunkgebührenpflicht und ggf. eine Gebührenermäßigung beim Fernsprechhauptanschluss.

Dieses Merkzeichen erhalten folgende Personengruppen in ihrem Ausweis:

- Betroffene, deren GdB wenigstens 80 beträgt und die ständig aufgrund ihres Leidens nicht mehr an öffentlichen Veranstaltungen teilnehmen können.
- Personen, die zu den Sonderfürsorgeberechtigten des Bundesversorgungsgesetzes gehören.
- Blinde oder sehbeeinträchtigte Personen, die allein wegen der Sehbehinderung einen GdB von 60 haben.
- Hörgeschädigte, die gehörlos sind oder sich trotz Hörgeräts nicht mehr ausreichend verständigen können.

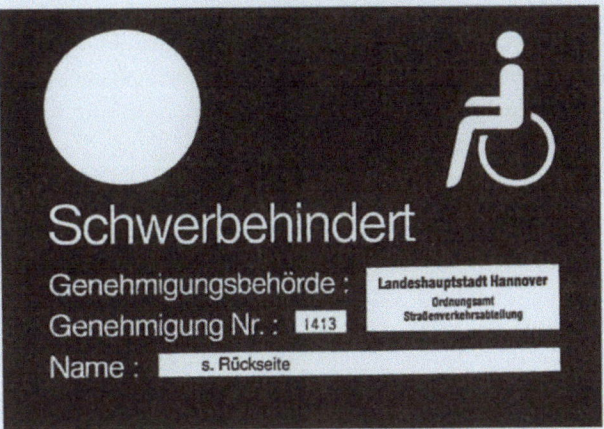

Abb. 7.17. Parkausweis für Schwerbehinderte

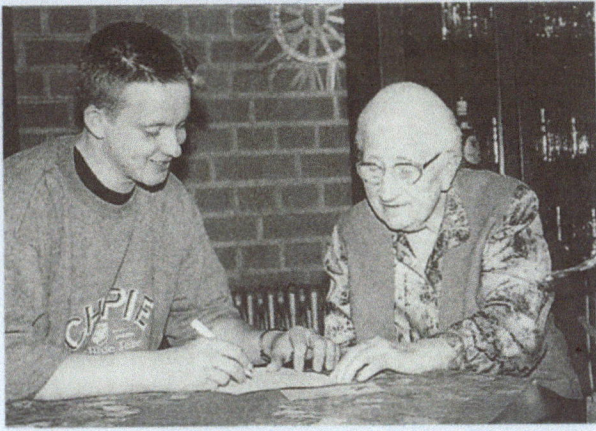

Abb. 7.18. Antragsformulare können Jung und Alt zur Verzweiflung bringen – gemeinsam geht es leichter

Befreiung von der Rundfunkgebühr können auch Personen ohne Schwerbehindertenausweis erhalten, besonders:
- Personen mit geringem Einkommen,
- Empfänger von Leistungen nach dem BSHG und
- Alten- und Pflegeheimbewohner unter bestimmten Voraussetzungen.

Merkzeichen »1.Kl.«

Definition ▼
Das Merkzeichen »1.Kl.« bedeutet im Schwerbehindertenausweis, dass die Voraussetzungen für die Benutzung der 1. Klasse mit Fahrausweis der 2. Klasse bei Zugfahrten gegeben sind.

Schwerkriegsbeschädigte und Entschädigungsberechtigte nach dem Bundesentschädigungsgesetz mit einem GdB von mindestens 70 gehören zu diesem Personenkreis.

7.4.5 Das Wohngeldgesetz (WoGG)

Für viele Altenhaushalte ist das Wohngeld eine unverzichtbare Einkommensquelle. Der Staat gewährt Menschen mit geringem Einkommen finanzielle Zuschüsse zu den Kosten für Wohnraum. Bei Mietern, die Wohngeld erhalten, spricht man von Mietzuschuss, bei Eigentümern von selbstgenutztem Wohnraum, die Wohngeld erhalten, spricht man von Lastenzuschuss.

Praxis-Tipp ▼
Auf Wohngeld hat jeder Berechtigte einen Rechtsanspruch. Zuständig ist die örtliche Wohngeldstelle der Gemeinde-, Stadt-, Amts- oder Kreisverwaltung. Wohngeld wird nur auf Antrag gewährt, wenn die Voraussetzungen erfüllt sind.

Ob und in welcher Höhe Wohngeld gezahlt wird hängt davon ab, wie viele Familienmitglieder zum Haushalt gehören, wie hoch das Familieneinkommen ist, wie hoch die zuschussfähige Miete oder die Belastung durch den Wohnraum ist. In der Regel wird Wohngeld für 12 Monate gewährt und erst ab dem Monat gezahlt, in dem der Antrag bei der Wohngeldstelle eingegangen ist. Wenn der Bewilligungszeitraum endet, muss ein neuer Antrag gestellt werden. Es hat sich als günstig erwiesen, bereits zwei Monate vor Ablauf des Bewilligungszeitraums einen neuen Antrag zu stellen, um nahtlos Wohngeld zu erhalten.

Schwerbehinderte haben bei der Berechnung des Wohngelds einen zusätzlichen Einkommensfreibetrag. Empfängern von Leistungen der Sozialhilfe und Kriegsopferfürsorge wird ohne besonderen Antrag ein pauschaliertes Wohngeld von diesen Stellen gewährt. Die Leistungen der Pflegeversicherung bleiben bei der Wohngeldberechnung außer Betracht.

Ältere Menschen benötigen oft Hilfe bei der Antragstellung (Abb. 7.18). Die Mitarbeiter der örtlichen Wohngeldstelle sind verpflichtet, Antragstellern zur Seite zu stehen und über die Rechte und Pflichten nach dem Wohngeldgesetz aufzuklären.

7.5 Aspekte zur Altenhilfepolitik

Altenpolitik ist ein sehr umfangreiches Thema und sollte alle typischen Lebenslagen des Alters umfassen. Sie sollte sowohl den jüngeren Alten als auch den hilfe- und pflegebedürftigen alten Menschen erreichen. Die Lebensphase »Alter« hat sich quantitativ sehr ausgedehnt und kann bis zu 30 Jahre umfassen. Die Lebensverhältnisse und Probleme der älteren Menschen sind im ständigen Wandel und stellen viele Anforderungen an die Altenarbeit, die Altenpolitik und die Altenplanung. Die Qualifizierung und Professionalisierung der in der Altenarbeit Tätigen mit gerontogeriatrischem Fachwissen ist zu fördern. An dieser Stelle kann nur punktuell auf die Altenhilfepolitik eingegangen werden.

Wichtig ▼

Das Hilfesystem für ältere Menschen auf der Grundlage der beschriebenen gesetzlichen Bestimmungen muss weiterentwickelt werden. Das betrifft besonders den Ausbau der Beratungs- und Koordinierungsstellen auf kommunaler Ebene.
Altenhilfe muss individuell zugeschnitten und erreichbar sein. Es ist die Aufgabe der Beratungsstellen, alle Hilfen zu vernetzen, d. h. eine enge Zusammenarbeit zwischen den Angehörigen, den Hausärzten, den Krankenhäusern, den sozialen Diensten auf professioneller und ehrenamtlicher Basis zu koordinieren.

Somit kann Hilfe frühzeitig einsetzen, präventiv wirken und es können Pflegeheimaufnahmen verhindert oder hinausgeschoben werden. Da aufgrund komplexer gewordener psychosozialer Probleme des Alters die Anforderungen an Beratungsqualität und Beratungskapazität weiter zunimmt, ist eine verstärkte Qualifizierung des Personals in den Beratungsstellen unbedingt erforderlich. Diese Anlaufstellen sind Auffangnetz für Probleme im Alter und individuelle Notlagen und sollten garantieren, dass hilfsbedürftige Menschen die ihnen rechtlich zustehende Unterstützung bekommen.

Die Lebensverhältnisse und die Lebensqualität der älteren Menschen werden entscheidend durch folgende Aspekte geprägt:
▶ örtliche Infrastruktur,
▶ Wohnungsangebote,
▶ soziale Dienst- und Hilfeleistungsangebote,
▶ existierende soziale Einrichtungen.

Beispiel ▼

▶ Für einen gehbehinderten alten Menschen kann es existentiell bedrohlich sein, wenn ein nahe gelegenes Lebensmittelgeschäft schließt.
▶ Die durch eine notwendige Heimaufnahme eines Ehepartners hervorgerufene existentielle Krise kann dadurch entscheidend verschlimmert werden, dass wegen eines fehlenden Heimplatzes in der Nähe die Aufnahme in ein weit entferntes oder nur umständlich zu erreichendes Heim vorgenommen werden muss.

Nicht selten führt das zur Entstehung von Folgeerkrankungen. Die Initiativen, geeigneten Wohnraum für ältere Menschen zu schaffen, gehen teilweise an den tatsächlichen Bedürfnissen vorbei. Viele ältere Menschen möchten trotz Hilfebedürftigkeit in ihrer Wohnung bleiben. Den Bedürfnissen dieser Menschen wird man deshalb in vielen Fällen eher gerecht, wenn die vorhandene Wohnung an die veränderten Umstände angepasst wird als durch Neubaumaßnahmen. Der Verbleib in den vertrauten Räumen in der gewachsenen Nachbarschaft ist für viele ältere Menschen von großer Bedeutung. Heute leben ältere Menschen häufiger und länger allein in ihrer Wohnung, meistens sind es die Frauen dieser Generation. Maßnahmen zur Sicherung der selbständigen Haushaltsführung sind auszubauen. In diese Richtung zielt das Projekt »Wohnen für Hilfe« von der Fachhochschule Darmstadt, Fachbereich Sozialpädagogik. Senioren bieten bei diesem Projekt Studenten Wohnraum gegen konkrete Hilfen im Alltag an wie beispielsweise:
▶ Einkaufen,
▶ Rasen mähen,
▶ Begleitung bei Spaziergängen und Ähnliches.

Pro Quadratmeter Wohnraum muss eine Arbeitsstunde im Monat geleistet werden. Natürlich müssen vorweg alle übrigen Bedingungen miteinander geklärt werden. Insgesamt fördert das Projekt das Zusammenleben und die Kommunikation zwischen Jung und Alt und hat sich bereits in anderen Städten herumgesprochen.

Für viele ältere Menschen wird der Hilfebedarf an den Problemen bei den Ausführungen der alltäglichen Verrichtungen deutlich. Sie scheuen sich, eine Hilfe per Inserat in den Tageszeitungen zu suchen, da sie befürchten, von fremden Menschen hintergangen und ausgenutzt zu werden. Die Vermittlung über eine solide Anlaufstelle vor Ort könnte dieses Misstrauen abbauen. Möglichkeiten des betreuten Wohnens oder auch Service Wohnens werden in vielen Orten bereits angeboten. Es ist ein sinnvolles Angebot, jedoch sollte das Preis-Leistungs-Verhältnis ausgewogen sein. Leider ist es zur Zeit nur Menschen mit höherem Einkommen möglich, solche Angebote zu nutzen.

Altenpolitik darf die pflegenden Angehörigen nicht vergessen. Sie leisten den größten Teil der Pflegetätigkeit und tragen eine große Verantwortung. Die Angebote der Kurzzeitpflege und Gesprächskreise entlasten die pflegenden Angehörigen nur zum Teil. Bei Eintritt von Pflegebedürftigkeit in der Familie stehen viele berufstätige Frauen vor der Wahl, ihren Beruf aufzugeben, um z.B. den Vater pflegen zu können, oder die Doppelbelastung von Berufstätigkeit und Pflege auf sich zu nehmen. Dadurch sind sie gefährdet, selber zu erkranken. Flexiblere Arbeitszeiten in den Betrieben könnte die Vereinbarkeit von Beruf und Familienpflege erleichtern helfen.

Während die Inanspruchnahme der Pflegeversicherung als Recht verstanden wird, hat die Inanspruchnahme anderer gesetzlicher Rechte, vor allem nach dem BSHG, den Anstrich eines staatlichen Almosens, das erbeten werden muss. Das hält viele Menschen der jetzigen älteren Generation davon ab, ihre Rechte in Anspruch zu nehmen.

Wichtig ▼
Eine Zusammenführung aller gesetzlichen Hilfen für ältere Menschen in einem eigenständigen Altenhilfegesetz könnte die angestrebten gesetzlichen Ziele besser verwirklichen helfen.

Gleichzeitig sollten Anlaufstellen für alle Belange älterer Menschen eingerichtet werden, um eine Zersplitterung der Zuständigkeit für die einzelnen Hilfen auf verschiedene Ämter zu beseitigen. Damit könnte man vermeiden, dass ein Hilfebedürftiger nur deshalb keine Hilfe erhält, weil er nicht weiß, welche Hilfsmöglichkeiten es gibt, und an welches Amt er sich wenden muss.

Wichtig ▼
Eine gelungene Altenhilfepolitik muss mehr sein als eine reine Grundversorgung und bloße Defizitbeseitigung. Es muss eine Politik der Verhütung und Beseitigung von Benachteiligungen sein, eine Politik, welche die aktive Integration und die Selbständigkeit im Alter fördert.

Therapeutisches Glossar

Die verwendeten **medizinischen** Fachbegriffe sind im laufenden Text ausreichend erklärt. Im Glossar sollen daher lediglich Begriffe aus dem therapeutischen Bereich erläutert werden, die im Zusammenhang mit der Vorbeugung und Behandlung von Krankheiten vorkommen und in medizinischen Nachschlagewerken meist nicht ausreichend erklärt werden.

A

- Affektlabilität. Krankheitsbedingte verminderte Beherrschung der Stimmungen und Gefühle (Affekte), oft in der Folge hirnorganischer Erkrankungen (Schlaganfall, Demenz).
- Aggression. Angriffsverhalten (verbal, tätlich); die Gründe für vermehrt aggressives Verhalten können hirnorganisch oder situativ bedingt sein. Die erlebte Hilflosigkeit durch Sprachstörungen oder körperliche Einschränkungen kann den Betroffenen aggressiv machen, aber auch z. B. Bevormundung durch die Helfer.
- Anosognosie, Unawareness. Die (meist vorübergehende) Unfähigkeit vor allem von Schlaganfallbetroffenen, ihre Lähmungserscheinungen und andere Krankheitssymptome zu erkennen. So können sie bei dem Versuch, alleine aus dem Bett oder Rollstuhl aufzustehen, zu Boden stürzen, weil sie sich gesund wähnen und daher meinen, nicht auf Hilfe angewiesen zu sein.
- Antriebsstörung. Verminderter oder gesteigerter Antrieb, sich zu bewegen, etwas zu tun, sich selbst zu versorgen, Interesse an Menschen und Dingen zu haben; ist manchmal Ausdruck hirnorganischer oder psychischer Krankheiten, manchmal auch situativ bedingt (anregungsarme Umgebung).
- Aphasie. Störung der Sprache in den Bereichen Sprechen, Sprachverständnis, Lesen und Rechnen. Von Aphasie spricht man dann, wenn die Störung nach abgeschlossenem Spracherwerb auftritt und hirnorganisch bedingt ist. Wichtig ist die Abgrenzung zur ▶ Dysarthrophonie, bei der die zum Sprechen nötigen Muskeln in ihrer Funktion beeinträchtigt sind.
- Apraxie. Gestörte Handlungsabläufe oder Bewegungen, obwohl die körperliche Bewegungsfähigkeit nicht beeinträchtigt ist. Bewegungen werden falsch, zögernd oder unvollständig ausgeführt; im Ausführen mehrschrittiger Handlungen, bei denen gleichzeitig mit Gegenständen umgegangen werden muss, treten typische Fehler auf, z. B. wird der angereichte Kamm zwar entgegengenommen, jedoch zum Mund statt zu den Haaren geführt. Der Kranke führt die mit heißem Kaffee gefüllte Kanne zum Mund, statt den Kaffee in die Tasse zu gießen, oder führt mit einer Schere Kämmbewegungen aus. Bei ausgeprägten apraktischen Störungen besteht daher eine erhöhte Verletzungsgefahr, der durch eine engmaschige Betreuung und geeignete Hilfen begegnet werden muss.
- Augenmuskellähmungen. Teilweise Lähmung der äußeren Augenmuskeln, die den Augapfel bewegen. Die Augen können sich dadurch nicht mehr synchron bewegen und geraten in eine Schielstellung, welche Doppelbilder verursacht. Dies kommt ab und zu nach einem Schlaganfall (Hirnstamminfarkt) vor, auch bei Hirntumoren und multipler Sklerose.

B

- Beckenbodentraining. Gezieltes Training der Beckenbodenmuskulatur. Dadurch können Frauen eine Stressinkontinenz günstig beeinflussen oder sogar ganz überwinden. Die Übungen müssen nach Anleitung durch eine Physiotherapeutin sehr exakt, täglich und auf Dauer durchgeführt werden. Sie sind jedoch wenig aufwendig und lassen sich unauffällig in Alltagsaktivitäten einbauen.
- Bewegungs- und Haltungssteuerung. Geschieht im Wesentlichen unbewusst, d.h. reflexgesteuert und durch automatische Reaktionen. Störungen können durch Krankheiten und durch mangelnden Gebrauch entstehen. Umgekehrt kann auch bei Krankheit oder Trainingsmangel gezieltes Üben die Bewegungs- und Haltungssteuerung wieder wesentlich verbessern.
- Bewegungsübungen. Im engeren Sinne ein gezieltes Übungsprogramm, durch das Verletzte, Kranke und Behinderte unter Anleitung von Physiotherapeuten und Ergotherapeuten Gleichgewicht, Kraft, Beweglichkeit, Geschicklichkeit und Ausdauer verbessern können. Den Bewegungsübungen kommt bei vielen Erkrankungen im Alter eine zentrale Bedeutung zu.
- Bobath-Konzept. Ein Behandlungs- und Betreuungskonzept für Schlaganfallbetroffene, die Bewegungsstö-

rungen und Lähmungen haben. Durch ganz spezielle Bewegungsübungen, Lagerungen und die Gestaltung der Alltagsaktivitäten (24-Stunden-Konzept) werden eine krankhaft erhöhte oder herabgesetzte Muskelspannung ebenso erfolgreich beeinflusst wie der Verlust an kontrollierten aktiven Bewegungen und Störungen der Sensibilität. Eine vollständige Heilung der Schlaganfallfolgen ist jedoch auch mit diesem Konzept, wie mit anderen Therapieansätzen, nicht möglich.

D

- Dehnungen. Muskeln, Bänder und Sehnen können trotz Krankheit oder Behinderung in ihrer vollen Länge (Dehnbarkeit) erhalten werden, wenn sie regelmäßig und konsequent gedehnt werden. Die Dehnübungen müssen mindestens 3 mal pro Woche durchgeführt und unter therapeutischer Anleitung erlernt werden. Besonders wichtig sind Dehnungen für Parkinson-Kranke, Beinamputierte, Schlaganfallbetroffene und Osteoporosekranke.
- Dysarthrophonie. Sprechstörung; die Sprechorgane (Lippen, Zunge, Gaumensegel, Kehlkopf) sind durch eine zentral-nervöse oder neuromuskuläre Erkrankung in ihrer Funktion beeinträchtigt, dadurch kommt es zu einem Mangel an Lautstärke, Deutlichkeit und Ausdauer (Kraft).

E

- Elektrotherapie. Dient zur Schmerzbehandlung und zur Nervenstimulation am menschlichen Körper durch unterschiedliche, genau festgelegte Stromformen.

F

- Funktionelle Störungen. Körperliche Beschwerdebilder, die auf eine Fehlfunktion zurückzuführen sind, ohne dass das betreffende Organ im eigentlichen Sinne (z.B. Entzündung, Tumor) krank wäre. So kann es z.B. unter einer seelischen Belastung zum krampfartigen Verschluss des Magenausgangs kommen, obwohl der Magen organisch gesund ist. Oder Bewegungen sind schmerzhaft, weil die Muskulatur lange inaktiv war.

G

- Gedächtnisstörung. Deutliche Schwierigkeit, sich etwas zu merken und/oder den gespeicherten Gedächtnisinhalt gezielt abzurufen (zu erinnern). Leichtere Gedächtnisprobleme scheinen im höheren Alter normal zu sein. Wenn sie jedoch plötzlich auftreten oder ein belastendes und gefährliches Ausmaß annehmen, sollte ein Arzt aufgesucht werden. Je nach Ursache der Gedächtnisstörungen kann ein gezieltes (Kompensations-) Training von Nutzen sein.
- Geriatrisches Assessment. Umfassender diagnostischer Prozess in drei Phasen:
  1. Systematisches Sammeln von (Befund-)Daten,
  2. Interpretation der Ergebnisse,
  3. Planung der therapeutischen Intervention.

  Von Bedeutung sind medizinische und soziale Fakten und Einschätzungen sowie die Erhebung der funktionellen Fähigkeiten. In allen Phasen sind jeweils verschiedene Professionen des Geriatrischen Teams beteiligt. Einzelne Instrumente des Geriatrischen Assessments werden auch für die Rehabilitationsforschung genutzt.
- Gleichgewichtsreaktionen. Im Zusammenspiel von Gehirn, Nerven und Muskeln veranlasste Reaktion auf Gleichgewichtsverunsicherung, um einen Sturz zu verhindern.
- Gleichgewichtssinn. System verschiedener Rezeptoren und Verarbeitungszentren im menschlichen Körper (u.a. Gehirn, Innenohr, Muskeln, Haut), die ein Gefühl für Gleichgewicht ermöglichen und bei drohendem Verlust Gleichgewichtsreaktionen veranlassen.

H

- Hilfsmittel. Sammelbegriff für Gegenstände zur (technischen) Unterstützung bzw. zum Ausgleich von Behinderungen, z.B. Greifzange, Haltegriff, Rollator, Rollstuhl.
- Hirnleistungsstörungen. Störungen des Erlebens und Verhaltens durch Schädigungen des Gehirns. Man unterscheidet Basisstörungen (krankhaft herabgesetzte Aufmerksamkeit, Wachheit, Geschwindigkeit im Aufnehmen und Verarbeiten, Ausdauer bei geistiger Arbeit, stark schwankende Leistungsfähigkeit), neuropsychologische Störungen (Lern- und Gedächt-

nisstörungen, Störungen des Planens und Handelns, Sprachstörungen), ▶ Neglect und ▶ Anosognosie, ▶ Apraxie, ▶ räumliche Störungen), psychomotorische Störungen (auf Bewegungen bezogene gestörte Koordinations- und Reaktionsleistungen) und psychische Störungen (gefühlsmäßige Labilität, Antriebsmangel, unkontrolliertes Lachen oder Weinen, unangemessene Euphorie, Aggressivität, Angst).

I

- **Immobilität.** Siehe unter ▶ Mobilisation.
- **Interimsprothese.** Behelfsprothese (Unterschenkel- oder Oberschenkelprothese), die zu einem frühen Zeitpunkt nach der Amputation Gehversuche ermöglicht, auch wenn z.B. die Operationswunde noch nicht vollständig verheilt ist; die Vorteile liegen in einer frühen ▶ Mobilisation und in einer Entscheidungshilfe für alle Beteiligten für oder gegen eine endgültige prothetische Versorgung.

K

- **Kompensationstraining.** Gezieltes Üben von ausgleichenden Fähigkeiten und Fertigkeiten, wenn eine weitere Besserung oder gar Heilung von Krankheiten und Symptomen (in angemessener Zeit) nicht möglich ist. So können z.B. mittelschwer ausgeprägte Gedächtnisstörungen durch Kompensationsstrategien ausgeglichen werden (schriftliche und bildliche Merkhilfen, Checklisten zum Durchsehen vor Verlassen der Wohnung, Lernstrategien zum Behalten von Namen, Gesichtern, u.ä.). Körperliche Beeinträchtigungen können durch geeignete kompensatorische Bewegungsabläufe (Aufrichten im Bett unter Vermeidung von Rückenschmerzen) oder auch durch den Einsatz von ▶ Hilfsmitteln ausgeglichen werden (Dosenöffner zur Bedienung mit einer Hand, Vorrichtung zum Duschen im Sitzen, Fortbewegung mit einer Gehstütze oder im Rollstuhl).
- **Kompressionsstrümpfe.** Eng anliegende elastische Strümpfe, die einen gewissen Druck auf Blutgefäße von außen ausüben und so Thrombosen bzw. Orthostaseproblemen vorbeugen können.
- **Konditionstraining.** Verbesserung der allgemeinen Verfassung und (körperlichen) Leistungsfähigkeit durch allgemeine und gezielte Kräftigungs- und Ausdauerübungen, wobei ein Konditionsverlust ursächlich nicht nur körperlich bedingt sein kann: Ein Trainingsmangel durch eine depressive oder ängstliche Verstimmung, durch mangelnde soziale Kontakte und Aufgaben oder durch äußere einschränkende Faktoren (Treppen machen es dem Gehbehinderten unmöglich, die Wohnung ohne fremde Hilfe zu verlassen) können ebenso wie körperliche Krankheiten dazu führen, dass sowohl die Muskelkraft als auch die Leistungen von Herz und Lunge erheblich nachlassen. Ein Konditionstraining ist im Alter genauso Erfolg versprechend wie in jüngeren Jahren; entscheidend ist die Wahl der Mittel und die dem fortgeschrittenen Alter entsprechende Dosierung.
- **Körpergefühl.** Am Zustandekommen des Körpergefühls, des Empfindens des eigenen Körpers, sind sehr viele verschiedene Faktoren beteiligt; von grundlegender Bedeutung sind hierbei der Gleichgewichtssinn, die Tiefensensibilität und die Oberflächensensibilität. Die Leistungen dieser Sinnessysteme, d.h. ihre Meldungen an das Gehirn, sind jedoch keine unveränderlichen Größen. Vielmehr ist ihr Funktionszustand von ihrem Gebrauch abhängig: Werden sie oft und in sinnvoller Weise gebraucht, funktionieren sie optimal; werden sie zu wenig gebraucht, verkümmern sie. Daher sind Intensität und Güte des Körpergefühls nicht nur von Mensch zu Mensch verschieden, sondern auch beim einzelnen Menschen Schwankungen unterworfen.

L

- **Lagerung.** Körperlage und -haltung sind Teil des menschlichen Bewegungsverhaltens und somit auch bei Krankheiten in typischer Weise verändert (gebeugte Haltung des Parkinson-Kranken, verdrehte Haltung des Schlaganfallbetroffenen, Schonhaltung des Rheumakranken mit angewinkelten Beinen im Bett). Durch gezielte Lagerungsmaßnahmen gegen die jeweilige krankheitstypische Spontanlage kann Verschlechterungen gezielt entgegengewirkt und die Therapie entscheidend unterstützt werden. Die therapeutischen Lagerungsmaßnahmen sind nicht primär unangenehm – zumal wenn individuell notwendige Kompromisse zugelassen werden –, erfordern jedoch eine gewisse Disziplin seitens der Betroffenen und Konsequenz der pflegenden Angehörigen.

M

▸ **Medizinischer Dienst der Krankenkasse (MDK).** Beratende Ärzte der Krankenkassen; der Medizinische Dienst ist jedoch von den Krankenkassen unabhängig und somit neutral in seinen Beurteilungen. Zu den Aufgaben des MDK zählt die Beurteilung der Pflegebedürftigkeit. Im Rahmen ihrer Tätigkeit führen die Mitarbeiter des MDK auch Hausbesuche bei Betroffenen durch.

▸ **Mobilisation.** Durch ein plötzlich auftretendes Ereignis (Schlaganfall, Amputation, Knochenbruch) oder eine langsam fortschreitende Erkrankung (Parkinson-Syndrom, multiple Sklerose, degenerative Gelenkerkrankungen) geraten ältere Menschen schnell in einen Zustand der Immobilität mit verminderter aktiver Beweglichkeit, gefährdeter oder aufgehobener Selbständigkeit und mangelnder geistiger Anregung. Mobilisierende Maßnahmen seitens pflegerischer und therapeutischer Fachkräfte (oder auch pflegender Angehöriger) sollen dem Betroffenen helfen, diesen Zustand möglichst rasch zu überwinden, da eine länger andauernde Immobilität nicht nur die Lebensqualität erheblich einschränken kann, sondern ihrerseits Gefahren in sich birgt, die zu einer (unter Umständen lebensbedrohlichen) Zustandsverschlechterung führen können (Muskelschwund, Gelenkversteifung, Druckgeschwüre, Verminderung der Herz- und Lungenleistung, Venenentzündung, Lungenembolie, Lungenentzündung). Wichtige mobilisierende Maßnahmen sind Atemübungen, Umlagerungen im Bett, Hilfe beim Verlassen des Bettes, längeres Aufsein ermöglichen, Steh- und Gehversuche, allgemeine und spezielle Bewegungsübungen.

N

▸ **Neglect.** Halbseitenvernachlässigung; Informationen (Reize), die von der von einem Schlaganfall betroffenen Körperhälfte oder der entsprechenden Raumhälfte auf das Gehirn einströmen, werden nicht oder nicht richtig aufgenommen und verarbeitet. So »übersieht« der Betroffene trotz normaler Sehfähigkeit Gegenstände, die sich auf seiner gelähmten Seite befinden; oder er registriert seinen zwischen Rollstuhl und Türrahmen eingeklemmten Arm nicht, obwohl er keine Sensibilitätsstörung hat. Wird er von der betroffenen Körperseite aus angesprochen, registriert er dies entweder nicht oder ordnet das Gehörte einer anderen Person zu, die sich vor ihm oder auf der anderen Seite von ihm befindet. Das Zurechtfinden in Räumen und Gebäuden ist erschwert oder unmöglich (ohne dass eine Desorientiertheit im Rahmen einer Verwirrtheit vorliegt), da dem Betroffenen immer ein wesentlicher Teil der zur Orientierung notwendigen Informationen fehlt. Die Halbseitenvernachlässigung umfasst auch die bloße Vorstellung von Körper und Raum.

▸ **Neuropsychologische Störungen.** Siehe ▸ Hirnleistungsstörungen.

P

▸ **Pflege- Verbrauchsmittel.** Hilfsmittel, die bei der Körperpflege von Kranken und Behinderten benötigt werden, z. T. (abhängig vom Krankheitsbild) verschreibungsfähig. Beispiele sind Inkontinenzvorlagen und Mittel zur Pflege von Harndauerkathetern.

▸ **Phantomschmerz.** Empfundene Schmerzen in einem nach der Amputation nicht mehr vorhandenen Körperteil; nichtschmerzhafte Empfindungen in dem nicht mehr vorhandenen Körperteil werden Phantomgefühl genannt (Empfinden des Vorhandenseins, Bewegungsempfinden, Juckreiz). Das beste Mittel gegen Phantomschmerzen sind ▸ Phantomübungen. Erfahrungsgemäß verschwinden die Phantomschmerzen nach einiger Zeit. Sollte dies nicht der Fall sein oder die Schmerzen als stark beeinträchtigend empfunden werden, können eine Elektrostimulationsmethode (TENS) oder andere physikalische Maßnahmen erhebliche Linderung bringen.

▸ **Phantomübungen.** Einfache Bewegungsübungen mit der erhaltenen und gleichzeitiges (gedankliches) Mitbewegen der nicht mehr vorhandenen Gliedmaße als wirksame Maßnahme gegen ▸ Phantomschmerzen.

▸ **Prophylaxe.** Vorsorge (gegen Erkrankungen); es wird unterschieden zwischen Primärprophylaxe (Vorsorge zur Vermeidung von krankheitsfördernden Veränderungen im Körper), Sekundärprophylaxe (Verhinderung von zusätzlichen Schäden nach eingetretener Erkrankung) und Tertiärprophylaxe (Verhinderung von Krankheitsfolgeschäden bzw. dem erneuten Auftreten derselben Erkrankung).

- ▶ **Prothese.** Ersatz für einen fehlenden Körperteil, z.B. Zahnprothese, künstliches Hüftgelenk, Beinprothese. Orthesen dienen im Gegensatz dazu, einen vorhandenen Körperteil in seiner Funktion zu unterstützen oder Schmerzen zu lindern (Kniekappe, Fußschiene, Stützmieder).
- ▶ **Psychosozial.** Zusammenwirken seelischer, verhaltens- und umweltbezogener Faktoren, die auf das Befinden des Menschen Einfluss haben.

R

- ▶ **Raumanalysestörung.** Sie wird auch räumliche Störung genannt und bezeichnet die durch eine Hirnschädigung verursachte Störung im Erkennen räumlicher Beziehungen: Die räumliche Beziehung, die zwischen verschiedenen Objekten oder den einzelnen Elementen eines Objekts bestehen, können nicht richtig erkannt oder vorstellungsgemäß erfasst werden. So misslingt z.B. der Versuch, ein Kleidungsstück anzuziehen, weil der Betroffene »oben« und »unten«, »hinten« und »vorne« nicht erfassen und entsprechend seinem Körper zuordnen kann. Oder der Betroffene kann die Uhrzeit an einer analogen Uhr nicht ablesen, da der Bezug zwischen Zeigern und Zahlen nicht hergestellt werden kann. Die Orientierung in der Umgebung ist oft erheblich beeinträchtigt (ohne das Vorliegen einer allgemeinen Verwirrtheit!), auch gewohnte Wege können weder aufgefunden noch beschrieben oder gezeichnet werden, da die innere Vorstellung davon fehlt.
- ▶ **Rehabilitation.** Wiedereingliederung in Alltag und Beruf (soziale Gemeinschaft) durch gezielte Maßnahmen, bei deren Planung und Durchführung die individuelle Entwicklung und die soziale Position des durch Krankheit und Unfall behinderten älteren Menschen einzubeziehen ist. Man unterscheidet hierbei:
  - – **Medizinische Rehabilitation.** Maßnahmen zur Stabilisierung des Gesundheitszustands, gezielte Übungen zur Verbesserung beeinträchtigender körperlicher und seelisch-geistiger Funktionen, ◘ Kompensationstraining. Ziel ist das Erreichen des bestmöglichen Gesundheits- und Fähigkeitszustands als Voraussetzung eines weiteren selbstbestimmten Lebens oder einer von Angehörigen leistbaren Pflege und Betreuung.
  - – **Soziale Rehabilitation.** Milderung von unvermeidlichen sozialen Folgen einer eingetretenen Behinderung und längeren Krankenhausbehandlung durch helfende Gespräche, Vermittlung konkreter Hilfen, Einbeziehung der Familie in die Behandlung. Ziel ist es, dem Rehabilitanten die Bewältigung seines Alltags zu ermöglichen und ihn bei der Entwicklung neuer Lebensperspektiven zu unterstützen.
  - – **Berufliche Rehabilitation.** Spielt bei älteren Menschen naturgemäß eine geringere Rolle, kann jedoch im Einzelfall von Bedeutung sein, wenn etwa Selbständige, Angehörige freier Berufe oder Arbeiter und Angestellte, denen vom Arbeitgeber ein anderer Arbeitsplatz innerhalb des Betriebs oder eine Teilzeittätigkeit angeboten werden kann, gute Aussichten haben, ihre Erwerbstätigkeit ganz oder teilweise wieder aufzunehmen. Nach Abschluss der medizinischen Rehabilitation können dann in einer spezialisierten Einrichtung Maßnahmen zur beruflichen Rehabilitation durchgeführt werden.

S

- ▶ **Schlaffe Lähmung.** Anhaltend schlaffe Lähmungen weisen auf Schädigungsorte im Nervensystem außerhalb des Gehirns hin und sind durch eine abnorm niedrige Ruhespannung der Muskulatur, erloschene oder abgeschwächte Muskeleigenreflexe und rasch sich entwickelnde Muskelatrophie (durch den Nichtgebrauch) gekennzeichnet. (Eine Lähmung nach einem Schlaganfall ist nur für kurze Zeit ausschließlich schlaff und entwickelt sich dann zur teilweise ◘ spastischen Lähmung).
- ▶ **Spastische Lähmung.** Die Muskulatur weist eine abnorm erhöhte Ruhespannung auf, ebenso einen erhöhten Widerstand gegen rasches passives Bewegen; die Muskeleigenreflexe sind gesteigert, insgesamt führt die spastische Lähmung zu typischen Haltungs- und Bewegungsproblemen (»spastisches Muster«), die sich z.B. bei allen Schlaganfallbetrof-

fenen wiederfinden, wenn auch in unterschiedlicher Verteilung und in unterschiedlichem Schweregrad. Da die durch einen Schlaganfall hervorgerufene Halbseitenlähmung ihrem Wesen nach eine spastische Lähmung ist, müssen alle Behandlungsmaßnahmen (Bobath-Konzept) darauf ausgerichtet sein, das Aufkommen der Spastizität zu hemmen und in Grenzen zu halten. Dies gilt auch bereits dann, wenn die Lähmung noch schlaff ist oder auf einige Körperregionen bezogen über eine längere Zeit schlaff bleibt.

▶ Sprachproduktion. Ist im Rahmen einer ▶ Aphasie immer beeinträchtigt. So können vielleicht nicht die richtigen Worte gefunden oder nur sehr entstellte oder entfernt ähnliche Wörter formuliert werden, die Formulierung vollständiger Sätze misslingt oder es können lediglich ein paar geläufige Redewendungen benutzt werden (Ja, danke. Was Sie nicht sagen. Das meine ich auch). Schwerste Formen gestörter Sprachproduktion äußern sich darin, dass für sprachliche Äußerungen nur noch ein oder zwei Laut(e) zur Verfügung stehen: gagagaga, nenene.

▶ Sprachstörungen. Siehe unter ▶ Aphasie.

▶ Sprachverständnis. Ist im Rahmen einer ▶ Aphasie immer beeinträchtigt, wenn auch unterschiedlich schwer. Je nach Art der Aphasie können die Betroffenen die Sprache anderer entweder gar nicht mehr verstehen, oder sie versagen nur in ganz bestimmten Situationen. Bei mittelgradig gestörtem Sprachverständnis kann evtl. einem Gespräch in unruhiger Umgebung nicht mehr gefolgt werden, oder eine etwas komplexere Mitteilung mit vielen Nebensätzen kann nicht aufgefasst werden. Gering ausgeprägte Sprachverständnisstörungen machen sich bemerkbar, wenn es gilt, komplexen Anweisungen zu folgen, die Pointe eines Witzes oder die feine Ironie einer verbalen Mitteilung zu verstehen.

▶ Sprechapraxie. Gestörter Einsatz der zum Sprechen nötigen Muskulatur, obwohl keine Lähmung dafür verantwortlich ist. Der Betroffene kann die erforderlichen Mundbewegungen nicht, nur unvollständig oder nur entstellt ausführen, er »weiß« nicht mehr, wie man die Bewegungen ausführt, auch das Nachahmen dieser Bewegungen ist oft lange Zeit nicht möglich.

▶ Stroke Unit. Auf die Diagnostik und intensivmedizinische Behandlung von Schlaganfällen im sehr frühen Stadium nach dem Ereignis spezialisierte Krankenhausabteilung; meist in neurologische, seltener auch internistische Intensivstationen integriert.

V

▶ Vigilanzstörung. Verminderte (geistige) Wachheit, oft im Zusammenhang mit anderen ▶ Hirnleistungsstörungen in der ersten Zeit nach einer akuten Schädigung des Gehirns.

Literatur

9.1 Quellen 212

9.2 Weiterführende Literatur 212

9.1 Quellen

Arbeitsamt online, www.arbeitsamt.de: berufskundliche Kurzbeschreibung

Baumann H (1992) Altern und körperliches Training. Huber, Bern Göttingen Toronto

Binder H, Selim M, Friedl-Francesconi H (1995) Depression. In: Fuesgen I (1995) Der ältere Patient. Urban und Schwarzenberg, München

Bruder J (1994) Gerontopsychiatrische Erkrankungen. In: Olbrich E, Sames K, Schramm A (Hrsg) Kompendium der Gerontologie. ecomed Verlag, Landsberg/Lech

Bundesministerium für Familie und Senioren (1993) Erster Altenbericht – Die Lebenssituation älterer Menschen in Deutschland

Corbin JM, Straus AL (1993) Weiterleben lernen – Chronisch Kranke in der Familie. Piper, München

Deutsches Zentrum für Altersfragen e. V. (1993) Expertisen zum ersten Altenbericht der Bundesregierung. In: Aspekte der Alterssituation im Osten und Westen der Bundesrepublik, Bd. II

Deutsches Zentrum für Altenfragen e. V. (1993) Expertisen zum ersten Altenbericht der Bundesrepublik. In: Angebote und Bedarf im Kontext von Hilfe, Behandlung, beruflicher Qualifikation, Bd. IV

Deutsches Zentrum für Altersfragen (1996) Basisdaten: Alters-Survey. Forschungsgruppe Altern und Lebenslauf (FALL), Freie Universität Berlin

Faust V (1987/88) Depression im höheren Lebensalter. Bd. I und II. Stein, Ravensburg

Faust V (1994) Depression erkennen und heilen helfen. Institut für medizinische Information, Ottobrunn

Kane J (1995) Mit Krankheit richtig umgehen: Sich wohl fühlen trotz chronischer Leiden. Trias/Thieme, Hippokrates/Enke, Stuttgart

Kasten E (1995) Einmaleins der psychischen Störungen im Alter. Fink-Kümmerley, Frey, Ostfildern

Kruse W, Nikolaus T (1992) Geriatrie. Springer, Berlin Heidelberg New York

Lang E, Arnold K, Hofecker G (1991) Physiologische und Pathophysiologie des Alterns. In: Lang E, Arnold K (Hrsg) Altern und Leistung. Enke, Stuttgart, S 19–40

Langenscheidt R, Watkin P (1994) Aktiv gegen Osteoporose. humboldt-taschenbuch 724. Humboldt-Taschenbuchverlag, München

Lutz L (1992) Das Schweigen verstehen – Über Aphasie. Springer Berlin Heidelberg New York

Mörl H (1989) Gefäßkrankheiten in der Praxis. VCH, Weinheim

Nikolaus T, Specht-Leible N (1992) Das geriatrische Assessment. MMW Medizin, München, Vieweg, Wiesbaden

Prosiegel (1998) Neurophysiologische Störungen und ihre Rehabilitation, 2. Aufl. Pflaum, München

Ringe JD (1995) Osteoporose. Thieme, Stuttgart New York

Salzmann P (1980) Ärztlicher Rat bei arteriellen Durchblutungsstörungen der Beine. Thieme, Stuttgart New York

Scharll M (1982) Bewegungstraining mit alten Menschen, Gruppengymnastik – Aktivpflege. 2. Aufl. Thieme, Stuttgart New York

Schewe H (1988) Die Bewegung des Menschen. Entstehung und Organisation. Thieme, Stuttgart New York

Statistisches Bundesamt (1998). www.statistik-bund.de

Woods A (1981). In: Lang E, Arnold K (Hrsg) Altern und Leistung. Schriftenreihe der Hamburg-Mannheimer-Stiftung für Informationsmedizin, Bd. 5. Enke, Stuttgart

9.2 Weiterführende Literatur

Geriatrie, Gerontologie

Basisdaten: Alters-Survey (1996) Forschungsgruppe Altern und Lebenslauf (FALL), Freie Universität Berlin

Blonski H (Hrsg.) (1997) Wohnformen im Alter: Ein Praxisberater für die Altenhilfe. Beltz, Weinheim Basel

Downton JH (1995) Wenn alte Menschen stürzen: Ursachen und Risiko, Pflege und Prävention. Reinhardts Gerontologische Reihe. Reinhardt, München

Gerlach M, Reichmann H, Riederer P (2001) Die Parkinson-Krankheit. Grundlagen, Klinik, Therapie. Springer, Wien New York

Hirsch RD (Hrsg.) (1992) Altern und Depressivität. Huber, Bern Göttingen Toronto

Hoogers K (1993) Inkontinenz verstehen. Reinhardt, München

Kaiser HJ, Oswald WD (Hrsg) (1999) Altern und Autofahren. Huber, Bern Göttingen Toronto

Kuratorium Deutsche Altershilfe (1996) Rund ums Alter: Alles Wissenswerte von A bis Z. Beck, München

Meier-Baumgartner HP (Hrsg.) (1991) Psychosoziale Dimensionen der Geriatrie. Schriftenreihe Geriatrie Praxis. Medizin Verlag, München

Tideiksaar R (2000) Stürze und Sturzprävention: Assessment – Prävention – Management. Huber, Bern Göttingen Toronto

Krankheitsbilder, Behandlungskonzepte

Beckers D, Deckers J (1997) Ganganalyse und Gangschulung. Therapeutische Strategien für die Praxis. Springer, Berlin Heidelberg

Berting-Hüneke C (2000) Sekundärprophylaxe bei Hemiplegie. Eigenprogramme für Patienten individuell zusammenstellen. Springer, Berlin Heidelberg New York

Davies PM (2002) Hemiplegie. Ein umfassendes Behandlungskonzept für Patienten nach Schlaganfall und anderen Hirnschädigungen, 2. Aufl. Springer, Berlin Heidelberg New York

Davies PM (1991) Im Mittelpunkt. Selektive Rumpfaktivitäten in der Behandlung der Hemiplegie

Diehm C (1997) Durchblutungsstörungen. Was hilft bei Erkrankungen der Blut- und Lymphgefäße? Springer, Berlin Heidelberg

Förstl H (2001) Demenzen in Theorie und Praxis. Springer, Berlin, Heidelberg

Frommelt P, Grötzbach H (Hrsg) (1999) Neuro Rehabilitation. Grundlagen, Praxis, Dokumentation. Blackwell Wissenschafts-Verlag, Berlin Wien

Goldenberg G (1998) Neuropsychologie. Grundlagen, Klinik, Rehabilitation. Fischer, Stuttgart Jena Lübeck

Götze R, Höfer B (1999) AOT – Alltagsorientierte Therapie bei Patienten mit erworbener Hirnschädigung. Eine Aufgabe für das gesamte Reha-Team. Thieme, Stuttgart New York

Hartje W, Poeck K (Hrsg.) (2000) Klinische Neuropsychologie, 4. Aufl. Thieme, Stuttgart New York

Hennerici M, Bäzner H (2001) Gangstörungen: Grundlagen und computergestützte Ganganalyse. Springer, Berlin Heidelberg New York

Hummelsheim H (1998) Neurologische Rehabilitation. Springer, Berlin Heidelberg New York

Markowitsch HJ (1999) Gedächtnisstörungen. Kohlhammer, Stuttgart Berlin Köln

Mauritz KH (1994) Rehabilitation nach Schlaganfall. Kohlhammer, Stuttgart Berlin Köln

Mensch G, Kaphingst W (1998) Physiotherapie und Prothetik nach Amputation der unteren Extremität. Springer, Berlin Heidelberg New York

Müller T (1999) Medikamentöse Therapie des Morbus Parkinson. UNI-MED Verlag, Bremen

Paeth Rohlfs B (1999) Erfahrungen mit dem Bobath-Konzept. Grundlagen – Behandlung – Fallbeispiele. Thieme, Stuttgart New York

Przuntek H, Müller T (1999) Nichtmedikamentöse, adjuvante Therapie bei der Behandlung des Morbus Parkinson. Thieme, Stuttgart New York

Thümler R (1998) Die Parkinson-Krankheit. Antworten auf die 152 häufigsten Fragen. TRIAS, Stuttgart

Welter FL, Schönle PW (Hrsg.) (1997) Neurologische Rehabilitation. Fischer, Stuttgart, Jena, Lübeck

Werle J (Hrsg) (1995) Osteoporose und Bewegung. Ein integrativer Ansatz der Rehabilitation. Springer, Berlin Heidelberg New York

Wetterling T (2001) Gerontopsychiatrie. Ein Leitfaden zur Diagnostik und Therapie. Springer, Berlin Heidelberg New York

Mündiger Patient

Thorsen-Vitt S (Hrsg) (1997) Überleben im Krankenhaus. Klinikalltag für Patienten. pmi Verlagsgruppe, Frankfurt am Main

Pflege

Beckmann M (2000) Die Pflege von Schlaganfallbetroffenen – Nach dem Konzept der Aktivitas Pflege. Schlütersche, Hannover

Canobbio M M (1998) Praxishandbuch Patientenschulung und -beratung. Ullstein Medical, Wiesbaden

Funk SG, Tornquist EM, Champagne MT, Wiese RA (1997) Die Pflege chronisch Kranker. Huber, Bern Göttingen Toronto

Hoffmann-Gabel B (1999) Besser verstehen lernen. Kommunikation in helfenden Berufen. Vincentz, Hannover

Sening H, Wintersberger C (1998) Pflegeleitfaden, Rehabilitative Methoden. Urban & Schwarzenberg, München Wien Baltimore

Urbas L (1996) Pflege eines Menschen mit Hemiplegie nach dem Bobath-Konzept, 2. Aufl. Thieme, Stuttgart New York

Soziale Aspekte von Krankheit und Behinderung

Assion R (1998) Sterbehilfe und sterben lassen nach aktueller Rechtslage. In: Betreuungsrechtliche Praxis Btprax 5 1998. Bundesanzeigerverlag, Köln, S 162–164

Beck (1999) Texte im dtv BGB 5001, 44. Aufl. Deutscher Taschenbuch Verlag, München

Bienwald W (1998) Die Vorsorgevollmacht – ein gleichwertiger Ersatz der Betreuerbestellung. In: Betreuungsrechtliche Praxis Btprax 5 1998. Bundesanzeigerverlag, Köln, S 164–167

Bundesministerium für Familie, Senioren, Frauen und Jugend (1993) Erster Altenbericht – Die Lebenssituation älterer Menschen in Deutschland

Bundesministerium für Familie, Senioren, Frauen und Jugend (1994) Dokumentation Die Alten der Zukunft – Die Gesellschaft von Morgen.

Bundesministerium für Familie und Senioren (1994) Materialien zum Modellprogramm Seniorenbüro Bd 1 und Bd 2.

Bundesministerium für Familie, Senioren, Frauen und Jugend (1994) Ressourcen älterer und alter Menschen, Bd 45. Kohlhammer, Stuttgart Berlin Köln

Bundesministerium für Familie und Senioren (1993) Fragen geriatrischer Rehabilitation, Bd 21. Kohlhammer, Stuttgart Berlin Köln

Bundesministerium für Familie, Senioren, Frauen und Jugend (1997) Informationen für Senioren Der Rote Faden

Bundesministerium für Arbeit und Sozialordnung (1998) Bericht über die Entwicklung der Pflegeversicherung

Bundesministerium für Arbeit und Sozialordnung (1998) Pflegen Zuhause

Bundesministerium für Arbeit und Sozialordnung (1995) Ratgeber für Behinderte

Bundesministerium für Gesundheit (1997) Das Sozialhilferecht

Bundesministerium der Justiz (1997) Das neue Betreuungsrecht

Bundesverband der Berufsbetreuer (1998) Verbandszeitung des BdB e. V. Sonderausgabe 7, S 4–15

Dash K, Zarle NC, O'Donnell L, Vince-Whitmann C (2000) Entlassungsplanung Überleitungspflege. Urna & Fischer, München Jena

Deutscher Caritasverband (1999) Sozialcourage Das Magazin für Soziales Handeln 1, Freiburg, S 27

Deutsche Vereinigung für den Sozialdienst im Krankenhaus e. V. (1997) Sozialdienst im Krankenhaus. Sonderdruck 1, Mainz

Dröge M (1998) Patientenverfügung und Erforderlichkeit einer Betreuungsmaßnahme. In: Betreuungsrechtliche Praxis Btprax 6:199–203. Bundesanzeigerverlag, Köln

Grond E (1993) Praxis der psychischen Altenpflege. Werk-Verlag, München-Gräfelfing

Hedtke-Becker A, Schmidt R (1995) Profile Sozialer Arbeit mit alten Menschen. Deutscher Verein für öffentliche und private Fürsorge e. V. Deutsches Zentrum für Altersfragen, Berlin Frankfurt/M

Höhmann U, Müller-Mundt G, Schulz B (1999) Qualität durch Kooperation, 2. Aufl. Mabuse, Frankfurt/M

Igl G, Kühnert S, Naegele G (1995) SGB XI als Herausforderung für die Kommunen, Bd 4. Vincentz, Hannover

Jürgens A (1998) Der Betreuer zwischen rechtlicher Vertretung und persönlicher Betreuung. In: Betreuungsrechtliche Praxis Btprax 4:129–133. Bundesanzeigerverlag, Köln

Kentner M (1998) Arbeit und Alter. IAS Institut für Arbeits- und Sozialhygiene Stiftung, Karlsruhe

Kleinere Schriften des Deutschen Vereins für öffentliche und private Fürsorge (1996) Bundessozialhilfegesetz, 25. Aufl. Eigenverlag des Deutschen Vereins für öffentliche und private Fürsorge, Frankfurt

Klie T (1996) Pflegeversicherung, 3. Aufl. Vincentz, Hannover

Klie T (1998) Betreuungsrecht geändert – Zielsetzungen bleiben. In: Geriatrie Praxis 10:18–20

Kühnert S (1995) Qualifizierung und Professionalisierung in der Altenarbeit, Bd 3. Vincentz, Hannover

Kühnert S, Naegele G (1993) Perspektiven moderner Altenpolitik und Altenarbeit, Bd 1. Vincentz, Hannover

Künzel-Schön M (1998) Zum Berufsbild der sozialen Arbeit mit älteren Menschen. In: NDV Nachrichtendienst des Deutschen Vereins für öffentliche und private Fürsorge 7. Eigenverlag des Deutschen Vereins für öffentliche und private Fürsorge, Frankfurt, S 200–208

Kuratorium Deutsche Altershilfe (Hrsg) (1996) Rund Ums Alter. Beck, München

Kuratorium Deutsche Altershilfe (1997) Hilfe und Pflege im Alter zu Hause. Wilhelmine Lübke Stiftung e. V., Köln

Müller Ch (1996) Der Rückgriff gegen Angehörige von Sozialhilfeempfängern. Ein Leitfaden. Namos Verlagsgesellschaft, Baden-Baden

Niedersächsisches Landesamt für Zentrale Soziale Aufgaben – Hauptfürsorgestelle – Hildesheim (1998) Nachteilsausgleiche. LV Druck, Münster

Niedersächsisches Landesamt für Zentrale Soziale Aufgaben – Hauptfürsorgestelle –Hildesheim (1997) Behinderung und Ausweis. LV Druck, Münster

Niedersächsisches Ministerium für Frauen, Arbeit und Soziales (1998) Das neue Betreuungsrecht

Presse und Informationsamt der Bundesregierung (1997) Wohngeld. 40. Aufl

Rupflin T (1996) Leben mit der Pflegeversicherung Perspektiven der Altenhilfe. Eigenverlag des Deutschen Vereins für öffentliche und private Fürsorge, Frankfurt

Schillhorn W (1997) Auswirkungen der Pflegeversicherung (stationärer Bereich) auf die Sozialhilfe. In: NDV Nachrichtendienst des Deutschen Vereins für öffentliche und private Fürsorge 2 (1997). Eigenverlag des Deutschen Vereins für öffentliche und private Fürsorge, Frankfurt, S 39–43

Schlichting R (1997) Pflegekonferenzen als Instrument der Altenhilfeplanung. In: NDV Nachrichtendienst des Deutschen Vereins für öffentliche und private Fürsorge 4 (1997). Eigenverlag des Deutschen Vereins für öffentliche und private Fürsorge, Frankfurt, S 112–115

Schulte B (1999) Altenhilfe in Deutschland – Reformperspektiven aus rechtsvergleichender Sicht. In: NDV Nachrichtendienst des Deutschen Vereins für öffentliche und private Fürsorge 1 (1999). Eigenverlag des Deutschen Vereins für öffentliche und private Fürsorge, Frankfurt, S 3–10

Stubig H-J (1999) Rückläufige Empfängerzahlen bei der Hilfe zur Pflege nach Einführung der Pflegeversicherung. In: NDV Nachrichtendienst des Deutschen Vereins für öffentliche und private Fürsorge 2 (1999). Eigenverlag des Deutschen Vereins für öffentliche und private Fürsorge, Frankfurt, S 49–53

Thierau D (1997) Die Rolle von Sozialarbeit in geriatrischen Kliniken. Shaker, Aachen

Trebert M (1997) Psychiatrische Altenpflege. Beltz, Weinheim Basel

Wähner G (1994) Berücksichtigung von Einkommen und Vermögen im Unterhalts- und Sozialhilferecht. Eigenverlag des Deutschen Vereins für öffentliche und private Fürsorge, Frankfurt

Walther G (1998) Das Betreuungsrechtsänderungsgesetz und seine Auswirkungen auf die Arbeit der Betreuungsbehörden. In: Betreuungsrechtliche Praxis Btprax 4 (1998). Bundesanzeigerverlag, Köln, S 125–129

Weakland JH, Herr JJ (1984) Beratung älterer Menschen und ihrer Familien. Huber, Bern Stuttgart Wien

Zimmermann W (1997) Betreuungsrecht, 3. Aufl. Deutscher Taschenbuch Verlag, München

Wichtige Adressen

Deutschland

Arbeitskreis Gesundheit im Alter
Postfach 12 50
51582 Nümbrecht
Tel.: 02293/3541
Fax : 02293/3707

Bayerischer Verband Schlaganfallbetroffener e.V.
Johann Hackl
Eisenacher Straße 5
80804 München
Tel.: 089/362818
Fax : 089/36108958

BDH – Bundesverband für Rehabilitation und Interessenvertretung Behinderter e.V.
Humboldtstraße 32
53115 Bonn
Tel.: 0228/969840
Fax : 0228/9698 499

Bundesarbeitsgemeinschaft der Freien Wohlfahrtspflege e.V.
Franz-Lohe-Straße 17
53129 Bonn
Tel.: 0228/2261
Fax : 0228/226266

Bundesarbeitsgemeinschaft der Klinisch-Geriatrischen Einrichtungen e.V.
Geschäftsstelle am Evangelischen Geratriezentrum Berlin
Reinickendorfer Sraße 61
13347 Berlin
Tel.: 030/4505-53717
Fax : 030/4505-53933
www.bag-geriatrie.de

Bundesarbeitsgemeinschaft Hilfe für Behinderte e.V.
Kirchfeldstraße 149
40215 Düsseldorf
Tel.: 0211/31006-0
Fax : 0211/31006-48
e-mail: BAGH@compuserve.com
Internet: http://selbsthilfe.de/baghoo.htm

Bundesarbeitsgemeinschaft Wohnungsanpassung
1c/o Wohnberatungsstelle Stiftung Hospital
Hospitalstraße 35–37
66606 St.Wendel
Tel.: 06851/8908182
Fax : 06851/8908555
e-mail: imfo@wohnungsanpassung.de
Internet: http://www.wohnungsanpassung.de

Bundesverband für die Rehabilitation der Aphasiker e.V.
Robert-Koch-Straße 34
97080 Würzburg
Tel.: 0931/2501300
Fax : 0931/25013039
e-mail: Aphasiker@t-online.de
Internet: http://www.wuerzburg.de/aphasiker

Bundeszentrale für gesundheitliche Aufklärung
Postfach 91 01 52
51071 Köln
Tel.: 0221/8992–0
Fax : 0221/8992–300

DBfK – Deutscher Berufsverband für Pflegeberufe e.V.
Hauptstraße 392
65760 Eschborn
Tel.: 06173/6043
Fax : 06173/604499

DBL – Deutscher Bundesverband für Logopädie
Augustinusstraße 11 A
50226 Frechen
Tel.: 02234/691153
Fax : 02234/965110

Deutsche Gesellschaft für Neurologie
AK St. Georg, Neurologische Abteilung
Lohmühlenstraße 5
20099 Hamburg
Tel.: 040/2890–2267
Fax : 040/2890–4185
e-mail: pevog@AOL.com
Internet: http//www.dgn.org

Kapitel 10 · Wichtige Adressen

Deutscher Berufsverband für Altenpflege e. V.
Sonnenwall 15
47051 Duisburg
Tel.: 0203/299427
Fax: 0203/27468

**Deutscher Verband
der Ergotherapeuten e.V.**
Postfach 2208
76303 Karlsbad
Te.: 07248/91810
Fax: 07248/918171
Internet: http://www.ergotherapie-dve.de

**Deutscher Verband für Physiotherapie
Zentralverband der Physiotherapeuten/
Krankengymnasten (ZVK) e.V.**
Deutzer Freiheit 72–74
50679 Köln
Tel.: 0221/981027–0
Fax : 0221/981027–25

Forum Häusliche Pflege e.V.
Am Brettchen 27
42109 Wuppertal
Tel.: 0202/7670085
Fax : 0202/7670083

**GNP – Gesellschaft
für Neuropsychologie**
Postfach 21 35
40644 Meerbusch
Tel.: 02159/5717
Fax : 02159/1826
e-mail: GNP-Geschaeftsstelle@T-online.de

Kuratorium Deutsche Altenhilfe
An der Pauluskirche 3
50677 Köln
Tel.: 0211/931847–0
Fax : 0211/931847–6
Internet: http://www.kda.de

**NAKOS Nationale Kontakt- und Informationsstelle
zur Anregung und Unterstützung von
Selbsthilfegruppen**
Albrecht-Achilles-Straße 6
10709 Berlin
Tel.: 030/8914019
Fax : 030/8934014

**Stiftung
Deutsche Schlaganfall-Hilfe**
Carl-Bertelsmann-Straße 256
33311 Gütersloh
Tel.: 05241/9770–0
Fax : 05241/702071

Österreich

**Dachverband der oö. Selbsthilfegruppen
im Gesundheitsbereich**
Gruberstr. 77
A-4020 Linz
Tel.: 0732/797666
Fax: 0732/79766614
e-mail: dvsg@magnet.at
Internet: members.magnet.at/dvsg

Schweiz

**Dachorganisationenkonferenz
der privaten Behindertenhilfe DOK**
Bürglistraße 11
CH-8002 Zürich
Tel.: +41 (0) 1 201 58 26
Fax : +41 (0) 1 202 23 77

Pro Senectute Schweiz
Lavaterstraße 60
Ch.8027 Zürich
Tel.: 0041 1 283 89 89
Fax : 0041 1 283 89 80
e-mail: geschaeftsstelle@pro-senectute.ch
Internet: www.pro-senectute.ch

Schweizerische Gesellschaft für Gerontologie
Zieglerspital
Postfach
CH-3001 Bern
Tel.: +41 (0) 31 970 77 98
Fax : +41 (0) 31 970 77 67
e-mail: sgg-ssg@swissonline.ch

Spitex Verband Schweiz
Belpstraße 24
CH-3000 Bern 14
Tel.: (031) 381 22 81
Fax : (031) 381 22 28
e-mail: spitex-verband@spitexch.ch

Sachverzeichnis

A

Abführmittel 147
Abhängigkeit 8
Abwehrkraft 7
Affektlabilität 103
Akinesie 122–123
Akkomodationsfähigkeit 34
Aktivitäten des täglichen Lebens 7
Alltagskompetenz 27
Alten- und Pflegeheim 16
Altenhilfe 172
- Altenhilfepolitik 200–201
Altenpflegerin 23
Alter
- ältere Patienten und ihre Helfer 19–21
- Altersaufbau in der BRD 3
- Altersverwirrtheit 132
- Alterungsprozess 8, 39–40
- Alterungsvorgänge und Krankheit im Alter 2–10
- Notfälle im Alter (s. dort) 58–59, 80, 141, 175–176
- Rehabilitationsbehandlung vs. höheres Lebensalter 11–17
- soziale Hilfen zur Erhaltung der Selbständigkeit im Alter 171–201
Alzheimer-Demenz 137
ambulante Pflege 184
Amputation 78, 80
- Stumpfbeobachtung und -pflege 86, 91
- Stumpfstützstrumpf 91
Analtampon 148
Anämie 61
Aneurysma 105
Angehörige 14, 117, 182, 201
- Anleitung 14, 25, 28, 117
- Beratung 139
Angina pectoris 61
Angiopathie 74
- Makroangiopathie 74
- Mikroangiopathie 74
Anopsie
- Heminopsie 100, 103
- Quadrantenanopsie 100
Anosognosie 103
Antiphlogistika 54
Aphasie 103, 111
apoplektischer Insult 58
Apraxie 103
arterielle Verschlusskrankheit 69–80
Arteriosklerose, periphere (PAVK) 5, 60–61, 69, 71–79, 99, 104
Arthrose 42, 52–56
Ärztin/Arzt 23

ASD (allgemeiner Sozialdienst) 177
Assessment, geriatrisches 8
Asthma
- A. bronchiale 66
-- Asthmaanfall 66
- A. cardiale 66
Aufmerksamkeitsstörungen 103
Augentropfen 35
Ausdauerleistung 65

B

Badebrett 97
Bademeister, medizinischer/Masseur 23
Ballondilatation 78
Beckenboden 143
- Training 143
Behandlungspflege 178–179
Behindertenfahrdienst 176
Behinderungen 7
- und Erkrankungen, chronische 33–154
Bein-/Fußpuls 71
Belastungsschmerz 53, 73
Beratungsstellen, Wohnen im Alter 160
Berufsgruppen in Vorsorge, Therapie und Rehabilitation 23–31
Beruhigungsmittel 7
Besuchsdienste 173
Betreungsrecht/Betreuungsgesetz (BtG) 192–195
betreutes Wohnen 158, 201
Bettlägerigkeit 67–68, 150, 169
Beweglichkeit 39
Bewegung 51, 90
Bewegungsmangel 43, 114
Bewegungssystem 37
Bewegungstherapie 106
Bisphosphonate 51
Blasenkatheter 146, 149
- suprapubischer 146
- transurethraler 146
Blickparese 100
Blindheit 35
Blutdruckeinstellung 90
Blutfettwerte 74, 90, 104
Bluthochdruck 63–64, 74, 99, 104–105
- Hirnblutung 99–100
Blutungsgefahr 106
Blutverdünnung 105
Blutzucker 90
- Einstellung 90
- Werte 36, 74
Bobath-Konzept 106
Bronchitis, chronische 65, 66

Bundessozialhilfegesetz (BSHG; s. Sozialhilfe) 189–193

C

Calcitonin 52
„case management" 172
chronische Erkrankungen und Behinderungen 33–154
Claudatio intermittens 73
Clippung bei Gefäßmissbildungen 104

D

Dehnung 114
- Dehnungsübungen 114
Dekubitus 150–154
Delir 139–142
Demenz 136–139, 142, 147
- Alzheimer 137
- vaskuläre 137
Depression 103, 131–135, 151
- Behandlungsmöglichkeiten 134–135
- Erkennen 133–134
- Formen 132–133
Deprivation, soziale 173
Diabetes mellitus 73–74, 104–105, 145
- Gangrän, diabetische 73
- Polyneuropathie, diabetische 74
- Retinopathie, diabetische 34, 36
-- Blutzuckerwerte 36, 74
-- Laserkoagulation 36
Dialyse 92
Diätassistentin 23, 30–31
Diäten 9
Divertikulose 6
L-Dopa-Psychose 124
Dopamin 119
Doppelbilder 100, 113
Druckentlastung 152
Duschsitz 98
Dysarthrophonie 102–103

E

ehrenamtliche Tätigkeit 173
Eigenprogramm 55, 114, 128
Eigenübung 114, 126
Einlaufschmerz 53
Embolie 68
- Lungenembolie 68
Emphysem 64
Entzugssyndrom 140–141
Ergotherapeutin 23, 51, 165

Ergotherapie 54, 139, 142
Erkrankungen und Behinderungen, chronische 33-154
Ernährung 9, 106, 150
- Ernährungsberatung 9
- Fehlernährung 9
- Mangelernährung 9
- Überernährung 9
Essstörung 112
Exsikkose 9

F

Facharzt für physikalische und rehabilitative Medizin 24
Fahrdienst 16
- für Behinderte 176
Fehlbelastung 40
Fett, Blutfettwerte 74, 90, 104
Fettstoffwechselstörung 99, 105
Finanzierung/Finanzierungsmöglichkeiten
- von Hilfsmitteln 165
- Wohnen im Alter 159-160
Fluoride 52
Fraktur 47, 48, 56-58
- Frakturzeichen 57
Fuß-/Beinpuls 71
Fußpflege 76-77
Fußpflegerin, medizinische 23, 31

G

Gang 122
Gangrän 73
Gangrän, diabetische 73
Gebrauchsgegenstände 163
Gedächtnis
- Kurzzeitgedächtnis 136
- Langzeitgedächtnis 136
- Störungen 103, 138
Gefäßmissbildungen, Clippung bei 104
Gehstützen 58, 95
Gehtraining, Intervallgehtraining 75
geistige Fähigkeiten 12
Gelenkersatz 55
Geriatrie 8
- Assessment, geriatrisches 8
- klinische 24
- Team, geriatrisches 8, 177
Gerontologie 8
Geroprophylaxe 6
Gesichtsfeldausfälle 113
Gesprächstherapie 134
Gestik 122

Glaukom 34
Gleichgewicht 100
Grundpflege 178

H

Haltegriffe 97
Hämorrhoiden 148
Handstock 95
Harninkontinenz 113, 142-146
- Dranginkontinenz 144
- Stressinkontinenz 143
- Überlaufinkontinenz 145
Harnwegsinfekt 144
Hausbesuch, therapeutischer 10, 93, 165
Haushaltsführung 160-161
- Vereinfachung 160
Hausnotrufsystem 175-176
hauswirtschaftliche Versorgung 180
Hautpflege 153
Heilmittelerbringer 25-28
Heim/Pflegeheim 177
Heimkosten 189
Helfer, ältere Patienten und ihre Helfer 19-21
Hemianopsie 100, 103
Herzerkrankungen 59-64
Herzinfarkt 61, 68
- stummer 61
Herzinsuffizienz 61-63
Herzklappenerkrankungen 62
Herzkrankheit, koronare (KHK) 61
Herzleistung 60
Herzrhythmusstörungen 58, 61, 62, 99, 105
Herztod, plötzlicher 68, 74
Hilfe zur Selbsthilfe 25, 28
Hilfsangebote 10
Hilfsdienste, mobile soziale (MSH) 176
Hilfsmittel 54, 152-153, 161-165, 180
- Auswahl 165
- Beratung 165
- Finanzieung 165
- Gebrauchsgegenstände 163
- Gebrauchsschulung 165
- Pflegehilfsmittel 152-153, 164, 187-188
- Rezeptierung 164
- Verzeichnis 161
Hirnblutung 99-100
Hirndruck 104-105
Hirnleistungsstörungen 102-111
hirnorganische Psychosyndrome 139
Hirntumor 99
Hör- und Sehbeeinträchtigungen 34-37

Hörgerät 37
Hypoglykämie 99
Hypokinesie 122-123

I

Inaktivität 40
Individualität 21
Infektionen 67
Inhalation 65
Inkontinenz 113
- Inkontinenzmaterial 150
- Stuhlinkontinenz 113, 146-150
- Urininkontinenz (s. auch Harninkontinenz) 113, 142-146
Insult
- apoplektischer 58
- ischämischer 99
Integrationsamt für Schwerbehinderte 196
Intelligenz 135
- flüssige 135
- kristalline 135
Ischämie
- Insult, ischämischer 99
- PRIND (prolongiertes reversibles ischämisches Defizit) 99
- TIA (transitorische ischämische Attacke) 99

J

Jugendzeit 20

K

Kälte 53, 58
Kalzium 48, 52
kardiopulmonale Reanimation 58
Katarakt 34
Kinesie, paradoxe 122
Kleinhirn 105
klinische Geriatrie 24
Knochenmasse 47
Kompensation 106
Kompetenz
- Alltagskompetenz 27
- Kompetenzverlust 174
Kompressionsbinden 91
Kompressionsstrümpfe 69
Kontinenztraining 148-150
Koordinationsstörungen 100
koronare Herzkrankheit (KHK) 61
Koronarklerose 69
Kosten, Heimkosten 189

Kräftigung 83
Krankengymnastin/Physiotherapeutin 23
Krankenhausaufenthalt 9, 177
Krankenkasse, Medizinischer Dienst (MDK) 164, 181, 183, 192
Krankenschwester/-pfleger 23
Krankheitsverarbeitung 103
Kurzzeitgedächtnis 136
Kurzzeitpflege 186

L

Lagerung 84, 114
Lähmungen/Lähmungserscheinungen 42, 114
Langzeitgedächtnis 136
L-Dopa-Psychose 124
Lebenserwartung 3
Lebensqualität 9, 65, 68, 172, 180
Leistungsfähigkeit 41
Logopädin/Sprachtherapeutin/Neurolinguistin 23
Luftnot 60, 68
Lungenembolie 68
Lungenerkrankungen 59, 64–69
Lungenfunktionsprüfung 64
Lungentuberkulose 67–68
Lungentumoren 68

M

Magensonde 113
Mahlzeitdienste 175
Makroangiopathie 74
Masseur/medizinischer Bademeister 23
Medikamente 9
Medizinischer Dienst der Krankenkassen (MDK) 164, 181, 183, 192
Mikroangiopathie 74
Mimik 122, 131
Minderwertigkeitsgedanken 134
Mitwirkungspflicht 21
mobile soziale Hilfsdienste (MSH) 176
Mobilität 12
MSH (mobile soziale Hilfsdienste) 176
Multimorbidität 7, 140
Muskelatrophie 53
Muskelrelaxantien 54
Muskelverkürzung 53
Myokardinfarkt 58

N

Nachteilsausgleiche Schwerbehinderte 195
Nachtpflege 186
Narkose 7
Neglect 103
Nephrosklerose 69
Neurolinguistin/Logopädin/Sprachtherapeutin 23
neuropsychologische Störungen 102–111
Neurostimulation 126
Nikotin 65, 70, 90
Notfälle im Alter 58–59, 80, 141
– Hausnotrufsystem 175–176
– kardiopulmonale Reanimation 58
– Notarzt 61
– Notfallsituationen 58
– Rettungsdienst 59, 61

O

Oberflächensensibilität 71
öffentliche Verkehrsmittel 46
on/off-Phänomen 125
Orientierung 140
– Störungen 7
Orthopädiemechaniker 83, 92
Orthopädietechniker 91
Orthostase 64
Osteodensitometrie 50
Osteoporose 46–52, 56
Östrogenbehandlung 51

P

paranoide Störungen 138
Parkausweis Schwerbehinderte 198
Parkinson-Erkrankung 42, 119–131, 137
Parkinsonoid 120–121
Pathosklerose 69
Patiententestament 195
PAVK (Arteriosklerose, periphere) 5, 60–61, 69, 71–79, 99, 104
Persönlichkeitsmerkmale 20
Pflege 141–142
Pflege- und Altenheim 16
Pflegebedürftigkeit 8, 177, 182, 201
Pflegedienst/Sozialstation 177–178
Pflegeheim 177, 180
Pflegehilfsmittel 152–153, 164, 187–188
Pflegekasse 178, 181
Pflegerollstuhl (Multifunktionsrollstuhl) 169
Pflegeversicherung 181–189
– ambulante Pflege 184
– Geldleistung 184–185
– Heimkosten 189
– Kombinationsleistung 185
– Kurzzeitpflege 186
– Nachtpflege 186
– Pflegekurse 188
– Pflegeperson 186
– Pflegesachleistung 185
– Pflegestufen 184
– Pflegetagebuch 183
– Tagespflege 186
– Urlaubs- und Verhinderungspflege 185–186
– vollstationäre Pflege 188
Pflegewohngeld 189
Physiosklerose 69
Physiotherapeutin/Krankengymnastin 23
Physiotherapie 54, 139, 142
plötzlicher Herztod 68, 74
Pneumonie 66–67
Polyneuropathie, diabetische 74
Presbyakusis 34
PRIND (prolongiertes reversibles ischämisches Defizit) 99
Probewohnen 10
Professionalität 20
Prophylaxe 6
Prothese 80–83
– Prothesenstrumpf 91
– Übungsprothese 83
psychische Krankheiten 193
Psychologin 23, 30
Psychosyndrome, hirnorganische 139
Psychotherapie 134

Q

Quadrantenanopsie 100

R

Rauchen 65, 74, 104
Raumanalysestörungen 103
Raumanpassung/Wohnanpassung 14, 28, 51, 165, 188
Reabilitation, Berufsgruppen in Vorsorge, Therapie und Rehabilitation 23–31
Reaktionsfähigkeit/Reaktionsgeschwindigkeit 6, 39, 124
Reanimation, kardiopulmonale 58
Rehabilitationsbehandlung vs. höheres Lebensalter 11–17
Restharn 146

Retinopathie, diabetische (s. dort) 34, 36
Rettungsdienst 59, 61
Rezeptierung von Hilfsmitteln 164
Rigor 122
Rippenfellentzündung 68
Risikofaktoren 61
Rollator 78, 86, 95
- Stopfenrollator 58, 86, 95
Rollstuhl 58, 78, 165–170
- Aktivrollstühle 167
- Anforderungen 166–167
- Ausstattung 168
- Fehlversorgung 168
- Kippgefahr 93
- Multifunktionsrollstuhl (Pflegerollstuhl) 169
- Radstandveränderung 93
- Reklamation 167
- Santätsfachhandel 167
- Service 167
- Training 83, 86
- Transportrollstuhl 166
- Wohnen, rollstuhlgerechtes 159
Ruheschmerz 73

S

Schaufensterkrankheit 71
Schilddrüsenüberfunktion 61
Schlafmittel 42
Schlaganfall 62, 135, 147
Schluckstörung 112
Schmerzen 27
- Belastungsschmerz 53, 73
- chronische 27
- Einlaufschmerz 53
- Ruheschmerz 73
Schrift 122
Schwerbehinderte 176, 190
Schwerbehindertenrecht 195
- Integrationsamt 196
- Merkzeichen 197
- Nachteilsausgleiche 195
- Parkausweis 198
Schwindel 41–42, 61
Seh- und Hörbeeinträchtigungen 34–37
Selbständigkeit 2, 12, 25, 129, 171–201
- soziale Hilfen zur Erhaltung der Selbständigkeit im Alter 171–201
Selbstbestimmung 21, 192
Seniorenbüro 173
seniorengerechte Wohnung 157–158
Sensibilität/-störungen 71, 78, 100, 114, 150–151

- Oberflächensensibilität 71
- Tiefensensibilität 71
Sklerose 69
- Arteriosklerose, periphere (PAVK) 5, 60–61, 69, 71–79, 99, 104
- Koronarklerose 69
- Nephrosklerose 69
- Pathosklerose 69
- Physiosklerose 69
- Zerebralsklerose 69
Sozialarbeit 172
Sozialdienst 177
- allgemeiner (ASD) 177
soziale
- Deprivation 173
- Hilfen zur Erhaltung der Selbständigkeit im Alter 171–201
- Integration 173
soziales Umfeld 8
Sozialhilfe 189–193
- Altenhilfe 192
- Hilfe in besonderen Lebenslagen 191
- Hilfe zur Pflege 190
- Regelsätze 190
Sozialpädagogin/Sozialarbeiterin 23, 29–30
sozialpsychiatrischer Dienst (SPD) 177
Sozialstation/Pflegedienst 177–178
Spastik 109, 114
Sprache 122
Sprachtherapeutin/Logopädin/ Neurolinguistin 23
Sprachtherapie 111–113
Sprechapraxie 103
Sprechstörung 112
Stock/Handstock 95
Stopfenrollator 58, 86, 95
Straßenverkehr 45
„stroke unit" 104
Stuhlinkontinenz 113, 146–150
Stuhlverstopfung 148
Stumpf
- Beobachtung 86
- Pflege 86, 91
- Stützstrumpf 91
Stürze/Sturzkrankheit 41, 43, 122
- Sturzrisiko 44–45, 58, 114
suprapubischer Blasenkatheter 146
Syndrome/Morbus (nur namenbenannte)
- Alzheimer-Demenz 137
- Parkinson 42, 119–131, 137
Synkope 42
Systemerkrankung 74

T

Tagespflege 128, 181, 186
Team, geriatrisches 8, 177
teilstationäre Behandlung 16
Telefonkette 176
Testament 195
therapeutischer Hausbesuch 10, 93, 165
Therapie
- Berufsgruppen in Vorsorge, Therapie und Rehabilitation 23–31
- Ziele/Behandlungsziel 9, 13
Thermokoagulation 126
TIA (transitorische ischämische Attacke) 99
Tiefensensibilität 71
Toilettenstuhl 97, 145
Toilettentraining 144
Transferübungen 83
Transplantation 126
Transportrollstuhl 166
Tremor 123–126
Tumorleiden 57
- Hirntumor 99
- Lungentumor 68

U

Übungstherapie/Übungsbehandlung 7, 14
- Eigenübungen 114, 126
Umfeld, soziales 8
Unawareness 103
Unterarmgehstützen 58, 95
urinauffangende Systeme 149
Urininkontinenz (s. auch Harninkontinenz) 113, 142–146
Urlaub von der Pflege 178
Urlaubs- und Verhinderungspflege 185–186

V

vaskuläre Demenz 137
Verdauungssystem 5
Verfahrenspflege 195
Verkehrsmittel, öffentliche 46
Verschlusskrankheit, arterielle 69–80
Versicherung/Pflegeversicherung (s. dort) 178, 181–189
Verwirrtheit 7, 62
- Altersverwirrtheit 132
Vitamin D 48, 52
Vorsorge
- Berufsgruppen in Vorsorge, Therapie und Rehabilitation 23–31
- Vorsorgevollmacht 194

W

Wärme 53
Wohnen im Alter 155–170
- Beratungsstellen 160
- betreutes Wohnen 158, 201
- Finanzierungsmöglichkeiten 159–160
- Haushaltsführung 160–161
- Probewohnen 10
- rollstuhlgerechtes Wohnen 159
- seniorengerechte Wohnung 157–158
- Wohnraumanpassung 14, 28, 51, 165, 188
- Wohnstandard 156
Wohngeld 199–200
- für die Pflege 189
Wohngeldgesetz (WoGG) 199
Wundheilungsstörung 83

Z

Zahnradphänomen 123
Zerebralsklerose 69
Zivildienstleistende 176, 180

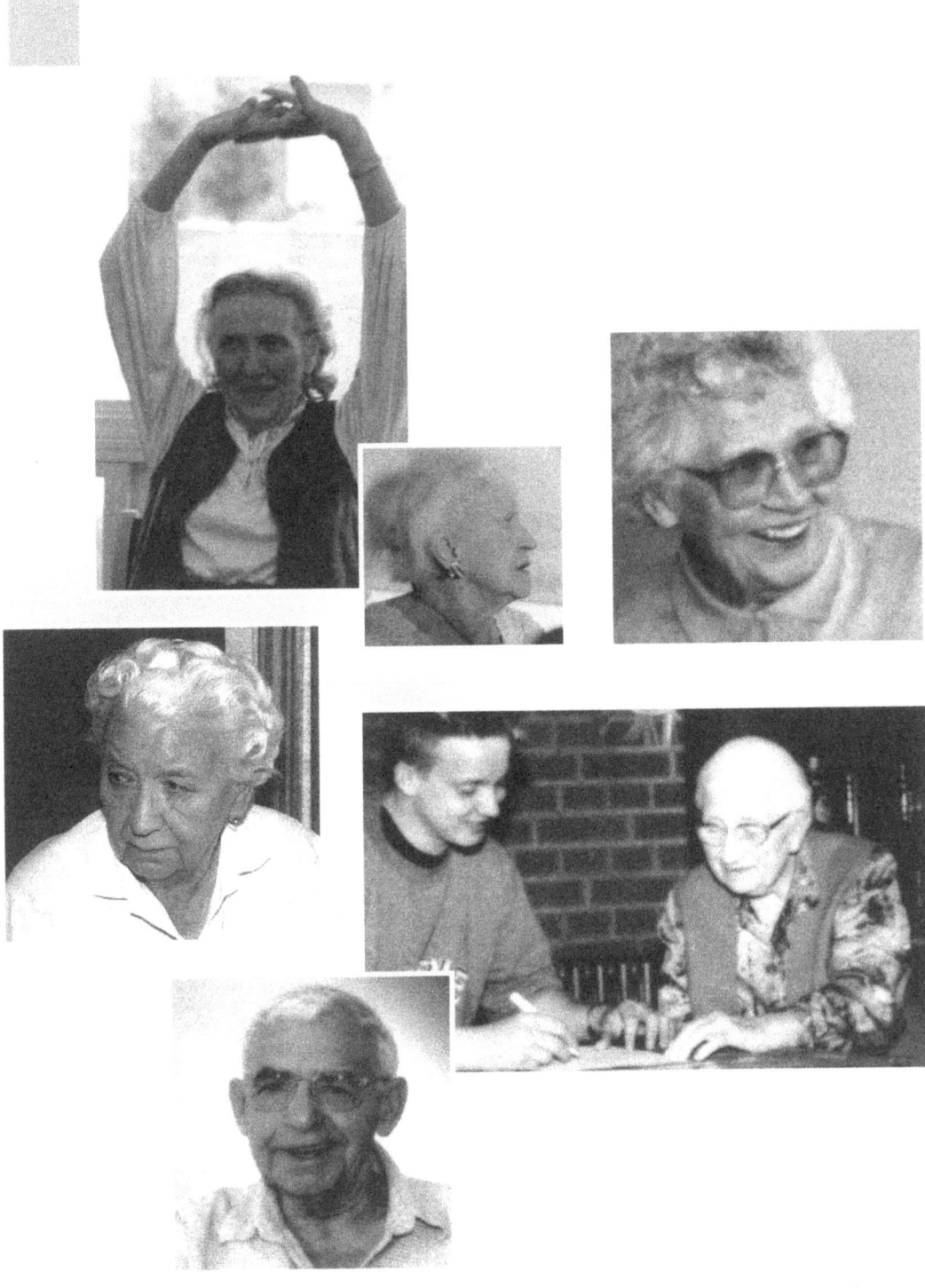

If you have any concerns about our products,
you can contact us on
ProductSafety@springernature.com

In case Publisher is established outside the EU,
the EU authorized representative is:
**Springer Nature Customer Service Center GmbH
Europaplatz 3, 69115 Heidelberg, Germany**

Printed by Libri Plureos GmbH
in Hamburg, Germany